JiZhen
ZhuanKe HuLi

专科护理领域岗位规范化培训教材

急诊专科护理

李映兰　李　君　周文华　主编

化学工业出版社

·北京·

内容简介

本书由中南大学湘雅医院、中国医学科学院北京协和医院、福州大学附属省立医院等 12 家三级甲等医院和 3 家学院合力编写。主要介绍了急诊护理管理、急诊分诊、急诊医院感染预防与控制、急诊护患沟通与心理护理、心肺脑复苏、常见急诊症状护理、常见危重症急救护理、意外伤害急救护理、急性中毒、脓毒症与器官衰竭急救护理、休克、创伤急救护理、突发公共卫生事件急救与护理、急诊重症监护技术、常用急救操作技术及护理配合、危急值管理及急诊科护士的职业安全管理。附有五大救治中心建设标准、湖南省医疗机构抢救车药品配备清单、急诊常用评分表。本书图文结合，力求贴合临床、突出重点。

本书既适合急诊专科护士阅读参考，也适合护理院校学生阅读。

图书在版编目（CIP）数据

急诊专科护理 / 李映兰，李君，周文华主编. 北京：化学工业出版社，2024. 8. -- ISBN 978-7-122-30257-1

Ⅰ. R472.2

中国国家版本馆 CIP 数据核字第 20246QV545 号

责任编辑：戴小玲
责任校对：边　涛　　　　　　　　装帧设计：史利平

出版发行：化学工业出版社
　　　　　（北京市东城区青年湖南街 13 号　邮政编码 100011）
印　　装：河北延风印务有限公司
710mm×1000mm　1/16　印张 25¾　字数 518 千字
2025 年 1 月北京第 1 版第 1 次印刷

购书咨询：010-64518888　　　　　售后服务：010-64518899
网　　址：http://www.cip.com.cn
凡购买本书，如有缺损质量问题，本社销售中心负责调换。

定　　价：99.80 元　　　　　　　　版权所有　违者必究

编写人员名单

主　编： 李映兰　李　君　周文华

副主编： 谢咏湘　张慧琳　周芳意　郑若菲

编　者（以姓氏笔画为序）

尹新博　中南大学湘雅医院
田馨怡　湖南省人民医院
朱　英　新疆科技学院
朱　晶　福州市第二总医院
伍成霞　南华大学附属第一医院
刘　丹　中南大学湘雅医院
刘增粮　长沙市中心医院
孙士昌　中南大学湘雅医院
苏　盼　中南大学湘雅医院
李　君　中南大学湘雅医院
李映兰　中南大学湘雅医院
李盛桃　长沙市第一医院
杨　帅　暨南大学护理学院
张慧琳　中南大学湘雅二医院
陈　莉　南华大学附属南华医院
易开桂　中南大学湘雅医院
易近冬　中南大学湘雅医院
罗玲霞　中南大学湘雅医院
周　娟　中南大学湘雅医院
周文华　中国医学科学院北京协和医院
周芳意　中南大学湘雅医院
郑若菲　福州大学附属省立医院
赵　越　新疆医科大学护理学院
赵　震　中南大学湘雅医院
赵小平　湖南省儿童医院

郭美英　中南大学湘雅三医院
唐丽春　湖南医药学院总医院
黄江平　中南大学湘雅医院
黄苇萍　中南大学湘雅医院
曹晓霞　中南大学湘雅医院
彭　娟　中南大学湘雅二医院
韩业琼　中南大学湘雅医院
曾　凤　中南大学湘雅医院
谢咏湘　中南大学湘雅医院

秘　书：谢咏湘　苏　盼

前言

急诊专科是护理专业领域中的一个重要专科，急诊专科护士在应对突发事件、保证救护质量、提高急危重症患者的救治水平中发挥着重要的作用。随着医学分科的细化和现代护理模式的转变，护理专科化已成为全球护理行业发展的趋势。2007年，国家卫生部制定了首批5个专科（包括急诊专科）的《专科护理领域护士培训大纲》，这一举措有力地促进了专科护士的规范化培养。中华护理学会也于2011年开展了首批急诊专科护士资质认证工作，促使急诊专科护理的整体专业水平得到了迅速提升。2016年，国家卫生和计划生育委员会在《全国护理事业发展规划（2016—2020年）》中也明确提出要加强专科护士规范化培训。

为积极践行国家有关规范培养专科护士的重要精神指示，我们集合了来自中南大学湘雅医院、中国医学科学院北京协和医院、福州大学附属省立医院、暨南大学护理学院、新疆医科大学护理学院、新疆科技学院、中南大学湘雅二医院、中南大学湘雅三医院、湖南省人民医院、湖南省儿童医院、长沙市第一医院、长沙市中心医院、南华大学附属南华医院、南华大学附属第一医院、湖南医药学院总医院、福州市第二总医院的急诊急救领域专家，以规范急诊专科护士培训作为根本宗旨，将培养高素质的急诊专科护士设定为目标，在已成功开展多期急诊专科护士资格认定，并对急诊专科临床教学工作经验加以总结的基础上，参阅了众多相关文献，充分借鉴了国内外急诊护理的新理念、新知识和新技术而编著了此书。旨在全力提升急诊护士的综合能力，强化并规范急诊急救护理人才队伍的建设工作，提高急危重症患者的救护质量与服务水平。

本书从护理管理、护理理论、护理技能、急诊急救发展前沿等维度出发，对急诊科的设置与管理、急诊分诊设置与质量控制、急诊医院感染预防与控制、急危重症患者心理护理与沟通、常见各专科急症的抢救及护理、急诊科常用急救操作技术及护理配合以及突发公共卫生事件的应急处理等进行了较系统的阐述。

本书的内容紧密贴合临床实际，不仅图文并茂，而且秉持着先进性、科学性、实用性以及可操作性的准则，着重突出了急诊专科的特色，必将对急诊专科护士的培训起到重要的指导作用，适合急诊专科护士阅读。

本书凝聚了全体编者集体智慧，各位编者齐心协力，不辞辛劳，在此表示深深的感谢！由于时间仓促，水平有限，本书难免有疏漏之处，敬请各位专家和读者朋友们谅解并惠予批评指正。

编　者

2024 年 7 月

目 录

第一章 概论 — 1
- 第一节 急诊医学 …… 1
- 第二节 急诊护理学 …… 2

第二章 急诊护理管理 — 7
- 第一节 急诊护理质量管理 …… 7
- 第二节 急诊抢救设备与药品的管理 …… 14
- 第三节 急诊护理工作相关法律法规 …… 16

第三章 急诊分诊 — 20
- 第一节 概述 …… 20
- 第二节 分诊岗位要求 …… 28
- 第三节 急诊分诊质量控制与信息化 …… 31

第四章 急诊医院感染预防与控制 — 34
- 第一节 急诊科医院感染控制与基本原则 …… 34
- 第二节 急诊常见传染性疾病的管理 …… 40
- 第三节 急性特殊传染性疾病的管理 …… 45

第五章　急诊护患沟通与心理护理 —————————————— 48
- 第一节　护患关系与沟通技巧 ———————————————— 48
- 第二节　急诊危重症患者及家属的心理护理 ————————— 51
- 第三节　急诊护理人员的心理调适 ————————————— 55

第六章　心肺脑复苏 ————————————————————— 59
- 第一节　概述 ——————————————————————— 59
- 第二节　基础生命支持 ——————————————————— 63
- 第三节　高级生命支持 ——————————————————— 70
- 第四节　心肺复苏成功标准及死亡 ————————————— 80

第七章　常见急诊症状护理 ————————————————— 83
- 第一节　呼吸困难 ————————————————————— 83
- 第二节　咯血 ——————————————————————— 87
- 第三节　窒息 ——————————————————————— 89
- 第四节　高热 ——————————————————————— 92
- 第五节　惊厥 ——————————————————————— 95
- 第六节　头痛 ——————————————————————— 98
- 第七节　急性胸痛 ————————————————————— 100
- 第八节　急性腹痛 ————————————————————— 103
- 第九节　昏迷 ——————————————————————— 107
- 第十节　颅内压增高症 ——————————————————— 110
- 第十一节　癫痫持续状态 —————————————————— 112

第八章　常见危重症急救护理 ———————————————— 116
- 第一节　急性冠脉综合征 —————————————————— 116
- 第二节　室性心动过速 ——————————————————— 118
- 第三节　心室扑动和心室颤动 ———————————————— 119

第四节　心房扑动和心房颤动 ………………………………… 121
第五节　房室传导阻滞 …………………………………………… 122
第六节　高血压危象 ……………………………………………… 123
第七节　主动脉夹层 ……………………………………………… 125
第八节　急性呼吸窘迫综合征 …………………………………… 127
第九节　慢性阻塞性肺气肿急性发作 …………………………… 129
第十节　急性重症哮喘 …………………………………………… 131
第十一节　急性肺栓塞 …………………………………………… 132
第十二节　急性上消化道出血 …………………………………… 135
第十三节　肝性脑病 ……………………………………………… 136
第十四节　重症急性胰腺炎 ……………………………………… 138
第十五节　急性肠梗阻 …………………………………………… 141
第十六节　糖尿病酮症酸中毒 …………………………………… 144
第十七节　糖尿病非酮症高渗性昏迷 …………………………… 146
第十八节　低血糖昏迷 …………………………………………… 147
第十九节　急性脑卒中 …………………………………………… 149
第二十节　蛛网膜下腔出血 ……………………………………… 151
第二十一节　重症肌无力 ………………………………………… 153
第二十二节　异位妊娠 …………………………………………… 155
第二十三节　婴幼儿急性腹泻 …………………………………… 158
第二十四节　破伤风 ……………………………………………… 160

第九章　意外伤害急救护理 ——————————— 163

第一节　中暑 ……………………………………………………… 163
第二节　淹溺 ……………………………………………………… 166
第三节　电击伤 …………………………………………………… 168
第四节　烧烫伤 …………………………………………………… 170
第五节　毒蛇咬伤 ………………………………………………… 175
第六节　毒虫咬伤 ………………………………………………… 178
第七节　犬、猫科动物咬伤 ……………………………………… 180

第十章　急性中毒 —— 184

- 第一节　有机磷农药中毒 …… 184
- 第二节　百草枯中毒 …… 188
- 第三节　急性灭鼠剂中毒 …… 191
- 第四节　镇静催眠药中毒 …… 193
- 第五节　阿片类药物中毒 …… 196
- 第六节　急性一氧化碳中毒 …… 198
- 第七节　急性酒精中毒 …… 201
- 第八节　急性鱼胆中毒 …… 203
- 第九节　急性毒蕈中毒 …… 205

第十一章　脓毒症与器官衰竭急救护理 —— 210

- 第一节　脓毒症 …… 210
- 第二节　急性呼吸衰竭 …… 213
- 第三节　急性心力衰竭 …… 216
- 第四节　急性肝衰竭 …… 218
- 第五节　急性肾损伤 …… 220
- 第六节　多器官功能障碍综合征 …… 222

第十二章　休克 —— 226

- 第一节　概述 …… 226
- 第二节　低血容量性休克 …… 232
- 第三节　心源性休克 …… 238
- 第四节　感染性休克 …… 242
- 第五节　过敏性休克 …… 246
- 第六节　神经源性休克 …… 249

第十三章　创伤急救护理 —— 253

- 第一节　概述 …… 253

第二节	颅脑损伤	258
第三节	胸部创伤	262
第四节	腹部创伤	265
第五节	脊柱脊髓创伤	267
第六节	骨盆骨折	270
第七节	多发伤	273

第十四章　突发公共卫生事件急救与护理 —— 277

第一节	概述	277
第二节	突发公共卫生事件的急救原则与工作流程	278
第三节	交通事故医疗应急处理与救援	282
第四节	生物灾害医疗应急处理与救援	286
第五节	食物中毒医疗应急处理与救援	288
第六节	火灾事故医疗应急处理与救援	290
第七节	突发公共卫生事件心理危机护理干预	292

第十五章　急诊重症监护技术 —— 295

第一节	心电监测	295
第二节	呼吸监测	297
第三节	体温监测	299
第四节	血流动力学	301
第五节	血气分析	304
第六节	脑功能监测	308
第七节	肾功能监测	310
第八节	水、电解质监测	311
第九节	营养监测	316
第十节	镇静镇痛监测	317

第十六章　常用急救操作技术及护理配合 —— 321

| 第一节 | 心脏电复律与心脏起搏术 | 321 |

第二节　徒手心肺复苏 ·· 324
　　第三节　人工气道 ··· 326
　　第四节　球囊面罩通气术 ·· 333
　　第五节　气道梗阻急救法 ·· 334
　　第六节　机械通气 ··· 335
　　第七节　氧气疗法 ··· 336
　　第八节　止血、包扎、固定、转运 ································· 339
　　第九节　三腔二囊管止血术 ·· 346
　　第十节　洗胃术 ·· 347
　　第十一节　深静脉穿刺置管术 ······································· 348
　　第十二节　经鼻空肠管置入术 ······································· 351
　　第十三节　连续性肾脏替代治疗 ···································· 353
　　第十四节　体外膜肺氧合技术 ······································· 356

第十七章　危急值管理 ——————————————— 359

　　第一节　概述 ··· 359
　　第二节　危急值管理制度及流程 ···································· 360

第十八章　急诊科护士的职业安全管理 ——————— 367

　　第一节　概述 ··· 367
　　第二节　急诊科护理人员职业安全影响因素 ··················· 368
　　第三节　急诊科护士职业安全管理制度及流程 ················ 373

附录A　五大救治中心建设标准 ——————————— 379

附录B　湖南省医疗机构抢救车药品配备清单 ————— 387

附录C　急诊常用评分表 ———————————————— 388

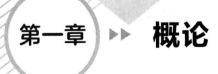

第一章　概论

第一节 · 急诊医学

一、概念

急诊医学是一门新兴的医学专业，主要致力于评估、处理、治疗和预防不可预测的疾病与突发创伤。自1979年国际上成为独立二级学科以来，已有40余年的发展历史。急诊医学以处理急危重症为特点，旨在为患者提供紧急的医疗服务，将患者的伤残率和死亡率降至最低。

二、急诊科任务

急诊科任务包括接诊、抢救急危重症患者，处理即刻危及患者生命的情况，稳定生命体征。此外，急诊科还负责对一般急诊患者进行评估，识别潜在威胁患者生命的危险因素，并培养训练一支急救人员专业队伍，以适应各类突发事件的紧急医疗救援。

三、急诊科服务范畴

急诊科服务范畴包括诊治各专科急性疾病或慢性疾病的急性发作，对急诊症状进行诊断和鉴别诊断，如胸痛、腹痛、昏迷等。同时，急诊科还对院前急救护送的急危重症患者进行进一步诊治，抢救即刻威胁患者生命的疾病，如心搏骤停、窒息、急性中毒、休克、多发伤、多器官功能障碍综合征及各种大出血患者。

四、常见急诊救治技术

包括人工气道、机械通气、心脏电复律与心脏起搏术、深静脉置管术、连续性肾脏替代治疗、环甲膜穿刺及血流动力学监测等。

五、急诊医学特点

（1）强调整体性　因为人体是一个整体，过度分科可能导致患者专科归属不明确或多种疾病的诊断和治疗质量下降。急诊医学以"最少的资料、最短的时间、最有效的方法救助患者生命"为要求，面对通科化的患者，必须将急诊患者的生命和机体功能视为一个整体。

（2）强调生命第一　因为急诊患者中有许多病例无法先明确原因再采取对策，特别是急性发病的情况。在急危重症阶段，机体易失去功能的代偿能力，患者症状并非直接来源于原发病，因此需要先采取措施稳定病情，再查明原因。在面对急诊患者时，首先要考虑是否有即刻危及患者生命的情况，再追溯可能的原因和原发病，即"先救命后诊断"，确保生命第一。

（3）注重时效性　时效性是急诊科的关键原则，并具体体现在迅速、有序、高效的医疗服务响应中，有效保障患者生命安全，在迅速的诊断和治疗决策上，通过快速判断病情，制订有效的治疗方案，提高治疗成功率，特别是急危重症患者，病情变化快、缺少代偿，如果干预不及时往往预后不佳。

六、急诊医疗服务体系的组成

急诊医疗服务体系（emergency medical service system，EMSS）整合了院前急救、院内急诊科诊治和ICU救治，形成一个完整的医疗服务系统。院前急救负责现场和途中的紧急救护，急诊科和ICU则负责院内的救护工作。这个系统不仅适用于日常急诊医疗，还适用于战争或公共突发事故的急救。EMSS的三个部分各自承担独立的职责和任务，同时又相互关联，构成了一个有着紧密组织和统一指挥机构的急救网络。院前急救提供临时的、紧急的急救服务，而院内急诊则负责全面的诊断和治疗。院内急诊需要依赖迅速而有效的院前急救，而缺乏院内治疗会使院前急救的效果难以巩固，从而影响患者的康复。因此，两者相互促进和相互制约，共同构建了一个协调有序的急救服务系统。

第二节 · 急诊护理学

急诊护理学起源于19世纪中叶弗罗伦斯·南丁格尔时代，是一门以现代医学科学、护理学专业理论为基础的综合性应用性学科，急诊医学的兴起促进了急诊护理专业的形成。急诊护理学致力于研究各类急性疾病、慢性疾病急性发作、急性创伤和危重患者的抢救、监测、急诊护理与管理。

一、急诊护理起源与发展

国际上，急诊护理学作为一门独立的学科，伴随着急诊医学和危重症医学的建立与发展而发展。19世纪中叶克里米亚战争中，南丁格尔率领38名护士使伤病员死亡率由42%降至2%，充分证明了急诊护理工作在抢救危重症患者中的重要作用，这是最早的急诊护理学的雏形。危重症护理始于 20 世纪 50 年代初期。60 年代末，大部分美国医院至少有一个重症监护病房，特别是电子仪器设备的发展，如心电监测、电除颤器、人工呼吸机、血液透析机等在急诊患者救护中的应用，使急诊护理学的专业理论与专业技术得到了相应的发展。20 世纪 90 年代，随着急诊医疗服务体系不断发展与完善，急诊护理学也得到了快速发展，如美国成立了急诊护士、危重症护士的专业组织，并开始培训急危重症专业护士。

追溯我国急诊护理学发展历程，早期护理实践并没有专门的急诊、急救和危重症护理学概念，急诊只是医院门诊的一个诊室，对急危重症患者的处理是将他们集中在靠近护士站的病房或急救室，以便于护士密切观察与护理。20 世纪 50 年代，我国部分大中城市成立了院前急救的专业机构如救护站，其功能为简单初级救护和患者转运。20 世纪 80 年代后，我国的急救医疗服务进入快速发展阶段。1980 年，国家卫生部颁发了《关于加强城市急救工作的意见》。1986 年，我国通过了《中华人民共和国急救医疗法》，许多医院急诊规模从门诊的一个诊室发展为急诊室、急诊科、急救中心。1983 年，我国急诊医学被国家卫生部和教育部正式承认为独立学科。1987 年，中华医学会急诊医学分会、重症医学及灾难医学分会相继成立，中华护理学学会也分别成立了急诊护理和危重症护理专业委员会。1989 年，卫生部将急诊科和 ICU 的设置列为国家医院等级评定的条件之一，促进了我国急危重症护理学快速发展。2008 年 5 月汶川地震后，国家更高度重视突发公共卫生事件紧急医疗救治体系及应急反应能力的提升，急诊护理学在大型灾害救援中的地位与作用得到进一步提升。

二、急诊护理工作的重要性

（一）急诊护理在整体医疗体系中的地位

急诊护理在整体医疗服务体系中发挥非常重要的作用，如通过快速而准确的分诊评估，协助医生实现对患者病情的快速识别，并根据患者的病情轻重缓急合理分配医疗资源，对急诊患者采取科学有效的救护措施及急诊护理管理，缩短患者急救反应时间，提高患者急救效率及满意度。

（二）急诊护理对患者生命安全的关键影响

急诊护理直接关系到患者的生命安全，包括院前急救、院内急诊分流、急危重症抢救、患者转运等环节。快速而精准的病情判断能提前识别急诊患者疾病的危险信号、及时采取干预措施，降低急诊患者安全事件的隐患及发生率。

三、急诊护士的素质

（1）较强的应急能力　急诊工作复杂多变，应急性强，不能计划和预测什么时间有多少患者就诊及急救。护理人员观察患者的病情时应具有敏锐的观察力、反应力及预见力。因此，急诊护理人员应具备较强的应急能力。

（2）过硬的急救护理技能　急诊护士的急救护理技能是其职业素质的重要组成部分。首先，急诊护理要求护士具备熟练的急救技能，包括心肺复苏、血流动力学监测等。其次，对于一些急危重症患者，护士需要掌握高级的医疗设备操作，如呼吸机、除颤仪等。

（3）良好的沟通与协作能力　在急诊工作环境下，患者病情千变万化，急诊患者疾病往往涉及多学科协作，因此良好的沟通和高效的协作显得尤为重要。急诊护士需要保持与医疗科室、检验科、影像科、后勤部等部门的密切沟通与协作，确保信息的流畅传递，减少因信息不对称而导致威胁患者的安全问题，提高急诊患者的诊疗及急救效率。

（4）稳定的心理素质　急诊工作环境常常充满高度紧张和压力，急诊护士需要具备较强的压力管理能力。稳定的心理素质是急诊护士面对突发状况时的重要能力，能够在高强度工作压力下保持冷静，有效应对各种紧急情况，在短时间内做出准确的判断和决策，使患者得到及时的救治。

（5）高度的责任心　急诊护士必须具备高度的责任心、慎独精神、使命感。对急诊患者保持高度负责的专业精神，牢固树立"时间就是生命"的观念，急患者之所急，争分夺秒，全力以赴地抢救患者的生命。

四、急诊护士的临床思维

（1）临床思维的重要性　临床思维又称临床推理，它是以患者为中心，通过充分的沟通和交流，进行病史采集、体格检查和必要的实验室检查以及其他可利用的最佳证据和信息，结合患者的家庭和人文背景，根据患者的症状等多方面信息进行批判性的分析、综合、类比、判断和鉴别诊断，形成诊断、治疗、康复和预防的个性化方案，并予以执行和修正的思维过程和思维活动。它是医护人员应对复杂多变医疗环境和护理情境的基本素质，是护士岗位胜任力的重要核心，是优质护理的前提和基础，良好的临床思维能力有助于更好地实施临床决策，为患者提供安全的高质量护理服务和预防患者不良结局的发生。

（2）临床思维训练的重要性　临床思维不是先天就有的，而是在临床实践中通过不断积累得来的。因此，应加强急诊护理人员临床思维训练，通过临床思维训练，提高护理人员在复杂临床环境中发现问题和解决问题的能力。临床思维训练是指在特定环境中以敏锐的观察力发现问题、确定问题，以探索的态度进行分析、推理、假设，做出结论和陈述并建立信念和行为的一种思维模式，通过模拟急诊情境、案例分析、团队讨论等方式，培养护理人员敏锐的观察力、系统性思考的能力和迅速做决策的能力。

（3）临床思维训练方法　主要方式包括案例分析、模拟训练和实践操作，其中案例分析最为常用。案例分析是通过引入真实的病例，分析患者的症状、体征和检查结果,从中提炼出患者的病因和病理机制,进而确定护理方案的方法。案例分析的过程中应注重启发护理人员的思维,鼓励主动提出问题、分析问题并找到解决方案。模拟训练是另一种重要的训练方式,通过模拟临床场景,如模拟抢救,使护理人员在安全的环境中练习诊断和治疗技能,提高其实践操作能力。实践操作是临床思维训练的最重要的一步,训练护理人员在真实的临床环境中,收集病情资料、制订护理方案、实施治疗护理措施,并且在这个过程中,保持冷静、清醒的头脑,以应对可能出现的突发情况。在进行临床思维训练时,需要注意训练全过程要符合医学伦理和法律法规。

五、急诊专科护士资质认证

(一)国外急诊专科护士资质认证

美国是专科护理起源最早、发展最成熟的国家,其"专科护士"已有100多年历史,经历了从初级到高级的发展过程,目前已分化出两个层次:专科护士(specialty nurse,SN)和临床护理专家(clinical nurse specialist,CNS)。前者属于非高级实践(non-advanced practice)范畴,后者属于高级实践(advanced practice)范畴,即高级实践护士(advanced practice nurse,APN)的角色之一。加拿大专科护理也有初级和高级之分,高级专科护士包括CNS和ACNP(acute care nurse practitioner),初级专科护士其资格认证由加拿大护理学会(CAN)统一进行,也包括首次认证和延续认证。日本护理学会(JNA)从1987年开始探讨专科护理的分类,1994年制订了专科护士资格认证制度,其专科护士也分两个层次:CN(certified nurse)和CNS(certified nurse specialist)。国外的专科护士资格认证均有统一的标准,其资格要求的主要指标涉及:有效的注册执照、护理工作经验、专科护理经验、继续教育(或专业发展)学时、通过认证考试(专科护士还有学历、课程要求)。其认证管理不仅包括首次认证,还包括延续认证,能够通过定期的复审促进专科护士的知识和能力更新,满足专科护理发展的要求。

(二)我国急诊专科护士资质认证

我国急诊专科护士培训的起步较晚。20世纪我国大陆开始了专科护士培训的尝试,2005年和2011年卫生部分别对专科护士培训提出明确要求,全国各地对专科护士的培训和认证工作实践逐步开展。为贯彻落实《中国护理事业发展规划纲要(2005—2010年)》中加强医院临床专业化护理骨干的培养的要求,卫生部下发(卫办医发〔12007〕290号)文件,组织中华护理学会及有关专家针对临床护理技术性较强的重症监护、急诊等5个专科护理领域,研究制定了5个专科护理领域护士培训大纲,急诊专科护理领域于2011年开展资质认证。2007年广东省卫生厅与我国香港医管局联合举办赴港专科护士培训,其中包括重症监护、急诊等领域,使我国急诊专科护士得以迅速发展。我国急诊专科护士的发展经历了从无到有,使得急诊专科护理的整体专业水平有了较大的提升。目前,我国急诊专科护士资格认证有统一标准,首次认证要求涉及的主要内容包括:有效的注册护士执照、急诊专科护理工作经验、急诊专科理论培训、急诊专业实践培训,并通过认证考试,延续认证在探索中。

(李映兰 苏 盼 赵 越)

微信扫码

①微信扫描本页二维码
②添加出版社公众号
③点击获取您需要的资源或服务

第二章 急诊护理管理

护理管理是现代医院管理的重要组成部分,在维护患者健康、提高医疗服务质量、促进医疗机构的全面发展等方面发挥至关重要的作用,护理管理水平是医院管理水平的重要体现。科学的护理管理能确保护理资源的优化配置,促进护理服务的标准化和规范化,提升护理服务的质量和安全性。同时,科学的护理管理能充分调动护理人员的积极性和创造性,推动护理事业的长远发展。

第一节 急诊护理质量管理

护理质量管理是应用质量管理的基本原则与方法,对构成护理质量的各要素进行计划、组织、控制与持续改进,以保障护理工作达到规定的标准,满足并超越服务对象需要的过程。护理质量管理是护理管理的核心内容,也是护理管理的最终目标。急诊护理质量与急诊患者的生命安全息息相关,直接影响到急危重症患者的抢救成功率、病死率和病残率。

一、急诊科的主要工作制度

(一)急诊科护理管理制度

(1)在护理部及其他上级部门的领导下开展护理工作。

(2)护理人员符合相应资质要求,坚守岗位,做好交接班。保证24h人力充足,在紧急状态下由科室护理人员调配方案。二线班护理人员保持通信工具畅通,接到抢救命令后迅速到位。

(3)护理人员严格执行各项规章制度和操作规程,熟练掌握各种抢救技术及各项护理操作技能,随时做好抢救患者的准备工作。抢救治疗患者及时,积极主动配合医生,必要时独立进行应急处理,应急措施正确,急救技能掌握率100%。

(4)急救物品与药品配备齐全充足,确保急救仪器、设备、药品、物品完好备用。

（5）建立急诊预检分诊规范，根据患者病情的轻、重、缓、急对急诊患者实施分区分级就诊，并做好可疑呼吸道传染病患者的预检分诊工作。

（6）严格执行急诊"绿色通道"工作制度。以抢救生命为原则，对急诊科收治的可能出现危及生命的各类危急重患者，一律实行优先抢救、优先检查和优先住院，与医疗相关手续后补办的原则，严格执行"先救治、后交费"的制度。

（7）严格执行医院应急管理制度。遇突发事件或患者集中到达时，立即启动突发事件应急预案，同时向有关领导报告，并做好记录。

（8）危重患者外出检查、转科、住院均由医务人员负责转运，以保证措施安全和交接到位。

（9）维护抢救工作秩序，限制进入抢救室、监护室人员，注意保护患者隐私。

（10）护理记录及时、准确。

（二）首诊负责制度

（1）第一个接诊急诊患者的科室和医生为首诊科室和首诊医生。首诊医生发现涉及其他科或确系其他科患者时，应该在询问病史、体格检查、写好病例并进行必要的处置后，方可请有关科室会诊或转诊，不得私自涂改科别或让患者到预检分诊处更改。

（2）遇多发伤、跨科室疾病及诊断不明的伤病员，首诊科室和首诊医生应首先承担主要诊治责任，并负责及时邀请有关科室会诊，在未明确收治科室前，首诊科室和首诊医生应负责到底。

（3）如需转院，在病情允许搬动时，由首诊医生向医务部汇报，落实接收医院后方可转院。

（4）涉及多科室疾病患者的收治，首诊医生可组织会诊或由医务部协调解决，各科室均应服从。

（三）预检分诊制度

（1）急诊预检分诊护士应具备3年以上急诊护理工作经验，通过急诊预检分诊相关培训，包括专科技能、抢救设备的使用、沟通与协调技巧、评判性思维等，经过考核合格后方可担任。

（2）严格执行急诊患者首诊负责制，严禁推诿患者。

（3）分诊护士坚守工作岗位，不得擅自离岗，临时因故离开时应由护士长安排能胜任的护士代替。

（4）做好急诊患者的登记工作，详细记录患者姓名、地址、联系方式、就诊时间、初步诊断等相关资料。

（5）分诊护士应根据病情轻重缓急安排急诊优先就诊抢救秩序，遇有危、急、重伤患者时，应立即通知有关专科医师紧急处理，并根据情况将患者纳入急救绿色通道，实施"先救治后付费"的制度。

（6）分诊护士应快速准确评估其病情，准确分流患者到合适区域就诊。

（7）对危重患者，立即予以处理，及时通知有关医护人员进行抢救。

（8）遇有大批伤病员时，立即通知科主任、护士长及医务部组织抢救工作；对涉及刑事、民事纠纷的伤病员，及时向有关部门报告。

（9）对候诊急诊患者进行动态评估，及时发现患者的病情变化并预警干预。

（10）对"三无"急诊患者，先予分诊处理，详细登记护送者有关资料，以便做好患者追踪工作。

（11）对传染病患者、疑似传染病患者应引导患者至相对隔离的分诊点进行初诊。

（四）急危重患者抢救制度

（1）急诊抢救室设备应齐全，抢救药品、器械、用物保持完好率100%。

（2）抢救过程中各有关科室应积极配合，参加抢救人员严肃认真，明确分工，动作迅速准确，听从指挥，各级人员既要分工明确，又要密切协作，不得推诿，非抢救人员未经负责人许可，谢绝进入抢救现场。

（3）急危重患者的抢救工作由主治或以上职称的医师负责组织，必须报告科主任，必要时报告医务部（或医院行政值班室）。科主任或正（副）主任医师不在时，由职称最高的医生主持抢救工作，但必须及时电话通知科主任或正（副）主任医师或本科二线值班人员。遇有成批患者、意外灾害等突发事件时，应立即通知医务部、护理部、院总值班及相关院领导，启动医院突发事件应急预案。

（4）对急危重患者应及时完善知情告知制度，除向患者家属出具病危通知单外，还应详细、客观地告知病情及可能的转归，随时向患者家属沟通病情变化。对患者家属拒绝实施抢救措施应予以知情告知，交代其后果并体现在谈话记录中。涉及医疗纠纷及法律法规的，应及时报医院行政值班室或医务部。

（5）急危重患者需要进行相关检查时，有关医技科室应按规定予以优先安排、出具检查结果，及时送达或电话报告科室，并记录送检时间和结果送达时间。急危重患者需要手术的应优先安排。

（6）需要多科协同抢救的患者，科室应及时提出会诊申请，相关科室医务人员应及时到场。对急危重患者严格落实首诊负责制，接收科室不得推诿拒收应予转科抢救的患者。会诊意见分歧较大或需要多科协同抢救时应报告医院行政值班室或医务部进行协调。

（7）对抢救工作的疑难问题，护士应及时请示上级医生。如遇操作困难，应及时向他人求助，迅速予以解决。要求做到观察仔细、诊治正确、处理及时、记录准确完整、交接班详细。

（8）在抢救执行口头医嘱时，护士应复述口头医嘱并由医师确认无误后方可进行，复述准确，药品、剂量、给药途径和时间交代清楚。执行医嘱后保留药物安瓿。抢救结束，有关医护人员应及时补记医嘱及抢救记录（6h内），在病程记录中详细记载患者病情变化情况、抢救时间及措施、参加抢救的医务人员姓名及专业技术职称等，记录抢救时间应当具体到分钟。

（9）在抢救过程中注意保护患者隐私。

（10）抢救结束后抢救物品及时清理、归还原位和补充。各种急救药物，输液袋、输血袋统一放置，以便事后统一处理和查对，涉及传染病患者使用后的物品按照传染源消毒常规处理。

（11）抢救工作必须严格执行交接班制度，对病情变化、抢救经过、用药情况详细交代。

二、急诊科护理工作质量评价标准

（一）布局设施

（1）设有救护车专用通道及停车处，入口通畅无障碍，平车、轮椅进出转运方便。各种标识醒目，有急诊就诊流程图，方便和引导患者就诊，夜间有灯光标识。

（2）分区明确，人、物流向合理，消防通道畅通。室内通风采光良好，急诊儿科、感染科、发热门诊单独设立。预检分诊处：设于急诊科入口最明显处，有通信（电话/传呼/对讲机）装置、候诊椅和简单的医疗检查器械，患者就诊登记本。

（3）抢救室　靠近预检分诊处，有条件的设有隔离单间，配备隔帘及洗手消毒设施。抢救室内备有急救药品、器械及心电监护仪、除颤仪、气管内插管设备、简易呼吸器、呼吸机等抢救设备；急救盘内备有气管切开包、静脉切开包，有条件者备深静脉置管包等；抢救车内抢救物品、药品数量充足并按序摆放。

（4）急诊重症监护室（EICU）　参照急诊抢救室配置，有条件的医院应配备中央监护站、血气分析仪及无创心功能测定仪等仪器设备。

（5）诊室　配备诊查床、隔帘及洗手消毒设施，根据专科特点配备检查器械及物品。

（6）清创室　配有手术台、无影灯、立灯、器械台、器械柜，备有各种无菌手术包、无菌器械和敷料、外科手消毒及空气消毒设备等。用物按洁污分区，标识清晰。

（7）洗胃室　配备洗胃机和各种型号的胃管、温度计、冷热开水等，并处于备用状态。

（8）留观室　设备与要求同普通病区。

（二）人员要求

（1）应根据急诊量、治疗量等综合因素及护理岗位职责要求合理配置急诊护士，保障护理质量和患者安全。急诊抢救室、监护室护士与床位之比为（2~2.5）：1，护士与留观室实际开放床位之比≥0.4：1；危重患者较多时，应当增加护士的数量。

（2）保证24h人力充足；配备副高以上职称护士，有护理人力资源紧急调配方案。

（3）急诊护理人员应具有较强应急能力，熟练掌握各种应急预案、抢救程序、各项急救技能、急危重症患者疾病护理知识。

（4）预检分诊护士由在急诊科工作 3 年以上护士担任，预检分诊正确率≥95%。

（5）仪表行为规范，主动服务意识强，严格落实医疗护理核心制度。

（三）科室管理

（1）严格执行急诊各项工作制度。

（2）有急诊护理质控小组及评价标准；有年计划、月安排、周重点、年终总结；每日检查护理工作有记录；每月有质量检查、护理不良事件登记；每月召开护士会进行护理质量讲评。

（3）遵医嘱落实分级护理制度，保障患者安全，有跌倒/坠床、压力性损伤、管道、约束等安全管理措施并落实，无因护理不当引起的并发症。

（4）危重患者转科、外出检查有专人护送，备相应急救用品。

（5）各类药物分类放置，标识清晰，保存、保管方法正确，无过期、变质。高警示药品、毒、麻、限、剧药品，精神类药品单独存放，标识醒目。

（6）依法做好毒、麻、限、剧药品及精神类药品的管理和登记，做到"五专"，交接记录和使用登记符合要求。

（7）抢救中执行口头医嘱时，应向医生复述，双方确认无误方可执行，抢救完毕督促及时补开医嘱。

（8）按需设院前急救队，抢救设施、药物及用物（呼吸囊、除颤仪、心电监护仪、氧气装置、吸引器等）齐全，完好备用。院前急救队人员熟悉院前急救知识和技能，出诊迅速。

（9）加强患者人文关怀，保护患者隐私。

（10）主动巡视患者，密切观察患者病情变化，确保抢救措施及时、到位。

（11）体现专科特点的护理教学、分层次护士培训计划并落实。

（四）医院感染控制

（1）有医院感染控制制度并落实。

（2）严格落实无菌技术和无菌物品管理原则。

（3）实行标准预防，有锐器等意外伤害事件报告记录与应急处理预案，隔离患者置于单间并有隔离标识。

（4）有预防呼吸机相关性肺炎、导管相关性血流感染、尿路感染、切口感染、特殊感染的措施。呼吸机管道及附件更换、消毒符合要求。

（5）执行手卫生规范，掌握手卫生指征、洗手方法，洗手设施应符合要求。

（6）协助院感科对物品、物体表面、医务人员的手、使用中的消毒液、空气等实行目标性监测，有记录，结果异常有原因分析和整改措施。

（7）各类物品消毒、处置符合要求，医疗废物分类收集、锐器放入锐器盒、处置符合要求。

（8）接送患者的平车、轮椅、被服清洁，接送隔离患者应专车专用，用后严格消毒。

三、急诊护理质量敏感性指标

（一）护理质量敏感性指标的概述

美国护士协会（American Nurse Association，ANA）指出，护理质量敏感性指标应有以下功能：评估护理服务的过程和结局，定量评价和监测影响患者结局的护理管理、临床实践等的质量，指导护士照顾患者及组织促进的监测评价标准，特点为具有高度护理特异性、指标数据在实际中可收集。护理质量敏感性指标包括结构、过程和结局三个维度，客观、科学、敏感的质量指标（表2-1-1）不仅可以有效评价护理质量，而且能正确地帮助与指导临床护理质量持续改进。

（二）急诊护理质量敏感性指标的内容[1]

见表2-1-1。

表2-1-1 急诊护理质量敏感性指标

类别	指标名称	选择意义	计算公式
结构指标	急诊科护患比	护患比大小是护理人员数量充足与否的重要表现，充足的护理人员是护理质量和患者安全的重要保障	急诊科护患比=急诊科固定在岗的护士总数/同期急诊科接诊患者总人次×10000‰
	急诊科不同级别护士配置	护士层级不同，能够胜任的工作也不同，通过监测此指标，能够了解急诊科护士队伍的现状及动态变化	构成比=同期某层级护士人数/统计周期内急诊科护士总数×100%
	急诊科各级患者比例	通过了解急诊科各级患者比例为护理人员的合理配置提供依据	急诊各级患者比例=单位时间内急诊科就诊的各级患者总数/同期急诊科就诊患者总数×100%
	急诊科护士岗位胜任力培训与考核合格率	急诊科是医院救治急危重症患者的重要单元，要求护士有较强的岗位胜任能力，因此岗位培训与考核十分重要	合格率=同期参与岗位培训与考核合格的护士人数/统计周期内进行岗位培训与考核的护士总数×100%
	急诊科床位占用率	通过了解急诊床位占用情况评估急诊工作量，为合理配置护士人力，优化就诊流程提供依据	急诊床位占用率=实际占用总床日数/实际开放总床日数×100%
	急诊科拥挤度	分析急诊拥挤度的变化，在患者就诊高峰时间配备充足的医护人员，减少患者等候时间、提高医疗护理服务质量	推荐使用国家急诊拥挤度评分表（NEDOCS）
	急诊科护理文书书写规范率	护理文书的记录影响工作人员对患者的评估及下一步护理计划，尤其是危重患者的抢救和用药情况	规范率=统计周期内记录准确、及时、完整的护理文书数/同期抽样的护理文书总分数×100%

续表

类别	指标名称	选择意义	计算公式
过程指标	患者就诊目标反应时间达标率	预检分诊的时间至接诊登记的时间差应在各级患者目标反应时间范围内，此指标的监测有利于急诊工作流程的优化，减少急危重症患者的就诊时间，提高患者救治率	达标率=同期在目标反应时间内得到治疗的患者数/统计周期内调查的患者总数×100%
	急诊分诊准确率	急诊分诊的准确性直接影响急诊医疗和护理质量	准确率=同期急诊分诊正确的患者数/统计周期内调查的患者总数×100%
	护理核心操作技术掌握程度	急诊科护士需掌握一定的急救技能，这对于急诊患者的救治效果有着举足轻重的作用，如心肺复苏、电除颤、洗胃等技术	规范率=同期行核心操作规范的护士人数/统计周期内行核心操作考核的护士总数×100%
	急救药品的合格率	急救药品的合格是急诊抢救工作的前提条件	合格率=同期急救药品合格的数量/统计周期内抽查的急救药品总数量×100%
	急救仪器设备的完好率	急救设备的完好率直接影响急救的速度与效率，是急诊抢救工作顺利进行的前提	完好率=同期急救仪器设备完好的件数/统计周期内抽查的急救仪器设备的总件数×100%
	绿色通道停留时间	缩短急危重伤患者急诊绿色通道的停留时间能够增加患者的救治成功率，提高患者满意度	停留时间(min)=单位时间内每个单病种在绿色通道停留总时间/同期每个单病种的总例数
	急诊转运时长	缩短急诊转目标科室的时长，有利于提高患者的救治成功率	平均时长(min)=同期患者从急诊转目标科室的总时长/统计周期内从急诊转目标科室的患者总数
结局指标	抢救室滞留时间中位数	反映了急诊工作量和工作效率	滞留时间中位数=$X_{n+1/2}$，n为奇数； 滞留时间中位数=$(X_{n/2}+X_{\frac{n}{2}+1})/2$，$n$为偶数 式中，$X$为抢救室滞留时间；$n$为一定时期进出抢救室的患者总数
	急诊科患者给药错误发生率	急诊科是不良事件的高发科室，患者病情危重，给药错误会危及患者生命安全	发生率=同期发生患者给药错误的总例次数/统计周期内急诊科给药患者总人数×100%
	急诊科患者转运不良事件发生率	分析急诊患者转运时不良事件发生情况，为患者安全转运提供依据	发生率=同期发生转运不良事件的患者例数/统计周期内急诊科转运患者例数×100%
	急诊抢救室患者死亡率	与护理质量相关，分析此数据有利于急救流程的规范和潜在风险的预防	死亡率=急诊抢救室患者死亡总数/同期急诊抢救室抢救患者总数×100%

续表

类别	指标名称	选择意义	计算公式
结局指标	急诊科患者疼痛控制率	及时有效的镇痛有利于患者不良情绪的控制及医疗护理工作的配合	控制率=同期进行药物镇痛有效的患者数/统计周期内进行药物镇痛的患者总数×100%
	急诊科护士职业暴露发生率	了解急诊科锐器伤发生情况,分析急诊科护理人员发生锐器伤的原因及危险因素,提出相应的方案策略,减少锐器伤的发生,确保护士职业安全	发生率=同期护士职业暴露发生例次数/统计周期内医疗执业护士人数×100%
	急诊科护士离职率	反映了急诊科护理人员的流动性和稳定性,同时也是护士工作满意度的评判依据之一	离职率=同期急诊离职护士人数/统计周期内急诊在岗的护士总数×100%
	急诊 ICU 患者压力性损伤发生率	通过监测,了解发生情况,分析相关因素,是否与护理不当和照护缺失有关,为制订改进策略提供依据	急诊 ICU 患者压力性损伤发生率=周期急诊 ICU 患者压力性损伤发生例数/统计周期内住院患者总数×100%
	急诊患者跌倒发生率	通过监测,可以了解发生情况,分析相关因素,是否与护理不当和照护缺失有关,为制订改进策略提供依据	急诊患者跌倒发生率=统计周期内急诊患者跌倒发生例次数/统计周期内急诊患者人数×100%
	ROSC 成功率	反映急诊心肺复苏成功率	ROSC 成功率=ROSC 成功总例次数/同期急诊呼吸心搏骤停患者行心肺复苏术总例次数×100%
	患者对急诊护理服务的满意率	体现了患者对护理人员提供服务的满意程度,护理服务是否满足患者的需求	满意率=抽样样本内急诊患者表示满意的数量/随机抽样的急诊患者人数×100%

注:ROSC 为自主循环恢复。

第二节 · 急诊抢救设备与药品的管理

急诊科作为医院的窗口,是急危重症患者集中收治的场所,患者病情往往复杂多变,其生理功能及病情变化离不开各种抢救仪器设备、物品和药品的监测与调节。急诊科对于这些抢救设备、物品和药品的管理效能,直接影响着护理质量与患者安全。

一、常用抢救设备管理

(一)抢救车的管理

(1)抢救车须保持性能良好,方便移动,停放于指定区域(位置),注意防潮、防晒。抢救车内药品须标记清楚,按照药品摆放平面图进行摆放、取用和归位。药品摆放平面图须粘贴于抢救车表面醒目位置。抢救车内物品名称有记录并附于车外侧壁以便必要时清点核对。

（2）抢救车应配备管理登记本，并如实记录药品种类、数量、有效期、标签及质量等情况。抢救结束后，及时补充抢救车药品，确保抢救车时刻处于备用状态。药品清点完毕后，应使用一次性锁扣或封条封锁抢救车，并在管理登记本上注明清点时间及清点人员姓名。原则上应每月清点一次抢救车。其中，使用频率较高的抢救车，应每日进行清点，可不使用一次性锁扣或者封条。

（3）抢救药品、物品做到"五固定"，即定品种、定数量、定位置、定人负责、定期检查；"二及时"：及时维修、及时补充，保证处于完好备用状态。

（4）抢救车内物品、器械、药品一律不得外借，非抢救过程中不得任意挪用。

（5）每月定人定时全面检查抢救车。包括药品及物品的种类、基数及质量、有效期及是否与抢救车示意图摆放物品一致。

（6）抢救车内用物采用一次性封存，在未开启状态下，最多可保存1个月。急救需要时可随时打开。封闭前双人清点并签名抢救车内用物有效期至少为1个月。

（二）抢救设备的管理

（1）定位放置　抢救仪器放在易取放的位置，并定位放置、标识明显，不得随意挪动位置。

（2）定人保管　各抢救仪器由专人负责保管，所有护理人员均应具备识别主要报警信息的基本知识与技能。

（3）定期检查　每班专人清点记录，开机检查保持性能良好呈备用状态；护士长每周检查1次。

（4）定期消毒　抢救设备用毕后及时清洁消毒处理。

（5）急诊科抢救设备均处于完好备用状态，非特殊情况不得外借。

（6）定期保养　由专人清洁保养并检测记录；设备科定期检修。

（7）仪器运行和维修记录　使用中若发现仪器突然出现故障应立即更换，并立即通知设备科维修并做好标记，已坏或有故障的仪器不得出现在仪器柜内。

（8）应急故障　有抢救设备应急调配制度以及设备故障或停电时的应急预案。

二、抢救药品的管理

（1）医务人员须熟练掌握抢救车内药品的使用方法。各级各类医疗机构应定期检查抢救车管理规定的落实情况，确保规范管理并记录，节约抢救时间，提高抢救成功率。

（2）抢救车内药品必须规范管理，做到专人保管、定位放置、定量储存，严禁任意挪动或外借，非抢救过程中不得任意使用；同时，药品的种类和数量需确保满足临床急救需要。

（3）有抢救药物目录及药品基数。

（4）各类药物分类放置，标识清晰，保存、保管方法正确，无过期、变质。

（5）有高警示药品管理制度、毒麻限剧药管理制度，高警示药品、毒麻限剧药、精神类药品单独存放，标识醒目。

（6）易混淆（听似、看似、一品多规格）药品标识清晰、分开存放。

（7）抢救车药物储存按效期排列。如有不同批次药品，其补充和使用需遵循"左进右出""近效期先用"的原则。近效期（3个月）药品要及时联系药房报损或者更换并登记。

（8）有专人负责药品管理，并定期检查，有记录。

第三节 · 急诊护理工作相关法律法规

随着社会的进步、人们生活水平的提高以及医学卫生事业的发展，人们越来越注重健康、文明、幸福的生活方式，患者及家属的法律意识也越来越增强。急诊科作为医院的窗口，是急危重症患者集中收治的场所，患者病情往往复杂多变，同时，在急诊患者的整个医疗过程中，患者与护理人员之间接触沟通最多，因此，急诊科护理人员应熟知国家相关法律、法规，增强风险防范意识，正确履行职责和义务，既保护患者的合法权利，也要维护自己的合法权益。

一、《护士条例》

2008年1月31日，国务院颁布了《护士条例》，条例自2008年5月12日起施行，这是中华人民共和国成立以来第一部关于护士的最高行政法规。条例共6章35条，包括总则、执业注册、权利和义务、医疗卫生机构的职责、法律责任、附则。2020年3月27日，根据《国务院关于修改和废止部分行政法规的决定》进行修订。条例的解释着重强调以下几点。

（1）规范护士的执业注册　护士执业，应当经执业注册取得护士执业证书，申请护士执业注册时，应当具备下列条件：具有完全民事行为能力；在中等职业学校、高等学校完成国务院教育主管部门和国务院卫生主管部门规定的普通全日制3年以上的护理、助产专业课程学习，包括在教学、综合医院完成8个月以上护理临床实习，并取得相应学历证书；通过国务院卫生主管部门组织的护士执业资格考试以及符合国务院卫生主管部门规定的健康标准[2]。

（2）保障护士的合法权益　《护士条例》的颁布实施，旨在维护护士的合法权益，规范护理行为，促进护理事业发展，保障医疗安全和人民群众的健康。通过明确护士应当享有的权利，规定对优秀护士的表彰和奖励措施，激发护士工作的积极性。同时，鼓励社会符合条件的人员学习护理知识，从事护理工作，并在全社会营造尊重护士、关爱护士的良好氛围[2]。

（3）规范护士的执业行为　《护士条例》中明确了护士的职责和应当履行的义务，规定护士在执业活动中，应当遵守法律、法规、规章和诊疗技术规范的规定；

发现患者病情危急，应当立即通知医师；在紧急情况下为抢救垂危患者生命，应当先实施必要的紧急救护；发现医嘱违反法律、法规、规章或者诊疗技术规范规定的，应当及时向开具医嘱的医师提出。同时，还规定了护士应当尊重、关心、爱护患者，保护患者的隐私。此外，护士有义务参与公共卫生和疾病预防控制工作。发生自然灾害、公共卫生事件等严重威胁公众生命健康的突发事件，护士应当服从县级以上人民政府卫生主管部门或者所在医疗卫生机构的安排，参加医疗救护[2]。

（4）强化医疗卫生机构的职责　《护士条例》规定了医疗卫生机构的责任。包括：医疗卫生机构应当执行国家有关工资、福利待遇等规定，按照国家有关规定为在本机构从事护理工作的护士足额缴纳社会保险费用；为护士提供卫生防护用品，并采取有效的卫生防护措施和医疗保健措施；对在艰苦边远地区工作，或者从事直接接触有毒有害物质、有感染传染危险工作的护士，按照国家有关规定给予津贴；制订、实施本机构护士在职培训计划，并保证护士接受培训等。为促使医疗机构保证临床护士配备，《护士条例》明确提出了医疗卫生机构配备护士的数量不得低于国务院卫生主管部门规定的护士配备标准的规定。对医疗机构未履行责任的情形，条例中设定了相应的处罚条款[2]。

二、《医疗纠纷预防和处理条例》

为进一步规范医疗纠纷的处置，2018年7月31日国务院颁布了《医疗纠纷预防和处理条例》，并于2018年10月1日起正式施行。在《医疗纠纷预防和处理条例》颁布之前，医疗纠纷主要适用《医疗事故处理条例》与《中华人民共和国侵权责任法》，3部法律都是处理患者与医院在诊疗过程中发生的医疗纠纷的法律。在相应的过错归责、技术鉴定、赔偿范围、赔偿标准、免责事项、法律责任等涉及医疗纠纷的方面都分别进行了明确说明。3部法律都明确了医疗机构应尽的注意义务，包括一般注意义务与特殊注意义务。一般注意义务指医务人员最基本的道德和业务素质，属于都应遵守的义务，包括合法执业义务、遵守诊疗护理操作规程义务、禁止过度检查义务、善管病历义务等；特殊注意义务指对具体每一环节的医疗行为所具有的危险性应加以注意的义务，包括医疗过程中问诊义务、说明义务、告知义务、转诊义务、观察护理义务、紧急救治义务等[3]。

《医疗纠纷预防和处理条例》明确了医疗过错包含了11种情况，涉及面最为广泛，即第四十五条中"医疗机构篡改、伪造、隐匿、毁灭病历资料的"；第四十六条中"医疗机构将未通过技术评估和伦理审查的医疗新技术应用于临床的"；第四十七条中"未按规定制定和实施医疗质量安全管理制度；未按规定告知患者病情、医疗措施、医疗风险、替代医疗方案等；开展具有较高医疗风险的诊疗活动，未提前预备应对方案防范突发风险；未按规定填写、保管病历资料，或者未按规定补记抢救病历；拒绝为患者提供查阅、复制病历资料服务；未建立投诉接待制度、设置统一投诉管理部门或者配备专（兼）职人员；未按规定封存、保管、启封病历资料和现场实物；未按规定向卫生主管部门报告重大医疗纠纷；其他未履行本条例规定义务的情形"。

三、《中华人民共和国传染病防治法》

《中华人民共和国传染病防治法》是为了预防、控制和消除传染病的发生与流行，保障人体健康和公共卫生，制订的国家法律法规。由中华人民共和国第七届全国人民代表大会常务委员会第六次会议于1989年2月21日通过，自1989年9月1日起施行，该法包括总则、预防、疫情的报告和公布、控制、监督、法律责任、附则七章共四十一条。该法的着眼点主要在于：一是明确了传染病的防治和控制工作是政府的职责，使队伍和机构建设以及执法活动有了法律依据。二是将权力下放到疫情防控第一线，给地方在疫情发生时的自主处置权。三是明确了违法责任，还附了刑法的相应条款[4]。

2004年，全国人大常委会对1989年《中华人民共和国传染病防治法》进行了大幅度修订。2004年《中华人民共和国传染病防治法》构成了处理突发公共卫生事件的相对完整的法律体系。共九章八十条，包括总则、传染病预防、疫情报告与通报和公布、疫情控制、医疗救治、监督管理、保障措施、法律责任、附则。主要表现在：一是解决了针对突发原因不明的传染病的认定问题。二是明确了各部门的职责。三是第一次增加和突出了传染病的监测和预警机制。四是进一步完善了疫情信息报告、通报制度和规范公布制度。五是细化了防止传染病扩散的严控措施。六是规定了地方各级单位和个人违法后所负的相应法律责任。另外修订后的《中华人民共和国传染病防治法》重视与传染病有关的法律救济权、隐私权、人格权、生活权、工资报酬权、物权等权利的保护[4]。2013年6月29日，第十二届全国人民代表大会常务委员会第三次会议修正。2020年10月2日，国家卫健委发布《中华人民共和国传染病防治法》修订征求意见稿，明确提出甲、乙、丙三类传染病的特征。乙类传染病新增人感染H7N9禽流感和新型冠状病毒两种。此次草案提出，任何单位和个人发现传染病患者或者疑似传染病患者时，应当及时向附近的疾病预防控制机构或者医疗机构报告，可按照国家有关规定予以奖励；对经确认排除传染病疫情的，不予追究相关单位和个人责任。

四、《医疗废物管理条例》

为了加强医疗废物的安全管理，防止疾病传播，保护环境，保障人体健康，2003年6月4日国务院第十次常务会议通过了《医疗废物管理条例》，同年6月16日中华人民共和国国务院令第380号公布并实施，并于2022年对《医疗废物管理条例》进行修订，此条例共七章57条，包括总则、医疗废物管理的一般规定、医疗卫生机构对医疗废物的管理、医疗废物的集中处置、监督管理、法律责任、附则。条例中"医疗废物"是指医疗机构在医疗、预防、保健以及其他相关活动中产生的具有直接或间接感染性、毒性以及其他危害性的废物。另外，医疗机构收治的传染病患者或者疑似传染病患者产生的生活垃圾，按照医疗废物进行管理和处理。废弃的麻醉、精神、放射性、毒性等药品及其相关的废物均属医疗废物，其分类包括感染性废物、病理性废物、损伤性废物、药物性废物及化学性废物。携带病原微生物具有引发感染性疾病传播危险的医疗废物为感染性废物。病理性废物为诊疗过程中产生的人体废弃物和医学实验动物尸体等。损伤性废物为能够刺伤或者割伤人体的废弃的医用锐器。药物性废物是指过期、淘汰、变质或者被污染的废弃的药品。化学性废物为具有毒性、腐蚀性、易燃性、易爆性的废弃化学物品。本条例适用于医疗废物的收集、运送、储存、处置以及监督管理活动。条例规定，任何单位和个人有权对医疗卫生机构、医疗废物集中处理单位和监督管理部门及其工作人员的违法行为进行举报、投诉、检举和控告。

五、《突发公共卫生事件应急条例》

为了有效预防、及时控制和消除突发公共卫生事件的危害，保障公众身体健康与生命安全，维护正常的社会秩序，2003 年 5 月 7 日国务院第 7 次常务会议制订了《突发公共卫生事件应急条例》，于 2003 年 5 月 9 日中华人民共和国国务院令第 376 号公布并实施，并于 2011 年 1 月 8 日对《突发公共卫生事件应急条例》进行修订。此条例共六章 54 条，包括总则、预防与应急准备、报告与信息发布、应急处理、法律责任和附则。此条例的目的与指导思想是着重解决突发公共卫生事件应急处理工作中存在的信息不准、反应不快、应急准备不足等问题，建立统一、高效、权威的突发公共卫生事件应急处理机制，保障公众身体健康与生命安全，维护社会稳定。同时为今后及时有效处置突发事件建立起"信息畅通、反应快捷、指挥有力、责任明确"的应急法律制度。这个条例适用于突然发生的、造成或者可能造成社会公众健康严重损害的重大传染病疫情、群体性不明原因疾病、重大食物和职业中毒以及其他严重影响公众健康的突发事件的应急工作。

参考文献

[1] 丁慧. 急诊科护理质量敏感性指标体系的构建[D]. 安徽医科大学，2023.
[2] 郭燕红. 贯彻实施《护士条例》保障护士合法权益全面履行护士义务[J]. 中华护理杂志，2008，（05）：390-391.
[3] 李强. 论《医疗纠纷预防和处理条例》《医疗事故处理条例》与《侵权责任法》三者的共性与冲突[J]. 中国卫生法制，2019，27（05）：84-86，95.
[4] 张成洁. 公共卫生危机视角下的《传染病防治法》[J]. 文史天地，2022，（07）：51-55.

（李　君　周　娟）

微信扫码

① 微信扫描本页二维码
② 添加出版社公众号
③ 点击获取您需要的资源或服务

第三章 急诊分诊

急诊科是救治急危重症患者的重要场所,来诊人数没有计划性,易处于"拥挤"或"过度拥挤"状态,导致有限的医疗资源(人力、物力和时间等)与患者就医需求之间的失衡,急诊分诊是解决这一问题的有效措施。

第一节 · 概述

分诊是急诊患者救治过程中的首要环节。为保证病情危急、需立即抢救的危重患者能够获得及时有效的救治,同时使等待治疗的患者需求得到关注,需要由有经验的急诊科护士根据分诊原则及程序,迅速对所有来诊患者按疾病危险程度进行分诊,对可能有生命危险的患者立即实施抢救。

一、急诊分诊的定义

(1)急诊分诊 指对急诊患者进行快速评估,在急诊就诊人群中准确、快速识别威胁患者生命的情况,根据其病情急危重程度进行优先顺序的分级与分流[1]。

(2)急诊预检分诊分级标准 是一种以患者病情急危重程度而制订的等级标准,亦是辅助分诊人员分诊的工具。

(3)急诊分诊系统 应用预检标准对患者进行快速、有序地分类挑选的系统框架,其核心是在正确的时间和地点、为正确的患者实施正确的医疗护理[2]。

(4)应诊时间 指急诊患者可等待的医疗处置时间,即患者从分诊评估结束到医生接诊前的最长等候时间。

(5)濒危患者 病情可能随时危及患者生命,包括需紧急行气管内插管患者,无呼吸、无脉搏患者,急性意识改变患者,无反应患者,应立即采取挽救生命的干预措施。

(6)危重患者 病情有进展至生命危险和(或)致残危险者,应迅速急诊处理,10min内应诊。

（7）急症患者　有急性症状和急诊问题，但目前明确没有危及生命或致残危险，30min内应诊。

（8）非急症患者　轻症患者或非急症患者，患者目前没有急性发病情况，无或很少有不适主诉，240min内应诊。

二、急诊分诊的目的

分诊护士对来院就诊的患者进行快速、重点地收集资料，并将资料进行分析、判断、分类、分科，同时按轻、重、缓、急安排就诊并登记分诊信息。对病情较严重的患者进行优先救治，同时通过分诊合理使用有限的急诊空间，使诊疗空间得到充分利用，使诊疗通道畅行无阻，合理科学地分配急诊科医疗资源，改善患者的救治效果，同时为科研工作提供数据资料。

三、急诊分诊的意义

急诊分诊台又称预检分诊台，是急诊患者来院就诊的第一站，分诊台要做到快速将患者分流到抢救室或专科诊室，合理调配医护人员，使急诊患者得到迅速诊断和治疗。急诊分诊工作的好坏直接影响到急诊工作的医疗、护理质量，合理应用急诊的人力资源、空间资源，为患者提供最有效的服务，对整个急诊工作的开展有重大的意义。

（1）急危重症优先就诊　急诊分诊最主要的是在急诊就诊人群中准确、快速识别威胁患者生命的情况，根据病情的轻重缓急安排就诊的优先顺序。

（2）准确快速分级分流　由于急诊分诊的时效性要求，分诊护士应在3~5min内完成分诊评估和分诊决策，这就意味着分诊护士必须借助敏感性高的分诊标准进行快速、准确分诊，并为患者安排合适的就诊区域，体现急诊分诊的安全性和高效性[3]。

（3）动态评估及时预警　对于已分诊未就诊的患者，存在病情变化的可能性。因此，在各个级别设置应诊时间的基础上，对候诊患者进行动态评估，以及时发现患者的病情变化并进行预警，对于保障急诊患者安全至关重要。

（4）以人为本有效沟通　急诊预检分诊要注重"以患者为中心"的优质服务理念和坚持"多方配合"的工作态度，重视沟通的有效性。

四、急诊分诊处的设置

为保障患者获得便捷的急救服务，保证急诊科救治连续与畅通，并能与院前急救有效衔接，分诊处的设置对做好分诊工作是非常重要的。

（1）地理位置　应设立在急诊大厅入口明显位置，室内光线要充足，面积要足够大，便于进行预检、分诊。有可直达救护车的通道，方便接收或转送就诊者。具有明显的标志，使患者一进入急诊科就能立刻看到分诊处，而急诊分诊护士也能够第一时间清楚地看到每一位前来就诊的急诊患者，根据患者需要主动提供服务。

（2）物品设置

① 基本评估用物：如体温计（电子体温计或耳温仪）、血压计、血氧饱和度检测仪。

② 多功能监护仪、听诊器、体重计、手电筒、压舌板等。

③ 办公用品：如电脑、打印机、电话传呼系统、对讲机、呼叫器、各种记录本等。

④ 患者转运工具：如轮椅、平车。

⑤ 简单伤口处理用品：如无菌敷料、包扎用品、固定骨折用品等。

⑥ 其他：配备一次性手套、口罩、洗手液、快速手消毒液、纸杯、手纸、呕吐袋等简单便民物品；必要时可备用快速血糖检测仪、心电图机等用物。

（3）人员配置　具体见本章第二节相关内容。

五、分诊系统

（一）国外急诊分诊系统

从20世纪90年代开始，多个国家开始组织专门的机构或委员会，在三类分诊模型的基础上研究制订新的分诊标准。目前，国外常用且公认的分诊标准有澳大利亚分诊量表（Australasian triage scale，ATS）、加拿大急诊预检量表（Canadian triage and acuity scale，CTAS）、英国曼彻斯特分诊系统（Manchester triage system，MTS）和美国紧急严重指数（emergency severity index，ESI）。这些分诊标准都是按照患者病情危急程度采用五级分诊法进行分级的，不仅减少了患者就诊等候时间，还提高了分诊效率，避免了就诊混乱、急诊拥挤等问题的出现，且经临床研究检验其具有可靠性。

1. 澳大利亚分诊量表（ATS）　澳大利亚是最早发展分级量表的国家。ATS由澳大利亚急诊医学院制订，1994年应用于澳大利亚。ATS可用于确定患者医学评估和治疗的最大等待时间，在候诊过程中，分诊护士根据病情危重程度评估患者的安全等待时长，并限定在10min内对患者存在的最紧急的临床特征分为5个等级（Ⅰ～Ⅴ），各级别响应时间分别为：立刻、10min、30min、60min、120min，且分诊护士要定时对患者病情重新评估，避免患者在候诊期间病情恶化。

2. 加拿大急诊预检量表（CTAS）　CTAS是在20世纪末由加拿大急诊医师协会提出来的，此后其经历了三次修订，现行急诊预检分诊标准主要以患者主诉、病症为依据，护理人员分析患者病史、临床症状、生命体征等进行分诊，其级别为Ⅰ～Ⅴ级，并借助颜色标示。Ⅰ级—复苏（resuscitation）是指患者情况危急威胁到生命或脏器有衰竭时，需立即进行强有力的治疗措施，患者标识为蓝色；Ⅱ级—危急

(emergency)是指患者具有潜在生命危险或器官功能衰竭，需快速进行医疗干预，应在15min内就诊，患者标识为红色；Ⅲ级—紧急(urgent)是指患者有潜在发展到严重情况的可能，需要急诊干预，患者可能感觉显著不适或影响功能能力、日常生活，应在60min内就诊，患者标识为黄色；Ⅳ级—亚紧急(semi-urgent)是指患者的情况与年龄相关，有潜在恶化的可能，症状在1~2h内处理可得到改善，应在60min内就诊，患者标识为绿色；Ⅴ级—非紧急(non-urgent)是指患者可能急性发作，但没有证据显示有可能恶化的倾向，这些情况可以延迟处理或转诊到其他机构就诊，应在120min内就诊患者，标识为白色。

3. 英国曼彻斯特分诊系统（MTS） MTS由英格兰曼彻斯特市多家医院急诊科共同制订，自1997年制订以来被英国的大多数医院急诊科采用。MTS具有独特的分诊方法，包括52组固定流程表，每一个流程图均描述了"危及生命、疼痛、出血、起病时间、意识水平和体温"6个关键鉴别点。根据患者的主诉、症状选择并套用在相应的图表中，并按照图表指示最终分为5级，以不同颜色表示优先顺序，并要求在限定时间内予以救治：红—即刻（immediate）、橙—非常紧急（very urgent，10min）、黄—紧急（urgent，60min）、绿——一般（standard，120min）、蓝—非紧急（non-urgent，240min）。实践中护理人员应结合具体的情况，对患者展开再次评估。

4. 美国紧急严重指数（ESI） ESI是由美国的一组急诊医生和护士在20世纪90年代末创立的5级预检分诊系统。自2000年Wuerz等首次发表对ESI的研究以来，该标准的临床测试、改进与研究一直持续至今，目前已发布第四版。ESI将患者病情严重程度与资源利用相结合，指导分诊护士对患者进行评估并分配至相应的级别。为了指导临床实践，有关组织提出了《实施手册》，出版了分诊流程图，同时涵盖了培训、案例及推广等内容。在使用分诊流程图过程中应关注以下要点：①是否威胁患者生命，如果其需要立即抢救，则为1级；②是否可以等候，15min内需要诊治者为2级；③评估生命体征，患者需要医疗资源超过2种，但其各项生命体征稳定，则为3级；④评估医疗资源，如果需要医疗资源，则为4级，而不需要者为5级。

（二）国内急诊分诊系统

1. 香港急诊分诊指南（Hongkong authority emergency triage guidelines，HKAETG） 20世纪末，香港医院管理局在ATS的基础上，通过研究和临床实践，制订了HKAETG，此后对其进行了多次修订。2012年版系统将患者分为5个等级，分别为危殆、危急、紧急、亚紧急及非紧急。病情危重者可优先诊治，前3级患者的安全救治时间分别为立即、15min内、30min内，后2级未明确其安全救治时间。该指南将分诊目标、分诊各级别定义、分诊的评估方法、就诊区域的安排、常见疾病和症状的级别阐述等多方面做了详细而科学的叙述，并量化了各项客观指标，同时要求护士在患者候诊过程中对患者进行再观察,建立了完善的分诊效果评价体系,以促进分诊准确性和提高分诊质量。

2. **台湾急诊检伤与急迫度分级量表(Taiwan triage acuity scale,TTAS)** TTAS是基于 CTAS 修订形成的,主要是依据患者的主诉和症状将患者分为五级,患者主诉分为创伤和非创伤两大类,其中创伤系统分 15 大类,共 47 个主诉;非创伤系统分 14 大类,共 132 个主诉。其要求护理人员应关注患者的生命体征、主诉及生理状况,将其划分为复苏急救、危急、紧急、次紧急与非紧急,临床实践中涉及的具体指标有呼吸窘迫、意识程度、血液循环、创伤程度、疼痛、体温。

3. **内地急诊预检分诊系统** 2018 年《急诊预检分诊专家共识》细化了每一个级别的分级标准指标,为分诊护士提供了客观、量化、可依据的标准[4]。该分级标准是依据客观和主观两方面,即客观评估指标和人工评级指标而制订;并按患者病情的轻重缓急合理分级诊疗,包括成人预检分诊标准[5](表 3-1-1)、产科预检分诊标准[6](表 3-1-2)、儿科预检分诊标准[7](表 3-1-3)。

表 3-1-1 成人预检分诊标准

级别	指标维度	分级指标	病情严重程度	应诊时间/min
1 级	危急征象指标	心搏骤停 呼吸骤停 气道阻塞或窒息 休克征象 急性大出血(出血量 > 800mL) 突发意识丧失 癫痫持续状态 脑疝征象 剧烈胸痛或胸闷(疑似急性心肌梗死、主动脉夹层、肺栓塞、张力性气胸) 特重度烧伤 急性中毒危及生命 复合伤或多发伤	濒危患者	即刻
	单项指标	体温 < 32℃ 或 > 41℃ 心率 < 40 次/分 或 > 180 次/分 呼吸频率 ≤ 8 次/分 或 ≥ 36 次/分 收缩压 < 70mmHg 或 > 220mmHg SpO_2 < 80%		
	综合指标	MEWS ≥ 6 分		
	其他	凡分诊护士根据专业判断,患者存在危及生命并需紧急抢救的情况		

续表

级别	指标维度	分级指标	病情严重程度	应急时间/min
2级	危急征象指标	持续性胸痛，生命体征稳定，存在高风险或潜在危险 有脑梗死表现，但不符合1级标准 腹痛（疑似绞窄性肠梗阻、消化道穿孔等） 糖尿病酮症酸中毒表现 骨筋膜室综合征表现 急性中毒但不符合1级标准 突发意识程度改变 精神障碍（有自伤或伤人倾向）	危重患者	10
2级	单项指标	心率40~50次/分或141~180次/分 收缩压70~80mmHg或200~220mmHg SpO_2 80%~90% 疼痛评分7~10分（数字疼痛评分法）	危重患者	10
2级	综合指标	MEWS 4~5分	危重患者	10
2级	其他	凡分诊护士根据专业判断患者存在高风险或潜在危险，尚未达到紧急抢救的情况	危重患者	10
3级	单项指标	疼痛评分4~6分（数字疼痛评分法）	急症患者	30
3级	综合指标	MEWS 2~3分	急症患者	30
3级	其他	急性症状和急诊问题	急症患者	30
4级	综合指标	MEWS 0~1分	非急症患者	240
4级	其他	轻症或非急症情况	非急症患者	240

注：患者级别以其中任一最高级别指标确定；1mmHg=0.133kPa；MEWS为改良早期预警评分（modified early warning score）。

表3-1-2 产科预检分诊标准

级别	指标维度	分级指标	应诊时间/min
1级	危急征象指标	心搏骤停	即刻
1级	危急征象指标	呼吸骤停	即刻
1级	危急征象指标	气道阻塞或窒息	即刻
1级	危急征象指标	休克征象	即刻
1级	危急征象指标	突发意识丧失或意识程度改变（嗜睡、晕厥、定向障碍）	即刻
1级	危急征象指标	孕妇剧烈腹痛（疑子宫破裂、先兆子宫破裂、胎盘早剥、异位妊娠破裂，疑伴外科急腹症如胰腺炎）	即刻
1级	危急征象指标	脐带脱出于宫颈口外	即刻
1级	危急征象指标	即将分娩征象（子宫收缩频繁，孕妇有便意感，不自主向下用力屏气，或有胎头拨露征象）	即刻
1级	危急征象指标	孕妇抽搐	即刻
1级	危急征象指标	胎儿窘迫征象（自觉胎动消失；胎心监护评估为Ⅲ类；胎儿生物物理评分≤4分；持续胎心过缓，胎心<100次/分）	即刻

续表

级别	指标维度	分级指标	应诊时间/min
1级	单项指标	体温 <32℃或 >41℃	即刻
		心率 <50次/分或 >120次/分	
		呼吸频率≤8次/分或 >30次/分	
		收缩压 <70mmHg或≥220mmHg	
		SpO₂ <90%	
	综合指标	改良早期预警评分（MEWS）≥5分	
	其他	凡分诊护士根据专业判断患者存在危及生命，需紧急抢救的情况	
2级	危急征象指标	糖尿病酮症酸中毒表现（恶心、呕吐、口干、呼吸深快，有烂苹果味）	<10
		凶险性前置胎盘孕妇出现规律宫缩	
		孕妇腹部或腰部受外力撞击后有明显不适主诉或伴有宫缩、出血或腹痛者	
		院外分娩（未经处理）	
		异常胎位、双胎、孕周≤32周的孕妇伴有大量阴道流液（疑胎膜早破）	
		阴道流血量大于或等于月经量或活动性出血	
		宫缩频率≤5min 1次	
		产检明确前置血管孕妇出现无痛性阴道流血	
		胎儿肢体脱出宫颈口外	
	单项指标	心率 110~119次/分	
		收缩压 70~90mmHg或 160~219mmHg	
		舒张压≥110mmHg	
		SpO₂ 90%~94%	
		疼痛评分 4~6分（数字疼痛评分法）	
	综合指标	MEWS 3~4分	
	其他	凡分诊护士根据专业判断患者存在高风险或潜在危险，尚未达到紧急抢救的情况	
3级	单项指标	收缩压 140~159mmHg	<30
		舒张压 90~110mmHg	
		疼痛评分 1~3分（数字疼痛评分法）	
	综合指标	MEWS 1~2分	
	其他	孕周>32周孕妇阴道流液	
		孕妇持续性呕吐	
		中央性前置胎盘孕妇出现规律宫	
4级	综合指标	MEWS 0分	<240
	其他	轻症或非急症情况	

注：患者级别以其中任一最高级别指标确定。

表 3-1-3 儿科预检分诊标准

级别	指标维度	分级指标	应诊时间/min
1级	危急征象指标	心搏骤停；呼吸骤停；气道阻塞或窒息；休克征象；急性大出血；突发意识丧失；癫痫持续状态；脑疝征象；剧烈胸痛、胸闷（疑似肺栓塞、张力性气胸等）；特重度烧伤；急性中毒危及生命；复合伤/多发伤；惊厥发作；眼外伤伴眼球损伤；急产患儿（未离断脐带或Apgar评分<3分）；毛细血管充盈时间≥3s	即刻
1级	单项指标	体温/℃：≤35 或 ≥41 心率（次/分）：<40（0~6岁）；<30（>6岁）；>230（0~3个月）；>210（3~6个月）；>180（6~12个月）；>165（1~3岁）；>140（3~6岁）；>120（6~10岁） 呼吸频率（次/分）：<10（0~3岁）；<8（>3岁）；>80（0~6个月）；>60（6~12个月）；>40（1~3岁）；>32（3~6岁）；>26（6~10岁） SpO₂<90%	即刻
1级	综合指标	PEWS≥5分	即刻
1级	其他	凡分诊护士根据专业判断患儿存在危及生命，需紧急抢救的情况	即刻
2级	高风险指标	胸闷、胸痛、心悸（疑似心肌炎） 腹痛（疑似绞窄性肠梗阻、嵌顿疝、肠套叠、消化道穿孔、泌尿道结石等） 糖尿病酮症酸中毒表现 骨筋膜室综合征表现 急性中毒，但不符合1级标准 突发意识程度改变 精神状态表现为反应低下或易激惹 精神障碍（有自伤或伤人倾向） 高热伴惊厥发作史 新生儿 剧烈呕吐 过敏反应表现（皮肤黏膜皮疹明显，面部广泛肿胀等）	<10
2级	单项指标	心率（次/分）：40~65（0~3个月）；205~230（0~3个月）；40~63（3~6个月）；180~210（3~6个月）；40~60（6~12个月）；169~180（6~12个月）；40~58（1~3岁）；145~165（1~3岁）；40~55（3~6岁）；125~140（3~6岁）；30~45（6~10岁）；105~120（6~10岁） 呼吸频率（次/分）：10~20（0~6个月）；70~80（0~6个月）；10~17（6~12个月）；55~60（6~12个月）；10~15（1~3岁）；35~40（1~3岁）；8~12（3~6岁）；28~32（3~6岁）；8~10（6~10岁）；24~26（6~10岁） SpO₂ 90%~92% 疼痛评分8~10分（行为学FLACC评估量表和面部表情法） 收缩压>130mmHg（>5岁）或<80mmHg（>5岁）	<10

续表

级别	指标维度	分级指标	应诊时间/min
2级	综合指标	PEWS 3~4分	<10
	其他	凡分诊护士根据专业判断患儿存在高风险或潜在危险,尚未达到紧急抢救的情况	
3级	综合指标	PEWS 1~2分	<30
	其他	患儿有急性症状和急诊问题	
4级	综合指标	PEWS 0分	<240
	其他	轻症或非急症情况	

注:患儿级别以其中任一最高级别指标确定;Apgar 评分即阿氏评分（activity pulse grimace appearance respiration）,用于新生儿窒息评估;FLACC 为行为学评分（face、legs、activity、crying、consolability）,常用于1~8岁儿童的疼痛评估;PEWS 为儿童早期预警系统（paediatric early warning system）。

以《急诊预检分诊专家共识》为例,该分诊标准是根据急诊患者的病情严重程度进行分类的框架,用于指导分诊护士的分诊工作,确保分诊工作有章可循、有据可依。安全有效的急诊分诊标准可准确识别急危重症患者,确保患者安全,提高急诊工作效率。

第二节 · 分诊岗位要求

急诊分诊护士负责接诊和分诊患者,其分诊技术水平直接影响患者的救治效果,因此,急诊分诊护士要有明确的岗位要求和严格的准入标准,不仅要有基本的急救护理专业知识,还要掌握多专科疾病的医疗护理知识,同时具备较强的分析和评估病情的能力,按病情的轻重缓急、先后次序,将患者以最快的速度分配到正确的诊疗区域,以保证其获得及时、适当的诊疗与救治。

一、分诊护士的基本素质

（1）严格的时间观念和良好的职业道德修养　必须具备救死扶伤的精神和高度的敬业精神、使命感以及对患者高度负责的精神和同情心。

（2）有娴熟的抢救技能、精湛的护理技术和扎实的理论基础　要熟悉各科常见急性病的治疗原则和抢救常规,严密观察患者病情,以便及时配合轮诊,必要时须独立进行初步应急处理,做到高质量、高水平、高效能,准确及时地抢救。

（3）良好的心理素质、身体素质和临床应变能力　急诊患者往往为急性中毒、意外伤害、突然发病或病情的急剧恶化,患者的就诊时间、人数、病种及危重程度等难以预测,同时很多老年患者合并多种专科疾病。要求急诊分诊护士具有敏锐的观察和综合分析判断能力,能够果断决策。不但要身体好,还要动作迅速、思维敏捷，不论何时、何种情况，有召之即来、来之能救的素质。

（4）团队精神　分诊护士应能与科室人员及医院有关部门团结协作。抢救工作是个协作过程，只有通过群体合作，才能产生巨大的力量，提高抢救成功率。

（5）熟练掌握分诊原则并具备组织管理能力　鉴别分诊快而准，能为患者缩短候诊、分诊和诊疗时间。面对一些重大突发公共卫生事件如交通事故、群体中毒、地震等意外灾害事故时，应镇定从容，有条不紊，从复杂多变的状态中做出快速准确的判断，并具备一定的协调管理能力，用最短的时间做出最佳抢救护理方案。

（6）良好的人际沟通能力，并掌握相关法律法规和政策　急诊医疗环境的特殊性决定了急诊是医疗纠纷高发区域。减少或避免医疗纠纷的一大关键是：护士不但须具备过硬的急救技能和经验，还要具备良好的沟通能力，善于与患者及家属沟通，取得患者及家属的信任和合作。

二、分诊护士的培养

（1）具备完成本岗位的核心能力　急诊是一门综合性学科，通过急诊预检分诊相关培训，分诊护士需要具备全面的专业知识与技能，包括专科技能、抢救设备的使用、沟通与协调技巧、评判性思维等，经考核合格后方可担任急诊预检分诊护士。

（2）专科技能　通过急诊专科技能培训；轮转过急诊抢救室或重症监护病房，且多次参与抢救工作；熟练掌握各种临床技能及急救知识（如心电图机、各种监护仪使用等），并能灵活应用于临床工作。推荐急诊专科护士优先担任。

三、人员设置与管理

（一）分诊人员

1. 岗位设置　分诊人员应安排具有急诊分诊资质的护士担当，并且 24h 在岗接待来诊患者。急诊患者日就诊量大于 300 例，推荐医院急诊科配置 2 名及以上具有分诊资质的专职护士；急诊患者日就诊量 300 例以下者，应至少设置 1 名具有分诊资质的专职护士。具体岗位设置人数需依据所在地区及医院具体情况而定。

2. 准入标准

（1）工作年限　急诊分诊护士要由 5 年以上急诊工作经验、具有丰富临床知识的护理人员担任。

（2）职称　应具备较高的职业技术职称，建议由主管护师或高年资护师担任。

（3）能级　依据各大医院护士能级分类标准，建议安排高能级护士担任，如 N3 级[1]及以上护士。

---

[1] N3 即聘任主管护师且工作 > 5 年，聘任专科护士岗位。

（二）其他人员

如设置辅助人员可负责办理就诊卡号、提供急诊就诊病历、保险情况或挂号收费等；配备护理辅助人员，陪同患者检查、入院等；保安人员协助维持工作秩序，保障医护人员与患者安全。

四、急诊分诊护理流程

分诊程序应简洁而清晰，当患者进入急诊就诊时，急诊分诊护士应立即启动分诊程序。如果是"120"或其他交通工具转运的患者，急诊分诊护士需要到门口协助转入。若为呼吸停止、心搏骤停者，立即经绿色通道直接送入抢救室进行心肺复苏术等抢救。在传染病或特殊疾病流行期间，还应先为患者做必要的筛查，或指导发热患者到发热门诊就诊，根据部门具体规定，安排疑似或传染病患者到隔离区域候诊或转诊，减少传播的机会。

（1）分诊问诊　问诊的重点应简短且有针对性，既能让患者及其家属感受到护理人员的专业，又能借此减轻患者及其家属的焦虑。"主诉"是患者到急诊就诊的主要原因。急诊分诊护士应该将患者的主诉以其原本表达的字句记录于护理记录中，并采用系统的方法进行询问，以免漏掉有意义的资料信息。意识不清的患者可由患者的家属、朋友、警察、救护人员或协助转送人员提供有关资料，以便做出正确的判断。可应用以下模式进行问诊：

① OLDCART　亦为英文单词首字母组成的单词，用于评估各种不适症状。其中 O（onset）是发病时间，即"何时感到不适？"L（location）指部位，即"哪儿感到不适？"D（duration）指持续时间，即"不适多长时间了？"C（characteristic）指不适特点，即"怎样不适？"A（aggravating factor）指加重因素，即"是什么引起不适？"R（relieving factor）指缓解因素，即"有什么可舒缓不适？"T（treatment prior）指来诊前治疗，即"有没有服过药/接受过治疗？"

② PQRST　是五个英文单词首字母组成的缩写，主要用于疼痛评估。分别为：P（provoke）代表诱因，即疼痛发生的诱因及加重与缓解的因素；Q（quality）代表性质，即疼痛的性质，如绞痛、钝痛、针刺样痛、刀割样痛、烧灼样痛等；R（radiation）代表放射，指有无放射、放射部位；S（severity）代表程度，指疼痛的程度如何，可应用疼痛评估工具（如 0~10 数字评分法）进行评估；T（time）指时间，即疼痛开始、持续、终止的时间。急诊分诊护士亦可运用眼、耳、鼻、手等感官配合快速收集患者的客观资料。

（2）测量生命体征　问诊同时测量生命体征，作为就诊的基本资料，包括血压、脉搏、体温、呼吸、血氧饱和度等，根据不同的情况可增加格拉斯哥昏迷指数评分、疼痛评分、跌倒风险评估等。

（3）身体评估　通常与问诊或测量生命体征同时进行，包括观察患者的外表、皮肤的颜色及温度、步态、行为、语言，如是否有面色苍白、坐立不安、皱眉等。接触患者身体时是否有不适发生。身体评估的原则是快速、熟练及有目的的。

（4）分诊分流　急诊患者实行分级分区管理，依据急诊预检分诊标准，急诊复苏室和抢救室为红区，Ⅰ级、Ⅱ级患者进入该区域；优先诊疗区为黄区，Ⅲ级患者进入该区域；普通诊疗区为绿区，Ⅳ级患者进入该区域。急诊预检分诊流程见图3-2-1。

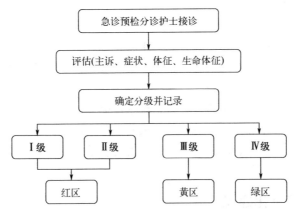

图 3-2-1　急诊预检分诊流程

（5）分诊护理　在日常工作中，分诊之后应引导一般急诊患者到相关科室就诊，按患者所需给予适当的处理和帮助。当患者病情变化或有需要时，再次进行评估。病情复杂难以确定科别者，按首诊负责制处理。危重患者应由急诊分诊护士先送入抢救室进行抢救，之后再办理就诊手续。任何需要紧急处理的危重患者，急诊分诊护士都必须及时通知医生和责任护士，将患者亲自送入抢救室，由责任护士酌情予以急救处理，如心肺复苏术（cardiopulmonary resuscitation，CPR）吸氧、心电监测、建立静脉通道等。

（6）分诊记录　不同的医疗单位可能有不同的记录要求和格式，如应用计算机或纸质病历，但分诊记录的基本要求是清晰而简单。基本记录内容包括：患者到达急诊的日期与时间、患者年龄与性别、户口所在地、主诉、症状、生命体征、病情严重程度分级、过敏史、分诊科室、入院方式、急诊分诊护士签名等。

第三节·急诊分诊质量控制与信息化

急诊预检分诊系统的信息化管理按照患者的情况和危险的轻重程度，进行分级和分流，护理人员依据患者的主诉和主要临床表现，利用分诊工具进行快速、准确、安全、高效的分诊，充分利用现有的急救资源，以保证患者在最短的时间里获得最好的治疗。

一、分诊质量控制

分诊质量管理是急诊护理管理的核心。由于急诊患者流动性大、急诊救治工作时间性强，因此分诊质量控制有它的特殊性。根据急诊工作特点，只能用抽样检查等方法进行评价和统计，针对"快、准、好"的要求加强分诊分诊质量控制。

（1）快　对急诊患者，强调接诊"快"，分诊护士应主动热情接待每一位前来就诊的患者，实施首诊负责制，由分诊护士通知有关科室值班医生。对危重患者应首先进行抢救，各有关科室要通力配合。遇重大抢救，须立即开通"急救绿色通道"，报告科主任、医务科、护理部及有关领导。凡涉及法律、纠纷的患者，在积极救治的同时，应及时向有关部门报告。

（2）准　要求分诊准确率高，分诊正确率≥95%。

（3）好　医疗文件书写质量高、药品仪器完好率高、抢救成功率高。服务态度要好，工作积极主动、耐心、周到、严谨，着装整洁，禁止"生、冷、硬、顶、推诿、拒诊"等现象的发生。

二、分诊信息化建设

急诊预检分诊的目的是将适当的患者，在适当的时间、适当的区域，匹配适当的医疗资源。根据患者病情轻重缓急进行分级分科、分区救治，减少等候时间，科学、有效地分配与使用急诊医疗资源及空间。将急诊预检分级分诊标准与信息系统结合，开发信息化预检分诊系统。通过急诊预检分诊系统提供标准化的评估项目，护士录入患者生命体征、主诉及判定依据，系统自动评出病情分级，给出患者分科、分级建议，从而保证重症患者优先得到诊治，合理利用急诊科医疗资源，改善急诊区域的候诊秩序。信息系统助力护士分诊，提供客观依据和标准，避免主观偏差，提升分诊科学性。同时，系统完整保存患者信息，有利于科室管理与临床研究。

参考文献

[1] 李映兰. 急诊专科护理[M]. 长沙：湖南科学技术出版社，2010.
[2] 李秀华，金静芬，刘颖青. 急诊专科护理[M]. 北京：人民卫生出版社，2018.
[3] 中华护理学会急诊护理专业委员会，浙江省急诊医学质量控制中心. 急诊预检分诊标准（成人部分）[J]. 中华急危重症护理杂志，2020，1（1）：45-48.
[4] 急诊预检分诊专家共识组，史冬雷，刘晓颖. 等. 急诊预检分诊专家共识[J]. 中华急诊医学杂志，2018，27（6）：599-604.
[5] 金静芬. 急诊预检分诊标准解读[J]. 中华急危重症护理杂志，2020，1（1）：49-52.
[6] 中华护理学会急诊护理专业委员会，浙江省急诊医学质量控制中心，徐凌燕，等. 产科急诊预检分诊标准及解读[J]. 中华急危重症护理杂志，2020，1（2）：151-155.

[7] 中华护理学会急诊护理专业委员会，浙江省急诊医学质量控制中心，沈小玲，等. 儿科急诊预检分诊标准及解读[J]. 中华急危重症护理杂志，2020，1（2）：147-151.

（周文华　郭美英）

微信扫码

①微信扫描本页二维码
②添加出版社公众号
③点击获取您需要的资源或服务

第四章 急诊医院感染预防与控制

医院感染发生率的高低是衡量医疗质量的重要标志。为了更好地预防和控制医院感染、提高医疗质量、保障患者及医务人员的安全，本章对急诊医院感染与控制的基本原则、急诊常见传染性疾病等内容进行系统介绍，希望为医疗机构提升预防与控制医院感染的能力提供依据。

第一节 · 急诊科医院感染控制与基本原则

医院感染（hospital-acquired infection，HAI）[1]又称医院获得性感染，是指任何人在医院受到病原体侵袭而引起的任何诊断明确的感染。急诊科是 HAI 的高危区域，加强急诊科医院感染的预防与控制，是医疗护理质量和安全的重要保障。

一、急诊科院内感染因素

1. 个体内在因素

感染宿主，指暴露于感染危险因素的危险人群。个体内在因素主要包括生理因素、病理因素、心理因素及社会人群因素，这些因素都可导致院内感染发生。

（1）生理因素 包括年龄、性别等。婴幼儿与老年人院内感染率高，主要原因为婴幼儿生理性发育不健全，自身免疫系统功能不完善；老年人机体功能逐渐衰退，抵抗力下降。女性在月经期、妊娠期时，性激素波动，抵抗力减弱，感染概率增加；此外，感染部位可存在性别差异，如泌尿系统感染。女性尿道具有宽、短、直的特性，易受细菌侵袭上行感染。

（2）病理因素 受基础病和原发病等影响，患者免疫力降低，对病原微生物的抵抗力减弱；皮肤和（或）黏膜屏障受损、缺血、伤口坏死等可为病原微生物提供繁殖场所，诱发感染。此外，意识障碍患者吞咽能力障碍，易发生误吸而引起吸入性肺炎。

（3）心理因素 个体的情绪、主观能动性、自我暗示作用等在一定程度上可影响其抵抗力。

（4）社会人群因素　急诊就诊患者常诊断不明，并常有带菌者和（或）隐性带菌者、传染病患者、隐瞒病史或疫区接触史，造成院内感染源增加。

2. **机体外在因素**　包括医务人员的诊疗活动、院内环境以及医院感染管理机制等。

（1）现代诊疗技术

① 侵入性操作：抢救时，常进行侵入性操作以明确诊断、采取治疗，有可能损坏机体免疫防御机制。

② 广谱高效抗生素及皮质激素使用、广谱高效抗生素及皮质激素使用不规范是急诊科患者院内感染的重要原因。

（2）院内环境　急诊科实行全天候开放管理，病室环境易受各种病原微生物的污染，科室消毒管理难度增加，发生院内感染的概率上升。

（3）医院感染管理机制　医院感染管理制度、计划、措施、流程不完善；医院感染管理资源不足等都会影响院内感染的发生。

（4）其他因素　未能做好消毒工作或消毒不彻底；医务人员在诊疗操作过程中未严格执行各项消毒隔离制度也是造成院内感染的重要原因之一。

二、急诊科院内感染监测

（一）标准防护依从性监测

医务人员严格依从标准预防措施，有助于降低医院感染的概率。因此，应定期对急诊工作人员开展标准预防依从性的监测，可有效提高感染防控自觉性和患者就诊安全质量。

（二）手卫生依从性监测

手是病原体传播的主要媒介。因此，依据《医务人员手卫生规范》2019版的规定应定期实施手卫生依从性监测。急诊科手卫生监测指标：手卫生依从率：手卫生执行时机数/应执行手卫生时机数×100%；手部菌落数：菌落计数≤10CFU/cm^2[2]。

（三）环境卫生学监测

医院环境卫生学监测是控制医院感染的重要一环。因此，应定期依据《医院消毒卫生标准》GB15982—2012实施环境卫生学检测。空气中的平均菌落数应≤4.0（5min）CFU/皿；物体表面的平均菌落数应≤10CFU/cm^2（Ⅲ类环境标准）。高度危险性医疗器械应无菌；中度危险性医疗器械的菌落总数应≤20CFU/件，低度危险性医疗器械的菌落总数应≤200CFU/件，均不得检测出致病微生物。

（四）医源性感染病例监测

医院院感部门定期对患者开展院内感染监测，为科室及医院感染管理提供依据。

1. **呼吸机相关性肺炎**

（1）流行病学　呼吸机相关性肺炎（ventilator-associated pneumonia，VAP），是

指气管内插管或气管切开患者接受机械通气48h后发生的肺炎，机械通气撤机、拔管后48h内出现的肺炎也属于VAP[3]。《中国成人医院获得性肺炎与呼吸机相关性肺炎诊断和治疗指南（2018年版）》[4]指出，住院患者中医院获得性感染的发生率为3.22%~5.22%。

（2）危险因素

① 宿主因素：包括高龄、误吸、基础疾病、免疫功能受损、意识障碍、颅脑等严重创伤、电解质紊乱、营养不良、长期卧床、肥胖、吸烟、酗酒等。

② 医源性因素：住院时长、有创机械通气时间、侵袭性操作、应用镇静和（或）麻醉药物、手污染造成的交叉感染等。

（3）病原学　VAP的病原学常以混合细菌感染为主，常见的病原菌为鲍曼不动杆菌、铜绿假单胞菌、肺炎克雷伯菌、金黄色葡萄球菌及大肠埃希菌等。其中鲍曼不动杆菌占比可高达50%，铜绿假单胞菌和金黄色葡萄球菌占比分别为12.5%~27.5%和6.9%~21.6%[4]。

2. 导管相关血流感染

（1）流行病学　导管相关血流感染（catheter-related blood stream infection，CRBSI）是指带有血管内导管或拔除血管内导管48h内的患者出现菌血症或真菌血症，并伴感染性表现，排除其他明确的感染源。在美国，因置管产生的CRBSI发生率约为0.5~10例/千导管日，由CRBSI引起的病死率在1%~40%[5]。

（2）危险因素　医源性因素：导管种类、穿刺部位、放置方法、导管腔数、导管留置时间、操作人员熟练度、微生物与导管相互作用等。

（3）病原学　革兰氏阳性菌是CRBSI最主要的病原体。表皮葡萄球菌感染是造成CRBSI的最主要原因，金黄色葡萄球菌曾是CRBSI最常见的病原菌，耐万古霉素肠球菌感染的发生率亦在升高。

3. 导尿管相关尿路感染

（1）流行病学　导尿管相关尿路感染（catheter associated urinary tract infection，CA-UTI），是患者导尿过程出现尿路感染，同时经导尿管留取标本，或拔除导尿管、耻骨上方导尿管或安全套导尿管后48h内留取的清洁中段尿标本细菌培养菌落计数$\geq 10^3$CFU/mL。尿路感染约占卫生保健相关感染的12.9%，其中约有70%的感染与尿管使用有关[6]。CA-UTI患者可发生菌血症和败血症，病死率高达10%~13%[7]。

（2）危险因素　医源性因素：尿管留置时间、膀胱冲洗、集尿袋、导尿管润滑剂、尿道口护理等。

（3）病原学　CA-UTI中的主要感染病原菌为革兰氏阴性菌。其中，以大肠埃希菌和奇异变形杆菌最为常见。

4. 多重耐药菌感染

（1）流行病学　多重耐药菌（multidrug-resistant organism，MDRO），主要是指对临床使用的三类或三类以上抗菌药物同时呈现耐药性的细菌。

（2）危险因素

① 宿主因素：年龄、基础疾病、外科手术、大面积创伤等。

② 医源性因素：各类有创侵入性操作。

（3）病原学　《中国抗菌药物管理和细菌耐药现状报告（2019版）》公布，全国细菌耐药监测网（china antimicrobial resistance surveillance system，CARSS）中耐甲氧西林金黄色葡萄球菌、耐青霉素肺炎链球菌、耐万古霉素屎肠球菌、耐碳青霉烯类肺炎克雷伯菌、耐亚胺培南铜绿假单胞菌、耐亚胺培南鲍曼不动杆菌的分离率可达30.9%、1.8%、1.4%、10.1%、18.4%和52.6%[8]。

（五）特殊病原体监测

若发现甲类传染病或依照甲类传染病管理的乙类传染病，应于规定时限内上报院感科和公共卫生科。

（六）风险评估

急诊科应定期进行院内感染监测，对感染监测结果进行记录分析；开展风险评估，并根据评估结果选择优先改进项目，制订改进措施并落实。

三、急诊科院内感染基本原则与要求

（一）基本原则

发现疑似医院感染发生时，应遵循"边救治、边调查、边控制、妥善处置"的基本原则，控制传染源，切断传播途径，及时开展或协助相关部门进行现场流行病学调查、环境卫生学检测以及有关标本采集等工作。

（二）基本要求

1. 组织管理

（1）成立医院感染管理小组。

（2）制订急诊医院感染管理相关制度。

2. 人员管理

（1）急诊医院感染管理小组负责组织工作人员开展医院感染管理知识和技能培训，增强其职业安全防护意识，保障自身健康安全。

（2）所有工作人员应每日进行体温监测。

（3）加强工作人员心理支持与干预，保证充足的医护人员配备。

3. 基础措施

（1）环境布局　①急诊就诊通道设置完备，布局应遵循洁污分开的原则，符合感染管理要求。②急诊科应设置隔离单间，并在区域间设立缓冲区；接诊室、抢救室、治疗室等房间安装排风装置；负压房间应保证室内空气定向流动，负压房间外应有缓冲间并配备相应防护用品。③预检分诊设置在急诊门口，配备必要的消毒防护用品。④设置就诊等候区，人与人之间保持距离≥1m。

（2）消毒管理　环境与物体表面一般情况下先清洁再消毒。当污染时，先去除污染物，再清洁与消毒。①空气消毒：采取自然通风或机械排风方式对空气进行消毒，有窗户的房间可以开窗通风，每日通风2~3次，≥30min/次；没有窗户的房间可使用机械通风。紫外线灯照射消毒：消毒次数≥2次/天，每次照射消毒≥60min（从灯亮5min起计算消毒时间）。空气消毒机：持续开启空气消毒机，定期做好滤网的清洁消毒、检测过滤效果与更换滤网。②地面消毒：消毒次数2次/天，使用500mg/L的含氯消毒溶液拖地，作用30min后用清水拖干净地面。③物体表面消毒：消毒次数≥2次/天，视不同情况使用400~700mg/L或2000~5000mg/L含氯消毒溶液或者0.1%~0.2%的过氧乙酸消毒液擦拭；有明显污染物时，先进行消毒再清洁。

（3）医疗器械及物品的消毒灭菌　严格执行消毒灭菌制度，一次性医疗器械和器具应当符合国家有关规定。

四、急诊科院内感染控制与管理

（一）组织建设和制度制订

成立急诊科院感防控小组，应依据《中华人民共和国传染病防治法》《医院感染管理办法》《医疗机构消毒技术规范》《医务人员手卫生规范》《医院隔离技术规范》《中华人民共和国传染病防治方法》《医务人员艾滋病病毒职业暴露防护工作指导原则》《医疗机构医疗废物管理办法》等制度条例，制订急诊科医院感染管理制度。

（二）培训及宣教

1. **急诊工作人员**　采取多样化培训渠道，分层培训。通过多渠道定期对全科工作人员进行院感知识培训。根据工作人员的类别及资历给予不同的培训内容并针对培训效果进行考核。

2. **患者及其陪同人员**　对急诊患者提供多种形式的宣教，增强患者防控意识，减少感染风险。

（三）隔离留观区域设置

1. **开设隔离留观区域**　设置三区三通道收治疑似传染病患者。三区：清洁区、污染区、半污染区。三通道：医务人员通道、患者通道、医疗废物通道。

2. **配置标准预防箱**　定点放置，专人管理，及时补充。

3. **医护人员防护**　医护人员一般采取二级防护。

（四）急诊科预检分诊管理

1. **预检分诊人员**　着装要求：佩戴医用外科口罩，戴一次性医用帽，穿工作服，外加普通隔离衣，戴乳胶手套进行分诊工作。

2. **预检分诊点**　急诊预检分诊点配备充足的防护用品，严格执行《传染病预检分诊制度》，若发现传染病患者，按传染病分类及就诊流程就诊。

3. 应急演练　急诊科制订传染病或疑似传染病患者分诊应急预案，定期开展演练。

（五）预防和控制感染的基本措施

1. 手卫生　急诊科每间诊室均应设置手卫生设施，科室负责人督查手卫生设施的完整性；急诊科所有人员手卫生应遵循《医务人员手卫生规范》。

2. 标准预防箱　急诊科防护用品除常规配备外，必须配备标准预防箱，定点放置，专人管理，定期检查。

3. 安全防护

（1）日常防护　急诊科所有人员应穿工作服、工作帽、戴医用外科口罩，1次/4h更换口罩，口罩潮湿或污染时随时进行更换。

（2）个案防护　对各项诊疗操作提前进行风险评估，做好防护措施，对已经隔离治疗的患者，检验检查尽量在床旁完成，减少多次转运。

（3）疫情防护　根据诊疗危险程度在基本防护的基础上，使用防护用品，如进行有创操作时，在加强防护的基础上，可叠加使用面罩、防护服。

4. 安全注射

（1）进行注射操作前半小时应停止打扫，严禁在非清洁区进行注射准备工作。

（2）医务人员应掌握治疗和用药的指征，注意配伍禁忌；对患血源性传播疾病者注射时使用安全注射装置。

（3）严格执行注射器"一人一针一管一用"，使用后的注射针头放入锐器盒内。

（4）用药前详细了解患者过敏史，及时观察患者病情变化；明确特殊药物用法，及时告知患者。

（5）医用物品的管理　诊疗使用的医疗物品应符合国家有关规定；所有消毒液和无菌物品启用都要标注开启时间和有效期并签名。

（六）规范医疗器械使用

医务人员使用抢救医疗器械包前，检查是否处于可用状态。明确医疗设备在使用前后要消毒，减少细菌残留。定期对各类抢救仪器进行维护和保养，评价医疗器械临床使用情况。

（七）医疗废物处置

医疗废物管理应遵照《医疗机构医疗废物管理办法》，相关记录应保存3年。如遇传染病患者或者特殊病原菌感染患者，医疗废物放在双层黄色垃圾袋内扎紧，贴上标识，注明感染类型。

（八）医务人员疫苗接种

医务人员定期进行健康体检，无疫苗接种禁忌证者应接种疫苗，预防医院感染的发生。

（九）传染病报告及处理

1. 报告程序和方式　具备网络直报条件的医疗机构，应在规定时间内进行传染病和突发公共卫生事件相关信息的网络直报；不具备网络直报条件的，按相关要求进行报告，同时向辖区县级疾病预防控制机构报送《传染病报告卡》和（或）《突发公共卫生事件相关信息报告卡》。

2. 病例报告

（1）发现传染病疑似病例、确诊病例时，具备网络直报条件的医疗机构应当立即进行网络直报。不具备网络直报条件的，应当立即向当地县（区）级疾控机构报告，并于2h内寄送出传染病报告卡，县（区）级疾控机构在接到报告后立即进行网络直报。负责病例网络直报的机构要根据实验室检测结果、病情进展及时对病例诊断类型、临床严重程度等信息进行订正[9]。

（2）发现不明原因肺炎的病例后，应立即报告相关部门，由医疗机构在12h内组织本单位专家组进行会诊和排查，仍不能明确诊断的，应立即填写传染病报告卡，注明"不明原因肺炎"并进行网络直报或立即向当地县级疾控机构报告，并于24h内将填写完成的传染病报告卡寄出，县级疾控机构在接到电话报告后，立即进行网络直报。

（3）发现甲类传染病和乙类传染病传染患者，或其他传染病、不明原因疾病暴发和突发公共卫生事件相关信息时，应按有关要求于2h内报告。

（4）发现其他乙、丙类传染病患者、疑似患者和规定报告的传染病病原携带者，应于24h内报告[10]。

3. 订正报告和补报　发现报告错误，或报告病例转归或诊断情况发生变化时，应及时对《传染病报告卡》和（或）《突发公共卫生事件相关信息报告卡》进行订正。

（十）加强感染数据统计和监测

实时调查科室患者感染情况，以感染典型患者为例分析引发感染的风险因素和护理问题。从治疗、护理、药物等多个角度标注感染风险，要求医护人员在工作中，加强注意，严格控制感染率。

第二节·急诊常见传染性疾病的管理

传染病是指由于病原微生物和寄生虫感染人后产生的有传染性，在一定条件下造成流行的疾病。病原微生物包括病毒、细菌、真菌、衣原体、立克次体、支原体和螺旋体等。寄生虫包括原虫、蠕虫和医学昆虫。

急诊常见传染病管理是防治传染病工作的重要组成部分，不仅关系到患者临床治疗效果，而且对促进患者早日康复、终止传染病在人群中的传播具有重要意义。

本节重点介绍急诊常见传染病管理相关制度和隔离管理。

一、急诊科传染病管理制度

（一）急诊常见传染病管理制度

（1）建立传染病管理小组，全面负责传染病管理工作，明确小组成员的职责并落实[10]。

（2）传染病管理小组应根据相关感染特点和门急诊医疗工作实际，制订传染病管理相关制度，开展医院感染管理工作[10]。

（3）传染病管理小组负责组织工作人员开展医院感染管理知识和技能培训。

（二）急诊感控员工作制度

（1）由科主任、护士长选定责任心和业务能力强、相对固定人员担任感控员。

（2）在院感项目组、科主任、护士长的指导下，负责急诊感染管理各项工作的落实。

（3）及时传达感染防控相关制度、流程和通知。

（4）对各项医院感染管理制度的执行情况进行督查与指导。

（5）负责监督和指导医务人员、会诊人员、物流人员等的着装与行走通道是否符合规范。

（6）负责督查无菌技术操作及消毒隔离工作质量及手卫生执行情况。

（7）进行医院感染防控知识、职业危害及防护措施知识培训。

（三）急诊医务人员手卫生管理制度

（1）手卫生为洗手、卫生手消毒和外科手消毒的总称。

（2）急诊应配备非手接触式水龙头。

（3）定期开展手卫生培训，加强对医务人员手卫生工作的指导与监督，提高医务人员手卫生的依从性。

（4）洗手与卫生手消毒应遵循以下原则：

① 手部有肉眼可见的污染时，应用肥皂（皂液）和流动水洗手。

② 手部没有肉眼可见污染时，宜使用快速手消毒剂消毒双手替代洗手。

（5）下列情况下医务人员需要洗手或使用手消毒剂进行卫生手消毒：

① 直接接触患者前后，接触不同患者之间，从同一患者身上的污染部位移动到清洁部位时；

② 穿脱防护用品前、中、后，摘手套后；

③ 进行无菌操作、接触清洁、无菌物品之前；

④ 接触患者周围环境及物品后；

⑤ 处理药物或配餐前。

（6）下列情况，医务人员应再进行卫生手消毒：

① 接触患者血液、体液和分泌物以及被病原性致病微生物污染的物品后。

② 直接为传染病患者进行检查、治疗、护理或处理传染病患者污物之后。

（7）每月对医务人员进行手消毒效果的监测；当怀疑医院感染暴发与医务人员手卫生有关时，应及时进行致病性微生物的检测[11]。

二、急诊科常见传染病的消毒隔离管理

（一）消毒隔离原则

（1）急诊实行首诊负责制，依据传染病的临床特征、诊断标准、治疗原则和防护措施，明确诊断，避免漏诊、误诊。

（2）急诊与其他病区相隔开，形成相对独立的诊治单元。

（3）急诊根据污染程度及工作需要合理分区。

（4）急诊内设置隔离间，可疑患者要收进隔离间，患者使用后的器械、被服、房间进行严格终末处理。

（5）急诊隔离间须一人一室或同一病原菌感染者同住一室，禁用中央空调，通向走廊门窗需关闭，患者不得进入治疗区。

（6）急诊隔离间室内空气用紫外线照射或消毒液喷洒，每日2次。

（7）为住隔离间的患者准备专用的痰杯，口鼻分泌物需经消毒处理。

（8）隔离留观室的出入口要设置显著标识。

（9）清洁物品和污染物品应固定区域、分开放置。

（10）感染患者或疑似感染患者严格按程序和要求进行管理。

（二）消毒隔离要求

1. 呼吸道传染疾病病区的布局与隔离要求

（1）布局　分清洁区、潜在污染区和污染区，建立两通道和三区之间的缓冲间。

（2）隔离要求　各区之间界限清楚，标识明显。病室有良好的通风设施，安装非手触式开关的流动水洗手池。不同种类传染病患者分室安置；疑似患者单独安置。

2. 感染性疾病病区的布局与隔离

（1）布局　设单独入、出口和入、出院处理室，设清洁区、半污染区、污染区，三区间设缓冲间。

（2）隔离要求　分区明确，标识清楚。病区通风良好，自然通风或安装通风设施；配置非手触式开关的流动水洗手池。不同种类疾病分室安置；每间病室不超过4人，病床间距离不小于1.1m。

（三）消毒隔离措施

隔离预防是指在标准预防的基础上，实施两大类隔离措施：一是基于传染源特

点切断传播途径的隔离，二是基于保护易感人群的隔离。

1. 基于传染源特点切断传播途 传染性疾病病原微生物的传播途径主要包括三种：接触传播、空气传播和飞沫传播。

（1）接触传播的隔离与预防 主要是对确诊或可疑感染经接触传播的疾病如肠道感染、多重耐药菌感染、皮肤感染等。隔离措施包括：①隔离病室挂蓝色隔离标志。②限制患者的活动范围，禁止探视。③减少患者的转运，如需转运，应采取有效措施。④进入隔离室前应戴好口罩、帽子，穿好隔离衣。⑤接触患者血液、体液、分泌物、排泄物等时应戴手套，离开隔离病室前、接触污染物后脱下手套。⑥患者接触的一切物品，如被单、衣物、换药器械等应先灭菌，然后再清洁、消毒、灭菌。

（2）空气传播的隔离与预防 主要是对确诊或可疑感染经空气传播的疾病如麻疹、肺结核、流行性出血热等，隔离措施包括：①隔离病室挂黄色隔离标志。②相同病原引起感染的患者可同居一室，通向走廊的门窗须关闭。③如患者病情允许，应戴口罩，并且限制患者活动范围，被患者污染的敷料应装袋标记后焚烧或做消毒→清洁→消毒处理。④严格空气消毒。⑤医护人员严格按照区域流程，在不同的区域，穿戴不同的防护用品。⑥进入确诊或可疑传染病患者房间，应戴帽子、医用防护口罩。进行可喷溅的诊疗操作时，应戴护目镜或防护面罩。

（3）飞沫传播的隔离与预防 主要是对确诊或可疑感染经飞沫传播的疾病如新型冠状病毒感染、传染性非典型肺炎、肺结核、流行性腮腺炎、流行性感冒、猩红热、水痘等，隔离措施包括：①隔离病房使用粉色隔离标志。②相同病原引起的感染的患者可同居一室，通向走廊的门窗须关闭。③如患者病情允许，应戴口罩限制患者活动范围，被患者污染的敷料应装袋标记后焚烧或做消毒→清洁→消毒处理。④患者之间、患者与探视者之间距离在 1m 以上，探视者应戴外科口罩。⑤加强通风或进行空气消毒。⑥医护人员严格按照区域流程，在不同的区域，穿戴不同的防护用品。⑦与患者近距离（1m 以内）接触时，应戴帽子、医用防护口罩；进行可喷溅的操作时，应戴护目镜或防护面罩，穿防护服。

2. 基于保护易感人群的隔离防护 保护性隔离是为保护易感人群而制订的措施，也叫反向隔离，适用于抵抗力低下或极易感染的患者，如严重烧伤、早产儿、白血病、脏器移植及免疫缺陷等患者。主要措施如下：

（1）设专用隔离室 患者应单间隔离，室外挂明显的隔离标识。病房内空气应保持正压通风，定时换气；地面、家具应每天严格消毒。

（2）进出隔离室要求 凡进入病室内人员应穿戴灭菌后的隔离衣、帽子、口罩、手套及拖鞋。

（3）探视要求 凡患有呼吸道疾病者或咽部带菌者（包括医务工作者）均应避免接触患者。

（四）急诊医疗废物管理制度

1. 安全收集

（1）急诊隔离区域内产生的废弃物，均按照医疗废物类别及时分类收集。

（2）分类收集使用后的一次性隔离衣、防护服等物品时，严禁挤压。

（3）每个包装袋、利器盒应当粘贴标签，标签内容包括：医疗废物产生单位、产生部门、产生日期、类别。

（4）急诊污染区产生的医疗废物，在离开污染区前应当对包装袋表面采用1000mg/L含氯消毒液喷洒消毒（注意喷洒均匀），或在其外面加套一层医疗废物包装袋；清洁区产生的医疗废物按照常规的医疗废物处置。

2. 包装容器

（1）医疗废物专用包装袋、利器盒的外表面应当有警示标识。

（2）医疗废物达到包装袋或者利器盒的3/4时，应当有效封口。

（3）传染病患者或者疑似传染病患者产生的医疗废物应当使用双层包装袋盛装，采用鹅颈结式封口，分层封扎。

3. 安全运送

（1）在运送医疗废物前，应当检查包装袋或者利器盒的标识、标签以及封口是否符合要求。

（2）工作人员在运送医疗废物时，应当防止造成医疗废物专用包装袋和利器盒的破损，避免医疗废物泄漏和扩散。

（3）每天运送结束后，对运送工具进行清洁和消毒，并填写记录。

4. 贮存交接

（1）医疗废物暂存处应当有严密的封闭措施，设有工作人员进行管理，防止非工作人员接触医疗废物。

（2）具有传染性疾病医疗废物宜在暂存处单独设置区域存放，尽快交由医疗废物处置单位进行处置。

（3）医疗废物暂存处消毒方法 对空气，使用紫外线灯照射消毒（每天60min）；对地面，用1000mg/L含氯消毒液进行消毒，每天两次。

（4）医疗废物产生部门、运送人员、暂存处工作人员以及医疗废物处置单位转运人员之间，要逐层登记交接，记录数量。

5. 转移登记

（1）严格执行危险废物转移联单管理，对外运医疗废物进行登记。

（2）登记资料保存3年。

（五）急诊职业暴露管理制度

1. 遵标准

医务人员预防感染性疾病的防护措施应当遵照标准预防原则，对具有传染性的病原物质，应采取防护措施。

（1）进入急诊隔离病区工作时，做好个人防护。

（2）在诊疗过程中，有可能发生血液、体液大面积喷溅时，加穿具有防渗透性能的隔离衣。

（3）医务人员手部皮肤发生破损，工作时应戴双层手套。

（4）医务人员在进行侵入性诊疗操作时，要注意防止被锐器刺伤或划伤。

（5）使用后的锐器应当直接放入锐器盒。

2. 处理流程　医务人员发生职业暴露后，应先评估暴露风险，然后按照相应流程处置。

（1）高暴露风险面对确诊患者直接暴露时，包含以下情况。①皮肤、黏膜暴露：被肉眼可见的患者体液、血液、分泌物等直接污染皮肤、眼部、呼吸道等。②针刺伤：被接触了患者体液、血液、分泌物等污染物的锐器刺伤。③呼吸道直接暴露：在未戴口罩的确诊患者1m范围内口罩脱落。

（2）低风险暴露未直接暴露，即防护装备破损或脱落或接触皮肤，包含以下情况。①手套破损：手套破损，未发生肉眼可见的污物直接接触皮肤。②外层防护装备接触皮肤或头发：主要是脱防护装备时，外层污染的防护装备接触了皮肤或头发。③防护服破损：防护服破损，未发生肉眼可见的污物直接接触皮肤。④呼吸道间接暴露：在患者1m以外或佩戴口罩的患者面前口罩脱落。

3. 后期干预

（1）一旦发生职业暴露，进行应急处理后撤回到清洁区并立即上报。

（2）在医生指导下服用抗病毒药进行预防，观察和记录相关感染的早期症状等。

（3）医院感染管理办公室及保健科负责对职业暴露情况进行登记。

（4）急诊医院感染管理小组定期对职业暴露情况进行汇总分析，并根据分析结果采取有效整改措施。

第三节 · 急性特殊传染性疾病的管理

由于急性特殊传染性疾病发病急骤、易传播，因此做好其管理有着特别的意义，必须做到严格消毒、隔离和管理制度，及时指导患者、家属和工作单位做好消毒、隔离工作，并尽快宣传和普及预防知识。

一、急性特殊呼吸道传染性疾病的管理

1. 急性特殊呼吸道传染性疾病　主要包括急性非传染性非典型肺炎、人感染高致病性禽流感、甲型H1N1流感、新型冠状病毒感染等，均属于我国传染病分类中需要严格管理的乙类传染病，但是由于人群普遍易感，且对健康造成的威胁明显，通常采取甲类传染病的隔离管理措施。

（1）患者安置于有效通风的隔离病区或隔离区域，必要时安置于负压隔离病区。

（2）严格限制探视。

（3）减少转运，如需转运时应注意医护人员防护；限制患者活动范围[12]。

（4）进入隔离区工作的医务工作人员须经过专门的培训。

（5）医务人员严格执行区域划分流程，按程序做好个人防护，严格按防护规定着装，方可进入病区。

2. **艾滋病病毒感染的防护** 艾滋病，又称获得性免疫缺陷综合征（acquired immune deficiency syndrome，AIDS）是由于人免疫缺陷病毒（human immunodeficiency virus，HIV）所引起的慢性致命性传染病。主要通过性接触和血液传播。

（1）隔离 由于艾滋病是通过性传播或血液、体液传播，故一般接触不会传染艾滋病，因此对 HIV 感染者和艾滋病患者均无须隔离。如患者出现明显腹泻，有可能污染环境时应予以接触隔离措施。

（2）疾病预防指导 广泛开展宣传教育和综合治理，应通过传媒、社区教育等多种途径让群众了解艾滋病的病因和传播途径，采取自我防护措施进行预防[13]。

（3）HIV 感染者管理 ①定期或不定期的访视或医学观察。②患者的血液、排泄物和分泌物应用 0.2%次氯酸钠或漂白粉等进行消毒。③严禁捐献血液、器官、精液；性生活应使用避孕套。④已感染 HIV 的育龄妇女应避免妊娠、生育，以防止母婴传播[14]。

3. **细菌性痢疾感染的管理** 细菌性痢疾（bacillary dysentery）简称痢疾，是由痢疾杆菌（志贺菌属）引起的肠道传染病。

（1）隔离 严格执行接触隔离措施，注意粪便、便器和尿布的消毒处理。

（2）疾病预防 做好食品、饮水、粪便的卫生管理及防蝇灭蝇工作，改善环境卫生条件[15]。

（3）保护易感人群 在痢疾流行期间，易感人群可口服多价痢疾减毒活菌苗，提高免疫力。

参考文献

[1] 医院感染监测标准 WS/T 312—2023[J]. 中国感染控制杂志，2023，22（9）：1129-1142.

[2] 中华人民共和国卫生部. 医务人员手卫生规范 WS/T313—2019[S]. 北京.

[3] Erich B J K A, Palavecino E. Evaluation of the potential impact of a multiplex rapid diagnostic panel in critically ill patients with hospital-acquired pneumonia[J]. Cereus，2022，14（1）：e21716.

[4] 中华医学会呼吸病学分会感染学组. 中国成人医院获得性肺炎与呼吸机相关性肺炎诊断和治疗指南（2018 年版）[J]. 中华结核和呼吸杂志，2018，41（4）：255-280.

[5] BöLL B, Schalk E, Buchheidt D, et al. Central venous catheter-related infections in hematology and oncology: 2020 updated guidelines on diagnosis, management, and

prevention by the Infectious Diseases Working Party（AGIHO）of the German Society of Hematology and Medical Oncology（DGHO）[J]. Annals of Hematology，2020，100（1）：239-259.
[6] Chenoweth C E. Urinary Tract Infections: 2021 Update[J]. Infectious disease clinics of North America，2021，35（4）：857-870.
[7] 舒明蓉，黄文治，万泉卉. 2012—2018 年导尿管相关尿路感染现患率调查[J]. 中华医院感染学杂志，2020，30（15）：2321-2325.
[8] 中华人民共和国国家卫生健康委员会. 中国抗菌药物管理和细菌耐药现状报告（2019 版）[M]. 北京：中国协和医科大学出版社，2019.
[9] 国务院联防联控机制综合组. 新型冠状病毒感染防控方案（第十版）［EB/OL］. 中华人民共和国国家卫生健康委员会，2023-01-07［2024-06-20］. http://www.nhc.gov.cn/xcs/zhengcwj/202301/bdc1ff75feb94934ae1dade176d30936.shtml.
[10] 李兰娟，任红. 传染病护理学[M]. 9 版，北京：人民卫生出版社，2018.
[11] 中华人民共和国全国人民代表大会常务委员会. 中华人民共和国传染病防治法（2013 修正版）[M]. 北京：中国法律出版社，2013.
[12] 詹昱新，李素云，刘义兰，等. 综合医院应对新型冠状病毒肺炎疫情的护理应急管理[J]. 护理研究，2020，34（5）：744-748.
[13] 中华医学会感染病学分会艾滋病丙型肝炎学组，中国疾病预防控制中心. 中国艾滋病诊疗指南（2021 年版）[J]. 协和医学杂志，2022，13（2）：1106-1128.
[14] 李东英，霍锡元，丁树刚. 流动人口艾滋病预防和控制措施分析[J]. 中国卫生产业，2021，18（32）：170-173.
[15] 黄兴凤，李杏，祝光湖. 环境温度对细菌性痢疾影响的研究进展[J]. 现代预防医学，2023，（1）：66-70.

（郑若菲　田馨怡）

微信扫码

①微信扫描本页二维码

②添加出版社公众号

③点击获取您需要的资源或服务

第五章 急诊护患沟通与心理护理

急诊科患者发病急、病情重、变化快,患者及家属对医务人员期望值高,而急诊护理人员工作量大,易产生疲倦、劳累,患者、患者家属以及急诊护理人员都易存在较为严重的心理反应。在疾病诊治中,需要重视并及时发现他们可能产生的心理问题,进行有效的交流和沟通,在短时间内建立良好的护患关系,保证医疗护理工作的顺利进行。提升患者、患者家属以及急诊护理人员的身心健康水平,提高护理服务质量,促进患者早日康复。

第一节 · 护患关系与沟通技巧

护患关系是护理人际关系的核心,是帮助性的专业关系,贯穿于护理工作的全过程。良好的护患关系可以提高护理质量,减少住院时间,促进患者的身心健康并提高护士的满意度。在护理工作中,护士需要运用恰当的沟通技巧,与患者、患者家属进行有效的沟通,进而获得患者全面而准确的健康信息,并以此为依据,为患者制订个体化的护理计划,帮助其解决健康问题,满足其生理、心理、社会、精神文化等多方面的需要,使其尽早获得最佳的健康状态。

一、护患关系

(一)护患关系的概念及特征

1. **护患关系的概念** 护患关系(nurse-patient relationship)是护理工作过程中护士与患者在相互尊重并接受彼此文化差异的基础上,形成和发展的一种工作性、专业性和帮助性的人际关系。它有广义和狭义之分,广义上指护理人员在围绕患者治疗和护理的过程中所形成的各种人际关系,包括护理人员与患者及其家属、陪护人、监护人的关系;狭义上则是指护理人员与患者之间在特定环境及时间段内相互形成的一种特殊的人际关系[1]。

2. **护患关系的特征** 护士与患者的双向关系在特定的背景下形成,以一定的目的为基础。因此，护患关系有其自身的特性，具体表现为：

（1）工作关系　护患关系是护士为了满足护理工作的需要，以专业活动为中心的一种职业行为。不管患者是何种身份、年龄、性别、职业，护士都要一视同仁，应用自身的专业技能满足患者生理、心理、精神等方面需要。

（2）以患者为中心的关系　护患关系以保证患者的身心健康为目的，因此，护患交往必须以解决患者的护理问题为核心，以维护和促进患者的健康为宗旨，以对患者的作用及影响为评价标准。

（3）多方位的关系　护患关系不仅局限于护士与患者之间，还涉及医生、亲属、后勤人员及行政人员等，这些关系会多角度、多方位地影响护患关系。

（4）短暂的关系　护患关系是在护理服务过程中存在的一种人际关系，护理服务结束，这种人际关系就会随之结束。

（二）护患关系的基本模式

1956年，美国精神科医生托马斯·萨斯（Thomas Szasz，1920—2012）和马克·荷伦德（Marc H Hollender，1916—1998）在《内科学成就》上发表《医患关系的基本模式》一文，提出医患关系的三种模式。护患关系的基本模式在此基础之上建立，并根据护患双方在建立和发展护患关系的过程中所发挥的作用、心理方位、主动性及感受性等因素的不同，分为以下三种基本模式：

1. "主动-被动"型（纯护理型）　此种模式下，护士处于主导地位，将自身的意见施加于患者，患者处于被动接受护理的从属地位，绝对服从护士的处置与安排。护患之间没有相互作用，事实上患者丧失了表达意愿和主动行为的可能性。在这种模式下，由于过分强调护士的权威，而忽略了患者的主观能动作用，患者就像是不能自助的婴幼儿，护士则如同他们的父母。此种模式适用于新生儿、全身麻醉、昏迷、休克等患者。

2. "指导-合作"型（指引型）　此种模式下，护士仍处于主导地位，但患者有一定的主动性，可以向护士提供有关自己疾病的信息，也可以提出意见和要求，但应以执行护士的意志为基础，以主动配合为前提。护士对患者进行生理、心理方面的帮助指导，包括常规指导、随时指导、情感指导。此模式中护患关系仍然不完全对等，如果护士过分强调"合作"就很容易忽视患者的意见。此种模式适用于急危重症、重病初愈、手术及恢复期的患者。

3. "共同参与"型（自护型）　此种模式下，护患双方处于平等地位，双方相互尊重，相互学习，相互协商。护士应着重从科学理论上来指导、安排患者的康复措施，包括生活习惯、行为方式、人际关系的改变与调整。此模式中，护士积极协助患者进行自我护理，双方对护理目标、方法及结果都较为满意。此种模式适用于慢性疾病、轻症或恢复期患者。

二、护患沟通

(一)护患沟通的概念

护患沟通(nurse-patient communication)主要是指护士与患者及其亲属之间信息交流及相互作用的过程。所交流的信息与患者的护理及康复直接或间接相关,同时也包括双方的思想、感情、愿望及要求等多方面的沟通[2]。护患沟通是护士人际沟通的主要内容,是建立良好护患关系,圆满完成护理工作的重要环节。

(二)护患沟通的特征

1. 内容特定性 护患之间的沟通是专业性、目的性、工作性的沟通,有特定的内容要求。护患间沟通的内容主要涉及患者在患病期间遇到的生理、心理、社会、精神、文化等方面的问题。

2. 患者中心性 护患间沟通的一切信息均以患者的健康及生命的安危为中心,以满足患者的需要为出发点和归宿,同时需尊重、信赖、坦诚、同情、理解及关怀患者。

3. 渠道多样性 护患间的沟通不仅涉及护士与患者,也涉及护士与患者家属、医生及其他相关的健康工作人员的沟通。

4. 过程复杂性 在沟通时需要护士应用护理学、社会心理学、人文学、医学等基础知识,并根据患者的年龄、文化程度、社会角色等特点组织沟通的内容,并采用适当的沟通方式,与患者进行有效的沟通,以满足患者的需求。

5. 信息隐私性 当护患间沟通的信息涉及患者的隐私时,具有一定的法律及道德意义,需要护士自觉地保护患者的隐私,不能在患者未授权的情况下传播。

(三)促进及培养护士的沟通交流技巧

良好的沟通交流技巧是护士的一种基本技巧及能力,需要得到管理阶层及护士自身的重视,时刻注意并加以培养。

1. 管理阶层加强对护士沟通能力的培训

(1)培养护士的职业化态度 一个人的态度决定其行为,护士是否具备良好的职业化态度决定其为患者服务的行为质量,以及能否切实执行以患者的利益为重,患者的利益高于一切的宗旨。管理阶层注重培养护士良好的职业化态度,不仅是护患沟通任务完成的前提,而且是整个护患沟通的核心要素。

(2)沟通知识及技巧的培训 扎实的沟通理论知识是培养沟通能力的前提,能够熟练地运用沟通技巧是提高沟通能力的必要条件。管理阶层可以通过定期举办护理中的沟通技巧学习班或进行相关的训练,帮助护士掌握丰富的沟通理论知识以及锻炼沟通技巧。

(3)将沟通能力纳入护理质量考核内容 为提高护士对自身沟通能力的重视程

度，规范护患间的沟通行为，管理阶层可将沟通能力纳入护理质量考核内容，制订科学的、易于实施的考核标准，定期评估护士的沟通能力，帮助护士了解自身的不足，为进一步的改进提供依据。

2. 护士自身注重沟通能力培养

（1）提高业务技术水平，增加患者的信任感　博专兼备的护理知识以及娴熟的护理技术是取得患者信任的基础。因此，护士应加强对自身业务素质的培养。在满足患者对护理需求的前提下，进一步满足患者对沟通的需求。

（2）提高沟通水平，满足患者的沟通需要　在积极参加医院组织的沟通能力培训班的同时，也应主动自学沟通的相关知识及技能，并在护理实践中不断地对沟通能力加以磨炼，以满足不同疾病患者在任何情景下对沟通的需求。

第二节 · 急诊危重症患者及家属的心理护理

急危重症患者往往个人基础情况差、疾病发展迅速，容易产生各种心理反应，这些心理不适症状，轻则影响到患者疾病的恢复，重则影响患者的精神状态，甚至留下不可修复的后遗症[3]。患者家属作为急危重症患者支持系统中的重要组成部分，能增强患者的弹性，提高患者抗压力，对患者的生理及心理康复起着至关重要的作用。因此，护士不仅要协助医生完成疾病的治疗和患者的护理工作，还应重视对患者及患者家属的心理护理，提高他们的危机应对能力，促进患者的康复。

一、急危重症患者的心理特点及心理护理

（一）急危重症患者常见的心理特点

1. **恐惧、焦虑**　多发生在患者初入院或进入监护室后 1~2 天，患者大多出现明显的恐惧与焦虑、睡眠障碍，严重者可有惊恐发作或精神病性症状。

2. **否认**　多发生在患者进入监护室后第 2 天，第 3~4 天达到高峰。此时患者否认自己有病，或承认患病的事实，但否认入住监护室的必要性。约 50%的急危重症患者出现否认心理。短期的否认可以缓解患者过度紧张焦虑的情绪，对患者具有保护作用，若长期存在则不利于其适应疾病过程和康复，不利于树立战胜疾病的信心。

3. **孤独、抑郁**　约 30%的患者在入住监护室的第 5 天后产生孤独、抑郁等心理反应。原因为：患者认识到疾病预后不好，对治疗前景悲观；医护人员与其沟通较少；与外界隔离，家属探视时间有限等，均可使患者产生孤独、抑郁心理，有的甚至产生自杀倾向。

4. **愤怒**　意外受伤者，因感觉委屈而愤怒；患不治之症者抱怨命运不佳而愤怒；持续疼痛难以忍受者也易产生愤怒情绪。患者主要表现为烦躁、敌意、行为失

控、吵闹哭泣、寝食难安，同时伴有心率加快及血压和血糖升高等。

5. 依赖 患者在重症监护室里，一切活动均由医护人员辅助，独立性下降。有的患者经过精心诊疗后，转危为安，被允许转出监护室时，却因担心疾病复发能否得到及时救护，对已经熟悉的监护室的环境及医护人员产生依赖而不愿意转出。

（二）急危重症患者心理的影响因素

1. 疾病因素 疾病来势凶猛、伴随症状明显（如发热、呼吸困难、疼痛、恶心），给患者造成难以忍受的痛苦及不适，由此产生恐惧死亡的心理。此外，急性起病骤然改变了患者的社会生活状况，使其难以迅速适应角色的转变。

2. 环境因素 监护室与外界隔离，患者面对的是天花板、各项抢救用物等；看到的是医护人员紧张而严肃的表情；听到的是单调的仪器工作声、仪器报警的异样声音，医护人员严肃的谈话声以及其他患者的痛苦呻吟声。持续24h的治疗、监护及照明，频繁干扰患者的睡眠，使患者没有完整的睡眠周期。

3. 治疗因素 因诊疗需要，患者短时间接受许多医疗护理操作及特殊检查，这些给患者带来诸多不适与痛苦；此外，因身上的管道多而产生的被束缚感等因素，亦可使其产生紧张、恐惧、焦虑等负面心理。

（三）急危重症患者心理护理

1. 减轻或消除负面情绪

（1）**热情接待** 向患者介绍主管护士及医生的情况和监护室环境，解释入住监护室的必要性和暂时性，说明各种监护仪器使用目的及使用中可能发出的声音，使其熟悉环境，消除紧张、恐惧心理，积极配合治疗。

（2）患者病情发生变化应及时处理，并保持沉着冷静、熟练地进行救治，使其产生安全感，切不可在患者面前显得手忙脚乱、惊慌失措。邻床患者抢救或死亡时，宜拉上隔帘或屏风遮挡。

（3）加强护患沟通，给予其强有力的心理支持，同情、安慰、鼓励患者，增强抗病的信心。对处于愤怒情绪状态的患者，护士应理解其冲动的言行，不训斥患者，鼓励其合理宣泄情绪，缓解心理压力。对自杀未遂的患者，不嘲讽、讥笑，更不能当作饭后的谈资。对肢体伤残者，要关爱和鼓励患者，调动其主观能动性，积极配合治疗。

（4）除加强语言交流外，护士还要加强掌握非语言沟通技巧，提高非语言沟通能力。学会用表情、手势、动作、照片、会话卡、纸和笔去"听和说"。通过对患者表情、手势、体动和口形的观察来判断患者所要表达的意图。

（5）**尊重患者尊严与隐私** 无论患者神志是否清醒，不要在患者面前谈论影响自尊的话题。不与无关人员谈论患者的病情，不在床旁汇报患者病情的不利变化；在进行需要身体暴露的操作时，用隔帘或屏风遮挡，减少身体暴露时间和范围，避免无关人员在场。

2. **应对否认心理** 疾病导致的危机并不因患者的否认而消失，反而可能蔓延和加深。护士应耐心解释，说明进入监护室对于救治及康复的重要性，鼓励其接受患病事实，结合认知疗法，帮助患者纠正认知偏差，积极配合救治。

3. **减轻或消除依赖心理** 依赖虽有助于提高患者的遵医行为，但过度依赖则不利于调动其主观能动性，会影响康复。因此，对即将转出监护室的患者，护士要向其解释清楚：因已经度过了危险期，可以转到普通病房继续治疗，并保证普通病房也有良好的救治条件，以消除其顾虑。必要时，逐渐减少患者在监护室所受到的特殊照料，为其转出监护室做好心理准备。

二、急危重症患者家属的心理特点及心理护理

（一）概述

急危重症患者发病急、病情重、病情变化快，患者和家属对突如其来的改变缺乏心理准备，容易发生心理障碍。危重症患者家属也是急性应激障碍（ASD）和创伤后应激障碍（PTSD）的高危人群。因此，2010年美国危重症医学会提出了"家属-重症监护后综合征（post-intensive care syndrome-family）"的概念，即患者家属应对患者接受重症监护时所产生的一系列不良心理综合征。

（二）急危重症患者家属的需求

急危重症患者家属的需求是指在患急危重症期间，家属对患者健康及自体身心支持等相关方面的总体需求。主要表现在病情保障、获取信息、接近患者、获得支持和自身舒适等五个方面，且家属认为"病情保障、获取信息"最为重要，而后依次是"接近患者、获得支持、自身舒适"。

1. **病情保障** 家属最关注的问题是患者能否得到有效救治，保障患者安全是家属的首要需求。

2. **获取信息** 绝大多数家属迫切想得知患者的病情或病情变化与预后情况，并渴望了解患者的治疗计划及检查结果。

3. **接近患者** 包括能探视患者及能经常和医护人员保持联系，所有监护室患者家属对探视患者的需求都非常强烈。

4. **获得支持** 包括表达情感、得到经济和家庭问题的帮助、获得实际的指导以及被关怀等方面。家属的亲友是提供情感支持和物质支持的主要来源，其次是医护人员。

5. **自身舒适** 包括希望有方便的卫生设施、休息室、可口食物以及被接受的态度等方面。

（三）急危重症患者家属常见的心理特点

1. **焦虑和抑郁** 由于急危重症患者家属对突发的威胁生命的事件缺乏心理准

备，对医院环境、工作人员、就诊和治疗程序陌生，对患者病情缺乏全面认识，加之患者相互隔离，抢救过程紧张忙碌，抢救结果不可预知，使家属产生不同程度的焦虑，可表现为精神紧张、手足无措、经常感觉疲劳和睡眠差等。

2. 忧虑 患者在家庭中担当重要角色，突发疾病或发生意外伤害会使家属担心失去收入来源和家庭依靠。当医护人员告知病情后，家属对患者的病情发展、预后或生命担心，可能不能控制自己的情绪，表现为过度哀伤、心理拒绝、自责和抱怨他人等。

3. 急性应激障碍和创伤后应激障碍 急危重症患者家属容易发生急性应激障碍，具体可表现为情感麻木、茫然，对周围认识能力降低，出现现实解体、人格解体、离散失忆症等，一般病程不超过1个月。家属在经历家人死亡后，可能出现延迟发作且持续存在的精神障碍症状。若符合急性应激障碍的相关表现，且时间超过4周，同时对日常生活造成明显影响，可考虑诊断为急性创伤后应激障碍。病期在3个月以上的称为慢性创伤后应激障碍。

4. 否认和愤怒 当被告知患者病情严重或下病危通知单时，部分家属常常否认疾病的严重性，或心存侥幸心理。家属把医院当成挽救患者生命和治愈疾病的主要场所，寄予了过高的期望。当治疗效果与其期望不相符时，常表现为不理解，甚至愤怒而言行过激。

（四）急危重症患者家属心理护理

1. 家属需求与情绪障碍评估 当患者处于危重状态时，护士应及时发现并正确评估家属可能产生的情绪障碍和心理需求，发现有不良心理倾向者，给予相关的护理干预措施和社会支持，减轻其心理压力，防止进一步的心理损害。

2. 良好的沟通 有超过1/3的家属存在抑郁症状，症状的出现与其心理应激障碍发生有很强相关性，尤其是获取信息、病情保障等心理需求不能被满足时。在与危重症患者家属接触时，应使用通俗易懂的语言尽量及时详细地向其介绍诊治相关情况，确保家属获取信息的渠道畅通，帮助家属正确认识患者疾病的严重性及诊治效果，让家属及时、动态、全面客观地了解患者病情，避免其出现不良心理情绪。

3. 营造良好的环境氛围 良好的医疗环境可给患者和家属带来安全感，使家属在患者接受救治时保持良好的心理状态，积极参与患者的治疗和护理。保持就医环境安静、整洁。给予更多的人文关怀，让家属有休息的场所并提供必备设施，减轻其疲劳不安。要为家属尽量提供帮助，如指引缴费、协助检查等[4]。

4. 家庭参与 监护室的环境相对封闭且限制陪护及探视，患者与家属易产生焦虑及紧张情绪，双方情感需求更加强烈。因此，鼓励家属共同参与患者的治疗和康复过程，提升家属自身的价值感，减少不良情绪的产生。但在家属参与患者的临床决策时，应注意其复杂性和个体化，避免决策、选择给家属带来的心理压力。

5. 服务管理制度人性化 家属对监护室环境陌生，容易产生恐惧心理，在制订管理制度时应注意考虑将患者家属的心理风险降到最低程度。常用措施包括以下几种：

（1）定时安排家属与医生、护士的谈话交流。

（2）设立专门的、安静温馨的谈话环境。

（3）创造整洁的家属休息区域。

（4）在特殊情况下，灵活安排探视时间。

第三节 · 急诊护理人员的心理调适

急诊是医疗机构应对突发事件的重要场所，急诊护理人员所接触的患者发病急、病情重、变化快。急诊护理人员是直面急危重症患者，特别是临终患者及家属的第一人，其承受的心理压力大，对他们的身心、认知、情感有不同程度的影响。了解急诊护理人员的心理困惑，做好急诊护理人员的心理调适，可以帮助他们提升心理复原力，改善心理健康状况，以更好的状态为患者提供优质护理服务。

一、护理人员在护理临终患者时面临的心理困惑

在急诊工作中护理人员需要与患者及其家属经常保持接触，为临终患者提供治疗和护理。在这个过程中护理人员往往处于矛盾的角色之中。一方面，他们须保持坚强，给予患者和家属支持；另一方面，他们自身常受到患者临终的影响产生恐惧、失落、无助等负性情绪，需要相应的心理支持。并且，急诊科患者发病急骤、病情变化快，意外事件和群体事件发生多，护理人员的工作压力较大。

（一）护理人员在护理临终患者时的心理反应

1. **恐惧与无助** 急诊科护理人员经常遭受患者突然死亡的刺激，急救场景的视觉冲击对护理人员产生很大的心理影响，引起情绪波动，产生对死亡的恐惧心理。长此以往会形成不良的心理影响。

2. **悲伤与惋惜** 急诊科护理人员护理临终患者时感到悲伤、失落、同情，对离去的患者感到难过，部分护理人员还会经历持续性悲伤反应。护理人员对不同年龄、原因和情境的死亡患者会产生不一样的情绪，例如对年轻生命逝去的惋惜之意[5]。

3. **情绪化与情绪枯竭** 在高度敏感、情绪化的急诊科工作并保持专业，付出的情感劳动会令人疲惫不堪，需要较高情绪智力。短期来看，急诊护理人员护理临终患者时容易情绪化，感同身受患者和家属的悲伤，希望能够满足他们的一切需求。但长此以往，累积的压力过大，急诊护理人员会经历情绪枯竭，导致情绪疲惫、热情流失。情绪枯竭会直接影响护理人员的心理健康，长期情绪枯竭甚至可能会引发心理危机，产生逃避行为以减少相关刺激。

4. **创伤后应激障碍** 急诊科护理人员长期处于抢救危重患者的第一线，在急

救工作中经常面对各种突发事件并被卷入创伤性情境，比如目睹严重的躯体损伤、承受被感染的风险以及死亡的刺激等。这些创伤性事件可导致护理人员产生强烈的负性情感反应，引发创伤后应激障碍的发生。

（二）护理人员在护理临终患者时的行为反应

急诊护理人员长期护理临终患者，在临终或死亡刺激下产生较大的心理压力，一旦处理不当，将产生两种相对极端的行为反应：出于责任感提供最好的临终护理或由于强烈的情绪负担逃避死亡[6]。

1. **最优护理**　急诊科护理人员在为临终患者提供护理时获得巨大满足感，当护理取得成效时尤为明显。面对临终患者，基于对患者及家属的同理心，许多护理人员都试图提供最好的护理。除了对患者的照顾外，对家属的照顾也是一个重要的方面，例如缓解家属的丧亲之痛、有技巧地告知坏消息等，都能够对家属起到抚慰作用。

2. **逃避行为**　急诊科护理人员与医院其他科室护理人员相比，会更高频率地面对患者死亡，特别是突发死亡。急诊科护士经历患者死亡时，可能会产生职业悲伤。急诊科护理人员承受着情感负担，有时避免与患者及其家属交谈。这种回避作为一种心理防御机制，能在一定程度上帮助急诊科护士免于受死亡、悲伤及无力感的影响，但不利于提供高质量的临终护理。

（三）护理人员护理临终患者的心理困惑的原因

1. **人力方面**　急诊科需要临终服务，但因人力资源的短缺而受到限制。急诊科疾病的优先级处理原则，使病情相对平缓的临终患者需求被延后。对于临终护理而言，护理人员没有足够的时间与临终患者及其家属建立联系，无法做到满足患者及家属情感和身体需求。

2. **环境方面**　有限的空间、不良的布局和缺乏隐私是阻碍急诊科护理人员开展临终关怀的重要因素。急诊患者在临终阶段暴露在嘈杂的环境中，开放而拥挤的空间使患者和家属被迫分开，也中断了急诊科护士与家属之间的沟通[7]。复苏室的数量不足使患者在宣告临床死亡后必须立即转移，限制了家属哀悼及护理人员安慰家属的时间。

3. **培训方面**　急诊医务人员在工作中接受的培训大多是心肺复苏和创伤急救，缺乏完整的临终关怀知识体系和系统化的临终关怀培训课程。由此带来的知识储备不足，使医务人员常感到心有余而力不足，认为自己无法胜任临终关怀工作。与患者家属相关的沟通问题是急诊科临终关怀实践中出现频率最高的问题，急诊科护理人员由于缺乏沟通技巧和咨询技能而难以获取患者希望的临终关怀。

4. **制度方面**　急诊科的工作理念是以侧重使用技术治疗疾病的医疗模式为基础；而临终关怀的理念是将临终患者的侵入性和延长生命的治疗降到最低，最大限度地减少患者的痛苦，帮助其有尊严、舒适、安宁地走完生命的最后旅程[8]。急诊科并不是提供临终照护理想的地方，现有制度并未兼顾临终患者的尊严及情感需求。

二、护理人员护理临终患者面临的心理调适

急诊科护理人员是临终患者护理的关键团队,需重视急诊护理人员临终护理心理调适现况,建立行之有效调适系统,自我调适和外部支持相结合,提高急诊护理人员心理调适能力,调整心理状态,提升临终患者护理质量。

(一)自我调适策略

1. 调整对患者死亡事件的认知评价 认知评价是个体从自己的角度对遇到的突发事件的性质、程度和可能危害情况作出的估计。护理人员可以通过改变认知,即换一个角度去认识刺激事件和应激源来降低心理应激。例如:生老病死是自然规律,是正常现象,坦然面对生与死,才能在一定程度上消除对死亡的恐惧,更好地把握生命和实现生命的价值。

2. 提高死亡应对能力 死亡应对能力是指个体应对和处理死亡的一系列反应,包括所采取的技巧和适应性行为,以及相应的信念和态度[9]。护士死亡应对能力即指护士容忍与管理患者和家属临终、死亡、丧亲等问题的专业技能,可以采取观看死亡主题影片、书籍、接受死亡教育等方式提高死亡应对能力。

3. 做好情绪管理,提高情绪智力 情绪智力是个体对自己及他人情绪的表达和调控自己和他人情绪,以及利用情绪指导与解决问题等能力。学习管理自己的情绪并理解患者情绪是护理人员提供护理的一项资产。护理人员提升自身及患者情绪变化的感知能力,积极调适照护临终患者引发的不适体验,学习管理自己的情绪,运用积极情绪更好地为临终患者及其家属服务。

4. 加强心理知识学习,掌握心理疏导方法 平时加强心理知识学习,多阅读相应专业书籍,掌握心理疏导方法[10],既能服务于别人,又能帮助自己在应对患者死亡事件时疏导情绪,防患于未然。学会正确面对死亡,对他人死亡相关事件进行正向思考,掌握谈论死亡相关话题的技巧与注意事项。认识自己,欣赏与尊重自己,肯定自我职业价值,树立职业发展的信心。进行自我放松是良好的应对方式,如呼吸调节法、肌肉放松训练、体育锻炼等。

(二)外部支持策略

1. 注重急诊护理人员培训 帮助护理人员培养科学的死亡态度。死亡态度是个体对死亡现象所持有的评价和行为倾向[11],科学的死亡态度是培养健全人格和做好临终关怀的前提。因势利导地予以死亡教育[12],减轻年轻护士对死亡的恐惧感。加强对护理人员群体进行相关培训和指导,比如定期进行临终关怀培训、团队拓展训练等,有利于指导临床护理人员形成正确的生命观和理性认识死亡,建立积极的应对方式。

2. 良好的社会支持 社会支持是强大的缓和剂,可缓和压力及潜在的不良影响。鼓励家属及亲友陪伴有心理应激的护理人员,缓解其心理压力。团队及同事的支持也非常重要,护理同行能够理解到彼此的感受,关键事件发生后,回顾事件并

汇报工作，有助于明确问题，帮助护理人员应对悲剧性事件。护理管理者也应重视护理人员的情绪管理，引导其充分发挥正向心理作用，提高急诊科护理人员情绪治理水平，为临终患者提供更优质的照护。

3. **科室文化建设** 应适当增加一部分关于生命教育的书籍及影片分享，通过悲伤咨询、励志演讲、心灵减压室、定期组织护理人员集中谈论他们目睹死亡的经历等多渠道促进护理人员的积极死亡态度的发展和死亡应对能力，减少在工作中出现不良情绪的概率。

4. **危机干预绿色通道** 当急诊护理人员面临患者突然死亡等困难情境时，如果先前的危机处理方式和惯常的支持系统无以应对眼前的处境，必须面对的困难情境超过了个人能力时，就会产生暂时的心理困扰，这种暂时性的心理失衡状态就是心理危机。需及时对急诊护理人员进行有效的心理干预，开设心理服务室，为护理人员提供音乐治疗、放松训练、智能心理减压放松系统等心理健康服务，与精神科或心理科建立合作，及时开展危机干预，促进快速康复。

参考文献

[1] 隆政达，陈丽君. 护患信任关系研究进展[J]. 中国护理管理，2022，22（1）：151-156.

[2] 李秋萍. 护患沟通技巧[M]. 北京：科学出版社，2018.

[3] 桂莉，金静芬. 急危重症护理学[M]. 北京：人民卫生出版社，2022.

[4] 许娟，莫蓓蓉，胡玉娜，等. 重症监护病房成人患者护理人文关怀专家共识[J]. 护理学杂志，2022，37（18）：1-4.

[5] 李换则，陈鸿芳，黄丽群，等. 急诊科护士临终照护体验质性研究的 Meta 整合[J]. 护理学报，2021，28（07）：43-48.

[6] Mughal A，Evans C. Views and experiences of nurses in providing end-of-life care to patients in an ED context: a qualitative systematic review[J]. Emergency Medicine Journal，2020，37(5)：265-272.

[7] 邹丹丹，陶思怡，刘杰，等. 社会嵌入视域下护患关系影响机制研究[J]. 中国医院，2022，26（7）：50-53.

[8] Barnett M D，Reed C M，Adams C M. Death Attitudes，Palliative Care Self-efficacy，and Attitudes toward Care of the Dying among Hospice Nurses[J]. Journal of Clinical Psychology in Medical Settings，2021，28（2）：295-300.

[9] 陈炜琳，马红梅，王萧，等. 护士死亡应对能力的研究进展. 中华护理杂志，2019，54（12）：1795-1799.

[10] 杨枫杰，曹枫林. 护理心理学[M]. 5版. 北京：人民卫生出版社，2022.

[11] 丁传琦，金静芬. 急诊科护士死亡态度对其临终照护态度影响的研究. 中华护理教育，2020，17（3）：275-278.

[12] 马明丹，陈珊珊，刘晓，等. 死亡教育对急诊科护士的死亡态度和死亡焦虑的影响研究. 中华护理教育，2020，17（1）：76-79.

（张慧琳　李盛桃）

第六章 心肺脑复苏

心搏骤停（cardiac arrest）是指心脏有效射血功能的突然终止，患者出现意识丧失、脉搏消失、呼吸停止，是心脏性猝死的最主要原因。在美国，每90s就有1人死于突发心搏骤停，每年约有35万人发生心搏骤停并接受复苏抢救；我国心脏性猝死的发生率为41.8/10万，男性高于女性。如发生心搏骤停后不能即刻进行心肺复苏，4~6min会造成患者大脑和其他重要器官组织的不可逆损害。心肺复苏是针对心搏骤停患者所采取的一系列抢救措施，包括胸外心脏按压、开放气道、人工或机械辅助通气、电除颤及药物治疗等，以达到尽快恢复自主循环和促进苏醒的目的。随着心肺复苏理念的发展，心肺复苏的成功率逐渐提高，但患者在恢复自主循环后远期效果并不是很好，其脑功能无法完全恢复，因此大家开始关注脑复苏的重要性。

第一节 · 概述

1985年，第四届全美复苏会议上提出了脑复苏的概念，将心肺复苏扩展到心肺脑复苏（CPCR）。心肺脑复苏是指对心搏骤停患者采取的使其恢复自主循环和自主呼吸，并尽早加强脑细胞损伤防治和促进脑功能恢复的紧急医疗救治措施。心肺脑复苏的程序有以下几种。

（1）三阶段九步骤法　是起源最早、最广为人知的心肺脑复苏程序。它是根据1985年全美复苏会议和1986年日本急救医学会的心肺复苏实施法所确定的程序。该程序将心肺脑复苏分为三个阶段，每个阶段又包含三个步骤（表6-1-1）。

表6-1-1　心肺脑复苏的三阶段九步骤法

三阶段	九步骤		
基础生命支持 （basic life support，BLS）	A	airway	开放气道
	B	breathing	呼吸支持
	C	circulation	循环支持

续表

三阶段		九步骤	
高级心血管生命支持 （advanced cardiovascular life support，ACLS）	D	drug	给药
	E	electrocardiogram	心电图
	F	fibrillation treatment	除颤
延续生命支持 （prolonged life support）	G	gauging	推测病因
	H	human mentation	维持智能活动
	I	intensive care	强化监护

（2）二阶段 ABCD 法　近年来，随着人们对心肺脑复苏的不断认识，有学者提出了二阶段 ABCD 法，即基础生命支持、高级生命支持这两个阶段，分别包括 ABCD 四个方面（表 6-1-2）。

表 6-1-2　心肺脑复苏的二阶段 ABCD 法

ABCD 法	第一阶段：基础生命支持	第二阶段：高级生命支持
A	airway：开放气道	airway：气管内插管
B	breathing：人工呼吸	breathing：机械通气
C	circulation：胸外按压	circulation：静脉/骨内穿刺，心律失常的识别与给药
D	defibrillation：除颤	differential diagnosis：病因的鉴定，寻找和处理可逆性病因

（3）生存链　1992 年 10 月，AHA 正式提出"生存链"（chain of survival）概念。成人生存链（adult chain of survival）指对突然发生心搏骤停的成人患者所采取的一系列规律有序的步骤、规范有效的救护措施。将这些抢救环节以环链形式连接起来，就构成了一个挽救生命的"生命链"。生存链中各个环节必须环环相扣，任何一个环节中断，都可能影响患者的预后。《2015 AHA 心肺复苏与心血管急救指南》首次将成人生存链分为院内心搏骤停（in-hospital sudden cardiac arrest，IHCA）和院外心搏骤停（out-of-hospital sudden cardiac arrest，OHCA）两条，反映了所在场所可获得的施救者和资源；2021 年，美国心脏协会首次在生存链 5 个环节的基础上增加了第 6 个环节"康复"（图 6-1-1）[1]。

一、心搏骤停的原因

（一）心源性心搏骤停

因心脏本身的病变所致，绝大多数心源性猝死发生在有器质性心脏病的患者。

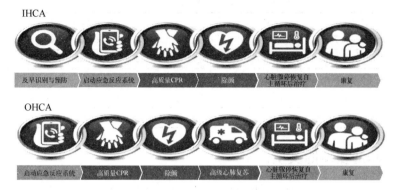

图 6-1-1　成人生存链

1. **心源性原因**　最常见的是冠心病，引起冠状动脉供血不足，引发心室颤动。
2. **其他原因**　还包括：①心肌病变，主要指心肌受损，如病毒性心肌炎引发心动过速或心肌收缩力减弱；②主动脉疾病，如主动脉瘤破裂至心包，引起急性心脏压塞和休克，心排血量降低；③主动脉发育异常，如主动脉瓣狭窄引起心脏排血受阻等。

（二）非心源性心搏骤停

1. **呼吸停止**　如成人或小儿气道异物梗阻；意外伤害造成的塌方窒息、淹溺、喉头水肿等，引起气体交换中断，心肌和全身器官组织严重缺氧。
2. **严重的电解质和酸碱平衡失调**　如严重低钾血症和高钾血症均能引起心搏骤停。高钾血症能抑制心脏的传导性和收缩性，产生传导阻滞和心脏停搏；低钾血症则增强心肌兴奋性而诱发快速性室性心律失常和心室颤动；酸中毒直接抑制心肌收缩力及传导性，细胞内钾外移，使血钾升高。
3. **药物中毒或过敏**　如洋地黄的毒性作用可致严重心律失常而引发心搏骤停；青霉素过敏性休克可引发冠脉供血不足；若静脉推注普那罗尔、利多卡因、苯妥英钠、维拉帕米、氯化钙或氨茶碱等速度过快，可导致心搏骤停。
4. **电击、雷击或溺水**　电击时电流通过心脏，心肌迅速去极化，产生心室颤动或心搏停止。
5. **麻醉和手术意外**　麻醉剂量过大，呼吸道管理不当等。
6. **精神压力、过度疲劳等负性心理活动**　与急性冠脉综合征特别是恶性心律失常密切相关。

在上述引起心搏骤停的原因中，部分病因被认为是潜在的可逆性病因。如果能被快速识别并纠正，则有助于患者实现自主循环恢复。这些潜在的可逆性病因根据其英文单词首字母，可被归纳为"5H"和"5T"（表6-1-3）。

表 6-1-3　心搏骤停的可逆性病因

5H	5T
低氧血症（hypoxemia）	张力性气胸（tension pneumothorax）
低血容量症（hypovolaemia）	心脏压塞（cardiac tamponade）
氢离子（酸中毒）（hydrogenion，acidosis）	毒素（toxins）
低钾/高钾血症（hypo-/hyperkalemia）	肺动脉血栓形成（pulmonary thrombosis）
低温（hypothermia）	冠状动脉血栓形成（coronary thrombosis）

二、心搏骤停的类型

（1）心室颤动（ventricular fibrillation，VF）　又称室颤，是指心室肌发生快速、不规则、不协调的颤动，为最常见的类型。心电图表现为 QRS 波群消失，代之以大小不等、形态各异的颤动波，频率可为 200～400 次/分。

（2）无脉性室性心动过速（pulseless ventricular tachycardia，PTV）　因心室颤动而猝死的患者，常先有室性心动过速，可为单形性或多形性室速表现，但无法扪及大动脉搏动。

（3）心搏停止（asystole）　是指心肌完全失去机械性收缩能力。心室没有电活动，可伴有或不伴心房电活动。心电图往往呈一条直线或偶有 P 波。

（4）无脉性电活动（pulseless electrical activity，PEA）　指心脏有持续的电活动，但失去有效的机械收缩功能。心电图可表现为不同种类或节律的电活动，但心脏已经丧失排血功能，因此往往摸不到大动脉搏动。

三、心搏骤停的临床表现与诊断

（一）临床表现

心搏骤停患者可发生典型的"三联征"，即突发意识丧失、呼吸停止、大动脉搏动消失，临床上具体表现如下：

（1）意识突然丧失，随即全身松软倒地，可伴有全身短暂性抽搐和大小便失禁。
（2）心音消失，大动脉搏动消失，触摸不到颈动脉搏动。
（3）呼吸停止或呈叹气样呼吸，继而停止，多发生在心搏骤停后 30s 内。
（4）面色苍白或发绀。
（5）双侧瞳孔散大固定。

如果是因为窒息导致呼吸先停止或严重缺氧，则表现为进行性发绀、意识丧失、心率逐渐减慢，随后心搏停止。

（二）诊断依据

心搏骤停的诊断并不困难。心搏骤停时，出现较早而且最可靠的临床征象是意识突然丧失伴大动脉搏动消失。一般轻拍患者双肩，同时在患者双侧耳旁大声呼喊，可判断意识是否存在；专业急救人员可以示指和中指触摸成人颈动脉，时间至少 5s 但不超过 10s，儿童亦可结合肱动脉搏动情况来帮助判断。进行心电图检查可区分不同心电表现的心搏骤停。在临床实践中，只要出现意识丧失和大动脉搏动消失的征象，即需要立刻开始心肺复苏。

四、心搏骤停的处理原则

心搏停止 3s 患者会感到头晕，10~20s 即可发生晕厥或抽搐，呼吸呈叹息样或短促痉挛性呼吸，随后呼吸停止，停搏 60s 左右瞳孔散大，停搏 4~6min 大脑细胞可发生不可逆损害，4min 内进行复苏者可能有 50% 被救活；4~6min 开始复苏者，10% 可以救活；超过 6min 者存活率仅 4%；10min 以上开始复苏者，存活可能性更小。

因此，发现心搏骤停，立即开始复苏，必须争分夺秒，时间越早越好。各项技术操作和药物使用准确有效。保证复苏过程的连续性，包括：①每个单项操作的连续性；②整个复苏计划的连贯性；③全面考虑、综合分析、妥善处理。

第二节 · 基础生命支持

基础生命支持（basic life support，BLS），是指采用徒手和（或）借助设备来维持心搏骤停患者循环和呼吸的最基本抢救方法，以使心搏骤停患者的心、脑及全身重要器官获得最低限度的紧急供氧。基础生命支持包括突发心搏骤停的识别、紧急反应系统的启动、早期心肺复苏（即胸外按压 C、开放气道 A、人工通气 B），其基本程序按照 C—A—B 的顺序实施，有条件时应迅速使用自动体外除颤仪进行除颤，成人 BLS 流程见图 6-2-1，儿童或婴儿 BLS 流程见图 6-2-2。2015 年国际心肺复苏和心血管急救指南指出，作为非专业施救者和医务人员，早期识别心脏病发作和脑卒中并作出反应也是 BLS 的其中一部分。

对于培训不足、设备有限的单人施救者，可能只能提供单纯胸外心脏按压直到有其他人帮助，如自动体外除颤器到达且可供使用、急救人员或其他相关施救者已接管患者等。如果有多名施救者组成综合救治小组，可以由一名施救者进行胸外按压，另一名施救者通过球囊面罩装置进行人工通气，第三名施救者使用除颤器；通过团队协作，在同一时间内执行多项抢救生命的措施。

实施基础生命支持前，施救者确保周围环境安全是非常重要的。

一、识别心搏骤停

（一）检查患者有无反应

轻拍患者双肩，并在患者两侧耳旁大声呼唤："您还好吗？"若患者无反应，大声呼叫附近人员帮助。

（二）判断呼吸和脉搏

同时判断呼吸和脉搏，至少 5s，但不超过 10s。

1. 判断呼吸 扫视患者胸部，观察胸部是否有起伏。患者无呼吸或仅是叹息样呼吸，被认为是心脏停搏的标志之一。

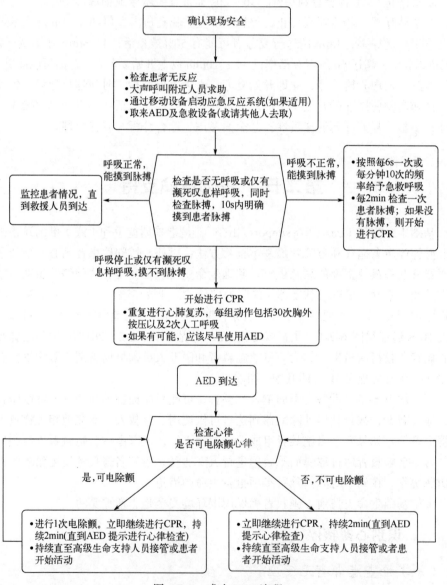

图 6-2-1 成人 BLS 流程

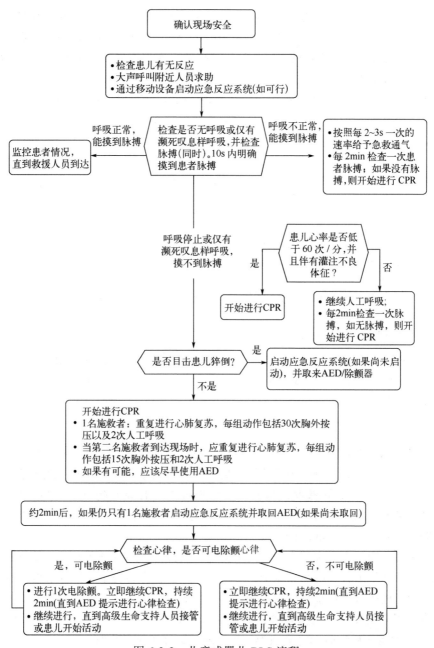

图 6-2-2　儿童或婴儿 BLS 流程

2. 判断脉搏

（1）成人患者　使用示指和中指的指尖平齐并拢，从气管正中部位向旁滑移到气管和胸锁乳突肌之间的凹陷处，感知患者颈动脉有无搏动。

若患者无正常呼吸而颈动脉搏动可扪及，则给予人工通气，每 6s 一次，每 2min

检查一次颈动脉搏动。若患者呼吸不正常且颈动脉搏动不能扪及，则立即开始高质量心肺复苏，按照胸外按压与人工通气30∶2的频率进行。对于非医疗专业急救人员，只要发现无反应的患者没有自主呼吸就按照心搏骤停处理，即刻开始心肺复苏。

（2）儿童和婴儿

① 对于儿童，触摸颈动脉或股动脉搏动；若触摸股动脉搏动，将2根手指放置在大腿内侧，髋骨和耻骨之间，正好在躯干和大腿交汇处的折痕以下。

② 对于婴儿，触摸肱动脉搏动，将2或3根手指置于婴儿的上臂内侧，在肘和肩膀之间。

若患儿无正常呼吸但脉搏存在：若脉搏≤60次/分且伴有血流灌注不足体征（如四肢冰冷、意识持续下降、脉搏微弱、皮肤苍白、花斑或发绀等），则以胸外按压为开始进行高质量心肺复苏。

对于儿童和婴儿心肺复苏，单人施救时按压与通气比率为30∶2，双人施救时按压与通气比率为15∶2。

二、启动EMSS，开始胸外按压

（一）启动应急反应系统

1. 院外　可请他人拨打"120"，同时获取自动体外除颤仪（AED）。

2. 院内　立即呼叫医护团队或紧急快速反应小组，获取除颤仪与抢救车等抢救设备和物品。

（二）胸外按压

胸外按压是对胸骨下段有节律地按压，通过增加胸膜腔内压或直接挤压心脏产生血液流动，可为心脏和脑等重要器官提供一定含氧量的血流。对倒地至第一次电击的时间超过4min的患者，胸外按压更为重要，有效的胸外按压可产生60～80mmHg的收缩期动脉峰压。一般情况下，对于高质量心肺复苏，首先做胸外按压，尽快提供循环支持（circulation，C）。

按压时，应让患者仰卧于坚实的平面上，头部位置尽量低于心脏，使血液容易流向头部。如果患者躺卧在软床上，应将木板放置在患者身下，以保证按压的有效性。为保证按压时力量垂直作用于胸骨，施救者可根据患者所处位置的高低，采取跪式或站式（需要时，用脚凳垫高）等不同体位进行按压，按压频率为100～120次/分。每次按压后让胸廓完全回弹，尽量减少胸外按压的中断。

1. 胸外按压的部位

（1）成人和儿童　胸部中央，胸骨的下半部。

（2）婴儿　两乳头连线之间稍下方的胸骨下半部分，切忌按压胸骨末端。

2. 胸外按压的手法

（1）成人　按压时，施救者一只手的掌根部放在胸骨按压部位，另一只手平行叠加在其上,两手手指交叉紧紧相扣,手指尽量翘起,保证手掌根部用力在胸骨上,避免发生肋骨骨折。按压时,身体稍前倾,双肩在患者胸骨正上方,双臂绷紧伸直,以髋关节为支点,依靠肩部和背部的力量垂直向下用力按压。按压和放松的时间大致相等。按压时应高声匀速计数。按压深度至少5cm,但不超过6cm。

（2）儿童　大多数儿童可使用1或2只手的掌根按压胸部;对于非常小的儿童,单手按压技术即可达到预期的按压深度,即至少为胸廓前后径的1/3,大约5cm。

（3）婴儿　单人施救时,可采用双指按压、双拇指环绕按压或单手掌根按压。双指按压是将两手指放在胸部中央;双拇指环绕按压是将双手拇指并排放在婴儿胸部中央(对于非常小的婴儿,拇指可能会重叠放置),用其余四指环绕婴儿的胸部,并支撑婴儿的背部。若采用上述两种方法仍无法达到预期按压深度,也可采用单手掌根进行按压。双人施救时,医护人员首选双拇指环绕按压。按压深度至少为婴儿胸廓前后径的1/3,大约4cm。

3. 高质量胸外按压的要点　可提供必要的心排血量,有利于冠状动脉、脑动脉和其他重要器官的血液灌注,提升心肺复苏的成功率。关键要点包含四方面:

（1）按压频率　100~120次/分。

（2）按压深度　至少为5cm,但不超过6cm,应避免过度按压和按压深度不够。

（3）每次按压后,让胸廓完全回弹。

（4）尽量减少胸外按压中断　双人CPR时,一人实施胸外心脏按压,另一人进行人工通气,保持气道通畅并监测颈动脉搏动、评价按压效果。通常在临床工作中,按压开始1~2min后,操作者按压的质量就开始下降,表现为频率和幅度以及胸壁复位情况不理想。因此,如双人或多人施救,应每2min或5个周期CPR更换按压者,并在5s内完成转换。

三、人工通气

人工通气的目的是维持足够的氧合和充分清除二氧化碳[2]。

（一）开放气道是有效人工通气的基础

患者无意识时,舌根后坠、软腭下垂等会阻塞气道,因此开放气道是有效人工通气的基础。在急救现场,往往采用徒手的方法来开放气道,以缓解由于舌后坠或上呼吸道肌肉松弛引起的气道梗阻,保持气道通畅。在开放气道的同时应用手指清理出患者口中可见异物或呕吐物,有活动性义齿者也应取出。常用的徒手开放气道的方法有以下两种:

1. 仰头抬颏法　适用于没有头部和颈部损伤的患者。患者取仰卧位,施救者站在患者一侧,将一手掌小鱼际侧置于患者前额用力使头后仰,另一手示指和中指置于下颌骨向上抬颏,使下颌角、耳垂连线与地面垂直。

2. 推举下颌法（托颌法）　适用于疑似头部或颈部损伤者。患者平卧,施救者位于患者头侧,两手拇指置于患者口角旁,其余四指托住患者下颌部位,在保证头部和颈部固定的前提下,用力将患者下颌抬起,使下齿高于上齿。对于儿童,可采用仰头抬颏法或推举下颌法开放气道;但对于婴儿,须将其头部置于正中位(嗅探位),即外耳道与婴儿肩部上方在一个水平面上,以保证最大限度地保持婴儿气道通畅。切忌过度开放气道,若婴儿头部抬离正中位,其气道可能会被阻塞。

(二)人工通气的方法

1. **口对口人工通气** 施救者在心搏骤停患者的一侧,用靠近患者前额的手的拇指与示指捏住患者鼻孔,用口唇把患者的口完全罩住,进行缓慢人工通气。施救者实施人工通气前,正常吸气即可,不需要深吸气。通气完毕,施救者应立即脱离患者口部,同时放松捏闭患者鼻部的手指,使患者能从鼻孔呼出气体。采取口对口人工通气时,一定注意应用合适的通气防护装置,既能保证通气效果又能有效保护施救者。口对口人工通气通常在单人心肺复苏时使用,进行口对口人工通气时,应暂停胸外按压,同时应尽可能减少按压中断。

2. **口对面罩通气** 施救者在心搏骤停患者的一侧,以患者鼻梁为参照,将便携面罩正确放置于患者口鼻部,使面罩封住面部;使用靠近患者头顶的手,将示指和拇指放在面罩的两侧边缘,将另一只手的拇指放在面罩的下缘固定,封闭好面罩,其余手指置于下颌骨边缘提起下颌以开放气道。施救者予经面罩通气,至患者胸廓抬起,然后将面罩离开口,使患者呼出气体。对大多数未建立人工气道的成人,推荐潮气量为500~600mL。

3. **球囊面罩通气** 当有2名及以上施救者时,可采用球囊面罩进行通气。

球囊面罩(bag valve mask)又称简易呼吸器,由球囊、面罩、储氧袋、氧气连接管及阀门(单向阀、压力安全阀、呼气阀、进气阀、储气阀、储氧安全阀)组成,在球囊后面空气口处有单向阀门,以确保球囊舒张时空气能单向流入,其侧方有氧气入口,连接氧气后,使用储氧袋可以提高给氧浓度。球囊面罩通气具有供氧浓度高、操作简便等特点,可在高级气道未建立前为患者提供手动正压通气支持。

(1)操作流程与方法

① 物品准备:选择大小合适的面罩,以便达到最佳使用效果。如外接氧气,应调节氧流量至储氧袋充满(氧流量至少8~10L/min)。

② 患者准备:仰卧位,去枕、头后仰。

③ 操作方法:球囊面罩通气术分为单人操作法和双人操作法。婴儿使用方法与成人相同,应选择一个适当大小的球囊和面罩。面罩必须能覆盖患儿的口和鼻子,但不能盖住眼睛或在颏部重叠。

单人操作法:操作者位于患者头部的正上方,使患者头部后仰,将面罩放在患者脸上,面罩狭窄处位于患者的鼻梁处。将一只手的拇指和示指放在面罩两边形成"C"形,并将面罩边缘压向患者面部,其余三指(中指、环指和小指3个手指形成

"E"形）提起下颌角，开放气道，使面部贴紧面罩；用另外一只手均匀地挤压球囊给予急救呼吸（每次1s），不论是否给氧，每次急救呼吸均需持续1s。若气管内插管或气管切开患者使用简易呼吸器，应先将气道内分泌物吸净后再应用。

双人操作法：方法是一名操作者位于患者头部的正上方，使患者头部后仰，将面罩放在患者脸上，面罩狭窄处位于患者的鼻梁处。将双手的拇指和示指形成"C"形，并将面罩密封于患者面部，面罩边缘完全密封，同时使用双手的其余3根手指形成"E"形提起下颌，使气道开放，并将面部往上抬，使其紧贴面罩；另一名操作者挤压球囊给予急救呼吸（每次1s）直至胸廓隆起。两名施救者均应观察患者胸廓是否隆起。注意避免过度用力按压面罩，否则可能会压低患者下颌，反而阻塞气道。

（2）注意事项

① 球囊面罩通气必须在呼吸道畅通的前提下使用，使用前开放气道，取出口腔中活动性义齿，清除咽喉部任何可见的异物及口鼻腔内分泌物，松解患者衣领。

② 通气量：挤压球囊时应根据气囊容量、患者病情、年龄、体重等决定，通气量以见到胸廓起伏即可，一般400~600mL，挤压1L球囊的1/2~2/3或挤压2L球囊的1/3即可。

③ 呼吸频率：美国心脏协会建议，如果成人患者有脉搏，每6s给予一次通气（10次/分）；如果没有脉搏，使用30:2的比例进行按压与通气；如果建立了高级气道，医护人员可以每6s进行一次人工呼吸（即每分钟10次呼吸），且不必在两次胸外按压间进行，即在通气时无须中断胸外心脏按压。如果患者尚有微弱呼吸，应注意挤压球囊的频次和患者呼吸的协调，尽量在患者吸气时挤压球囊。

④ 使用时间不宜过长：受人为因素的影响，如果长时间使用，易使通气量不足，必须及时进行气管内插管。

⑤ 监测病情变化：使用简易呼吸器辅助通气时，应密切观察患者通气效果、胸腹起伏、皮肤颜色、听诊呼吸音、生命体征和血氧饱和度等参数。

⑥ 不建议在单人心肺复苏时使用球囊面罩通气。

（三）儿童与婴儿人工通气

由于发生心搏骤停的患儿往往伴有呼吸衰竭或休克，这些疾病甚至在心搏骤停前就发生了，使得血液中的氧含量降低。因此，人工通气对婴儿和儿童更加重要，在进行胸外按压之前先予以开放气道并给予2次人工通气。在高质量心肺复苏时，为婴儿和儿童同时实施按压和人工通气非常重要。单人施救时按压与通气比为30:2，双人施救时，按压与通气比为15:2。每次通气应持续1s，使胸廓明显起伏，保证有足够的气体进入肺部，但应注意避免过度通气。

1. 单人施救时 对于儿童，采用口对口通气技术。对于婴儿，最好使用口对口鼻通气技术，即施救者的口罩盖住婴儿的口和鼻，使其完全不漏气，然后对着婴儿的口鼻吹气。若施救者无法用口覆盖婴儿口鼻，则使用口对口通气技术。

2. 双人施救时 可采用球囊面罩通气技术，球囊规格适中，面罩必须能完全覆盖患儿的口和鼻，避免盖住眼睛或在颏部重叠。

四、电除颤

电除颤是电复律术的一种类型，由于其在发放电脉冲时不启用同步触发装置，可在心电周期的任何时间放电，又称为非同步电复律[3]。临床绝大部分心搏骤停是由心室颤动所导致，而电除颤是终止心室颤动最迅速、最有效的方法。因此，对心搏骤停患者尽早除颤可显著提高复苏成功率。电除颤包括手动电除颤术和自动体外除颤术，具体操作流程和注意事项见第十六章第一节相关内容。

第三节 · 高级生命支持

高级心血管生命支持（advanced cardiovascular life support，ACLS）是在基础生命支持的基础上，通过应用辅助设备、特殊技术和药物等更有效的呼吸、循环支持措施，以恢复自主循环或维持循环和呼吸功能的进一步支持治疗。

《2023 AHA 成人高级心血管生命支持重点更新：AHA 心肺复苏和心血管急救指南更新》中的成人心搏骤停自主循环恢复后治疗流程展示了成人心肺复苏最重要的流程，描述了针对最初对 BLS 干预无反应且无脉搏的患者所实施的高级心血管生命支持中评估和治疗步骤：在持续 CPR 的基础上，每 2min 分析一次心律，根据结果选择除颤或不除颤，并适时给予急救药物、气道管理、呼吸支持以及可逆性病因的分析，直到患者恢复自主循环或停止复苏。该流程图包括心搏骤停的 2 个治疗路径，即左侧显示可除颤心律（心室颤动/无脉性室速），右侧显示不可除颤心律（心搏停止/无脉性电活动）；两条路径之间也可能发生互相切换。ACLS 一般由团队协作完成，例如 6 人所组成的高效团队，其中 1 名为组长，其余 5 名分别负责胸外按压、心电监测与除颤、气道管理与人工通气、静脉/骨内给药、计时与记录。

综上所述，ACLS 可归纳为高级 A、B、C、D（表 6-1-2）。

一、循环功能维持与监护

1. 心电、血压监测 心搏骤停患者，应第一时间给予 CPR，并及时连接心电监护仪或除颤器等心电示波装置或心电图机进行持续心电监测，及时发现并准确辨认心律失常，以采取相应的急救措施，如心室颤动时，立即给予除颤。检测心律要迅速，如果观察到规律心律，应检查有无脉搏。如对脉搏是否存在有任何怀疑，应立即开始胸部按压。监测中还应注意任何心电图的表现均应与患者的临床实际情况紧密联系，必要时予以电除颤或同步电复律。

2. **CPR 质量监测** 在 CPR 过程中，组长或记录员监测组员 CPR 表现，保证快速、用力按压，频率 100～120 次/分，按压深度 5～6cm，并使胸廓完全回弹；尽量减少胸外按压中断；避免过度通气；每 2min 轮换一次胸外按压者，如感觉疲劳可提前轮换，采用正确按压与通气比（30∶2）实施 CPR。另一方面，在可行的情况下，使用动脉血压或呼气末 CO_2 分压（$PetCO_2$）等生理参数来监测和优化 CPR 质量；按压目标是使 $PetCO_2$ 至少为 10mmHg，理想情况下为 20mmHg 或更高；动脉内舒张压最好大于 20mmHg。

二、人工气道的建立

对于心脏骤停的患者进行心肺复苏过程中，有条件的情况下应尽早建立人工气道，以保持气道持续开放状态，确保机体得到充分氧合，同时排出二氧化碳[2]。

1. **基础人工气道建立** 对于存在舌体或上呼吸道肌肉松弛引起气道梗阻的心搏骤停患者，如果仰头抬颏法或托颌法无法保持气道通畅，或者在对心搏骤停患者球囊面罩通气过程中，施救者可能不自觉地下推颏部而导致气道阻塞，可使用口咽通气管（oropharyngeal airway，OPA）或鼻咽通气管（nasopharyngeal airway，NPA）置入建立初级气道。

（1）OPA 是一种 J 形装置，有多种型号见图 6-3-1，放置在口腔舌面，可将舌与柔软的下咽结构固定，使它们远离咽后壁，从而维持气道通畅。OPA 不能应用于有意识或半清醒的患者，因为可能会刺激患者，引发恶心、呕吐、呛咳、喉痉挛或支气管痉挛。以下几种情况，也是 OPA 置入术的相对禁忌证：口腔或上下颌骨创伤、咽部气道占位性病变、喉头水肿、气道内异物、哮喘、咽反射亢进、门齿有折断或脱落危险、呕吐频繁等。其操作方法见第十六章第三节相关内容。

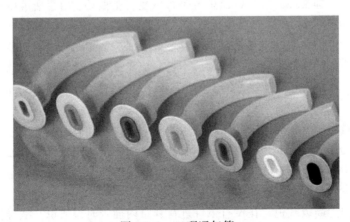

图 6-3-1 口咽通气管

（2）鼻咽通气管（NPA）是一种柔性橡胶或塑料无套囊导管（图 6-3-2），可建立鼻孔和咽部之间的气流通道，可作为 OPA 的替代方案。NPA 可用于有意识、半清醒或无意识的患者（咳嗽和有完全咽反射的患者）。当置入OPA有困难或危险时，适合使用NPA。NPA也可用于神经受损伴有咽部肌张力和协调性不足导致上呼吸道梗阻的患者。以下几种情况禁用NPA：颅底骨折、脑脊液耳鼻漏、鼻腔疾病或有出血倾向等（操作方法请参见第十六章第三节相关内容）。

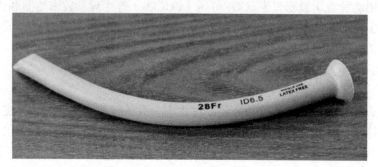

图6-3-2 鼻咽通气管

2. 高级人工气道建立 高级人工气道包括气管内插管、气管切开和声门上高级气道，如喉罩、喉导管等。

（1）气管内插管 在高质量的心肺复苏中，气管内插管是进行人工通气的最好方法。气管内插管能持续保持气道通畅，减少气道阻力，便于清理呼吸道分泌物，减少解剖无效腔，为人工通气、气管内给药提供有利条件，更重要的是进行气管内插管后可不再因人工通气而中断连续胸外心脏按压。

《2020 AHA心肺复苏与心血管急救指南更新》建议气管内插管后开展持续定量的呼气末CO_2分压（$PetCO_2$）监测，不仅有助于确认气管导管是否正确置入，而且可以客观监测心肺复苏的质量以及患者是否恢复自主循环。由于血液中CO_2必须通过肺循环才能被呼出，所以气管内插管置入位置错误时，将无法观测到CO_2波形图；$PetCO_2$与冠状动脉灌注压、脑灌注压变化呈正相关，若$PetCO_2$持续低于10mmHg，则意味着自主循环恢复可能性小或预后不良。应尝试对胸外按压和血管加压药物治疗加以改善，从而提高心肺复苏的质量；若$PetCO_2$突然升至35~45mmHg，则可将其视作ROSC的一个指标。

置入气管内插管时需要中断胸外按压及除颤；反复插管及插管失败都可影响心搏骤停复苏的预后。因此，在心肺复苏的初期，应尽量优先保证胸外心脏按压的实施并尽快给予除颤；进行气管内插管前应做好充足的准备，插管动作应熟练迅速，以尽可能减少对胸外心脏按压的影响。

（2）声门上高级气道 在没有条件进行气管内插管时，喉罩、喉导管、食管气管导管可作为暂时性替代选择。

气管内插管、声门上高级气道的建立相关操作方法请参见本书第十六章第三节相关内容。

3. 人工气道的维护

（1）妥善固定人工气道　患者在意识恢复过程中会出现烦躁不安，常会出现咬管、吐管动作或自行拔除导管；在治疗、护理或搬运患者时可能会导致管道的牵拉或移位，因此选用合适的方法固定导管非常重要。对烦躁不安的患者进行必要的保护性约束或使用镇静剂，加强床旁巡视患者，防止自行拔管。

（2）保持导管通畅　气道分泌物干结容易造成导管堵塞。因此需要湿化气道，按需吸痰，及时清除管腔内分泌物。必要时重新更换导管或行气管切开术。

（3）导管套囊维护　推荐使用气囊压力监测表对气囊进行充气，使气囊内压达到成人 25～30cmH$_2$O，儿童和婴儿通常 < 20～25cmH$_2$O；也可使用最小闭合容积法或最小漏气技术对气囊进行充气，直至通气时听不到套囊周围漏气声。每班监测气囊内压力，使之处于最佳充气状态。

三、通气与氧供

1. 通气　在心肺复苏中，对患者进行高质量的人工通气，可采用球囊面罩（或导管）通气或机械通气。在建立高级人工气道前，采用球囊面罩通气，胸外按压与通气比为 30∶2；在高级气道建立之后，采取球囊导管通气或机械通气，按照 AHA 指南推荐频率给予通气，即成人每 6s 给予一次通气，10 次/分；儿童和婴儿每 2～3s 给予一次通气，20～30 次/分；同时持续进行不间断的胸外心脏按压。

2. 氧供　心肺复苏时，有条件者应尽可能给予心脏骤停患者高浓度氧气或 100%纯氧吸入。当患者出现 ROSC 后，再根据动脉血气分析的结果调节氧浓度，维持血氧饱和度在 92%～98%，避免体内氧过剩。

四、明确诊断

在救治心搏骤停患者过程中，应尽可能迅速明确引起心搏骤停的病因，以便及时对可逆性病因（5H5T）采取相应的救治措施。一方面，通过使用 SAMPLE 助记表来收集患者的病史信息，帮助快速确定或排除疑似诊断：S（symptoms and signs，症状和体征）、A（allergy，过敏史）、M（medication，用药史包括最后一次使用的剂量）、P（past history，既往病史，尤其与当前疾病相关的病史）、L（last meal，最近一餐所吃的食物）、E（event，事件经过）；另一方面，应尽早描记 12 导联心电图，及时采集静脉血标本检验相关生化指标，采集动脉血标本进行血气分析，进行影像学检查等，明确心搏骤停原因。

五、开胸心脏按压

大量临床资料表明胸外心脏按压效果不满意，最终仅 10%～14%完全康复；而开胸心脏按压时心排血量高于胸外心脏按压约 1 倍，脑灌注也高于后者。开胸心脏按压的长期存活率高达28%。因此，开胸心脏按压术重新受到重视。

（一）适应证

（1）胸部创伤引起心搏骤停者；胸廓畸形或严重肺气肿、心脏压塞者。

（2）经常规胸外心脏按压10~15min（最多不超过20min）无效者。

（3）动脉内测压条件下，胸外心脏按压时的舒张压小于40mmHg（5.332kPa）。

（二）方法

采用左前外侧第四肋间切口，以右手进胸。进胸后，右手大鱼际肌和拇指置于心脏前面，另四手指和手掌放在心脏后面，以80次/分的速度，有节律地挤压心脏。也可用两手法，将两手分别置于左、右心室同时挤压。

六、建立药物通道与药物治疗

（一）建立给药通道

出现心搏骤停时，应立即开始心肺复苏并尽快除颤。在不中断CPR和快速除颤的前提下，应迅速建立静脉或骨髓通路。

1. 静脉通路（Ⅳ） 应首选建立外周静脉通路并给予药物和液体。常选用肘前静脉（如肘正中静脉或贵要静脉）、颈外静脉，尽量不用手部或下肢静脉。一般药物经由外周静脉到达心脏需要1~2min的时间，药物静脉注射后再推注20mL液体，有助于药物进入中心循环。对已建立中心静脉通路者，优选中心静脉给药，因中心静脉给药比外周静脉给药药物峰浓度更高、循环时间更短、起效更快。但如果在CPR期间，不论是建立外周静脉通路还是中心静脉通路，不可因置入静脉导管而中断CPR和影响除颤。

静脉通路是小儿复苏时首选的给药通道，但当复苏时静脉穿刺失败3次或时间>90s，为建立骨髓通路的指征。

2. 骨髓通路（IO） 由于骨髓腔内有不塌陷的血管丛，是可供选择的另外一种给药途径，其给药效果相当于中央静脉通道。如果无法建立静脉通路，可建立骨髓通路进行液体复苏、给药和采集血液标本。

3. 气管内给药（ET） 如果无法建立静脉或骨髓通路，某些药物可经气管内插管注入气管。常用药物有肾上腺素、阿托品、利多卡因、纳洛酮和血管升压素等。其剂量应为静脉给药的2~2.5倍，使用5~10mL生理盐水或注射用水稀释后，将药物直接注入气管。使用注射用水稀释肾上腺素和利多卡因可比应用生理盐水稀释更好吸收。但经气管内给予肾上腺素，其较低的浓度可产生短暂性的β肾上腺素能效应（血管舒张作用），导致低血压、低冠状动脉灌注压（CPP），降低ROSC的可能性。因此，虽然某些药物可经气管内给予，但应尽量选择经静脉或骨髓通路给药方法，以保证给药的准确性和药物作用的有效性。

（二）药物治疗

对于心搏骤停患者，在不中断 CPR 和尽早对室颤患者实施除颤的前提下，应尽快遵医嘱给予复苏药物，并在给药后推注 20mL 液体，抬高注射侧肢体，促进药物更快到达中心循环。常用的复苏药物及用法如下：

1. **肾上腺素（adrenaline）** 是一种血管加压药物，是 CPR 的首选药物。肾上腺素主要是通过兴奋 α 肾上腺素受体的作用，收缩外周血管，提高血压，增加冠状动脉和脑等其他重要脏器的灌注压。对于不可除颤心律患者，应尽快给予肾上腺素；对于可除颤心律患者，优先进行除颤和 CPR，如果 CPR 和除颤初始尝试不成功，一般在除颤 2 次后给予第一剂肾上腺素。肾上腺素的用法是 1mg 经静脉或骨髓通路推注，每 3~5min 一次。如果无法经静脉或骨髓通路给药，可经气管内给药，剂量为 2~2.5mg。

小儿复苏时，使用 1:10000 肾上腺素溶液，0.01mg/kg，静脉注射，5min 后重复；气管内给药，剂量为 0.1mg/kg。

2. **胺碘酮（amiodarone）** 是一种抗心律失常药物，可影响钠、钾和钙通道的合成，具有阻滞 α、β 肾上腺素受体的特性。当给予 2~3 次除颤加 CPR 及给予肾上腺素之后仍然是心室颤动/无脉性室速时，应准备给予胺碘酮。胺碘酮对于心搏骤停患者，其用法是首次 300mg，静脉或骨髓通路推注。如无效，可隔一个周期（给予肾上腺素）再给予 150mg 推注。

3. **利多卡因（lidocaine）** 可降低心室肌传导纤维的自律性和兴奋性，相对地延长心室有效不应期，提高心室颤动阈值。对于心室颤动/无脉性室速导致的心搏骤停患者，如果没有胺碘酮，可以考虑给予利多卡因，首次剂量为 1~1.5mg/kg，静脉或骨髓通路注射；之后每间隔 5~10min 再推 0.5~0.75mg/kg，最大剂量为 3mg/kg。

4. **镁剂（magnesium）** 能有效终止尖端扭转型室速。如果心室颤动/无脉性室速、心搏骤停与尖端扭转型室速有关，可将硫酸镁 1~2g 溶于 5%葡萄糖注射液 10mL 中缓慢（5~20min）静脉注射。之后可用 1~2g 硫酸镁溶于 50~100mL 5%葡萄糖注射液中，缓慢静脉滴注。尖端扭转型室速应立即进行高能量电击治疗，硫酸镁仅是辅助药物，用于治疗或防止尖端扭转型室速复发，不建议心搏骤停时常规使用。

5. **碳酸氢钠（sodium bicarbonate）** 复苏初期（15~20min 内）产生的代谢性酸中毒通过改善通气可得到纠正，不应过分积极补充碳酸氢钠。心搏骤停或复苏时间过长者，或早已存在代谢性酸中毒、高钾血症、三环类药物过量患者，可适当补充碳酸氢钠。初始剂量 1mmol/kg（如为 5%的溶液，1mL=0.6mmol）静脉滴注，之后根据血气分析结果调整补给量，防止产生碱中毒。

小儿复苏时，如果患儿 pH<7.20，严重肺动脉高压、高钾血症，且在足够通气

状态下，肾上腺素给药效果不佳时，可考虑使用碳酸氢钠。

6. **类固醇（steroids）** 在治疗院内心搏骤停时，尽管不建议常规使用类固醇，但类固醇与肾上腺素一起使用可能有益于治疗院内心搏骤停。

七、亚低温治疗与脑复苏

心搏骤停是造成脑组织缺血损伤的主要原因。当平均动脉压 < 60mmHg 时，脑血流量（cerebral blood flow，CBF）开始下降，当 CBF 下降到基础值的 20% 以下时，大脑氧供完全中断。脑损伤的临床表现包括昏迷、抽搐、肌阵挛、不同程度的神经认知功能障碍和脑死亡。脑复苏是心肺复苏的目的，其原则是尽快恢复脑血流，缩短脑组织无灌注和低灌注时间，维持合适的脑代谢，中断细胞损伤的级联反应，减少神经细胞丧失。主要治疗措施包括：

（一）尽快恢复自主循环

开始 CPR 和 ROSC 时间的长短决定了脑损伤的严重程度。及早 CPR 和早期电除颤是复苏成功的关键。胸外按压至少可产生正常心排血量 20%～30% 的供血，可维持一定的冠状动脉灌注并提高自主循环恢复比率，还可保持一定的 CBF，延缓脑缺血损伤的进程[3]。

（二）低灌注和缺氧的处理

由于脑组织缺血损伤后脑代偿机制丧失，ROSC 后脑血流量主要决定于动脉血压，动脉血压降低势必影响 CBF，因此应该积极处理低血压，必要时予以补充血容量和血管活性药物治疗。一定的高血压状态可进一步提高 CBF，可能对脑复苏治疗有利，因此舒张压 < 120mmHg 时一般不需要处理。但血压过高可以损伤血脑屏障、加重脑水肿。

脑血管阻力是影响 CBF 的另一因素。ROSC 后脑血管失去自身调节作用，但对氧和二氧化碳浓度变化具有一定的反应性。通气过度时，二氧化碳分压（$PaCO_2$）降低可引起脑血管扩张而迅速减少 CBF。在颅内压（intracranial pressure，ICP）增高的情况下，过度通气可降低 ICP 而暂时性地抑制脑疝形成，但在 ICP 不高的情况下，过度通气可明显减少 CBF 而产生有害作用。通常情况下，维持 $PaCO_2$ 在 35～40mmHg 是安全和合适的。

（三）体温调节

体温过高和发热可加重脑缺血损伤。在复苏过程中应监测患者的中心体温，如出现体温过高或发热，应给予解热药或通过物理降温方式积极处理。

自 20 世纪 80 年代以来，亚低温作为一种脑保护方法已应用于重症颅脑损伤、心脏手术及心搏骤停后患者的治疗中。心搏骤停患者达到 ROSC 后，如果患者不遵循指令、陷入昏迷，应尽快开始实施亚低温治疗。《2020 AHA 心肺复苏与心血管急救指南更新》推荐：给患者使用带有反馈回路的冷却装置，目标温度设定在 32~36℃，持续 24h。

1. **亚低温治疗的原理** 亚低温治疗利用具有中枢神经系统抑制作用的药物，使患者进入睡眠状态，再配合物理降温减少脑耗氧量和能量代谢，从而降低脑损伤患者的颅内压，可以有效改善脑功能预后，具有显著的脑保护作用。

2. **亚低温脑保护方法** 主要包括全身体表降温、血管内降温以及局部降温等。

（1）全身体表降温 常规使用冰袋、冰帽。可用毛巾包裹冰袋，置于头部和大血管体表部位。该方法简单、易行，但不推荐使用冰水浸浴或冰屑（特殊紧急条件下除外，例如野战创伤不具备医疗条件下）。推荐使用降温毯以及亚低温治疗仪等可控电子化降温设备实施靶向目标降温。

（2）血管内降温 ①静脉输液法：30min 内静脉输注 4℃ 晶体液（等渗林格液，30mL/kg）；对于心功能较差或容量负荷过重的患者需谨慎使用。②体外循环法：建立体表血管通路（股动静脉建立循环），经体外循环机变温器或者体外膜肺氧合（ECMO）进行降温，该方法效果最显著，但创伤较大，需全身肝素化；对于脑出血患者不建议使用，其可增加出血面积以及出血量。③血管内热交换法（将闭合的冷盐水循环管路置入静脉系统内进行降温）：与体表降温、复温相比，血管内降温、复温更加迅速、均匀，温差小，对血流动力学影响小。

（3）局部降温 临床上应用选择性头部降温已很长时间，但由于设备的限制以及临床疗效较差曾一度被否定。近年来，选择性头部降温设备重新得到认可，但其疗效尚需进一步评价。

3. **亚低温治疗的复温方法**

（1）低温后被动复温 逐渐自然复温。

（2）低温后主动复温 外源性复温可采用温暖毛毯、热水袋、水毯等。内源性复温方法为输注温热液体（成人）或使用体外循环等血液变温设备。

（3）复温注意事项 避免过快复温，应缓慢持续复温，防止出现反弹性高温而加重脑损伤。推荐每 4~6h 复温 1℃，12~24h 内将温度（肛温）恢复至 36~37℃。复温过程中适当给予镇静、肌松药物，预防肌颤导致的颅内压增高。

（四）血糖控制

ROSC 后的高血糖状态可加重脑血流紊乱和脑代谢紊乱，促进脑水肿形成，加重脑缺血损伤。在脑复苏治疗时积极处理高血糖，除非有低血糖发生避免输注含糖液体。

（五）抗癫痫

癫痫可因全脑缺血损伤引起，癫痫发作时，脑代谢水平增加 300%~400%，因而加重氧供/氧需失衡和脑代谢紊乱。尽管预防癫痫治疗并未改善神经功能预后，但通常的共识是对癫痫应予以积极、有效的处理。常用的抗癫痫治疗药物有苯二氮䓬类、苯妥英钠以及巴比妥类。

（六）高压氧（HBO）治疗

通过增加血氧含量及其弥散功能，提高脑组织氧分压，改善脑缺氧，降低颅内压，有条件者可早期行高压氧治疗。

（七）其他治疗

包括深低温和头部选择性降温治疗等。

八、复苏后监测与护理

心肺复苏成功后患者死亡大部分发生在心搏骤停后 24h 之内，因此，一旦心搏骤停患者出现 ROSC，应立即开始心搏骤停后系统的综合性治疗措施，防止再次发生心搏停止，并提高入院后长期生存的机会，增加完整无损神经功能幸存的可能性。根据《2020 AHA 心肺复苏与心血管急救指南更新》相关内容（图 6-3-3），成人心搏骤停患者达到 ROSC 后治疗分两个阶段。针对以上治疗措施，应该进行严密的复苏后监测与护理。

（一）初始稳定阶段，持续进行复苏治疗

1. 确保气道通畅 对于无意识的患者需要建立并维持高级气道，首选气管内插管，气管内插管位置正确，可通过描记二氧化碳波形图或测定二氧化碳的方法进行导管位置确认与监测。

2. 给予呼吸支持 给予合适的通气频率和吸氧浓度，初始通气频率为 10 次/分，持续监测血氧饱和度，调整通气频率和吸氧浓度，使得 ROSC 患者血氧饱和度（SpO_2）维持在 92%~98%，动脉血 $PaCO_2$ 为 35~45mmHg。如果患者能够耐受，应抬高床头 30°，以降低脑水肿、误吸和呼吸机相关性肺炎的发生率。过度通气伴随 $PaCO_2$ 下降会导致脑血流量降低，也会增加胸腔内压，降低心脏前负荷和心排血量，应避免过度通气。

3. 监测血流动力学变化 通过持续心电监测评估生命体征并识别复发性心律失常。如果患者有低血压，可通过给予晶体液和（或）血管加压药或强心剂，使得患者血压达到收缩压＞90mmHg 或平均动脉压＞65mmHg。

（二）持续管理和其他紧急措施

1. 心电图识别 及早对患者 12 导联心电图进行识别，判断是否有 ST 段抬高型心肌梗死（STEMI）；是否有不稳定的心源性休克或需要机械辅助循环等情况，并据此决定是否进行心脏介入治疗。

2. 亚低温治疗 持续做好亚低温治疗期间的监测及护理。

（1）体温监测 保持肛温在 33~35℃。监测呼吸、有创动脉压、心率、血氧等生命体征的变化。

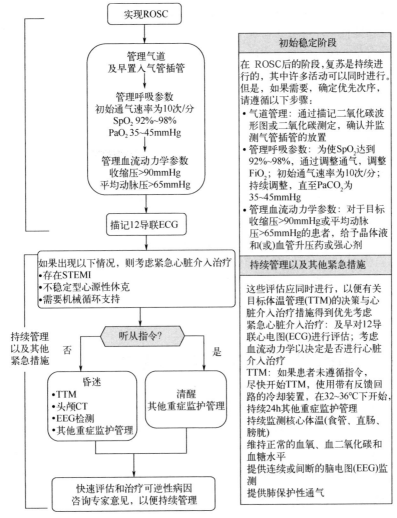

图 6-3-3 成人心搏骤停自主循环恢复后治疗流程

（2）脑电图监测 推荐间断或持续监测癫痫的发生。躯体感觉诱发电位（SSEP）对评估缺血缺氧性脑病预后具有重要的参考价值。

（3）脑氧饱和度监测 评估脑供氧和脑氧耗。

（4）其他 定期进行血气分析，保持电解质平衡和内环境稳定。亚低温诱导和维持阶段，血清 K^+ 建议保持在 3.0～3.5mmol/L，以防止复温时离子反跳造成的高钾血症和心律失常。

（5）基础护理 注意有无寒战，物理降温时避免低温冻伤。卧床患者容易出现各种并发症，切实做好皮肤护理，防止压力性损伤的发生；观察患者有无腹胀、便秘等胃肠道症状，及时对症处理。

（6）注意观察有无并发症出现，并积极采取措施预防　亚低温治疗中可能出现肌颤、免疫功能低下、呼吸道感染、心律失常、循环不稳定（低血压）、反跳性颅内压增高、凝血功能障碍（低凝和出血倾向）、电解质紊乱（高钠、低钾、低镁、低氯、低钙等），应注意观察，及时处理。

（7）亚低温治疗后，应积极预防昏迷患者的发热。

3. 积极防治脑缺氧和脑水肿　遵医嘱使用脱水药物；监测生命体征和意识状态，维持良好的脑灌注。

4. 其他重症监护管理

（1）持续监测核心体温，如食管、膀胱或直肠温度。

（2）维持正常的血氧饱和度、血氧分压和血二氧化碳分压、血糖水平。

（3）连续心电、血压、呼吸、血氧饱和度监测，定期监测血电解质、血气分析、凝血功能，必要时进行毒物测定，完善床旁心脏超声及胸部影像学检查，以及时发现心搏骤停的原因并进行针对性的处理。

（4）提供连续或简短的脑电图监测，并进行头颅CT。

（5）实施肺保护性通气策略等。

第四节 · 心肺复苏成功标准及死亡

当有人发生心搏骤停时，目击者立即实施心肺复苏，可提高复苏成功率，改善患者预后。如果是非专业急救者，应持续CPR直至获得AED和被EMS人员接替，或患者开始有活动，不应为了检查循环或检查反应有无恢复而随意中止CPR。对于医务人员，应遵循下述心肺复苏有效指标和终止抢救的标准[4]。

一、心肺复苏成功标准

（一）心肺复苏的有效指标

（1）停止按压后可扪及大动脉搏动。

（2）自主呼吸恢复。

（3）瞳孔由大变小，出现对光反射，甚至有眼球运动。

（4）面色及口唇由发绀转为红润。

（5）意识　患者出现眼球活动，睫毛反射与对光反射出现，甚至手脚开始抽动，肌张力增加或可遵嘱睁眼。

（二）终止心肺复苏的指征

（1）持续进行高质量CPR 30min以上，且EMS人员到场后确定患者已死亡。

（2）由EMS人员接手承担复苏或其他人员接替抢救。

（三）不实施心肺复苏的情况

（1）施救时可能造成施救者自身严重损伤或处于致命的危险境地（如传染性疾病）。

（2）存在明显不可逆死亡的临床特征（如尸体僵直、尸斑、斩首、身体横断、尸体腐烂）。

（3）患者生前预嘱拒绝心肺复苏（此项应根据具体情况谨慎决定）。

二、脑死亡

死亡是指机体整体功能的永久性停止。传统的概念认为，心搏和呼吸完全停止，不能再使其恢复时，即可判断机体已死亡。

（一）人体死亡分期

1. **濒死期** 又称临终状态，此期脑干以上中枢神经系统处于深度抑制，机体各系统功能发生严重障碍，表现为意识模糊或丧失，生理反射减弱或迟钝。血压下降，心搏和呼吸减弱或出现周期性呼吸。濒死期长短因机体状况和所患疾病而有所不同，可由数秒钟至数小时。正确识别濒死期，迅速采取积极抢救措施，可使患者在此过程中逆转，而避免发展到临床死亡期。

2. **临床死亡期** 又称躯体死亡或个体死亡。此期延髓处于深度抑制和功能丧失状态。表现为心搏和呼吸停止，瞳孔散大和固定，各种反射消失。临床死亡过程中，从表面上看人体的生命活动均停止，但其微弱的代谢过程仍有可能在组织内进行，因此尚有复苏的可能，采取降温，特别是头部降温，可明显减少脑组织耗氧量而使临床死亡期延长达 1h 或更久，这对抢救生命十分有利。

3. **生物学死亡期** 又称全体死亡、细胞死亡或分子死亡，是死亡过程的最后阶段。此期全身各组织细胞的新陈代谢全部停止，并出现不可逆的变化，整个机体的复苏已不可能。随着生物学死亡过程的发展，尸冷、尸斑、尸僵等现象相继出现。

临床上有时会出现一种特殊状况，表现为人体处于极度微弱的状态，从外表观察似乎已经死亡，但并未真正死亡，如得到积极救治，能及时有效地复苏，这种状态称为假死。假死实质上是濒死期的特殊表现，因此切勿将处于假死状态的患者误认为真正死亡，特别在遇到常见假死的疾病时，尤应谨慎。

（二）脑死亡

脑死亡是指包括大脑、小脑和脑干在内的全脑功能不可逆转性完全丧失。主要见于脑组织的严重损伤、出血、炎症、肿瘤、脑水肿、脑疝或继发于心肺功能障碍的脑功能丧失。其诊断标准包括：

① 大脑反应消失：不可逆地昏迷，对外界刺激全无反应。

② 脑反射消失：瞳孔散大，对光反射消失，角膜、咽喉反射消失。

③ 无自主呼吸：依赖呼吸机维持通气，自主呼吸激发试验证实无自主呼吸。

④ 出现平波（等电位）脑电图：至少观察30min，24h后复查仍无反应。

⑤ 脑循环停止：脑血流图检查可证实，为确诊脑死亡的最可靠的指征。

参考文献

[1] 美国心脏协会. 高级心血管生命支持实施人员手册[M]. 杭州：浙江大学出版社，2021.
[2] 张波. 急危重症护理学[M]. 5版. 北京：人民卫生出版社，2022.
[3] 沈洪，刘中民. 急诊与灾难医学[M]. 3版. 北京：人民卫生出版社，2018.
[4] 李小刚. 急诊医学[M]. 2版. 北京：高等教育出版社，2016.

（周芳意　罗玲霞　黄苇萍）

微信扫码

①微信扫描本页二维码

②添加出版社公众号

③点击获取您需要的资源或服务

第七章 常见急诊症状护理

急诊患者的病情复杂多样，常常涉及多个器官或系统的急危重症。早期识别与诊断，及时采取有效的救治和护理措施对提高抢救成功率、降低患者死亡率至关重要。本章以可能危及生命的常见急诊疾病症状为切入点，介绍常见的急诊症状的病因、病情评估、急救及护理。

第一节 · 呼吸困难

呼吸困难（dyspnea）是指患者主观上感觉空气不足、呼吸费力；客观上表现为呼吸运动用力，严重时可出现张口呼吸、鼻翼扇动、端坐呼吸，甚至发绀、辅助呼吸肌参与呼吸运动，并且可伴有呼吸频率、节律和深度的改变。呼吸困难主观性较强，受患者的精神状况、生活环境、文化水平、心理状态及疾病性质等因素的影响[1]。

一、护理评估

【病因】

呼吸困难常见于呼吸系统和循环系统疾病，常见病因如下：

（1）急性肺栓塞（acute pulmonary embolism，APE） 是各种栓子阻塞肺动脉系统引起的以肺循环和呼吸功能障碍为主要表现的一组疾病或临床综合征的总称，包括肺血栓栓塞（pulmonary thromboembolism，PTE）、脂肪栓塞、羊水栓塞、空气栓塞。临床上以PTE最为常见，因此有时所指的APE即指PTE。

（2）支气管哮喘（bronchial asthma） 简称哮喘，是由多种细胞和细胞组分参与的气道慢性炎症性疾病。哮喘的发病机制非常复杂，常因接触变应原、刺激物或呼吸道感染诱发。

（3）急性呼吸窘迫综合征（acute respiratory distress syndrome，ARDS） 主要为肺毛细血管内皮细胞和肺泡上皮细胞损伤，造成肺毛细血管通透性增高、肺水肿及透明膜形成，引起肺容积减少、肺顺应性降低、严重的通气血流比例失调，导致呼吸功能障碍。

（4）慢性阻塞性肺疾病（chronic obstructive pulmonary disease，COPD） 是一组以气流受限为特征的肺部疾病，气流受限呈进行性发展，与气道和肺组织对有害气体或有害颗粒的异常慢性炎症反应有关，与慢性支气管炎和肺气肿密切相关。

（5）气胸（pneumothorax） 胸膜腔是不含空气的密闭潜在腔隙。一旦胸膜腔内有气体聚集，即称为气胸，气胸可分为自发性气胸和创伤性气胸。自发性气胸指肺组织及脏层胸膜的自发破裂或者胸膜下肺大疱自发破裂，使肺及支气管内气体进入胸膜腔所致的气胸。根据脏层胸膜破裂口的情况可将气胸分为闭合性气胸、开放性气胸、张力性气胸。气胸发生后，胸膜腔内压力增高，肺失去膨胀能力，通气功能严重受损，引起严重呼吸困难。

（6）急性心力衰竭（acute heart failure） 是指急性心血管病变引起的心排血量急骤降低，导致组织器官灌注不足和急性肺淤血综合征。

【临床表现】

引起呼吸困难的原发病不同，其临床症状和体征也各有不同[2]。

（一）肺源性疾病导致的呼吸困难

1. **吸气性呼吸困难** 吸气时呼吸困难显著，发生时常伴干咳及高调吸气性哮鸣音，重者可出现"三凹征"，即胸骨上窝、锁骨上窝和肋间隙明显凹陷，其发生与大气道的狭窄和梗阻有关。

2. **呼气性呼吸困难** 表现为呼气费力、缓慢及呼气时间延长，常伴有呼气期哮鸣音，其发生与支气管痉挛、狭窄和肺组织弹性减弱，影响了肺通气功能有关。

3. **混合性呼吸困难** 是由于肺部病变广泛使呼吸面积减少，影响了换气功能所致。此时，吸气与呼气均感费力，呼吸频率增快、深度变浅，常伴有呼吸音减弱或消失。

（二）心源性疾病导致的呼吸困难

1. **劳力性呼吸困难** 在体力活动时发生或加重，休息后缓解或消失，常为左心衰竭最早出现的症状。

2. **夜间阵发性呼吸困难** 即患者在夜间入睡后因突然胸闷、气急而憋醒，被迫坐起，呼吸深快。轻者数分钟至数十分钟后症状逐渐缓解，重者可伴有咳嗽、咳白色泡沫样痰、气喘、发绀、肺部哮鸣音，称为"心源性哮喘"。

3. **端坐呼吸** 为严重肺淤血的表现，即静息状态下患者仍觉呼吸困难，不能平卧。

（三）呼吸深度与频率的改变

如糖尿病酮症酸中毒和尿毒症酸中毒患者出现深而大或浅而慢的呼吸；肺气肿、呼吸肌麻痹及镇静剂过量、癔症等患者可能出现浅而快的呼吸。

（四）呼吸节律的改变

常见的呼吸节律异常可表现为潮式呼吸（Cheyne-Stokes 呼吸）或间停呼吸（Biot's 呼吸），是呼吸中枢兴奋性降低的表现，反映病情严重。潮式呼吸见于中枢神经系统疾病和脑部血液循环障碍，如脑动脉硬化、心力衰竭、颅内压增高以及糖尿病昏迷和尿毒症等。间停呼吸偶见于脑膜炎、脑炎、中暑、颅脑外伤等。神经精神性与肌病性呼吸困难患者可能伴有手足抽搐等症状。

（五）其他症状、体征

胸痛、哮鸣音、发热、咳嗽、咳痰、休克、咯血、意识障碍、颈静脉充盈、桶状胸、胸部叩诊呈鼓音或过清音等伴随症状和体征。

【辅助检查】

（1）血气分析。

（2）胸部 X 线或 CT。

（3）心电图。

（4）血常规、电解质、心功能、肾功能等实验室检查。

（5）其他检查　①肺动脉造影。②肺功能检查。③支气管激发试验或运动试验阳性、支气管舒张试验阳性、峰值呼气流速（PEF）昼夜波动率≥20%，这三者有其一即可考虑为支气管哮喘急性发作。

【诊断】

对于呼吸困难病因的诊断可根据其病史、症状、体征及辅助检查结果进行综合判断，伴随症状有助于急性呼吸困难的诊断。

【鉴别诊断】

呼吸困难最常见于心血管、呼吸及神经肌肉疾病。呼吸困难的鉴别诊断需要综合判断，要全面系统了解患者病情的基础上，并遵循系统、有序、快捷、准确的原则进行[2]。

（1）首先应区分是急性、慢性和发作性呼吸困难，如急性呼吸困难可见于急性左心衰竭、急性呼吸窘迫综合征等，慢性呼吸困难常见于慢性阻塞性肺疾病，发作性呼吸困难可见于支气管哮喘持续发作、癔症等。

（2）尽快判断是否为急危重症，以减少对呼吸困难进行鉴别诊断过程中存在的危险性。

（3）力求准确判断呼吸困难的性质和程度，结合呼吸困难患者的病史、临床表现、体格检查及辅助检查结果，尽早针对呼吸困难的病因进行有效的治疗。

【心理社会评估】

通常采取访谈法和观察法评估，并在急性症状缓解后进行。评估患者年龄、发病经历、受教育水平、生活经历、智力、社会经济状况等情况，疾病是否影响工作和生活及影响程度，是否得到家庭社会系统的支持。呼吸困难严重时，可能出现濒死感，患者可有焦虑、恐惧等情绪，严重的呼吸困难会影响患者的休息和睡眠。

二、急救护理

【急救原则】

呼吸困难的急救原则是保持呼吸道通畅,纠正缺氧和(或)二氧化碳潴留,纠正酸碱平衡紊乱,为基础疾病及诱因的治疗争取时间,最终是否改善呼吸困难取决于病因治疗[3]。急性呼吸困难的急救流程见图 7-1-1。

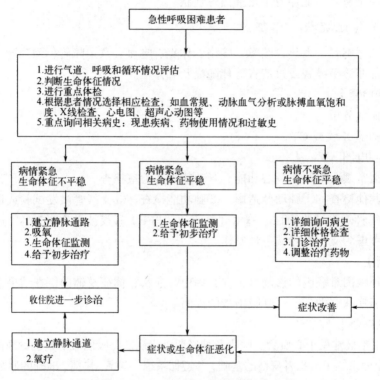

图 7-1-1 急性呼吸困难患者急救流程

【护理措施】

1. 即刻护理措施

(1)取合适体位,半坐卧位或端坐卧位,昏迷或休克患者取休克位,头偏向一侧,保持呼吸道通畅。

(2)氧疗 鼻导管、面罩或鼻罩吸氧,根据患者症状和体征选择合适的氧疗方案。

(3)建立静脉通路,保证及时给药。

(4)准确留取血标本 采血查血气分析、血浆 D-二聚体、血常规等。

(5)备好急救物品 如患者呼吸困难严重,随时做好气管内插管或气管切开、机械通气的准备与配合工作,备好吸引器等抢救物品和抢救药品。

(6)隔离措施 对可疑呼吸道传染性疾病,应注意做好隔离与防护,防止交叉感染。

2. **病情观察与护理**
（1）严密监测生命体征和呼吸功能的变化，有无血流动力学障碍。
（2）观察氧疗效果　如吸氧后呼吸困难缓解，发绀减轻，心率减慢，表示氧疗有效。如果意识障碍加深或呼吸过度表浅、缓慢，可能为 CO_2 潴留加重。

3. **用药护理**　遵医嘱及时给予各种治疗用药。
（1）控制感染　遵医嘱应用抗生素，注意观察有无药物过敏反应。
（2）解痉、平喘　①$β_2$ 受体激动剂（如沙丁胺醇、特布他林和非诺特罗）。②茶碱类。③糖皮质激素。④肾上腺素。
（3）维持呼吸　呼吸兴奋剂可应用于伴有 CO_2 潴留并有呼吸中枢抑制的患者，如不能改善缺氧状态，应做好机械通气的准备。
（4）维持血压　肺栓塞、气胸、急性心功能不全者，往往会有血流动力学改变，心率加快，血压下降甚至休克或高血压。
（5）镇痛　遵医嘱给予镇痛药物治疗。
（6）纠正酸中毒　遵医嘱静脉滴注或缓慢静脉注射 5%碳酸氢钠注射液。

4. **心理护理**　患者突然发病，几乎都存在恐惧和焦虑心理，从而导致交感神经兴奋，加重呼吸困难。应关注患者的心理变化，在救治时保持镇静、操作熟练、忙而不乱，使患者有安全感；给予安慰与心理支持，使其尽可能消除恐惧，保持情绪平稳，有良好的遵医行为。

第二节 · 咯血

咯血（hemoptysis）是指喉及喉以下呼吸道及肺组织的血管破裂导致的出血并经咳嗽动作从口腔排出。咯血主要由呼吸系统疾病引起，也见于循环系统及其他系统疾病。我国引起咯血的前三位病因是肺结核、支气管扩张症和支气管肺癌。

一、护理评估

【病因】
咯血病因很多，主要见于呼吸系统和心血管系统疾病。

1. **呼吸系统疾病**
（1）支气管疾病　常见于支气管扩张症、支气管肺癌、支气管内膜结核和慢性支气管炎等。
（2）肺部疾病　常见于肺结核、肺炎、肺脓肿等；也可见于肺寄生虫病、肺真菌病、肺泡炎等。我国引起咯血的首要原因为肺结核。

2. **心血管系统疾病**　常见于二尖瓣狭窄，其次为原发性肺动脉高压症，也见于肺栓塞、肺血管炎等。其发生多由于肺淤血使肺泡壁或支气管内膜毛细血管破裂，或支气管黏膜下层支气管静脉曲张破裂所引起。

3. **其他**

（1）血液病　原发性血小板减少性紫癜、急性白血病、血友病等。

（2）急性传染病　流行性出血热、肺出血型钩端螺旋体病等。

（3）风湿免疫性疾病　系统性红斑狼疮、结节性多动脉炎等。

（4）其他　气管或支气管子宫内膜异位症、抗凝血药物及毒物、各种有创性检查及治疗等均可引起咯血。

【临床表现】

1. **咯血**　与受损血管的性质及数量有直接关系，与病情的严重程度不完全一致。咯血量一般分为：

（1）小量咯血　24h 在 100mL 以内，或仅表现为痰中带血。

（2）中等量咯血　24h 在 100～500mL。

（3）大量咯血　24h 在 500mL 以上或 1 次咯血 300mL 以上，常伴有呛咳、脉搏细速、出冷汗、呼吸急促、面色苍白、紧张不安和恐惧感。

2. **颜色和性状**　肺结核、支气管扩张症、肺脓肿和出血性疾病所致咯血，其颜色为鲜红色；铁锈色血痰见于肺炎球菌肺炎，也可见于肺吸虫病和肺泡出血；砖红色胶冻样痰见于典型的肺炎克雷伯杆菌肺炎；肺栓塞引起的咯血为黏稠暗红色血痰；二尖瓣狭窄所致咯血多为暗红色；左心衰竭所致咯血为浆液性粉红色泡沫痰。

3. **伴随症状**　发热、胸痛、呼吸困难、呛咳、慢性咳嗽、脓痰、皮肤黏膜出血、杵状指（趾）、黄疸。

【辅助检查】

（1）影像学检查　胸部 X 线、胸部 CT。

（2）纤维支气管镜　发现部分的出血部位，同时可行局部灌洗，留取样本行病原学和细胞学检查。

（3）痰液的细菌、真菌和细胞学检查　有助于诊断与治疗。

（4）实验室检查　血气分析、血常规、出凝血功能检查等。

【诊断与鉴别诊断】

咯血与呕血的鉴别如下：

（1）原发病　原有各种呼吸道疾病（如肺结核、支气管扩张症等）的患者，有血液经口腔排出，一般判断为咯血；原有各种消化道疾病（如胃溃疡、食管静脉曲张等）的患者，血液从口腔排出，一般判断为呕血。

（2）前驱症状　咯血之前患者常有胸闷、喉痒、咳嗽等症状；呕血之前常有上腹部不适、恶心、呕吐等症状。

（3）血液性状　咯血者血液色鲜红、泡沫状、伴痰液、呈碱性；呕血者血液色暗红或咖啡色，有血凝状，伴食物残渣，呈酸性。

（4）病程演变　大咯血后患者常持续血痰数天，咽入较多咯血时，可有小量黑便；呕血停止后数天仍会有黑便。

【心理社会评估】

咯血患者大多数存在恐惧心理。同时因疾病严重程度不同会加重患者对疾病的担忧，增加患者及家属的心理负担。应通过观察法评估患者及家属精神状态，有无焦虑、恐惧、紧张等情绪。

二、急救护理

【急救原则】

咯血的急诊处理取决于咯血的严重性和原发病情况，急救的重点是迅速有效止血，保持呼吸道通畅，防止窒息，对症治疗，控制病因及防治并发症，并针对基础病因采取相应的治疗。

【护理措施】

1. **即刻护理措施**

（1）立即卧床，保持呼吸道通畅，防止窒息。取头低足高位，已知出血部位时取患侧卧位，避免健侧肺血液吸入。

（2）吸氧，建立静脉通道，进行液体复苏。

（3）心电监测。

（4）采集血液标本，交叉配血，预防失血性休克。

2. **病情观察与护理**

（1）严密观察咯血情况，如咯血量、颜色、性状、是否呈喷射状及何种诱因下咯血。

（2）监测生命体征变化，如严密监测患者生命体征，预防窒息。呼吸衰竭或不能自行清除气道内血液者，行气管内插管给氧气，必要时予机械辅助通气，及气道内吸引。

（3）健康宣教。解释说明咯血时勿屏气，应尽量将血轻轻咯出，否则易诱发喉头痉挛，出血后引流不畅形成血块，造成呼吸道阻塞、窒息。

（4）若为肺结核导致的咯血，应遵守肺结核患者医疗护理流程。

（5）大咯血者暂禁食，小咯血者宜进少量凉或温的流质饮食，避免饮用浓茶、咖啡、酒等刺激性饮料，多饮水及多食富含纤维素食物，以保持大便通畅。

3. **用药护理**　遵医嘱正确及时使用止血药物、镇咳剂、输血等，谨慎使用镇静剂。

4. **心理护理**　医护人员需要耐心解释咯血的原因和治疗过程，消除他们的恐惧和焦虑，提供必要的心理支持，增强患者的自信心，保持积极的心态面对疾病。

第三节 · 窒息

窒息（asphyxia）指人体的呼吸过程由于某种原因受阻或异常，所产生的全身器官组织缺氧，二氧化碳潴留而引起的组织细胞代谢障碍、功能紊乱及形态结构损伤的病理状态，可大致分为窒息前期、吸气性呼吸困难期、呼气性呼吸困难期、终末呼吸期以及呼吸停止期，在窒息过程的任何阶段，皆可发生心搏骤停。

一、护理评估

【病因】

引起窒息的原因各异，但发病机制都是由于机体的通气受限或吸入气体缺氧导致肺部气体交换障碍，引起全身组织、器官缺氧，进而导致体内酸碱失衡、各脏器功能不全、衰竭而死亡。

（1）气道阻塞性窒息　分泌物或异物部分或完全堵塞气道致通气障碍而窒息。

（2）中毒性窒息　如 CO 中毒，大量的 CO 经呼吸道进入血液，与血红蛋白结合形成碳氧血红蛋白，阻碍氧与血红蛋白的结合与解离，引起组织缺氧造成窒息。

（3）病理性窒息　包括肺炎与溺水等所致的呼吸面积的丧失，以及脑循环障碍引起的中枢性呼吸停止，表现为 CO_2 和其他酸性代谢产物蓄积引起的刺激症状及缺氧导致的中枢神经麻痹症状交织在一起。

【临床表现】

气道阻塞的患者常呈吸气性呼吸困难，出现"四凹征"（胸骨上窝、锁骨上窝，肋间隙及剑突下软组织）。根据气道是否被完全阻塞可分为气道不完全阻塞和气道完全阻塞。

1. 气道不完全阻塞　患者张口瞪目，咳嗽、喘气或咳嗽软弱无力，呼吸困难，烦躁不安；皮肤甲床和口腔黏膜、面色发绀。

2. 气道完全阻塞　患者面色灰暗发绀，不能说话及呼吸，很快失去反应，陷入呼吸停止状态。如不紧急解除窒息，将危及生命。

3. 气道阻塞引起窒息的严重程度分级

（1）Ⅰ度　安静时无呼吸困难，当活动时出现轻度的呼吸困难，可有轻度的吸气性喉喘鸣及胸廓周围软组织凹陷。

（2）Ⅱ度　安静时有轻度呼吸困难，吸气性喉喘鸣及胸廓周围软组织凹陷，活动时加重，但不影响睡眠和进食，无烦躁不安等缺氧症状，脉搏尚正常。

（3）Ⅲ度　呼吸困难明显，喉喘鸣声较响亮，吸气性胸廓周围软组织凹陷显著，并出现缺氧症状，如烦躁不安、不易入睡、不愿进食、脉搏加快等。

（4）Ⅳ度　呼吸极度困难。患者坐立不安、手足乱动、出冷汗、面色苍白或发绀、心律不齐、脉搏细速、昏迷、大小便失禁等。若不及时抢救，则可因窒息导致心搏停止而死亡。

【辅助检查】

窒息的抢救需要争分夺秒，在发现可疑窒息患者时，应立即采取抢救措施解除窒息。当患者窒息解除后，可根据患者病情及病史等进行相应辅助检查和下一步治疗。

【心理社会评估】

窒息往往是突然发生，有的快速得到解除恢复正常，部分可能延误时机导致危及生命。窒息后恢复的患者可能存在着心理阴影，担心再次发生此类情况。患者易出现恐惧、紧张、焦虑等情况，应了解和评估患者及家属的心理状况、本病病因、身体状况、护理和预后的认知程度，以及家属对本病治疗的态度及经济、心理承受能力。

二、急救护理

【急救原则】

窒息发生时，保持呼吸道通畅是关键，其次采取病因治疗。窒息急救流程见图 7-3-1。

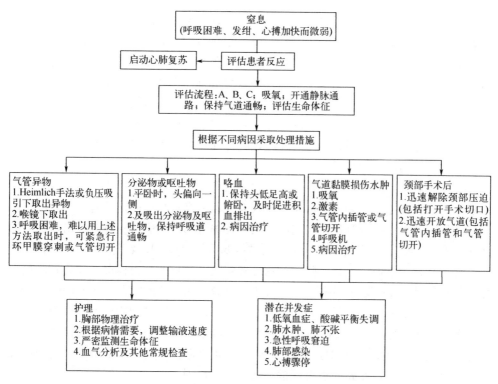

图 7-3-1　窒息急救流程

【护理措施】

1. 即刻护理措施

（1）迅速解除窒息因素，保持呼吸道通畅。

（2）给予高流量吸氧，使血氧饱和恢复至90%以上；必要时建立人工气道，给予人工呼吸或机械通气支持。

（3）建立静脉通路，遵医嘱给予药物治疗。

（4）监测生命体征，遵医嘱采动脉血进行血气分析。

（5）备好急救物品，如吸引器、呼吸机、气管内插管、喉镜等开放气道用物。

2. **病情观察与护理**

（1）Ⅰ度 病因治疗，如由炎症引起，遵医嘱应用抗生素及糖皮质激素控制炎症。若由分泌物或异物所致，尽快清除分泌物或取出异物。

（2）Ⅱ度 针对病因治疗，多可解除喉阻塞。

（3）Ⅲ度 严密观察呼吸变化，同时进行对症治疗及病因治疗。保守治疗未好转、窒息时间较长、全身情况较差者，及早做好气管内插管或气管切开的准备。

（4）Ⅳ度 需立即行气管内插管并及时做好吸氧及其相关准备与配合工作。

3. **针对原发疾病的护理**

（1）气道异物 可危及生命，应尽早配合取出异物，以保持呼吸道通畅，防止窒息及其他并发症的发生。可使用Heimlich手法排除异物，或经内镜取出异物；若难以取出的异物，做好开胸手术、气管切开的准备。对于喉梗阻和颈段气管阻塞导致明显气道阻塞者，紧急情况下可行环甲膜穿刺或切开术，以开放气道（Heimlich手法见第十六章第五节）。

（2）喉阻塞 对舌后坠及喉阻塞者，可使用口咽通气管开放气道。如窒息由气管狭窄、下呼吸道梗阻所致，应立即做好施行气管内插管或气管切开术的准备，必要时给予机械辅助通气。

（3）淹溺 参见本书第九章第二节相关内容。

（4）大咯血窒息 如为肺部疾病所致大咯血，有窒息前驱症状时，应立即将患者取头低足高45°的俯卧位，头偏向一侧，轻拍背部以利引流；及时吸出口腔内的血块，畅通呼吸道；在解除呼吸道阻塞后遵医嘱给予吸氧、呼吸兴奋剂，以改善缺氧。

（5）严密观察病情变化 随时注意患者呼吸、咳嗽及全身情况，如患者窒息解除后呼吸急促、口唇发绀、烦躁不安等症状仍不能改善或逐渐加重，应立即进行抢救。

（6）术前准备 必要时，做好经纤维支气管镜或喉镜取异物的术前准备。

4. **心理护理** 护士应耐心安慰患者，告知患者窒息是可以预防的，并且告知哪些情况是容易导致窒息的危险因素。告知其进食时需专心，不能一边进食一边说话、大笑等；对精神紧张的患者，指导其进行放松训练[4]。

第四节 · 高热

正常人体温受体温调节中枢调控，并通过神经、体液等因素使产热和散热过程保持动态平衡，以维持体温的恒定。发热是指机体在内外致热原作用下，体温调节中枢功能障碍而引起的体温升高超出正常范围，是内科急诊中最常见的症状。

一、护理评估

【病因】

（1）感染性发热（infective fever）各种病原体引起的感染。

（2）非感染性发热（non-infective fever）主要有下列常见原因：

① 无菌性坏死物质吸收，如大面积烧伤、内出血、大手术、肢体坏死、恶性肿瘤、溶血反应等。

② 抗原-抗体反应，如风湿热、血清病、药物热、结缔组织病等。

③ 内分泌与代谢障碍，如甲状腺功能亢进、严重脱水等。

④ 皮肤散热障碍，如广泛性皮炎、慢性心力衰竭等。

⑤ 体温调节中枢功能失常，如中暑、催眠药中毒、脑出血、颅脑外伤等。

【临床表现】

1. **发热过程** 在发热的不同阶段有不同的表现，具体如下：

（1）体温上升期 表现为疲乏、不适感、肌肉酸痛、皮肤苍白、干燥无汗、畏寒甚至寒战等。

（2）高热持续期 表现为面色潮红、皮肤灼热、口唇干燥、呼吸和脉搏加快、全身不适等。

（3）体温下降期 由于机体的防御功能与适当的治疗，疾病得到控制，体温恢复正常，表现为大量出汗、皮肤潮湿。

2. **常见热型**

（1）稽留热 体温持续在39～40℃，持续数天或数周，24h体温波动在1℃以内。常见于肺炎链球菌性肺炎、伤寒等。

（2）弛张热 体温在39℃以上，但波动幅度较大，24h内波动达1℃以上，波动下限仍高于正常体温。常见于脓毒血症、风湿热、重症结核、化脓性炎症等。

（3）间歇热 体温骤然升高到39℃及以上：持续数小时或更长，然后下降至正常或正常以下，经过一段间歇，体温又升高，并反复发作，即高热期与无热期交替出现。常见于疟疾、急性肾盂肾炎、局限性化脓性感染等。

（4）不规则热 发热持续时间不定，变动无规律。常见于肺结核、感染性心内膜炎等。

3. **发热的伴随症状** 有重要的诊断参考价值。如呼吸道感染常有鼻塞流涕、咽痛、咳嗽、胸痛、咳痰和呼吸困难；消化道感染常有恶心、呕吐、腹痛、腹泻；泌尿系统感染多有尿频、尿急、尿痛；中枢神经系统感染多有头痛、呕吐、惊厥、昏迷、脑膜刺激征等。发热伴黄疸常见于肝脏炎症或肿瘤；伴多汗多见于结缔组织病、败血症；伴寒战者多为细菌感染如败血症、深部脓肿等。

【辅助检查】

1. 实验室检查

（1）三大常规　急性发热最重要的辅助检查。

（2）血涂片染色镜检　是快速诊断某些特异性感染的重要工具。

（3）血培养/骨髓培养。

（4）炎症标志物检查　如降钙素原、血沉、C反应蛋白、白介素-6、白介素-8等。

（5）血清学检查　如肥达反应、外斐反应、钩端螺旋体病的凝集溶解试验、乙型脑炎的补体结合试验、系统性红斑狼疮的抗核抗体试验等。

2. X线、CT和MRI检查　在临床诊断中发挥着重要作用。对有呼吸或心血管系统症状体征者行胸部X线片检查，使许多肺部病变得以明确。静脉肾盂造影可明确泌尿道感染者有无梗阻或畸形。腹腔和头颅CT、MRI检查显示清晰准确，可帮助发现腹部和中枢神经系统病变。

3. 超声检查　对腹腔内脏、软组织器官、实质性脏器的病变有较高诊断价值；可明确浆膜腔积液、脓胸、肝脓肿、腹腔及肾周脓肿等的诊断及指导穿刺；对疑为感染性心内膜炎、心包炎者行超声心动图检查。

4. 活组织检查　不明原因的发热患者，可做活组织病理检查协助诊断淋巴瘤、结节性多动脉炎、其他恶性肿瘤及风湿性疾病等。

【诊断与鉴别诊断】

发热病因多样，多数患者经仔细询问病史、体格检查和分析伴随症状可获病因初步印象，结合辅助检查结果能更准确地判断病情。

【心理社会评估】

发热病因多种多样，不明原因发热患者经长时间诊治后可能诊断仍不明确，而高热反复可影响患者及其家属的日常生活与工作。患者和家属常焦虑、烦躁、过度紧张且担忧不良结果。应了解患者意识状态、性格、教育水平，评估疾病对患者生活、工作、家庭的影响及患者和家属对治疗的期望。

二、急救护理

【急救原则】

发热治疗的根本是病因治疗。对生命体征稳定的低热和中度热，应在动态观察体温的同时积极查找病因。对高热和超高热应予以积极降温和对症处理，稳定病情、缓解痛苦，同时查找病因。

【护理措施】

1. 即刻护理措施

（1）卧床休息，提供安静、舒适、通风的环境。

（2）保持呼吸道通畅，给予持续低流量吸氧。

（3）迅速降温，综合使用物理降温、药物降温、冬眠降温等，必要时使用血液净化治疗。

（4）建立静脉通路，补充营养和电解质，维持水电解质平衡。

（5）加强安全护理，对抽搐者，使用床栏防止意外坠床。

2. **监测病情变化** 监测生命体征，重点是体温的变化，注意高热的过程、热型、持续时间，观察有无心、肝、肾等重要脏器功能损害的表现。

3. **配合医生采取有效的降温措施**

（1）冷敷时，避免持续长时间在同一部位冰敷，以防局部冻伤。

（2）注意周围循环情况，如脉搏细速、面色苍白、四肢厥冷的患者，禁用冷敷和酒精擦浴。

（3）应用药物降温时，注意不可在短时间内将体温降得过低，大汗要防止虚脱。

（4）用冬眠疗法降温前，应先补充血容量，观察生命体征。

4. **补充营养和水分** 每天应保证足够的热量和液体的摄入，可给予高热量、高蛋白质、高维生素、易消化的流质或半流质食物。

5. **加强基础护理，促进患者舒适** 提供安静、清洁、温度适宜的休息环境；注重口腔护理及个人卫生。

6. **心理护理** 护理人员应耐心解释与宣教疾病相关知识，促进患者与家属的理解和良好的配合。帮助患者应对疾病带来的压力，鼓励患者积极治疗，提高患者的治疗依从性和自我管理能力。

第五节 · 惊厥

惊厥俗称抽筋、抽风、惊风，也称抽搐。表现为阵发性四肢和面部肌肉抽动，多伴有两侧眼球上翻、凝视或斜视，神志不清。有时伴有口吐白沫或嘴角抽动，呼吸暂停，面色发绀，发作时间多在 3~5min，有时反复发作，甚至呈持续状态。

一、护理评估

【病因】

惊厥的原因按有无感染可分为感染性及非感染性两大类；并可按病变累及的部位进一步分为颅内病变与颅外病变。

1. **感染性**

（1）颅内感染 见于病毒、细菌、真菌、寄生虫感染，以及婴儿宫内感染（TORCH感染）、巨细胞病毒感染等。

（2）颅外感染 小儿大脑发育的特殊时期可因发热出现其特殊的惊厥，为热性惊厥，是颅外感染中最常见的惊厥类型，多发生在上呼吸道感染或某些传染病初期。

2. 非感染性

（1）颅内疾病　常见于颅脑损伤、颅脑缺氧、颅内出血、颅内占位性疾病、脑发育异常、脑性瘫痪及神经皮肤综合征等。另外还有如脑退行性病变和其他如各种脑病、脑白质变性等。

（2）颅外疾病　癫痫综合征、代谢异常（如半乳糖血症、糖原病、遗传性果糖不耐受症等先天性糖代谢异常；先天性脂肪代谢紊乱）、中毒、水电解质紊乱、其他（急性心功能性脑缺血综合征、高血压脑病、Reye 综合征、脑或脑膜白血病、撤药综合征、红细胞增多症、维生素 B_1 或 B_6 缺乏症、癔症性惊厥、肝肾衰竭等）。

【临床表现】

1. **全身性抽搐**　以全身性骨骼肌痉挛为主要表现，典型者为癫痫大发作，表现为意识突然丧失，全身肌肉强直，呼吸暂停，继而四肢阵挛性抽搐，呼吸不规则，排尿、排便失禁，发绀，多伴有双眼上翻、凝视或斜视；发作半分钟自行停止，也可反复发作甚至呈持续状态。发作时可有瞳孔散大、对光反射迟钝或消失、病理反射阳性等。发作停止后不久意识恢复，恢复后有头痛、全身乏力、肌肉酸痛等症状。

2. **局限性抽搐**　以身体某一局部肌肉收缩为主要表现，多见于手足、口角、眼睑等部位，不同部位肌肉的抽搐可导致不同的临床表现：咽喉肌抽搐可致口吐白沫、喉头痰响，甚至窒息；呼吸肌抽搐可致屏气、发绀，导致缺氧；膀胱、直肠肌、腹肌抽搐可致大小便失禁；此外，严重的抽搐可致舌咬伤、肌肉关节损害、跌倒外伤等。低钙血症所致手足抽搐症发作时腕及手掌指关节屈曲，指间关节伸直，拇指内收，呈"助产士手"；踝关节伸直，足趾跖屈，足呈弓状，似"芭蕾舞足"。

3. **惊厥发作**　每次为期数秒至数分钟不等，部分患儿发作后肌肉软弱无力、嗜睡，甚至醒后仍然乏力。严重持续惊厥或频繁惊厥中间无清醒期持续超过 30min，称为惊厥持续状态，有时还伴有暂时性瘫痪（Todd 瘫痪）。新生儿期的惊厥发作往往表现不典型，可表现为轻微的局限性抽搐如凝视、眼球偏斜、眼睑颤动、面肌抽搐、呼吸不规则等。由于幅度轻微，表现不典型，常易被忽视。

【辅助检查】

1. **脑脊液检查**　对惊厥发作的病因进行鉴别，判断惊厥是否是由颅内感染性疾病引起的。

2. **头颅影像**　脑血管造影、头颅 CT、头颅 MRI 等检查，可判断颅内是否存在出血、梗死、动脉瘤、血管畸形等情况。

3. **脑电图检查**　发现异常脑电波形，可协助判断惊厥的类型。

4. **实验室及其他辅助检查**　三大常规、血液生化检查以及其他特殊检查（如生化、组织化学或染色体检查、尿三氯化铁试验）。

【诊断与鉴别诊断】

1. **诊断**　惊厥不是一种特异性疾病，而是许多疾病的严重临床表现或征象。惊厥在神经系统疾病和儿童疾病中较多见。因此在诊断过程中，必须结合病史、体格检查及必要辅助检查进行综合分析。

2. **鉴别诊断**　首先应与各种不自主动作即假性抽搐（如震颤、舞蹈动作、手足徐动、扭转痉挛、肌痉挛、肌阵挛等）鉴别。其次是各种惊厥的病因鉴别。

【心理社会评估】

惊厥多发生在婴幼儿或儿童，家长面对孩子突发惊厥甚至意识改变，应注意观察家属及陪护人员的心理变化，是否有紧张、害怕、担忧、生气、自责等情绪。

二、急救护理

【急救原则】

惊厥是急诊症状，必须立即处理，保持呼吸道通畅，建立静脉通路，维持有效的呼吸和循环。

1. **止惊**　首选起效快的地西泮（安定）或选10%水合氯醛灌肠，此外还可使用作用时间较长的苯巴比妥维持止惊效果。

2. **降温**　典型热性惊厥患儿，应注意设法迅速降温（见发热护理）。

3. **防治脑水肿**　反复惊厥发作者或发作呈惊厥持续状态者，常有继发性脑水肿，应加用20%甘露醇减轻脑水肿。

4. **病因治疗及预防反复发作**　病因治疗是根本的治疗，一旦抽搐应积极寻找病因，不同病因，选用不同的治疗方法。

【护理措施】

1. **惊厥发作时的护理**

（1）保持呼吸道通畅　对抽搐、惊厥患者就地抢救，患者取平卧位，头偏向一侧。及时清除口、鼻、咽喉部的分泌物，保持呼吸道通畅，防止窒息。

（2）给予氧气吸入　可选用面罩式吸氧。必要时备好简易呼吸器、气管内插管用物等抢救器材及抢救药品。

（3）迅速建立静脉通道，根据医嘱正确使用镇静药物。

（4）减少不必要的刺激，诊疗及护理操作尽量集中进行，动作轻柔敏捷。专人守护，注意安全，防止坠床及自伤。

2. 高热惊厥患者应采取降温措施，见第四节高热护理。

3. 惊厥持续状态的患者，应对其生命体征及其他病情相关指标展开严密监测，如注意观察患者神志，有无剧烈疼痛及与饮食无关的喷射性呕吐等。在观察异常表现时应及时报告医生并紧急处理，防止发生意外[5]。

4. **预防并发症**　加强基础护理，定时翻身，对意识障碍及卧床患者防止发生压力性损伤。对眼睑不能闭合的患儿，可敷盖湿纱布或涂眼药膏，避免角膜长期暴露导致溃疡。进行口腔护理，保持会阴部清洁。对于阵发性惊厥患者，在发作间歇期下地活动时，应做好安全宣教，防止跌伤或撞伤。

5. **心理护理**　面对惊厥发作的患者和家属，会产生紧张、恐惧的心理，医护人员应立即使用娴熟的技术抢救患者,让患者及家属感到被重视,产生安全感。惊厥发作停止后,加强健康宣教和巡视,满足患者对疾病知识了解的需求。告知患者家属在医院外场所正确处理惊厥的方法;有些惊厥患者出院后需要坚持服药,告知坚持服药的重要性;如果独自外出,最好随身携带有关疾病信息的卡片,以备突发情况时快速得到抢救;强调定期门诊随访的重要性。

第六节 • 头痛

头痛(headache)为临床常见的症状,通常指局限于头颅上半部,包括眉弓、耳轮上缘和枕外隆凸连线以上部位的疼痛。头痛分为原发性头痛、继发性头痛,以及脑神经痛、中枢痛和原发性面痛及其他头痛三大类。

一、护理评估

【病因】

原发性头痛不能归因某一确切病因,称为特发性头痛;继发性头痛由某些疾病诱发,病因可涉及各种颅内外病变、全身性疾病以及滥用精神活性药物等[6]。

【临床表现】

(1)偏头痛 其特征为发作性、多为偏侧、中重度、搏动样头痛,一般持续4~72h,可伴恶心、呕吐,声、光刺激或日常活动均可加重头痛,处于安静环境、休息后头痛可缓解。

(2)丛集性头痛 头痛突然发生,无先兆症状,几乎发生于每日同一时间,常在晚上发作,使患者从睡眠中痛醒,表现为一侧眶周、眶上、眼球后和(或)颞部呈尖锐、爆炸样、非搏动性剧烈疼痛,有反复密集发作的特点。

(3)紧张性头痛 亦称神经性或精神性头痛,约占头痛患者的40%,是临床常见的慢性头痛。

(4)药物过度使用性头痛 多见于30岁以上的女性患者,常有慢性头痛史,并长期使用治疗头痛的急性药物,头痛每天发生或几乎每天发生。

(5)高颅压性头痛 颅内病变可使颅内压力增高,刺激、挤压颅内结构而出现头痛。持续性的整个头部胀痛,阵发性加剧,伴有喷射性呕吐及视力障碍。

【辅助检查】

(1)影像学检查 X线、CT、MRI。

(2)头颈部血管超声检查。

(3)血液及脑脊液常规和生化检查。

【诊断与鉴别诊断】

详细的病史能为头痛的诊断提供第一手资料。在病史采集中应重点询问头痛的起病方式、发作频率、发作时间、持续时间,头痛的部位、性质、疼痛程度及伴随症状;注意询问头痛诱发因素、前驱症状、头痛加重和减轻的因素。另外,还应全面了解患者年龄与性别、睡眠和职业状况、既往病史和伴随疾病、外伤史、服药史、中毒史和家族史等一般情况对头痛发病的影响。

【心理社会评估】

了解患者生活方式、工作环境、家庭环境是否与患者头痛有关,评估患者头痛对生活、工作的影响及影响程度。了解患者及家属对头痛的认知水平,评估患者和家属对疼痛的管理能力。

二、急救护理

【急救原则】

1. **缓解疼痛** 对急性头痛患者的处理应注意两个原则:
(1)要快速排除最危险、最紧急的疾病。
(2)对不能明确诊断的患者应观察病情变化,适当使用镇静镇痛药物缓解疼痛。

2. **积极查找病因**
(1)首先判断病情严重性,对生命体征不稳定的患者,应立即开始稳定生命体征的治疗。
(2)对生命体征稳定的患者,首先获取病史,同时进行针对性的体格检查。
(3)进行有针对性的辅助检查。

【护理措施】

1. **即刻护理措施** 快速识别最危险、最紧急疾病导致的头痛,遵医嘱积极采取措施,如降颅压等治疗[7]。

2. **病情观察和针对性护理**
(1)严密观察病情 颅内病变引起的头痛,可能会出现意识、瞳孔的改变,应密切观察意识、瞳孔的变化、头痛的性质、头痛发生和加重的诱因、有无伴随症状。严密监测患者生命体征。
(2)伴高热患者,遵医嘱积极采取物理或者化学降温措施。

3. **用药护理** 护士要掌握所用药物的药理作用、副作用、给药方法、给药时间及药物不良反应,务必遵医嘱按时、按量使用镇痛药物,禁止自行停药、减量或加量。观察用药后的药物反应。

4. **健康宣教** 告知患者可能诱发或加重头痛的因素,如情绪紧张、进食某些食物、饮酒、月经来潮、用力性动作、频繁使用镇痛药物等;保持环境安静、舒适、光线柔和;指导减轻头痛的方法,如指导患者缓慢深呼吸,听轻音乐,冷、热敷以及理疗、按摩等。

5. **心理护理** 消除紧张情绪可改变患者对头痛的反应,积极的情绪可减轻头痛而消极的情绪可使头痛加剧,护士应以理解、安慰和鼓励的态度支持患者,设法减轻患者的心理压力。

第七节 · 急性胸痛

急性胸痛（acute chest pain）是急诊常见的主诉症状，是一些致命性疾病的主要临床表现，如急性冠脉综合征（acute coronary syndromes，ACS）、主动脉夹层、急性肺栓塞、张力性气胸、心包炎致心脏压塞、食管损伤等。有资料显示，以急性胸痛为主诉的患者占急诊内科患者的 5%~20%。

一、护理评估

【病因】

胸痛的病因涵盖各个系统，如胸壁组织、胸腔脏器以及腹腔部分脏器发生炎症、缺血、损伤、肿瘤、穿孔等都可以引起胸痛。

1. 胸腔脏器病变

（1）心源性胸痛病因　缺血性心脏病、急性心包炎、心脏压塞、心肌病等。

（2）非心源性胸痛病因　①主动脉疾病：主动脉夹层、主动脉窦瘤破裂。②肺及胸膜疾病：肺动脉栓塞、张力性气胸、大叶性肺炎等。③食管疾病：食管贲门失弛缓症、反流性食管炎等。④纵隔病变：纵隔气肿、纵隔占位等。⑤其他：膈肌裂孔疝等。

2. 胸壁组织病变　如肋软骨炎、带状疱疹、乳腺炎等。

3. 腹腔脏器病变　如消化性溃疡、胰腺肿瘤、肝占位、胆道结石及胃十二指肠穿孔等。

【临床表现】

1. 起病方式　ACS 的胸痛多在 10min 内发展到高峰，而主动脉夹层是突然起病，发病时疼痛最严重。

2. 疼痛部位及放射　心绞痛或心肌梗死的疼痛常位于胸骨后或心前区，向左肩和左臂内放射，也可向左颈或面颊部放射而被误诊为牙痛。

3. 疼痛性质　疼痛的性质多种多样，程度可呈剧烈、轻微或隐痛。典型的心绞痛和心肌梗死呈压榨样痛并伴有压迫窒息感，而非典型疼痛表现为"胀痛"或"消化不良"等非特异性不适。

4. 疼痛持续时间及影响因素　心绞痛一般持续 2~10min，休息或含服硝酸甘油后 3~5min 内缓解，诱因包括劳累、运动、饱餐、寒冷、情绪激动等。不稳定型心绞痛还可在患者活动耐量下降或静息状态下发作，胸痛持续时间延长，程度加重，发作频率增加。心肌梗死的胸痛持续时间常大于 30min，硝酸甘油无法有效缓解。

5. 伴随症状　胸痛伴有血流动力学异常，如大汗、颈静脉怒张、血压下降或休克时，多见于致命性胸痛。胸痛伴有严重呼吸困难、发绀、烦躁不安提示呼吸系统疾病的可能性较大。恶心、呕吐可为心源性或消化系统疾病所致胸痛患者的伴发症状。

6. 体征 ACS 患者可无特异性临床体征，部分表现为面色苍白、皮肤湿冷、发绀、颈静脉怒张、低血压、心脏杂音、肺部啰音等。

【辅助检查】

（1）心电图。

（2）实验室检查，如血气分析。

（3）超声心动图。

（4）CT 血管成像。

（5）肺动脉造影　是诊断急性肺栓塞的"金标准"。

【诊断与鉴别诊断】

对于急性胸痛患者，根据其病史和临床特征，结合有针对性的体格检查与辅助检查，多数胸痛的病因可以被明确。一般而言，对急性胸痛患者的病因诊断要首先考虑常见疾病，其中最常见的病因为缺血性心脏病；其次要优先考虑预后不良的疾病，以免漏诊而导致严重后果。

【心理社会评估】

了解患者年龄、性别、受教育程度、职业、压力水平、生活方式及性格特点，是否有心脏病相关危险因素。评估胸痛对患者生活、工作和睡眠的影响程度，疾病发作时是否能得到家庭或社会支持。

二、急救护理

【急救原则】

急性胸痛的处理原则是首先迅速识别致命性胸痛，给予积极救治，然后针对病因进行治疗。

1. ACS 的急救原则

（1）院前急救　①首先识别并确认缺血性胸痛，监测生命体征和血氧饱和度，给予生命支持措施，必要时进行 CPR 和除颤。如果血氧饱和度 <94%，按医嘱吸氧。给予嚼服阿司匹林 150~300mg，舌下含服或喷雾硝酸甘油，必要时静脉注射吗啡。②建立静脉通路。③获取 12 导联心电图，如果 ST 段抬高，将患者送往能进行心血管再灌注治疗的医院，并提前与医院沟通，请其做好相应准备。④如果考虑予院前溶栓治疗，应排除禁忌证。

（2）急诊科救治　根据危险分层实施救治，分别采取不同的救治措施。对 STEMI 患者，应在治疗时间窗内进行经皮冠状动脉介入治疗（percutaneous coronary intervention，PCI）。对于高危 NSTE-ACS 患者，根据指征开始辅助治疗；对于低危/中危 NSTE-ACS 患者，入院进行后续监护和可能的干预。

2. 急性主动脉夹层的急救原则　有效镇痛，控制心率和血压，减轻主动脉剪应力，降低主动脉破裂的风险。

（1）镇痛　适当肌注或静脉应用阿片类药物（如吗啡），提高控制心率和血压的效果。

（2）控制心率和血压　静脉用β受体阻滞剂是最基础的药物治疗方法，但应保证能维持最低的有效终末器官灌注。对于降压效果不佳者可联合运用其他种类降压药物。治疗目标是控制收缩压至 100~120mmHg、心率 60~80 次/分。进一步治疗方案应根据 AD 类型、并发症、疾病进展等因素综合考虑，必要时行人工血管置换术或介入治疗。

3. **急性肺栓塞的急救原则**　在呼吸循环支持治疗的基础上，以抗凝治疗为主；对于伴有明显呼吸困难、胸痛、低氧血症的大面积肺栓塞病例，采取溶栓、外科手术取栓或介入导管碎栓治疗。

【护理措施】

1. **即刻护理措施**　急性胸痛在没有明确病因前应即刻给予以下护理措施：

（1）安静卧床休息，进行心电、血压和血氧饱和度监测，注意电极位置应避开除颤区域和心电图胸前导联位置；给予鼻导管或面罩吸氧，使血氧饱和度≥94%。

（2）描记 12 或 18 导联心电图，动态关注 ST 段变化。

（3）立即建立静脉通路，保持给药途径畅通。

（4）按救治流程采集动脉、静脉血标本，监测血常规、血气分析、心肌损伤标志物、电解质、凝血功能、肝肾功能等。

（5）床旁备好急救药物和抢救设备。

2. **病情观察与针对性护理措施**

（1）密切观察病情　观察胸痛的部位、性质、严重程度、有无放射痛、持续时间、伴随症状及缓解和加重因素，注意疼痛程度的变化，胸痛时表情有无面色苍白、大汗和血流动力学障碍。根据医嘱使用镇痛药，及时评估镇痛的效果，必要时动态复查心电图。

（2）ACS 的护理　如胸痛的病因为 ACS，可采取以下护理措施：

① 按医嘱用药：用药剂量、途径、适应证、禁忌证以及主要药理作用与不良反应。

② 再灌注心肌的治疗与护理：起病 3~6h，最多在 12h 内，做好使闭塞的冠状动脉再通的准备，使心肌得到再灌注，减小心肌坏死的范围。

③ 并发症的监测与处理

a. 心律失常：注意观察监护仪及心电图上的心率，及时识别各种心律失常，并迅速配合医生给予及时处理。

b. 心源性休克：具体内容详见本书第十二章第三节。

c. 急性左心衰竭：具体内容详见本书第十一章第三节。

（3）主动脉夹层的护理　如胸痛的病因是主动脉夹层，可采取以下护理措施：

① 按医嘱给予药物治疗。

② 密切观察病情变化。严密监测四肢血压和心率的变化；观察胸痛缓解或加重情况；关注辅助检查结果，了解病情严重程度与发展趋势。出现任何异常情况，及时向医生报告，主动脉夹层极易发生夹层破裂而危及生命，应随时做好抢救的准备，备好抢救设备、物品及药品。

③ 做好转运至手术室或心脏大血管重症监护中心的准备，包括转运人员、转运中所需药品及仪器设备的准备，做好患者转运前、转运中及转运后护理。

（4）急性肺栓塞的护理　如胸痛病因是急性肺栓塞，应采取急性肺栓塞患者的护理措施。参见本章第一节"呼吸困难"相关内容。

3. **心理护理**　急性胸痛患者，特别是急性冠脉综合征、主动脉夹层、张力性气胸、急性肺栓塞等疾病导致的胸痛，都是突然发生、症状严重，患者感受到濒死感，会十分紧张、焦虑和恐惧；加之急诊特殊的环境、自身角色的突然转变，会出现烦躁，甚至绝望等负面情绪，心理护理非常重要。护士要在抢救过程中适时安慰和鼓励患者，忙而不乱，操作技能熟练，动作轻柔，减少医源性的痛苦；有针对性地告知相关抢救措施，耐心解答患者的疑惑，减轻患者的恐惧感，保持稳定的情绪，向患者及家属讲解疾病的知识及救治的流程，取得患者及家属的配合，积极配合救治。

第八节 · 急性腹痛

急性腹痛（abdominal pain）是指由于多种原因引起腹腔内外脏器或邻近器官急性病变或功能失调，从而导致出现在腹部的疼痛，是临床上常见的急症之一。急性腹痛具有发病急、变化多、进展快等特点，如果处理不及时，常可因急性出血、感染、腹腔内血管阻塞、器官破裂穿孔而引起急性弥漫性腹膜炎，出现休克等严重后果，甚至危及患者生命。

一、护理评估

【病因】

1. **腹腔脏器的病变引起的腹痛**
（1）急性腹腔脏器炎症。
（2）急性腹腔脏器穿孔。
（3）急性腹腔脏器的梗阻或扭转。
（4）急性腹腔内脏器破裂出血　腹部外伤所致肝、脾、胰、肾等实质脏器破裂出血；异位妊娠破裂、卵巢囊肿或黄体破裂、肝癌破裂等。
（5）血管病变　肠系膜动脉急性栓塞或血栓形成、腹主动脉瘤、脾梗死、肾梗死、肠系膜静脉血栓形成、急性门静脉或肝静脉血栓形成、夹层动脉瘤等。
（6）结石　包括胆囊结石、肾结石、输尿管结石、膀胱结石、胃结石等。

（7）其他　急性胃扩张、肠易激综合征、痛经、腹壁挫伤、腹壁疝等。

2. **腹外脏器与全身性疾病引起的腹痛**

（1）胸部疾病　不典型心绞痛、急性心肌梗死、急性心包炎、胸主动脉夹层、大叶性肺炎、肺脓肿、肋间神经痛、胸膜炎、气胸、带状疱疹等。

（2）变态反应性疾病　腹型过敏性紫癜、腹型风湿热等。

（3）中毒及代谢性疾病　铅、汞、砷、酒精中毒、尿毒症、糖尿病酮症酸中毒、低钙血症等。

（4）神经精神性疾病　神经症、腹型癫痫、胃肠功能紊乱、神经功能性腹痛、末梢神经炎、腹部带状疱疹等。

【临床表现】

1. **腹痛的部位**　一般来说，疼痛显著且固定的部位，多数即病变所在的部位，往往压痛的部位要比患者主观感觉痛的部位更具有意义。根据腹腔脏器解剖位置可帮助推断可能的病因，同时也要注意放射性腹痛和转移性腹痛的情况，如胆道疾病常有右侧肩背部的放射痛，胰腺炎的疼痛常向左腰部放射，肾绞痛则多向会阴部放射，阑尾炎的转移性右下腹痛等。

2. **诱发因素**　胆囊炎、胆石症常于进食油腻食物后发作；急性胰腺炎发作前常有酗酒、高脂饮食、暴饮暴食；部分机械性肠梗阻患者多有腹部手术史；胃肠穿孔多有长期慢性胃病史，且在饱餐后多见；剧烈活动或突然改变体位后突发腹痛可能为肠扭转；剧烈咳嗽后突然腹痛，多与腹内压突然升高导致嵌顿疝有关；腹部受暴力作用后出现腹部剧痛或伴休克者，可能是肝、脾破裂所致。

3. **腹痛性质和程度**　腹痛的性质可分为钝痛、隐痛、胀痛、烧灼样疼痛、绞痛、刀割样疼痛等；也可分为持续性腹痛、阵发性腹痛、持续性腹痛阵发性加剧三类。腹痛的性质与病变的性质和部位相关；阵发性绞痛一般是腔道梗阻后平滑肌痉挛所致，如肾绞痛、胆绞痛。

4. **发作时间与体位的关系**　餐后痛可能由于胆、胰疾病，胃部肿瘤或消化不良所致；饥饿痛发作呈周期性、节律性，多见于胃窦、十二指肠溃疡；子宫内膜异位者腹痛与月经周期有关；卵泡破裂或者腹痛发作在月经间期。如果某些体位使腹痛加剧或减轻，有可能成为诊断的线索，如胰腺疾病患者前倾位或膝胸位时疼痛减轻；胃黏膜脱垂患者左侧卧位可使疼痛减轻；腹膜炎患者活动疼痛加剧，蜷缩侧卧时疼痛减轻；反流性食管炎患者烧灼痛在躯体前屈时明显，而直立位时减轻。

5. **伴随症状**

（1）消化道症状

① 恶心、呕吐，可由严重腹痛引起，常发生于腹痛后。急性胆囊炎、溃疡病穿孔均可伴有恶心、呕吐。急性胃肠炎、胰腺炎发病早期有频繁呕吐，高位肠梗阻呕吐出现早，低位肠梗阻或结肠梗阻呕吐出现晚或不出现；呕吐物的性质及量与梗阻部位有关，如呕吐宿食不含胆汁则为幽门梗阻，呕吐粪水样物常为低位肠梗阻。

② 排便情况，腹痛伴有呕吐，肛门停止排气、排便多见于肠梗阻；腹痛伴有腹泻，多见于急性肠炎、痢疾、炎症性肠病、肠结核等；果酱样便是肠套叠的特征；绞窄性肠梗阻、肠套叠、溃疡性肠炎、坏死性肠炎、缺血性疾病常伴有血便。

（2）其他伴随症状

① 休克,腹痛同时伴有贫血者可能是腹腔脏器破裂(如肝、脾或异位妊娠破裂)；不伴贫血者见于胃肠穿孔、急性胆管炎、绞窄性肠梗阻、肠扭转、急性胰腺炎等。

② 黄疸，多见于急性胆管炎、胆总管结石、壶腹部癌或胰头癌。

③ 发热，外科疾病一般是先腹痛后发热，而内科疾病多先有发热后有腹痛。如伴发热、寒战者，多见于胆道感染、腹腔或腹内脏器化脓性病变、下肺炎症或脓肿等。

④ 血尿、排尿困难，多见于泌尿系感染、结石等。

⑤ 盆腔炎症或积液、积血时可有排便次数增多，里急后重。

【辅助检查】

（1）实验室检查，如血尿人绒毛膜促性腺激素检测有助于异位妊娠诊断。

（2）X线检查。

（3）超声检查。

（4）内镜检查是消化道病变常用的诊断和治疗方法。

（5）CT和MRI检查。

（6）其他检查　怀疑腹腔有积液或出血，可进行腹腔诊断性穿刺。

【诊断】

急性腹痛是急诊临床上常见的临床症状，病因复杂。对腹痛进行诊断时，除了结合以上临床表现和辅助检查结果外，还应充分结合既往病史和腹部体格检查来进行。腹部体格检查应按照"视、听、叩、触"依次进行。

1. **视诊**　观察腹部有无膨隆或凹陷，有无腹式呼吸消失或减弱，有无胃型、肠型或蠕动波等。

2. **听诊**　肠鸣音亢进提示肠梗阻，而肠鸣音消失则提示肠麻痹。

3. **叩诊**　如肝浊音界消失或缩小，提示胃肠穿孔可能；腹部移动性浊音说明有腹水存在。

4. **触诊**　查明有无腹肌紧张、压痛、反跳痛，是全腹压痛还是局部压痛。

由于腹腔外脏器的病变也可引起腹痛，因而心脏、肺等部位的检查也必不可少。

【鉴别诊断】

急性腹痛多发病急、病因复杂，涉及内科、外科、妇产科、儿科、传染科、精神科等疾病，应注意鉴别。

【心理社会评估】

急性腹痛往往给患者造成较大的恐惧，应了解患者认知功能、情绪情感状态、日常生活方式与习惯。评估腹痛对患者生活、工作、社交等的影响，评估患者及家属对治疗及护理工作的期待等。

二、急救护理

【急救原则】

虽然引起急性腹痛的原因很多，但治疗上均坚持抢救生命第一的原则，即挽救生命、减轻痛苦、积极对症治疗和预防并发症。

1. **手术治疗** 手术是急腹症的重要治疗手段。对病因明确，有手术指征者，应及时手术治疗，如主动脉夹层、绞窄性肠梗阻、腹腔内脏器破裂、穿孔或出血、胆道严重感染等引起腹膜炎等。

2. **非手术治疗** 主要适用于病因不明、腹膜炎症状不严重的患者，给予纠正水电解质紊乱、抗感染、防治腹胀、防止休克等对症支持措施；对病因已明确而不需要手术治疗、疼痛剧烈的患者，应适当使用镇痛药。

3. 不能确诊的急腹症患者，要遵循"四禁"原则，即禁食、禁水、禁用镇痛药物、禁导泻。

【护理措施】

1. **即刻急救措施** 首先处理威胁生命的情况：伴有休克时应立即配合抢救，患者绝对卧床，迅速建立静脉通路，及时补液纠正休克；伴有呼吸困难者，保持气道通畅，及时给氧，必要时建立人工气道和呼吸支持治疗；如伴有呕吐，应取适当体位，尽可能头偏向一侧，防止误吸。

2. **疼痛护理**

（1）应观察并记录疼痛的部位、性质及程度、发作时间、频率、持续时间以及缓解的因素，如果疼痛突然加重、疼痛性质发生改变，应警惕某些并发症的出现。

（2）对于诊断明确者，根据病情遵医嘱使用解痉药物或镇痛药物；急性腹痛诊断未明或治疗方案未确定的患者，慎用镇痛药物，以免掩盖病情，延误诊治。

（3）指导患者使用非药物缓解疼痛的方法，如分散注意力、改变体位、腹式呼吸、听舒缓音乐、冥想、正念等方法。

3. **饮食管理及胃肠减压** 病情较轻且无禁忌证者，予少量流质或半流质饮食；病因未明或病情重者，必须禁食。怀疑有空腔脏器穿孔、破裂、腹胀明显或肠梗阻者必须行胃肠引流减压，妥善固定引流管，注意保持引流通畅，观察与记录引流液的量、颜色、形状、气味，及时更换负压引流器。

4. **维持体液、电解质平衡** 应迅速建立静脉通道进行输液，遵医嘱使用药物，防止酸碱平衡失常；有腹腔内出血或休克者，应快速输液，必要时输血，以纠正血容量不足，维持生命体征稳定。

5. **遵医嘱给予抗生素控制感染** 急腹症多由腹腔内炎症或脏器穿孔引起，常伴有感染，是抗生素治疗的指征。用药期间注意观察用药的效果及药物不良反应。

6. **严密观察病情变化** 注意综合分析病情变化，特别是对病因未明的急性腹痛患者，严密观察极为重要，观察内容包括：意识状态及生命体征；腹痛部位、性质、程度、范围以及腹膜刺激征的变化、胃肠功能状态；腹腔异常，如腹腔积气、腹水、肝浊音界变化和移动性浊音；全身情况及重要脏器功能变化；新的症状和体征，如黄疸、瘀斑等。

7. **需紧急手术患者护理**　向患者及家属介绍病情及做必要的解释，及时做好药物过敏试验、禁食、配血、备皮，完善必要的检查检验。

8. **患者安全管理及舒适护理**　急性腹痛患者往往由于疼痛而坐卧不安，应告知患者及家属预防跌倒及坠床的方法；对生活自理能力下降的患者，加强生活护理，协助取舒适卧位，定期协助翻身，防止发生压力性损伤，做好皮肤护理；对意识障碍或躁动患者，注意保护性约束或实施有效镇静治疗。

9. **心理护理**　应注意对患者及家属做好解释及安慰工作，耐心倾听患者的主诉，主动关心患者，多跟患者交流，告知引起腹痛的可能原因，主动告知各项检查和治疗的目的、意义及注意事项，取得患者的理解和配合，创造良好的护患关系，帮助患者获得对疾病和未来的掌控感。

第九节 · 昏迷

昏迷（coma）是指由于脑功能受到高度抑制而产生的意识丧失和随意运动消失，并对语言和物理刺激无反应或反射活动异常的一种病理状态，是各种病因导致脑功能严重受损的意识水平表象，是最严重的意识障碍。按照严重程度不同，可分为 3 个阶段：浅昏迷、中昏迷和深昏迷。

一、护理评估

【病因】

（一）颅内疾病

1. **感染性疾病**　各种脑炎、脑膜炎、脑脓肿等。
2. **非感染性疾病**　①脑血管疾病，如脑出血、脑栓塞、脑血栓形成、蛛网膜下腔出血等；②颅内占位性病变，如脑肿瘤、脑积水、自发性颅内血肿；③脑外伤，如脑挫裂伤、脑震荡、颅骨骨折等；④癫痫。

（二）颅外疾病

1. **重症感染**　败血症、伤寒、中毒性肺炎、中毒性菌痢等。
2. **内分泌与代谢障碍**　甲状腺危象、糖尿病酮症酸中毒、低血糖性昏迷、肝性脑病等问题。
3. **水、电解质紊乱**　低钠血症、高氯血症性酸中毒、低氯血症性碱中毒等。

4. **心血管疾病** 急性心肌梗死、心律失常所致的阿-斯综合征、严重休克等。
5. **中毒性疾病** 催眠药、有机磷杀虫药、一氧化碳、阿片类药物等中毒。
6. **物理性及缺氧性损害** 电击伤、中暑、日射病和高山病等。

【临床表现】

昏迷是最严重的意识障碍，各种刺激不能使其觉醒，无有目的的自主活动，不能自发睁眼。按其严重程度可分为三个阶段，各阶段临床表现见表7-9-1。

表7-9-1 不同程度昏迷的临床表现

昏迷程度	临床表现
浅昏迷	意识大部分丧失，无自主运动，对声、光刺激无反应，对疼痛刺激尚可出现痛苦表情或肢体退缩等防御反应；角膜反射、瞳孔对光反射、眼球运动和吞咽反射存在
中昏迷	对周围事物及各种刺激均无反应，对强烈疼痛刺激可有防御反应角膜反射减弱、瞳孔对光反射迟钝、无眼球运动，生命体征有改变
深昏迷	意识完全丧失，全身肌肉松弛，对各种刺激全无反应；眼球固定、瞳孔散大，深浅反射均消失，生命体征改变明显

【辅助检查】

（1）实验室检查，如血、尿常规，生化检查，血气分析等。

（2）脑脊液检查。

（3）影像学检查，如脑电图、脑血流图、头颅CT、磁共振、数字减影血管造影等检查。

【诊断和鉴别诊断】

对急性意识障碍的患者应首先评估其生命体征，采取紧急措施清除气道分泌物或异物，保持呼吸道通畅，维持有效的通气和循环，再迅速作出病因诊断。病史与临床表现如下。

1. 昏迷前是否有外伤、酗酒、使用镇静催眠类药物等；是否在封闭空间内使用煤炉、是否井下作业等。

2. 突然昏迷应考虑脑出血、脑栓塞等脑血管疾病；昏迷持续时间较短应考虑一过性脑缺血；昏迷前如有剧烈头痛、呕吐，可能有颅内压增高，应考虑脑内肿瘤、脑脓肿、脑出血、脑膜炎等。

3. **昏迷伴随症状** 伴高热见于全身或颅内感染；伴体温降低见于乙醇、巴比妥类药物中毒等；伴呼吸频率或节律的异常或丧失、呼气中有烂苹果味见于糖尿病酮症酸中毒等。

【心理社会评估】

昏迷患者突然遭遇疾病，家庭常常处于应激状态，应评估家属有无紧张、抑郁、焦虑或恐惧等心理状况。了解家庭经济状况、对疾病的认识水平、对治疗疾病的信心及期待等。

二、急救护理

【急救原则】

（1）保持呼吸道通畅，必要时气管内插管，人工辅助通气，应用呼吸兴奋剂；纠正休克，维持有效循环。

（2）建立静脉通道，遵医嘱给药。

（3）急诊进行血、尿常规，肝、肾功能，电解质，血气分析等检查。

（4）有颅内压增高表现者，遵医嘱降颅压治疗，必要时进行侧脑室穿刺引流。

（5）控制癫痫发作、高血压及高热，预防感染。

（6）昏迷伴呼吸衰竭、休克、心力衰竭及癫痫者应予及时救治；严重颅脑外伤昏迷伴高热、抽搐、去大脑强直发作可用人工冬眠疗法。

【护理措施】

1. **即刻护理措施**

（1）绝对卧床，如有呕吐者，头偏向一侧，保持呼吸道通畅；予以氧气吸入；呼吸道分泌物多时予以及时抽吸，呼吸不畅缺氧者配合医生建立人工气道，必要时呼吸机辅助呼吸。

（2）建立静脉通路，确保药品使用顺利。

（3）心电监测。

2. **病情观察与针对性护理**

（1）严密观察病情变化　观察生命体征，观察有无恶心、呕吐及呕吐物性状和量；观察皮肤弹性及有无脱水现象；有无脑疝的早期表现。

（2）保持呼吸道通畅　平卧位或头偏向一侧，开放气道，取下活动性义齿，及时清除口、鼻腔分泌物和痰液。

（3）高热患者，遵医嘱进行物理或者化学降温。

（4）营养护理　昏迷患者无法自主进食，应遵医嘱留置鼻胃管或鼻肠管，给予高维生素、高热量、高蛋白质的流质食物，补充足够的水分，保证足够的营养供给。

（5）做好基础护理，预防并发症。昏迷患者不能自主活动，应注意评估下肢深静脉血栓的风险，采取措施预防下肢深静脉血栓形成，如使用气压治疗仪、空气波治疗仪或者进行肢体被动运动等。

3. **心理护理**　对待昏迷患者，虽然其没有意识，护士在治疗护理过程中也应该视患者为一个可交流的对象，告知患者操作的名称、目的和意义，动作应轻柔，注意保护好患者的隐私，做好保暖和体位管理，使患者尽可能舒适。患者家属及陪护人员在初期会惊慌失措，束手无策，需要护士去关注家属。及时了解和准确把握家属的需求，有针对性、预见性地进行干预；在进行每一项护理操作时充分告知，动作娴熟稳重，让家属产生信任感，提高自我效能，树立治疗的信心，更好地遵从医疗嘱咐。

第十节 · 颅内压增高症

颅内压增高或称颅内高压，是因多种原因造成颅内容物（脑组织、脑脊液、脑血容量）的总体积增加，或颅内有占位性病变造成颅腔容积狭小等因素，导致颅腔内压持续地升高超过200mmH$_2$O而出现的一种常见的神经系统综合征，可分为弥漫性颅内压增高和局限性颅内压增高。

一、护理评估

【病因】

（1）颅脑损伤，如脑挫裂伤、广泛性颅骨骨折、外伤性蛛网膜下腔出血等。

（2）颅内占位性病变，如各种癌瘤、脓肿、脑寄生虫等。

（3）脑血管疾病，如脑梗死、高血压脑出血、蛛网膜下腔出血、高血压脑病等。

（4）颅内炎症，如各种脑炎、脑膜炎等。

（5）脑缺氧，如各种疾病造成呼吸道梗阻、一氧化碳中毒及缺血缺氧性脑病等。

（6）中毒及代谢性疾病，如肝性脑病、急性水中毒和低血糖等。

（7）先天性异常，如导水管的发育畸形、颅底凹陷和先天性小脑扁桃体下疝畸形等，造成脑脊液回流受阻，从而继发脑积水和颅内压增高。

【临床表现】

1. 意识及精神障碍　急性颅内压增高时，常有明显的进行性意识障碍，患者意识由嗜睡、迟钝逐渐发展至昏迷状态。慢性颅内压增高时，轻者记忆力减退、注意力不集中，重者可呈进行性痴呆、情感淡漠、大小便失禁。

2. 头痛　为颅内压增高最早、最主要的症状，急性颅内压增高者突然出现头痛，而慢性者头痛则缓慢发展。多为跳痛、胀痛或爆裂样痛。

3. 呕吐　多在头痛剧烈时发生，可伴有恶心，常呈喷射状，与进食无直接关系。儿童患者多见。

4. 脉搏、血压及呼吸的变化　颅内压升高、血压升高、脉搏缓慢有力和呼吸加深变慢是早期的代偿反应。当颅内压增高得不到控制而持续加重时，则代偿失调，出现血压下降、脉率变快变细和呼吸浅快而不规则。

【辅助检查】

（1）脑脊液压力测定　压力一般均高于200mmH$_2$O。

（2）血液生化检查　血常规、电解质、血糖、凝血功能等。

（3）颅脑CT或MRI。

（4）经颅多普勒超声检查（TCD）可以探测颅内脑血流流速及频谱，来判断颅内高压的程度。

【诊断与鉴别诊断】

典型的颅内压增高综合征具有头痛、呕吐和视盘水肿等表现，尤其以视盘水肿最客观，依据这一体征，诊断不难。但在急性颅高压或慢性颅高压增高的早期，多无视盘水肿，患者可能仅有头痛、呕吐，容易误诊为功能性疾病而产生严重后果。因此，一旦有颅内高压，应行颅脑CT、MRI以明确病因。

【心理社会评估】

颅内压增高的患者可能会经历各种心理应激反应，如担心疾病的严重性和治疗的不确定性而产生焦虑、抑郁、恐惧等情绪。患者在急性期之后恢复阶段的时间较长，会出现沉默不语和烦躁的情况，会因为偏瘫造成的不便而感到痛苦。应了解患者的年龄、性别、受教育程度、家庭状况，评估患者对疾病的认识和治疗依从性，评估家庭成员对患者疾病的支持度。

二、急救护理

【急救原则】

脑疝是颅高压最危险的情况。一旦发生，应立即脱水、降颅压、紧急抢救生命。脱水降颅内压，快速静脉滴注或静脉推注20%甘露醇注射液100~200mL，以迅速提高血浆晶体渗透压，使脑组织水分向血管转移，产生脱水作用，降低颅内压。高流量充足输氧，从而减轻脑缺氧及脑水肿。

【护理措施】

1. **即刻护理措施** 清醒患者取头高脚低位，抬高床头15°~30°，昏迷患者取平卧位头偏向一侧，防止呕吐物窒息，给予氧气吸入并连接心电监护仪。

2. **一般护理措施** 危重患者应绝对卧床休息，保持病室安静，意识清楚患者不要提重物或坐起，高热躁动、呼吸不畅、癫痫发作、便秘等因素易造成患者颅内压暂时升高，通过给予退热、镇静、吸痰、控制抽搐和缓和导泻等合理的护理措施，往往可使患者颅内压回降至正常水平，既减轻了患者的颅内高压症状，同时也避免了降颅压药物的过度使用。

3. **病情观察与针对性护理**

（1）意识和瞳孔的监测 意识与瞳孔的变化是护士应密切观察的重点之一。

（2）监测生命体征、尿量及电解质 颅内压增高会出现脉搏和呼吸减慢、血压升高的表现；大剂量使用脱水药会出现尿多，应观察排尿是否正常，并记录出入水量，防止发生尿潴留、休克及电解质紊乱。

（3）头痛护理 见第六节头痛。

（4）饮食护理 清醒患者可给予清淡、易消化饮食，昏迷患者或吞咽困难患者留置胃管或鼻肠管给予肠内营养，及时监测胃残余量，防误吸。

（5）颅内压监测的护理 持续颅内压监测可以实时准确观察到颅内压的真实情况，有助于及时发现病情变化，早期干预处理，降低病残率和病死率。

（6）脑室引流术后的护理

① 固定引流管：同时将引流管连接在床头的引流瓶上，引流瓶的高度应距离外耳道/穿刺点 15cm 左右，妥善固定。

② 确保引流管的畅通：引流管发生阻塞的处理措施有查看颅外引流管是否存在折叠、扭曲情况，尽快予以处理；需要通知医师，重调引流管的位置；观察引流液的性质、流量及颜色。护士应记录下患者 24h 内的引流量、颜色及性质。

（7）腰椎穿刺护理　术后去枕平卧 4～6h，如颅压低时取头低脚高位卧床 24h。

（8）用药护理　①脱水药物。②抗凝、抗血小板聚集药物，使用抗凝、抗血小板聚集药物需关注患者凝血功能。

（9）康复护理　鼓励其积极参与各项治疗和功能训练，如肌力训练、步态平衡训练、排尿功能训练等，最大限度地恢复其生活能力。

4. **心理护理**　护理人员首先对患者的具体情况进行了解，经常给予体贴、关心、诚恳的语言安慰。尊重患者的生活习惯，不能过分要求患者对某些习惯的改变。介绍相关康复措施，以温和的语言对患者进行安慰，建立良好的护患关系，使患者依赖、信任护理人员。

第十一节 · 癫痫持续状态

癫痫持续状态（status epilepticus，SE）又称癫痫状态，是指癫痫连续发作之间意识尚未完全恢复又频繁再发，或癫痫发作持续 30min 以上未自行停止。

一、护理评估

【病因】

SE 的病因可分为原发性和继发性，但以继发性居多。

1. **继发性因素**　包括脑外伤、颅内感染、颅内肿瘤、脑血管病、代谢性脑病、变性病、脱髓鞘疾病和药物中毒等。

2. **原发性因素**　多系迁延 10 年以上的难治性癫痫。凡首发症状即表现为癫痫持续状态者，应首先考虑到脑肿瘤，特别是颞叶肿瘤的可能。

【临床表现】

1. **全面性发作持续状态**

（1）全面性强直-阵挛发作持续状态　称为大发作，是临床最常见、最危险的癫痫持续状态，表现为强直-阵挛发作反复发生，意识障碍伴高热、代谢性酸中毒、低血糖、休克、电解质紊乱（低钾血症、低钙血症）和肌红蛋白尿等。发作前可有瞬间疲乏、麻木、恐惧或无意识动作等先兆表现。早期出现意识丧失、跌倒在地，其后的发作过程分为三期：强直期、阵挛期及发作后期。

（2）强直性发作持续状态　多见于伦诺克斯-加斯托综合征患儿，表现为不同程度意识障碍（昏迷较少），间有强直性发作或其他类型发作。

（3）阵挛性发作持续状态　时间较长时可出现意识模糊甚至昏迷。

（4）肌阵挛发作持续状态　特发性肌阵挛发作患者很少出现癫痫持续状态，严重器质性脑病晚期如亚急性硬化性全脑炎、家族性进行性肌阵挛癫痫等较常见。

（5）失神发作持续状态　主要表现为意识水平降低，甚至只表现为反应性下降、学习成绩下降；多由治疗不当或停药诱发。

2. 部分性发作持续状态

（1）单纯部分性发作持续状态　临床表现以反复的局部颜面或躯体持续抽搐为特征，或持续的躯体局部感觉异常为特点，发作时意识清楚，脑电图上有相应脑区局限性放电。

（2）边缘叶性癫痫持续状态　常表现为意识障碍，发作时对外界刺激无反应，以精神症状及自动症为特征和精神症状，又称精神运动性癫痫状态，常见于颞叶癫痫，须注意与其他原因导致的精神异常鉴别。

（3）偏侧抽搐状态伴偏侧轻瘫　多发生于幼儿，表现一侧抽搐，伴发作后一过性或永久性同侧肢体瘫痪。

【辅助检查】

（1）脑电图（EEG）。

（2）神经影像学检查，包括头颅 CT 和 MRI。

（3）功能影像学检查如头颅 SPECT、PET 等能从不同角度反映脑局部代谢变化，辅助癫痫灶的定位。

【诊断】

癫痫是多种病因所致的疾病，其诊断需遵循三步原则：首先明确发作性症状是否为癫痫发作；其次是哪种类型的癫痫或癫痫综合征；最后明确发作的病因是什么。

【鉴别诊断】

1. 晕厥（syncope）　为脑血流灌注短暂缺乏，脑组织缺血缺氧所致意识瞬时丧失和跌倒。与癫痫发作比较，跌倒时较缓慢，表现为面色苍白、出汗，有时脉搏不规则，偶可伴有抽动、尿失禁。

2. 假性癫痫发作（pseudoepileptic seizures）　又称癔症样发作，是一种非癫痫性的发作性疾病，是由心理障碍而非脑电紊乱引起的脑部功能异常。可有运动、感觉和意识模糊等类似癫痫发作症状，难以区分。

【心理社会评估】

癫痫病患者常常会受到周围环境的影响而产生羞耻感，特别是难治性癫痫患者，由于发作长期得不到有效控制，可能产生悲观失望的心理。应了解患者的意识、精神状态、认知水平，是否存在认知障碍；评估患者家庭状况及为患者提供的支持度。

二、急救护理

【急救原则】

癫痫持续状态的治疗目标为保持稳定的生命体征和进行心肺功能支持；终止呈持续状态的癫痫发作，减少发作对脑部神经元的损害；寻找并尽可能去除病因和诱因；处理并发症，迅速控制发作是治疗的关键，否则可能危及生命。

【护理措施】

1. 即刻护理措施

（1）立即平卧，给予吸氧吸入，通知医师。

（2）防窒息　解开衣扣，保持呼吸道通畅。

（3）控制发作　迅速建立静脉通路，持续心电、血压、呼吸、血氧饱和度监测，遵医嘱给予抗癫痫、抗惊厥药物，如地西泮、苯巴比妥等，同时密切观察并记录患者意识、瞳孔、呼吸、心率、血压、血氧饱和度的变化。

（4）防止发作时的意外伤害。拉起床挡，专人看护，防止坠床。适当扶住患者的手和脚，切勿用力按压或牵拉患者肢体，以防误伤及脱臼。

2. 病情观察与针对性护理

（1）严密观察意识、瞳孔、生命体征和血氧饱和度变化，观察发作频次、持续时间、发作时表现及发作前有无先兆或诱发因素，必要时使用手机录制发作情况的视频，客观真实地做好护理记录。

（2）保持呼吸道通畅，床头配备吸痰装置，吸净口腔分泌物。吸氧，保持脑部氧的供应。

（3）维持静脉通道的通畅，遵医嘱准确用药，控制抽搐，做好用药护理。

（4）维持循环功能稳定，纠正水、电解质及酸碱失衡，控制高热和感染。

3. 心理护理　癫痫为可治疗性疾病，大多数患者预后较好，指导患者面对现实，采取积极的应对方式，配合长期药物治疗。护士应仔细观察患者的心理反应，关心、理解、尊重患者，鼓励患者表达自己的心理感受，鼓励患者听舒缓音乐，缓解其焦躁、不安情绪。告诉患者抗癫痫药物治疗的原则以及药物疗效与不良反应的观察，指导患者按医嘱坚持长期正确服药，告知服药注意事项，间断不规则服药不利于癫痫控制，易导致癫痫持续状态的发生。

参考文献

[1] 尤黎明，吴瑛. 内科护理学[M]. 6版. 北京：人民卫生出版社，2017.
[2] 马智，于柏龙. 临床症状体征鉴别诊断学[M]. 北京：军事医学科学出版社，2006.
[3] 李小刚. 急诊医学[M]. 2版. 北京：高等教育出版社，2016.
[4] 黄津芳. 住院病人健康教育指南[M]. 2版. 北京：人民军医出版社，2011.

[5] 中华医学会神经病学分会神经重症协作组,中国医师协会神经内科医师分会神经重症专业委员会. 难治性颅内压增高的监测与治疗中国专家共识[J]. 中华医学杂志,2018,98（45）：3643-3652.
[6] 贾建平,陈生弟,神经病学[M]. 8版. 北京：人民卫生出版社. 2018.
[7] 岳丽青,陶子荣,李育,常红. 神经内科专科护理[M]. 北京：化学工业出版社,2021.

（周芳意　罗玲霞）

微信扫码

①微信扫描本页二维码
②添加出版社公众号
③点击获取您需要的资源或服务

第八章 常见危重症急救护理

危重症急救护理是医学领域中至关重要的一部分，涉及团队协作、信息传递和紧急决策等多个方面。在面对危及患者生命的状况时，医护人员需要迅速而准确地采取措施，以确保患者能够得到及时有效的救治。在这一章节中，我们将深入学习常见危重症急救护理，帮助医护人员不断提高危重症患者的救治水平。同时，我们还将关注患者及其家属在危急时刻所需的心理支持，使急救过程更加人性化。

第一节 · 急性冠脉综合征

急性冠脉综合征（acute coronary syndrome，ACS）是一组因冠状动脉粥样硬化发生斑块破裂、血栓形成或血管痉挛引起冠脉不完全或完全性阻塞所致的急性心肌缺血表现的临床综合征，包括不稳定型心绞痛（UA）、非 ST 段抬高型心肌梗死（NSTEMI）和 ST 段抬高型心肌梗死（STEMI）。

一、护理评估

【病因】

ACS 有着共同的病理生理学基础，在冠状动脉粥样硬化的基础上，动脉粥样斑块发生破裂或撕裂，使斑块内高度致血栓形成的物质暴露于血流中，引起血小板在斑块受损表面黏附、活化、聚集、形成血栓，导致病变血管完全或非完全性闭塞。

【临床表现】

1. **胸痛** 为急性心肌梗死中最先出现的突出症状。常发生于安静或睡眠时，常为心前区压榨样或窒息性疼痛、发闷不适或紧缩感。可放射至下颌、颈、臂、背部及上腹部，疼痛部位和性质与心绞痛相同。

2. **胃肠道症状** 胸部剧痛时常伴恶心、呕吐、上腹胀痛等胃肠道症状，重症者有呃逆，多见于下壁心肌梗死。

3. **休克** 表现为烦躁不安、面色苍白、皮肤湿冷、脉细而快、大汗淋漓、尿量减少、反应迟钝,甚至昏厥,并有强烈恐惧感或伴濒死感。

4. **心律失常** 24h 内最多见,其中以室性心律失常最为多见。

5. **心力衰竭** 易发生急性左心衰竭,出现呼吸困难、咳嗽、发绀、烦躁、不能平卧等症状,严重者发生急性肺水肿。

6. **全身症状** 有发热、心动过速、白细胞计数升高和红细胞沉降增快等。

【辅助检查】

1. **心电图检查** 是 AMI 早期诊断的最佳检查。

(1) UA 时静息心电图 可出现两个或更多的相邻导联 ST 段偏移(抬高或降低)≥0.1mV。

(2) NSTEMI 的心电图 ST 段压低和 T 波倒置比 UA 更明显和持久,并有系列演变。

(3) STEMI 患者心电图的特征性改变如下:①T 波高尖,面向心肌坏死区导联出现宽而深的病理性 Q 波;②面向坏死区周围心肌损伤区导联出现 ST 段呈弓背向上形抬高;③面向损伤区周围心肌缺血区导联出现 T 波倒置,心内膜下心肌梗死无病理性 Q 波;④背向心肌梗死区 R 波增高,ST 段压低和 T 波直立并增高。

2. **心肌损伤标志物测定** UA 患者心肌损伤标志物一般无异常增高;NSTEMI 患者血 CK-MB 或肌钙蛋白常有明显升高;STEMI 患者血和尿肌红蛋白、肌钙蛋白增高,血清心肌酶升高,峰值可高达正常的十几倍。

3. **影像学检查** 心脏彩超可评价心脏有无节段性心室壁运动障碍和心室功能,同时可发现 AMI 并发症如心脏破裂、二尖瓣反流、室间隔破裂、心力衰竭和心脏压塞等。X 线检查能够揭示 AMI 的并发症,尤其是肺水肿和心力衰竭。冠状动脉造影可显示冠状动脉各主干及分支狭窄性病变的部位及其严重程度,是目前冠心病临床诊断的金标准。

【心理社会评估】

急性冠脉综合征患者的意识是清醒的,对突然的病情变化会产生不同的心理反应,特别是患者发生剧烈胸痛时常伴有焦虑、恐惧、烦躁不安、有濒死感,容易并发焦虑、抑郁等情绪障碍。

二、急救护理

【急救原则】

对 ACS 患者的临床治疗以溶栓治疗为主,及早进行溶栓治疗,可以减少心肌细胞的死亡,有利于改善患者的心肌功能。

【护理措施】

1. **休息与活动** 急性期需绝对卧床休息 2 周,尽量避免增加体力活动。

2. **吸氧**　一般 2~4L/min，伴有急性左心衰竭、休克时氧流量 4~6L/min，严重缺氧时可行气管插管或呼吸机辅助呼吸。

3. **饮食护理**　急性期给予流质饮食，病情稳定 3 天后逐渐改半流质低脂饮食。避免食用辛辣或发酵食物，减少便秘和腹胀。

4. **病情观察**　观察患者生命体征及神志、尿量的变化，观察休克有无改善等，准确记录 24h 出入水量。持续给予心电、血压及氧饱和度监测，观察胸痛的性质、部位、程度、持续时间，有无放射痛。有心力衰竭或休克者应做漂浮导管进行血流动力学监测。

5. **心理护理**　关心体贴患者，主动采用倾听、解释、鼓励、建议等技巧帮助患者摆脱紧张、焦虑情绪。取得患者及家属的信赖，缓解患者的不良情绪，使其对治疗及护理产生安全感，使患者积极配合治疗。

第二节 · 室性心动过速

室性心动过速（ventricular tachycardia，VT）简称室速，是异位起搏点位于心室内的阵发性心动过速，常为突然开始和突然结束，是一种严重的心律失常，可以导致心室扑动及心室颤动而死亡。大多数发生于器质性心脏病患者，偶可见于无器质性心脏病患者。

一、护理评估

【病因】

（1）器质性心脏病　是室速的主要病因，约 80% 的室速具有器质性心脏病的病理基础。

（2）药物　除 β 受体阻滞剂外，各种抗心律失常药物都可能引起室速。

（3）电解质紊乱、酸碱平衡失调　特别是低钾血症时，易出现电解质紊乱、酸碱平衡失调。

（4）其他　少数正常人在运动和情绪激动时也可出现室速。

【临床表现】

（1）大多数患者可出现心悸、心慌、胸闷、气短、胸痛、头晕等；严重者还可出现全身乏力、面色苍白、四肢厥冷，甚至晕厥、抽搐、休克、猝死。

（2）室速发作时，心率一般在 130~200 次/分，少数患者的频率较快，可达 300 次/分，节律多较规则；第一心音、外周脉搏强弱不等；可出现奔马律和第一、第二心音分裂；偶可闻及大炮音。

【辅助检查】

主要是心电图检查。心室率为 150~200 次/分；可见连续而迅速出现的宽大畸形 QRS 综合波,时间超过 0.12s;T 波的方向与 QRS 主波的方向往往相反;P 波常埋在 QRS 波群内,有时也可见频率较慢的窦性 P 波与 QRS 波群无关,形成房室分离;R-R 间期可以绝对规则,也可有轻度不齐。

【心理社会评估】

患者担心疾病对今后生活、工作及家庭带来影响,且患者常在清醒状态下进行电复律,极易出现焦虑、紧张、恐惧等不良心理。

二、急救护理

【救治原则】

立即终止发作,去除诱发因素,积极治疗原发病,预防猝死。

【护理措施】

(1)休息与活动 让患者绝对卧床休息,减少活动。

(2)用药护理 ①利多卡因:可作为首选药物,首次 1~1.5mg/kg 静推,无效可重复给药 50~75mg,继而 1~3mg/kg 微量泵静脉维持,总剂量为 3mg/kg。②胺碘酮:初剂量为 150mg 静脉推注,然后改为 1mg/min 静脉滴注维持 6h,再减为 0.5mg/min 静脉滴注维持 18h,最高剂量一般不超过 2g。③硫酸镁:25%硫酸镁注射液 10mL 用生理盐水稀释至 40mL,缓慢静脉注射。

(3)同步电复律 选择能量为 100~150J,以后每次可增加 50~100J,最大剂量为 360J。

(4)心电监测 严密观察生命体征,如有异常立即报告医师。

(5)心理护理 应注重患者的心理护理,及时进行心理疏导,给予患者相关健康指导,使患者保持良好心态及稳定情绪,克服疾病恐惧心理,鼓励患者树立战胜疾病的信心。

第三节 • 心室扑动和心室颤动

心室扑动(ventricular flutter)简称室扑,是极快的、规则的心室收缩。心室颤动(ventricular fibrillation)简称室颤,是快速的、不规则的、不同步的心室收缩,心脏立即丧失泵功能。心室扑动与心室颤动是严重的异位心律,常同时存在,或互为转换,以心室颤动为常见,单纯的心室扑动不常见。

一、护理评估

【病因】

(1)急性冠脉综合征。

(2)扩张型和肥厚型心肌病、瓣膜病。

（3）心房颤动伴预激综合征。

（4）长 QT 综合征、Brugada 综合征等心脏离子通道病。

（5）病态窦房结综合征或完全性房室传导阻滞所致严重心律失常。

（6）电击或雷击。

（7）继发于低温。

（8）药物毒副作用：洋地黄、肾上腺素类及抗心律失常等药物。

【临床表现】

（1）主要症状　晕厥、抽搐、发绀。

（2）体格检查　意识丧失，听诊心音消失，无大动脉搏动，血压测不出，发绀和瞳孔散大等。

【辅助检查】

主要是心电图检查。

（1）心室扑动　正常的 QRS-T 波基本形态消失，无法辨认，代之以连续快速而相对规则的大正弦波，频率为 150～300 次/分，平均约 200 次/分。

（2）心室颤动　QRS-T 波群完全消失，出现振幅与频率极不规则的低小波（＜0.2mV）；频率为 200～500 次/分。

【心理社会评估】

患者住院期间容易产生恐惧、焦虑、抑郁，甚至悲观情绪，电除颤治疗过程中出现濒死感，会进一步加剧患者的应激反应。

二、急救护理

【急救原则】

（1）一旦发生室扑或室颤应立即开始抢救，抢救应遵循心肺复苏的流程进行。

（2）有条件时在第一时间立即实施电除颤术，若无除颤仪，应立即开始心肺复苏。

【护理措施】

（1）休息与活动　绝对卧床休息，保持大便通畅。

（2）迅速建立静脉通路，遵医嘱用药。对于顽固性心室颤动、室性心动过速连续三次电除颤无效者，优选胺碘酮，次选利多卡因、普鲁卡因胺、苯妥英钠、硫酸镁、普罗帕酮等。

（3）电复律　非同步直流电除颤。

（4）心电监测　严密观察生命体征，如有异常立即报告医师，给予及时处理。

（5）心理护理　主动关心患者，治疗时询问患者的感受，给予患者足够的安全感，鼓励患者，缓解焦虑等情绪。

第四节 · 心房扑动和心房颤动

心房扑动（atrial flutter）简称房扑，是指心房内产生 300 次/分左右的规则冲动，引起快速而协调的心房收缩。心房颤动（atrial fibrillation）简称房颤，是指心房内产生 350～600 次/分不规则的冲动，引起不协调的心房颤动。

一、护理评估

【病因】

心房扑动和心房颤动常在情绪激动、术后、运动或急性酒精中毒时发生；以风湿性心脏病二尖瓣狭窄、冠心病、高血压心脏病、甲状腺功能亢进最多见；其次有心肌炎、心肌病、缩窄性心包炎、先天性心脏病房间隔缺损伴肺动脉高压；此外，多种感染、低温麻醉、心脏手术、脑血管意外等均可引起，也可见于无明显心脏病者。

【临床表现】

（1）突然发作、突然终止。

（2）可有心悸、胸闷、头晕、急性胸痛，伴脸色苍白、乏力等。

（3）发作时间长时，可有血压下降、烦躁不安、大汗淋漓，甚至发生心力衰竭和休克。

（4）症状的轻重与发作时的心室率和持续时间有关。

（5）房颤有较高的发生体循环栓塞的危险。

【辅助检查】

主要是心电图检查。

（1）心房扑动　①P 波消失，代之以有规律的锯齿波（F 波），频率为 250～350 次/分；②可形成规则和不规则的房室传导，如（2~4）:1 或（4:3）～（3:2）房室传导，故 R-R 间期不等；③QRS 波群形态正常，当出现室内差异性传导或原有束支传导阻滞时，QRS 波群增宽变形。

（2）心房颤动　①P 波消失，代之以小而不规则的 f 波，频率为 350～600 次/分；②心室率极不规则，100～160 次/分；③QRS 波群形态正常，当心室率过快时发生室内差异性传导，QRS 波群增宽变形。

【心理社会评估】

房颤患者由于对疾病的认知程度较低，长年服用药物，容易产生较严重的焦虑以及抑郁等不良情绪。

二、急救护理

【急救原则】

小于 120 次/分的无症状房颤无须紧急处理；不稳定的快速型房颤应使用镇静药

并进行电复律。

【护理措施】

（1）休息与活动　让患者绝对卧床休息，减少活动。

（2）用药护理　①静脉推注毛花苷 C 0.4mg，必要时 1h 后可重复推注 0.2～0.4mg，以减慢心室率。②胺碘酮和奎尼丁口服。③β受体阻滞药，如普萘洛尔或维拉帕米 5mg 静脉推注，或普鲁卡因胺 30mg/min 静脉推注。

（3）同步直流电复律　一般心房扑动用 80～100J，心房颤动用 100～150J。如反复电击 3 次或能量达 300J 以上仍无转复，则应停止电击复律治疗。

（4）心理护理　主动关心患者，治疗时询问患者的感受，给予患者足够的安全感，鼓励患者，缓解焦虑等情绪。

第五节 · 房室传导阻滞

房室传导阻滞（atrioventricular block，AVB）是指心房向心室的信号通路受到损伤或干扰时，传输速度延缓，甚至发生中断，导致心脏冲动传导在心房和心室之间发生障碍，从而扰乱心脏的正常工作节律，影响全身各脏器的供血和供氧的一类疾病。按阻滞程度可分为：一度、二度和三度，一度、二度房室传导阻滞称为不完全性房室传导阻滞，三度房室传导阻滞称为完全性房室传导阻滞，在同一患者可同时存在不同程度的传导阻滞。

一、护理评估

【病因】

常因先天心脏缺损、后期传导系统的纤维化和钙化、心血管疾病、延缓房室传导的药物和抗心律失常药物的应用以及其他因素引起。

【临床表现】

常有疲劳、乏力、头晕、心悸等症状。心率缓慢且规则时，患者可无症状。心率在 40 次/分以下者，可有头晕、目眩，甚至晕厥，出现抽搐、口吐白沫、鼾声呼吸、阿-斯综合征发作，甚至心脏停搏。

【辅助检查】

主要是心电图检查。

（1）一度房室传导阻滞　规律的窄 QRS 波、40～60 次/分的慢心室率、P-R 间期 > 0.20s。

（2）二度房室传导阻滞　根据临床和心电图分为Ⅰ型和Ⅱ型。①二度Ⅰ型房室传导阻滞又称为文氏或莫氏Ⅰ型房室传导阻滞：P-R 间期逐渐延长，R-R 间期逐渐缩短，直至 P 波不能下传心室后 QRS 波脱落，最常见的房室传导比例为 3∶2 或 5∶4；

②二度Ⅱ型房室传导阻滞又称莫氏Ⅱ型房室传导阻滞：P-R 间期恒定，每隔 2 个或数个 P 波后脱落 1 个 QRS 波，形成 2∶1、3∶1 或 4∶1 传导阻滞。

（3）三度房室传导阻滞　①P 波与 QRS 波无关，各有其固定的规律。P-P 间期相等，R-R 间期相等，R-R 间期大于 P-P 间期。②QRS 波群正常或增宽。

【心理社会评估】

患者对起搏器植入缺乏足够认知，入住 CCU 病房后与家人分离，患者容易产生焦虑、急躁甚至恐惧的心理。

二、急救护理

【急救原则】

（1）房室传导阻滞心室率不太慢者一般无须特殊治疗。

（2）二度Ⅱ型房室传导阻滞或三度房室传导阻滞，应给予药物治疗或安装起搏器。

【护理措施】

（1）紧急处理　对症状明显的二度Ⅱ型房室传导阻滞或三度房室传导阻滞患者，应及时给予临时性起搏和永久性起搏治疗。阿-斯综合征时立即 CPR，行紧急导管起搏术。

（2）药物治疗　首选阿托品 0.5~2mg 静脉注射；其次使用异丙肾上腺素 1~4μg/min 静脉滴注。具体用法：1mg 加入 500mL 5%葡萄糖注射液或生理盐水中缓慢静滴，滴速随心率调节；或 1mg 加 49mL 生理盐水微泵注射，3mL/h 开始根据心率调节，控制心率在 60~70 次/分。

（3）心理护理　主动关心患者，了解患者需求，告知患者入住 CCU 的目的和意义，取得患者认可和配合。向患者介绍安装起搏器手术的相关注意事项及手术治疗可以获得良好的转归，稳定患者情绪。

第六节·高血压危象

高血压危象（hypertensive crisis，HS）是指原发性和继发性高血压疾病发展过程中，由于某些诱因作用，血压在短期内急剧升高（一般超过 180/120mmHg），病情急剧恶化以及高血压引起的心脏、脑、肾等主要靶器官功能严重受损而危及生命的临床综合征。在我国属于常见的心血管疾病，患者人数约占总人数的 13.6%。

一、护理评估

【病因】

主要是血压持续升高、血管壁自我调控能力严重下降，导致血管扩张、毛细血管压增加，液体渗漏到血管周围间隙，使组织灌注失衡，引起局部缺血。

【临床表现】

（1）自主神经功能失调表现为烦躁不安、口干、多汗、心悸气短、手足震颤、尿频。

（2）靶器官受损表现为原有冠心病者可诱发心绞痛发作或急性心力衰竭，甚至引起急性肺水肿；中枢神经系统表现为视物模糊、黑矇、高血压脑病，严重者可伴发脑出血或蛛网膜下腔出血；部分患者可同时伴有尿频、血尿、蛋白尿或急性肾衰竭；视神经乳头处可见火焰状出血或软性渗出物。

【辅助检查】

1. 实验室检查

（1）尿常规、血常规 可了解高血压的程度及对肾脏的影响。

（2）BUN、肌酐检查 了解对肾脏功能的影响或了解原来肾功能的状况，有利于治疗药物的选择。

（3）血糖及血中儿茶酚胺测定 血中游离去甲肾上腺素或肾上腺素增高，有助于鉴别诊断。

2. 影像学检查

（1）心电图 可协助判断有无急性心肌缺血或损害。

（2）头部CT 对伴有意识障碍者有利于排除脑血管意外，还可对脑水肿的程度进行判定。

（3）胸部X线 观察有无充血性心力衰竭、肺水肿等征象，注意心脏、主动脉形态。

【心理社会评估】

高血压患者进行自我控制的能力相对较差，对病情及预后情况的了解程度往往不够深入和全面，注意力往往只集中在不适感上，对高血压病情会自我盲目分析，担心脑出血、半身不遂、心肌梗死等相关并发症的产生，容易导致不良情绪出现。

二、急救护理

【急救原则】

迅速降低血压，迅速减轻脑水肿，防止脑疝，纠正水电解质紊乱。降压速度合理、幅度适当、联合用药。

【护理措施】

1. 休息与活动 将患者安置在比较安静的单人病房内，避免刺激。绝对卧床休息，将床头抬高30°，以起到体位性降压作用。尽量避免不必要的活动。

2. 保持呼吸道通畅 昏迷患者头偏向一侧，有呕吐物及时清除，防止窒息；舌根后坠者用舌钳将舌头拉出，并放入口咽通气管，必要时予气管内插管。呼吸道分泌物多者，及时给予吸痰，给予低流量持续吸氧。

3. 病情观察 严密监测生命体征、心电图和神志变化，观察有无头痛、恶心、呕吐、视物模糊、抽搐、惊厥等症状，并认真记录，注意尿量变化，若尿量少于30mL/h，应及时处理。

4. 用药护理　首选硝普钠，能迅速降低心脏前后负荷，直接松弛小动脉和小静脉的平滑肌，是治疗高血压危象作用最迅速、最有效的药物。一般在给药后 30s 内血压开始下降，起始剂量为 10～25μg/min，其后根据血压反应，每隔 5～15min 调整剂量，直至达到满意水平。

5. 心理护理　向患者讲解疾病相关知识，以及其发展变化过程及预后，使患者树立战胜疾病的信心，获得患者的理解和同意，从而使患者积极主动地配合。

第七节 · 主动脉夹层

主动脉夹层（aortic dissection，AD）是指循环血液进入动脉壁内并沿其纵轴延伸剥离所形成的血肿，是最严重的心血管疾病之一，48h 内死亡率可高达 50%。按 Stanford 分型可分为 A、B 两型。无论夹层起源于哪一个部位，只要累及升主动脉者，都称为 A 型，夹层起源于降主动脉且未累及升主动脉者称为 B 型。按 DeBakey 分型分为三型。Ⅰ型：夹层起源于升主动脉，扩展超过主动脉弓到降主动脉，甚至腹主动脉。Ⅱ型：夹层起源并局限于升主动脉。Ⅲ型：病变起源于降主动脉左锁骨下动脉开口远端，并向远端扩展，可直至腹主动脉。

一、护理评估

【病因】
当主动脉壁有病变或缺陷时，使内膜与中层之间的附着力降低。在血流冲击下，先形成内膜破裂，继之，血液从裂孔冲入动脉中层，形成血肿，并不断向近心端和（或）远心端扩展，引起主动脉壁裂开和相应内脏供血不足等严重症状。常见的病因有高血压、主动脉中层囊性变性、先天性或遗传性心血管疾病、动脉粥样硬化等。

【临床表现】
1. 心血管系统
（1）主动脉瓣关闭不全和心力衰竭　心前区可闻典型叹气样舒张期杂音，且可发生充血性心力衰竭，在心力衰竭严重或心动过速时杂音可不清楚。
（2）心肌梗死　多见下壁心肌梗死。该情况下严禁溶栓和抗凝治疗，否则会引发出血，死亡率可高达 71%。
（3）心脏压塞　夹层向外膜破裂时，可引起急性心脏压塞，病情急剧恶化，甚至死亡。
2. 神经系统　当主动脉夹层沿无名动脉或颈总动脉向上扩展时或因发生休克，均可引起脑或脊髓急性供血不足，可出现头晕、意识模糊、定向力障碍、失语、嗜睡、昏厥、昏迷或对侧偏瘫、腱反射减弱或消失、病理反射阳性、同侧失明、眼底检查呈现视网膜苍白等；主动脉夹层压迫喉返神经时可引起声音嘶哑；累及椎动脉时可引起截瘫、尿潴留；累及髂动脉时可引起下肢动脉搏动减弱或消失、肢痛、感觉异常、肌张力减弱或完全性麻痹等。

3. **呼吸系统** 主动脉夹层压迫气管或支气管时可引起咳嗽、呼吸困难等；破入胸腔时引起胸腔积血，一般多见于左侧，可出现胸痛、咳嗽、呼吸困难，甚至出血性休克等；破入气管或支气管时，可引起大咯血、窒息，甚至死亡。

4. **消化系统** 主动脉夹层累及腹主动脉及其大分支时，可出现剧烈腹痛、恶心、呕吐等症状；压迫食管或迷走神经时可出现吞咽困难；破入食管时可引起大呕血；累及肠系膜上动脉时可引起急性肠缺血性坏死而发生便血等。

5. **泌尿系统** 主动脉夹层累及肾动脉时，可出现腰痛、血尿、肾性高血压，甚至急性肾衰竭。

【辅助检查】

1. **实验室检查** 急性期可有血白细胞增多、中性粒细胞比例增高、血沉增快；累及心肌供血时可有血 CK、CK-MB、LDH、LDHI、AST 等增高；累及颈总动脉、椎动脉时，可有脑脊液中红细胞增多；累及肠系膜上动脉时，可有血清淀粉酶增高；累及肾动脉时，可有尿蛋白、红细胞及管型、血尿素氮（BUN）、Cr 增高等。

2. **X 线检查** 纵隔及主动脉短期内进行性增宽，当合并心包积血或主动脉瓣关闭不全时，心影明显增大，必要时做主动脉造影可以确立诊断。

3. **超声心动图检查** 无论 M 型或二维超声心动图均可显示主动脉内径明显增宽、分层，呈假通道双腔管回声，内管为真正主动脉腔，外管为进入主动脉壁的血肿。此外，可有心包积液（积血）和主动脉瓣关闭不全的超声改变。

4. **主动脉造影** 选择性动脉造影和数字减影血管造影是诊断本病最可靠的方法，诊断准确率＞95%。

5. **CT、MRI** 可发现主动脉扩大，证实剥离的内膜有无钙化，有可能发现剥离的内膜存在，证实主动脉内有两个腔，即主动脉本来的管腔（真腔）和夹层血肿形成的假腔，诊断准确率＞90%。

6. **心电图** 可呈缺血型 ST 段及 T 波改变，若冠状动脉口受压完全闭塞，可出现急性心肌梗死图形。

【心理社会评估】

主动脉夹层的治疗以手术为主，但是因为患者的临床表现和对手术的恐惧等，很容易出现消极情绪，因为术后的疼痛会加重患者的焦虑，多数主动脉夹层手术患者可出现负面情绪和不良的睡眠质量，直接影响患者的康复和预后效果。

二、急救护理

【急救原则】

凡有指征者均应手术，无指征者可暂缓手术，继续采用药物治疗。

【护理措施】
1. **休息与活动** 立即将患者送入监护室，绝对卧床休息。
2. **迅速建立静脉通道** 对于主动脉夹层血肿破裂出血导致休克患者积极抗休克治疗，并予以输血或血浆。
3. **严密监测生命体征、记录 24h 出入水量** 监测两侧上肢血压，以排除由于主动脉弓分支阻塞导致的假性低血压，如有动脉搏动减弱、消失或两侧强弱不等，两侧血压差别较大等，应立即报告医师。
4. **药物治疗**

（1）镇痛与镇静，镇痛药物包括吗啡、哌替啶、盐酸二氢埃托啡等，疼痛缓解是主动脉夹层停止扩展的重要指标[1]。

（2）有效降压，常用的降压药物有硝普钠、乌拉地尔、艾司洛尔、拉贝洛尔等，应用降压药时应根据血压、心率调整滴速，稳定地降血压。收缩压在 20min 内降至 110～120mmHg，心率控制在 55～60 次/分，既能有效遏制主动脉夹层的继续扩展，又能维持心、脑、肾等重要脏器的供血。

5. **手术干预** 大多数主动脉夹层患者需要手术治疗。
6. **心理护理** 建立良好的护患关系，鼓励患者向护士倾诉，主动询问患者对疾病、手术的看法，了解患者担忧原因。积极解答患者的疑问，帮助患者树立成功治疗的信心，使患者可以安心地接受治疗，提高患者治疗的依从性。

第八节 · 急性呼吸窘迫综合征

急性呼吸窘迫综合征（acute respiratory distress syndrome，ARDS）是指由各种肺内外致病因素导致的急性弥漫性肺损伤和进而发展的呼吸衰竭，起病急骤，发展迅速，死亡率高达 50%～70%。

一、护理评估

【病因】

根据 ARDS 的病因分为肺内因素和肺外因素。

1. **肺内因素** 反流误吸、各种原因引起的重症肺炎、溺水、吸入毒物、吸入烟尘、长时间吸入纯氧、肺挫伤等。
2. **肺外因素** 败血症、严重的非胸部外伤、各种类型的休克、药物或麻醉药品中毒、心肺复苏时大量输液、体外循环、急性重症胰腺炎等。

【临床表现】

1. **主要症状** 除原发病的症状和体征外，最早出现的症状是呼吸增快，并出现进行性呼吸困难、发绀，常伴有烦躁、焦虑、出汗等。呼吸的特点为呼吸深快、用力,伴明显的发绀,且常规氧疗不能改善,也不能用其他原发心肺疾病(如气胸、肺气肿、肺不张、肺炎、心力衰竭等)解释。

2. **主要体征** 早期体征可无异常,中期闻及双肺细湿啰音,后期可闻及水泡音及管状呼吸音。

【辅助检查】

1. **X线检查** 早期可无异常,或呈轻度间质改变,表现为边缘模糊的肺纹理增多,继之出现斑片状,以致融合成大片状磨玻璃或实变浸润阴影,可见支气管充气相。

2. **CT检查** 现被推荐为检查,用以指导ARDS的诊断和治疗。

3. **动脉血气分析** 表现为PaO_2降低,$PaCO_2$降低和pH值升高。PaO_2/FiO_2是最常使用的指标,正常值为400~500mmHg,$PaO_2/FiO_2<300$mmHg是诊断ARDS的必要条件。最新的ARDS柏林定义对监测PaO_2/FiO_2、患者的呼吸支持形式进行了限制,规定在监测动脉血气分析时,患者应用的呼气末正压(PEEP)/持续气道内正压(CPAP)不低于$5cmH_2O$。

4. **肺功能监测** 肺顺应性降低,无效腔通气量比例(V_D/V_T)增加,但无呼气流速受限。顺应性的改变对严重性和疗效判断有一定的意义。

5. **血流动力学监测** 通常仅用于与左心衰竭鉴别有困难时。肺毛细血管楔压(PCWP)一般<12mmHg,若PCWP>18mmHg,则支持左心衰竭的诊断。如果呼吸衰竭的临床表现不能完全用左心衰竭解释时,应考虑ARDS诊断。

【心理社会评估】

由于病程较长,且患者长期受原发疾病困扰,治疗期间易出现抑郁、恐惧、焦虑等负性情绪,治疗依从性降低,后期患者虽病情好转、各症状减轻或消失,但患者往往因担心复发而产生害怕、不安全感。

二、急救护理

【急救原则】

改善肺氧合功能,纠正缺氧,生命支持,保护重要器官功能,防治并发症,积极寻找并彻底处理原发病是治疗ARDS的首要原则。

【护理措施】

1. **休息与活动** 绝对卧床休息,尽量减少自理活动和不必要的操作。

2. **保持呼吸道通畅** 指导并协助患者深呼吸及有效咳嗽、咳痰,翻身拍背2~3h一次,降低痰液黏度,必要时用吸引器吸引或纤维支气管镜下吸出分泌物。

3. **建立静脉通路,维持适当的血容量** 血压稳定的前提下,出入液体量宜轻度负平衡;输血时,最好用新鲜血,且应控制好血量和滴速,以免微血栓而加重ARDS;早期ARDS不宜输胶体液,除非有低蛋白血症;为减轻肺水肿,可每日给予呋塞米40~60mg。

4. 用药护理 按医嘱及时准确给药，观察疗效和不良反应。用药过程中密切观察患者的神志、呼吸频率、呼吸节律的变化。应用抗生素时，应遵循高效、广谱、联合用药原则。

5. 营养支持 鼓励清醒患者进食，给予高蛋白、高脂肪、低糖类、富含维生素的食物，不能进食者给予鼻饲营养，每次入量 200～250mL，进食 30min 后再降低床头；进食半小时内尽量不要吸痰，以免食物反流，造成吸入性肺炎。

6. 心理护理 医护人员应多关心患者的心理状况，注意其情绪的变化，积极地与患者沟通，了解其心理需求，提供必需的帮助，并且予患者做好健康宣教工作，缓解疾病给患者带来的压力，指导患者放松、分散注意力和减轻症状，提高生存质量，延长生存时间[2]。

第九节 · 慢性阻塞性肺气肿急性发作

慢性阻塞性肺疾病急性加重（acute exacerbation of COPD，AECOPD）是一种急性起病的过程，其特征是 COPD 患者呼吸系统症状急性加重超出日常的变异，并且需要改变药物治疗。COPD 急性发作时根据基础肺功能损害程度不同出现不同的症状，轻者出现气促加重，咳嗽和咳痰增加；重者可发生急性呼吸衰竭。

一、护理评估

【病因】
引起 COPD 的危险因素包括个体易感因素以及环境因素两个方面，两者相互影响。

1. 个体易感因素 呼吸道局部防御和免疫功能低下、自主神经功能失调、老年人的呼吸道组织退行性变和免疫功能低下。约 1/3 的 COPD 患者病因尚不明确。

2. 环境因素 空气污染、职业粉尘和化学物质、气候环境因素等。

【临床表现】

1. 咳嗽、咳痰 通常咳少量黏液痰，部分患者在清晨较多，合并感染时痰量增多，常有脓痰。少数患者咳嗽不伴咳痰，也有少数患者虽有明显气流受限但无咳嗽症状。

2. 气促或呼吸困难加重 常伴有喘息、胸闷、咳嗽加剧、痰量增加、痰液颜色或黏度改变，出现脓痰。

3. 发热 有些患者体温可在 39℃以上。当患者出现运动耐力下降、发热或胸部 X 线影像异常时可能为 COPD 加重的征兆。痰量增加及出现脓痰常提示细菌感染。

4. 其他 可出现全身不适、失眠、嗜睡、疲乏、抑郁和精神紊乱等症状。

【辅助检查】

1. **肺功能检查** 是判断气流受限增高且重复性好的客观指标，对 COPD 的诊断、严重度评价、疾病进展、预后及治疗反应等均有重要意义。

2. **胸部 X 线检查** X 线检查对确定肺部并发症及与其他疾病（如肺间质纤维化、肺结核等）鉴别有重要意义。COPD 早期胸部 X 线片可无明显变化，以后出现肺纹理增多、紊乱等非特征性改变，并发肺动脉高压和肺源性心脏病时，除有心脏增大的 X 线征外还可有肺动脉圆锥膨隆、肺门血管影扩大及右下肺动脉增宽等。

3. **胸部 CT 检查** CT 检查一般不作为常规检查，但当诊断有疑问时，高分辨率 CT（HRCT）有助于鉴别诊断。

4. **血气分析** 对确定发生低氧血症、高碳酸血症、酸碱平衡紊乱以及判断呼吸衰竭类型有重要价值。

【心理社会评估】

在慢性阻塞性肺疾病急性发作期间，部分患者因为对疾病知识缺乏，对病情过于担心而呈现出焦虑、恐慌等一系列负性情绪。

二、急救护理

【急救原则】

保持呼吸道通畅，纠正缺氧和（或）二氧化碳潴留，纠正酸碱平衡失调，为基础疾病及诱发因素的治疗争取时间，最终改善呼吸困难取决于病因治疗。

【护理措施】

1. **休息与活动** 急性期卧床休息，恢复期适度活动，以能耐受为度。

2. **保持呼吸道通畅** 痰液多且黏稠、难以咳出的患者多饮水，遵医嘱及时进行雾化吸入使痰液稀释，便于咳出。指导患者有效咳嗽，胸部叩击和体位引流，利于分泌物排出。

3. **合理氧疗** 一般吸入氧浓度为 28%～30%，应避免吸入氧浓度过高而引起二氧化碳潴留。

4. **用药护理**

（1）支气管舒张药 有严重喘息症状者可给予较大剂量雾化吸入治疗。

（2）抗生素治疗 当患者呼吸困难加重、痰量增加和咳脓性痰时，根据常见或确定的病原菌种类及药物敏感情况选用抗生素。

（3）糖皮质激素 对急性加重期患者可口服泼尼松龙 30～40mg/d，或静脉给予甲泼尼龙 40～80mg/d，连续 5～7 天。

（4）祛痰药 溴己新 8～16mg，每天 3 次；或盐酸氨溴索 30mg，每天 3 次，酌情选用。

5. **通气治疗** 无创呼吸机辅助呼吸治疗是机械通气治疗 AECOPD 的首选方

式，使用时预防皮肤红斑和压力性损伤、鼻部疼痛和充血、鼻窦或耳部受压、漏气造成的眼睛刺激和幽闭恐惧症等并发症。使用有创通气治疗时，密切观察患者通气效果、意识状态、皮肤黏膜和腹部情况。定时检查呼吸机各项通气参数是否与医嘱要求设定的参数一致，及时分析报警原因并进行及时有效的处理。

6. **心理护理** 针对患者及其家属对疾病的认知和态度，以及由此引起的心理、性格、生活方式等方面的改变，与患者和家属共同制订和实施康复计划，避免诱因，定期进行呼吸肌功能锻炼，坚持合理用药，减轻症状，增强战胜疾病的信心[3]。

第十节 · 急性重症哮喘

重症哮喘（severe asthma）是指哮喘患者经吸入糖皮质激素（≤1000μg/d）和应用长效β受体激动药或茶碱药物治疗后，哮喘症状仍然持续存在或继续恶化；或哮喘呈爆发性发作，发作后短时间内进入急危重症状态，临床上常难以处理。

一、护理评估

【病因】
危重症哮喘形成的原因较多，目前已基本明确的病因主要有：
（1）变应原或其他致哮喘因素持续存在。
（2）呼吸道感染加重。
（3）单纯使用$β_2$受体激动药和茶碱类药物。
（4）脱水，电解质紊乱和酸中毒。
（5）不规则使用激素。
（6）情绪过分紧张。
（7）理化因素。
（8）有严重的并发症或伴有其他严重病症。

【临床表现】
1. **主要症状** 极度呼吸困难，呼吸频率＞30次/分，发绀呈端坐前倾位；焦虑、烦躁不安、大汗淋漓并伴有脱水症；痰多为白色泡沫样痰，合并有急性左心衰竭时可有粉红色泡沫样痰；危重者可见神志改变、意识模糊、嗜睡、神志淡漠等。

2. **体征** 早期血压可急剧升高；心率多增快，常＞120次/分，出现三凹征；明显肺气肿征，两肺满布哮鸣音。终末期可出现心动过缓、心律失常、低血压等；可出现奇脉，脉压＞25mmHg。

【辅助检查】
1. **肺功能检查** 肺功能是评估哮喘发作严重程度的基础。常用峰流速仪测定呼气峰流速（PEF）或第1s用力呼气容积等。

2. **动脉血气分析** 是判断病情严重程度和恶化速度的重要指标，哮喘持续状态患者均有中重度的低氧血症。随着气道阻塞的加重可出现 CO_2 潴留加重，表现为呼吸性酸中毒；低氧血症又可出现代谢性酸中毒；两者出现预示病情严重。

3. **痰液检查** 哮喘患者痰液中可见大量嗜酸性粒细胞。

4. **胸部X线检查** 常见肺过度充气的表现。

【心理社会评估】

本病发病急、病程长，患者容易产生紧张、焦虑、悲观等情绪，对治疗丧失信心。

二、急救护理

【急救原则】

尽快缓解气道阻塞，纠正低氧血症，恢复肺功能，防止病情恶化或再次发作，消除病因，防止并发症。

【护理措施】

1. **保持呼吸道通畅** 指导患者深呼吸及有效咳嗽，定期翻身叩背；按时执行雾化吸入，嘱患者多饮水，降低痰液黏度，促进痰液排出。

2. **正确氧疗，纠正二氧化碳潴留** 氧流量 2~3L/min，氧浓度 25%~40%；如果患者低氧血症明显，PCO_2 < 35mmHg，则可面罩给氧；当吸入氧浓度 > 50%时，应严格控制氧浓度和高浓度氧疗时间，使 PaO_2 > 50mmHg，以防氧中毒；给氧过程中监测动脉血气分析，若药物治疗无效或出现神志改变，应做好机械通气的准备。

3. **解除支气管痉挛** 糖皮质激素是控制和缓解哮喘严重发作的重要治疗措施。常用甲泼尼龙每次 40~120mg 静脉注射，在 4~8h 后可重复注射；也可用地塞米松 5~10mg 静脉注射。

4. **无创正压通气（NIPPV）** 适用于患者能够自我保护气道、能够耐受面罩，尤其适用于Ⅱ型呼吸衰竭患者。对于那些能够耐受正压通气的患者，NIPPV 能够减少呼吸功和呼吸肌疲劳。

5. **心理护理** 鼓励患者建立自信心，克服自卑感和依赖感，积极参与治疗。多与患者交谈，了解患者的想法和要求。既要尊重患者又要恰到好处地做好解释工作，体贴、关心患者的痛苦，使之保持良好的心理状态，慢慢适应家庭、社会环境，改善人际关系[4]。

第十一节 · 急性肺栓塞

急性肺栓塞（acute pulmonary embolism，APE）是内源性或外源性栓子堵塞肺动脉或其分支引起的肺循环障碍的临床和病理生理综合征。80%以上的肺栓塞患者没有任何症状而易被临床忽略。

一、护理评估

【病因】

1. **原发性因素** 多与遗传变异相关,其特征为发病呈家族聚集倾向或40岁以下的年轻患者无明显诱因反复发生。

2. **继发性因素** 后天的某种疾病或状态引起的血液性质改变和血流速度的减慢,根据进行预防抗凝治疗必要性的大小可分为高危因素和一般危险因素。

(1)高危因素 包括长时间不活动,如长期卧床、治疗性制动、长途旅行等;下肢骨折;大手术后;有静脉血栓栓塞史。

(2)一般危险因素 包括肥胖;患有心脑血管疾病如脑卒中、急性心肌梗死、心力衰竭等;高龄吸烟;使用中心静脉导管、人工假肢;使用雌激素如口服避孕药等。

【临床表现】

1. **呼吸困难** 可出现单纯呼吸困难或进行性加重的呼吸困难。对于既往有心力衰竭或肺疾病的患者,呼吸困难加重可能是提示PE的唯一症状。

2. **胸痛** 有两种类型,即胸膜性胸痛和心绞痛样胸痛。胸膜性胸痛较剧烈,部位明确,与呼吸运动有关,是肺栓塞的常见临床表现。心绞痛样胸痛,呈胸骨后胸痛,疼痛性质不明确,可能与右心室缺血有关。

3. **晕厥和休克** 低血压、少尿、肢端发凉和(或)急性右心衰竭为其临床体征。

4. **烦躁不安、惊恐甚至濒死感** 由严重的呼吸困难和剧烈胸痛引起,为PTE的常见症状。

【辅助检查】

1. **一般检查** 白细胞计数可正常或增高,红细胞沉降率增快。血清谷草转氨酶及肌酸磷酸激酶正常,而48h后乳酸脱氢酶增高,于4~6天恢复正常。血胆红素和纤维蛋白原降解产物(FDP)增高。100%的患者尿中有纤维蛋白,且纤维蛋白原降解产物增加。

2. **血浆D-二聚体(dimer)** 对急性PTE诊断的敏感性达92%~100%,但其特异性较低,仅为40%~43%。在临床应用中,D-二聚体对急性PTE有较大的排除诊断价值。若其含量低于500μg/L,可基本排除急性PTE。

3. **动脉血气分析** 是诊断APE的筛选性指标。特点为低氧血症、低碳酸血症、肺泡-动脉血氧分压差$[P_{(A-a)}O_2]$增大及呼吸性碱中毒。

4. **心电图检查** 肺栓塞时,大多有心电图异常改变。65%患者有传导障碍,64%患者有S-T波改变,4%~11%有心律失常。典型的急性肺心病心电图表现包括$S_IQ_{III}T_{III}$,即Ⅰ导联S波加深,Ⅲ导联出现Q/q波及T波倒置。

5. **X线** 表现为横膈抬高;受影响的肺血管进行性扩张最有价值;心脏心影增大。

6. **CT肺动脉造影** 能够发现段以上肺动脉内的栓子,是肺栓塞的确诊手段之一。肺栓塞的直接征象为肺动脉内的低密度充盈缺损，部分或完全包围在不透光的血流之间（轨道征），或者呈完全充盈缺损，远端血管不显影；间接征象包括肺野楔形密度增高影，条带状的高密度区或盘状肺不张，中心肺动脉扩张及远端血管分支减少或消失等。

7. **磁共振成像（MRI）** 对段以上肺动脉内栓子诊断的敏感性和特异性均较高。

8. **肺动脉造影** 是肺栓塞诊断的"金标准"。直接征象为肺动脉内造影剂充盈缺损，伴或不伴轨道征的血流阻断。间接征象为肺动脉造影剂流动缓慢，局部低灌注。

【心理社会评估】

肺栓塞临床发病率较高，会对患者机体状态造成严重影响。长期疾病状态不仅影响其健康状况，还对患者心理状况造成威胁。大部分患者还会由于担心疾病复发而产生焦虑抑郁的情绪，从而影响到患者的生活质量。

二、急救护理

【急救原则】

早诊断、早干预，根据病情的危险度分型选择合适的治疗方案。

【护理措施】

1. **休息与活动** 绝对卧床休息，保持大便通畅。必要时可适当使用镇静、镇痛、镇咳等对症治疗。

2. **吸氧** 纠正低氧血症，给予鼻导管或面罩吸氧。合并呼吸衰竭时，无创性机械通气或经气管内插管行机械通气。

3. **用药护理**

（1）溶栓药 ①密切观察出血征象，如皮肤发绀、血管穿刺处出血过多、血尿、腹部或背部疼痛、严重头痛、神志改变等。②严密监测血压，当血压过高时及时报告医生进行适当处理。③避免反复穿刺血管，静脉穿刺部位压迫止血需加大力量并延长压迫时间。④用尿激酶或链激酶溶栓治疗后，应每2～4h测定一次PT或APTT，当其水平降至正常值的2倍时遵医嘱开始应用肝素抗凝。

（2）抗凝血药 ①肝素：在开始治疗后的最初24h内每4～6h监测APT，达到稳定治疗水平后，改为每天监测APTT。在治疗的第1周应每1～2天、第2周起每3～4天监测血小板计数，若出现血小板迅速或持续降低达30%以上，或血小板计数 $\leq 100 \times 10^9$/L，应报告医生停用肝素。②华法林：华法林的疗效主要通过监测INR是否达到目标（通常在2～3）。由于下肢深静脉血栓形成以单侧下肢肿胀最为常见，因此需测量和比较双侧下肢周径，并观察有无局部皮肤颜色的改变，如发绀。

4. **心理护理** 护理人员需加强沟通与健康宣教，认真倾听患者心理感受，对机体不适程度加以评估，介绍同类型病情患者好转的案例，以增强患者的治疗信心及安全感。同时取得家属配合，给予患者更多的关爱，提供精神、经济方面的支持，使患者保持乐观情绪，提高医护依从性。

第十二节 · 急性上消化道出血

上消化道出血是指十二指肠空肠交界处十二指肠悬韧带以上包括食管、胃、十二指肠、胰胆等病变引起的出血,胃空肠吻合术后的空肠上段病变所致出血也属此范围。急性消化道大出血是常见的急危重症之一,以发病突然、发展迅速、病死率高为特点,常可威胁患者生命。

一、护理评估

【病因】

(1)最常见疾病包括消化性溃疡、食管-胃底静脉曲张、急性糜烂性胃炎和胃癌,占上消化道出血原因的 80%~90%。

(2)上消化道邻近器官或组织的病变,如胆道出血、胰腺疾病累及十二指肠、胸或腹主动脉瘤破入消化道、纵隔肿瘤或脓肿破入食管也是导致出血的原因。

(3)全身性疾病在胃肠道表现为出血的疾病,如血液病(白血病、再生障碍性贫血、血友病等)、尿毒症、结缔组织病如血管炎。

(4)各种应激如严重感染、手术、创伤、休克、肺源性心脏病、重症心力衰竭等引起的应激性溃疡和急性糜烂出血性胃炎等。

(5)急性感染性疾病,如流行性出血热、钩端螺旋体病等。

【临床表现】

1. **呕血、黑便** 上消化道急性大量出血多数表现为呕血,如血液在胃内潴留则为咖啡色;如出血速度快而出血量大,呕血的颜色呈鲜红色。

2. **失血性周围循环衰竭** 表现为头昏、乏力、心悸、恶心、口渴、出冷汗、黑矇或晕厥;皮肤灰白、湿冷;静脉充盈差,体表静脉塌陷;脉搏细弱、四肢湿冷、心率加快、血压下降,甚至休克;进一步还可出现精神萎靡、烦躁不安、反应迟钝、意识模糊。

3. **肠源性氮质血症** 大量上消化道出血后,血液蛋白的分解产物在肠道被吸收,以致血中氮质急性升高。

4. **发热** 多数患者在大量出血后 24h 出现低热,持续数日至 1 周。

【辅助检查】

1. **实验室检查** 包括血常规、凝血功能、肝肾功能、电解质、粪便隐血等,有助于评估失血量及动态观察有无活动性出血。

2. **内镜检查** 是诊断上消化道出血病因、部位和出血情况的首选方法,诊断正确率可达 80%~94%。胃镜对上消化道出血的病因确诊率可达 95%。

3. **影像学检查** X 线钡剂造影有助于发现肠道憩室及较大的隆起或凹陷样肿瘤,腹部 CT 对于腹部包块、肠梗阻征象有一定诊断价值,超声、CT、MRI 有助于了解肝、胆、胰病变，对胆道出血有诊断意义。

【心理社会评估】

急性上消化道出血治疗时间长，止血不佳时会出现呕血、便血、眩晕等表现，患者易产生紧张、焦虑、恐惧、悲观等心理。

二、急救护理

【急救原则】

急性上消化道出血的急救原则主要包括尽早止血治疗，维持患者的生命体征，避免并发症的发生，尽早明确病因[5]。

【护理措施】

1. **体位** 立即去枕平卧，抬高下肢，保持脑部的血液供应。

2. **保持呼吸道通畅** 患者头偏向一侧，及时清除口腔内血液及分泌物，避免误吸。

3. **病情观察** 观察患者呕血、便血情况，了解患者血压、呼吸、心率等情况。如出现面色苍白、冷汗、烦躁不安、心率增快、血压下降等休克症状，应立即通知医生，采取紧急抢救措施。

4. **饮食护理** 急性大量出血期患者禁食1~2天，出血停止后2~3天先进食温凉的流质，待病情稳定后，再逐步过渡到半流质饮食、软食。食物应温软，易于消化，避免摄入过冷过热或粗糙食物，以减少对溃疡面的物理性刺激；食物应营养丰富，保证能量，应以蛋白质与脂肪为主，以摄入牛奶为宜，但对食管静脉曲张破裂出血患者，应限制钠和蛋白质的摄入。

5. **心理护理** 根据患者的不同心理状态做好安慰工作，关心体贴患者，及时向患者解释出血是暂时的，经过治疗是可以纠正的，使其消除紧张与恐惧心理。同时了解患者心理状态，及时进行相应的护理。帮助患者改善应对行为，减轻焦虑情绪，保持良好的精神状态，积极配合治疗。护理人员还应鼓励患者。

第十三节 · 肝性脑病

肝性脑病（hepatic encephalopathy，HE）又称肝性昏迷（hepatic coma），指严重肝病引起的、以代谢紊乱为基础的中枢神经系统功能失调的综合征，轻者临床表现仅为轻微智力损害，严重者可表现为意识障碍、行为失常和昏迷。

一、护理评估

【病因】

1. **直接原因** 各型肝硬化，特别是肝炎后肝硬化是引起肝性脑病最常见的原因，重症肝炎、暴发性肝衰竭、原发性肝癌、严重胆道感染及妊娠期急性脂肪肝等肝病亦可导致肝性脑病。

2. **间接原因** 肝性脑病特别是门体分流性脑病常有明显的诱因，常见的有上消化道出血、高蛋白饮食、大量排钾利尿和放腹水、催眠镇静药和麻醉药、低血糖、便秘、尿毒症、感染、外科手术等。

【临床表现】

根据意识障碍程度、神经系统体征和脑电图改变，可将肝性脑病的临床过程分为五期。

1. **0期（潜伏期）** 患者仅在进行心理或智力测试时表现出轻微异常，无性格、行为异常，无神经系统病理征，脑电图正常。

2. **1期（前驱期）** 焦虑、欣快、淡漠、睡眠倒错、健忘等轻度精神异常，可有扑翼样震颤。此期临床表现不明显，脑电图多数正常，易被忽视。

3. **2期（昏迷前期）** 嗜睡、行为异常、言语不清、书写障碍及定向力障碍。有腱反射亢进、肌张力增高、踝阵挛及Babinski征阳性等神经体征。此期扑翼样震颤存在，脑电图有特异性异常。

4. **3期（昏睡期）** 昏睡，但可以唤醒，醒时尚可应答，但常有神志不清和幻觉。各种神经体征持续存在或加重，肌张力增高，四肢被动运动常有抵抗力，锥体束征阳性。扑翼样震颤仍可引出，脑电图明显异常。

5. **4期（昏迷期）** 昏迷，不能唤醒。浅昏迷时，对疼痛等强刺激尚有反应，腱反射和肌张力亢进；深昏迷时，各种腱反射消失，肌张力降低，由于患者不能合作，扑翼样震颤无法引出，脑电图明显异常。

【辅助检查】

1. **血氨** 正常人空腹静脉血氨为6～35μmol/L，动脉血氨含量为静脉血的0.5～2倍。慢性肝性脑病特别是门体分流性脑病患者多有血氨增高，急性肝性脑病患者的血氨可以正常。

2. **脑电图检查** 正常脑电图呈α波，肝性脑病患者的脑电图表现为节律变慢，为δ波或三相波，2～3期患者出现普遍性每秒4～7次δ波或三相波；昏迷时表现为高波幅的δ波，每秒少于4次。

3. **心理智能测验** 主要用于肝性脑病的早期诊断和轻微肝性脑病的筛选。一般将木块图试验、数字连接试验及数字符号试验联合应用，用于诊断轻微肝性脑病。缺点是易受年龄、教育程度的影响。

4. **影像学检查** 行CT或MRI检查，急性肝性脑病患者可发现脑水肿、慢性肝性脑病患者则可发现不同程度的脑萎缩。

【心理社会评估】

患者因病情重、病程长、久治不愈、医疗费较高等原因，常出现烦躁、焦虑、悲观等情绪，甚至不配合治疗。

二、急救护理

【急救原则】

去除肝性脑病发作的诱因,保护肝功能免受进一步损伤,治疗氨中毒及调节神经递质。

【护理措施】

1. **休息与活动** 以卧床休息为主,以利于肝细胞再生,减轻肝脏负担。意识尚清楚的患者,应加强巡视,烦躁患者应注意保护,可加床栏,必要时使用约束带,防止发生坠床及撞伤等意外。

2. **饮食护理** 给予高热量饮食维持正氮平衡,限制蛋白质的摄入。保证每天热量供应5~6.7MJ(1200~1600kcal)。急性期首日禁蛋白质饮食,慢性肝性脑病患者无禁食蛋白质的必要,蛋白质摄入量为1~1.5g/(kg·d)。

3. **病情观察** 密切注意肝性脑病的早期征象,如患者有无冷漠或欣快,理解力和近期记忆力减退,行为异常(哭泣、叫喊、当众便溺),以及扑翼样震颤。观察患者思维及认知的改变。可通过刺激或定期唤醒等方法评估患者意识障碍的程度。监测并记录患者血压、脉搏、呼吸、体温及瞳孔变化。定期复查血氨、肝功能、肾功能、电解质等,若有异常应及时协助医生进行处理。

4. **用药护理** 长期服用新霉素的患者中,少数可出现听力或肾损害,因此服用新霉素不宜超过1个月,用药期间应监测听力和肾功能。乳果糖因在肠内产气较多,可引起腹胀、腹绞痛、恶心呕吐及电解质紊乱等,应从小剂量开始。应用谷氨酸钾和谷氨酸钠时,谷氨酸钾的比例应根据血清钾、钠浓度和病情而定。患者尿少时少用钾剂,明显腹水和水肿时慎用钠剂。

5. **心理护理** 针对患者的不同心理问题,给予耐心的解释和劝导,尊重患者的人格,解除其顾虑及不安情绪。向家属讲解病情发展经过,共同参与患者的护理,鼓励其增强战胜疾病的信心,提高治愈率。

第十四节 · 重症急性胰腺炎

重症急性胰腺炎(severe acute pancreatitis,SAP)是指急性胰腺炎伴有脏器功能障碍或衰竭、代谢功能紊乱或出现坏死、脓肿或假性囊肿等局部并发症者。本病病情凶险,发展迅速,并发症多,预后不良,可发生休克和多器官功能衰竭甚至死亡,死亡率高达30%。

一、护理评估

【病因】

1. **梗阻因素** 以胆道疾病最为多见,包括:①胆道结石、胆道炎症或胆道蛔虫引起，占 50%~70%；②Oddi 括约肌功能紊乱（SOD）；③胰管结石、狭窄，胰腺及十二指肠肿瘤等。

2. **饮食因素** 暴饮暴食，进食油腻或过量饮酒等。

3. **代谢因素** 包括：①高甘油三酯血症；②内分泌因素，如甲状旁腺功能亢进，占急性发病率的 7%~19%。

4. **创伤因素** 包括：①腹部挫伤；②胰腺炎术后，占 5%~10%，术后胰腺受伤、感染、低血压均可诱发。

5. **先天性疾病** 如胰腺分裂、胰胆管汇流异常等。

6. **其他** ①急性感染，如流行性腮腺炎、病毒性肝炎、伤寒等；②血管病变及过敏；③某些药物如肾上腺皮质激素、噻嗪类利尿药、免疫抑制药、口服避孕药等。

【临床表现】

1. 症状

（1）腹痛 为主要症状，几乎所有 SAP 患者都有腹痛，起病急，常在暴饮暴食几小时后突然中上腹偏左剧痛，呈持续性加重，伴有两侧腰背部胀痛，弯腰坐起及身体前倾可减轻疼痛。随着病情的恶化，血性炎性渗液和胰液外渗扩散到后腹膜和腹膜腔后疼痛呈全腹性。

（2）恶心、呕吐和腹胀 起病时可因剧烈的腹痛而引起恶心、呕吐，开始较频繁，而后可逐渐减少，待出现明显腹胀和持久性呕吐时，提示病变恶化已为弥漫性腹膜炎并发麻痹性肠梗阻的一种表现，如病变主要位于胰腺头部，则呕吐症状出现较早。

（3）发热与黄疸 多为中等强度以上的发热，少数为高热，一般持续 3~5 天，如发热持续不退或逐日升高，提示合并感染或并发胰腺脓肿。体温升高是因严重感染和组织坏死以及毒素吸收所致。如胰头部组织肿胀、坏死后形成脓肿或胆源性胰腺炎时可伴有黄疸。

（4）休克 胰腺组织坏死分解过程中所产生的血管活性物质，使周围血管张力降低，另一方面胰腺周围及腹腔内大量渗液使血容量骤减，从而诱发休克，表现为脉搏细速、血压下降、四肢厥冷、少尿和神志淡漠。

2. 体征

（1）腹膜炎体征 腹腔内有血性胰性渗出液时，腹膜炎体征较明显，可有全腹压痛和肌紧张，后期出现麻痹性肠梗阻时肠鸣音消失，腹胀更加明显。

（2）皮下瘀斑 在 SAP 中，由于血性渗出物透过腹膜后渗于皮下，可在两侧胁腹部形成蓝绿-棕色斑，称为 Grey-Turner 征；如果在脐周出现蓝色斑，称为 Cullen 征。

【辅助检查】

1. 实验室检查

（1）血、尿淀粉酶测定 为诊断 SAP 的主要手段之一。血清淀粉酶在发病后 2h 开始升高，24h 达高峰，可持续 4~5 天。尿淀粉酶在胰腺炎发作 24h 开始上升，48h 后逐渐下降，下降缓慢，可持续 1~2 周。淀粉酶值越高诊断正确率越高，但病情严重程度与淀粉酶升高并不一致。SAP 时由于腺泡广泛破坏，血清淀粉酶可正常或低于正常。

（2）血清脂肪酶　起病后 24～72h 开始升高，持续 7～10 天。对于就诊较晚的患者，血清脂肪酶具有诊断价值（尤其是在淀粉酶水平尚未显著升高的早期阶段），其敏感性和特异性稍微优于血清淀粉酶。

（3）血常规　白细胞计数及中性粒细胞均升高。

（4）血糖升高　血糖一般呈轻度升高，与应激反应有关；后期则为胰岛细胞破坏、胰岛素不足所致。若长期禁食，血糖仍 > 11.1mmol/L，则提示胰腺广泛坏死，预后不良。

（5）血红蛋白、血细胞比容以及血尿素氮均升高　因血管内液体大量丢失所致。

（6）低蛋白血症　为毛细血管渗漏综合征所致。

（7）血钙降低　多发生在 2～3 天后，与脂肪组织坏死和组织内钙皂形成有关。血钙降低程度与临床严重程度平行，若血钙低于 1.5mmol/L 提示预后不良。

（8）动脉血气分析　反映机体的酸碱平衡失调与电解质紊乱，可以早期诊断呼吸功能不全。

（9）生化标志物　血清淀粉样蛋白 A、胰蛋白酶原、白细胞介素 6、降钙素原及 C 反应蛋白等生化标志物的检测有助于反映胰腺坏死和器官衰竭的程度。

2．影像学检查

（1）腹腔穿刺　抽出液体为血性，生化检查发现有高含量淀粉酶。

（2）腹部超声检查　显示胰腺弥漫性肿大；对假性囊肿可显示出液性暗区；出血性坏死性胰腺炎时，可出现粗大的强回声，肿大的胰腺内可出现斑片状坏死灶。

（3）腹部 CT 检查　可见胰腺肿大及皂泡状低密度区；同时可见范围和程度不等的胰腺侵犯。根据胰腺炎的严重程度分级为 A～E 级（表 8-14-1）。

表 8-14-1　Balthazar CT 严重度指数（CTSI）

分级或胰腺坏死范围	CT 表现	计分
A 级	胰腺正常	0 分
B 级	胰腺局限性或弥漫性肿大	1 分
C 级	除 B 级病变外，还有胰周脂肪结缔组织的炎性改变	2 分
D 级	除胰腺病变外，胰腺有单发性积液区	3 分
E 级	胰周有 2 个或多个积液积气区	4 分
胰腺坏死范围加分		计分
坏死范围为 30%		加 2 分
坏死范围为 50%		加 4 分
坏死范围大于 50%		加 6 分

【心理社会评估】

由于本病发展快且病情危重，对疾病相关知识了解不足，患者对治疗中禁饮食、胃肠减压等措施不易接受，患者存在不同程度的焦虑、恐惧心理。术前担忧手术成功率，术后对并发症感到不安。而且，术后可能需要暂时留置若干管道，不仅对患者的日常生活造成一定影响，还在心理上加重他们对手术效果和恢复过程的顾虑。同时手术过程当中的费用较为昂贵，会加重患者以及患者家属的经济负担，从而对患者的情绪造成一定的影响。

二、急救护理

【急救原则】

去除病因，强化营养、抗感染，积极保护器官功能，加大抑制胰酶、控制过度炎性反应，维持内环境稳定的同时减少并清除炎性介质。

【护理措施】

1. **休息与体位** 绝对卧床休息，保证睡眠。腹痛时协助患者取前倾坐位或屈膝侧卧位，以缓解疼痛。
2. **禁食及胃肠减压** 以减少胰液对胰腺及周围组织的刺激，此期间需加强口腔护理。
3. **严密观察生命体征** 持续进行体温、脉搏、呼吸、血压、尿量、血氧饱和度、心电图的监测；血气分析；中心静脉压（CVP）；动态观察腹部体征和肠鸣音改变，血常规、电解质和有关DIC指标，及时发现胰外病变和全身病变。
4. **药物治疗**

（1）H2受体拮抗剂或质子泵抑制剂如法莫替丁、奥美拉唑等。

（2）生长抑制素及其类似物，如奥曲肽等。

（3）蛋白酶抑制剂如乌司他丁、加贝酯等。

（4）镇痛镇静。疼痛剧烈时可遵医嘱注射哌替啶，不主张使用吗啡或胆碱能受体拮抗药。

5. **手术治疗** 对于明显脓毒症和腹膜刺激征者，或合并坏死感染或胰腺脓肿，需尽快手术。
6. **心理护理** 术前与患者建立积极友好的沟通，告知患者手术的先进性与安全性，将手术成功的案例展示给患者，提升患者的治疗信心，减轻患者对手术的恐惧，增加患者治疗的依从性。同时取得家属配合，给予患者更多的关爱，提供精神、经济方面的支持，使患者保持乐观情绪，提高医护依从性。病情稳定后，对患者及其家属进行健康宣教及心理干预，使患者保持积极健康的心理状态[6]。

第十五节 · 急性肠梗阻

肠梗阻（intestinal obstruction）是指任何原因引起的肠内容物通过障碍所致的

一组临床综合征，是常见的外科急腹症之一。肠梗阻的病因和类型众多，除了引起肠管形态和功能改变外，还可导致严重的全身性生理紊乱。

一、护理评估

【病因】

1. **机械性肠梗阻** 临床上最为常见。主要原因包括：①肠外因素，如粘连、疝嵌顿、肿瘤压迫等。②肠壁因素，如肠套叠、肠扭转等。③肠腔内因素，如蛔虫梗阻、粪块堵塞等。

2. **动力性肠梗阻** 分为麻痹性肠梗阻及痉挛性肠梗阻两类，是由于神经抑制或毒素刺激以致肠壁肌运动紊乱，使肠蠕动消失或肠管痉挛，以致肠内容物无法正常通行，而本身无器质性肠腔狭窄。

3. **血运性肠梗阻** 由于肠系膜血管栓塞或血栓形成，使肠管血运障碍，肠蠕动丧失，肠内容物停止运行。

4. **原因不明的假性肠梗阻** 属慢性或遗传性疾病，无明显病因。表现为反复发作的肠梗阻症状，可有"痛、吐、胀、闭"等表现，肠鸣音减弱或正常，但腹部X线摄片不显示肠胀气和液气平面等机械性肠梗阻表现。

【临床表现】

1. **腹痛** 机械性肠梗阻时，腹痛呈阵发性绞痛。麻痹性肠梗阻时，腹痛表现为持续性胀痛或不适。绞窄性肠梗阻者表现为腹痛间歇期不断缩短，呈持续性剧烈腹痛。麻痹性肠梗阻者腹痛为全腹持续性胀痛或不适；肠扭转所致闭袢性肠梗阻者多表现为突发腹部持续性绞痛并阵发性加剧；而肠蛔虫堵塞多为不完全性肠梗阻，以阵发性脐周腹痛为主。

2. **呕吐** 梗阻部位越高，呕吐出现越早。高位梗阻的呕吐出现较早，呕吐较频繁，吐出物主要为胃、十二指肠内容物。低位肠梗阻的呕吐出现较晚，初为胃内容物，后期的呕吐物为积蓄在肠内并经发酵、腐败呈粪样的肠内容物，呕吐物呈棕褐色或血性，应警惕肠管血运障碍。麻痹性肠梗阻时，呕吐多呈溢出性。绞窄性肠梗阻呕吐物为血性或棕褐色液体。

3. **腹胀** 多为腹痛的伴随症状，其程度与梗阻部位有关。高位肠梗阻腹胀不明显；低位肠梗阻及麻痹性肠梗阻腹胀显著，遍及全腹；腹部隆起不均匀对称。结肠梗阻时，若回盲瓣功能良好，可出现周围腹胀或者局限在腹部的一个或两个象限内。闭袢性肠梗阻患者腹胀多不对称；麻痹性肠梗阻则表现为均匀性全腹胀。肠扭转时腹胀多不对称。

4. **排气排便停止** 完全性肠梗阻发生后，肠内容物不能通过梗阻部位，梗阻以下的肠管处于空虚状态，患者多不再排气排便。但梗阻早期，尤其是高位肠梗阻，可因梗阻以下肠管内尚残存的粪便和气体，仍可自行或在灌肠后排出，不能因此而排除肠梗阻的存在。某些绞窄性肠梗阻，如肠套叠、肠系膜血管栓塞或血栓形成，则可出现出血性黏液样粪便。

【辅助检查】

1. **实验室检查** 早期单纯性肠梗阻的变化不明显，后期白细胞计数、血红蛋白、血细胞比容和尿比重都可增高。绞窄性肠梗阻多有白细胞计数和中性粒细胞增高。呕吐物和粪便检查有大量红细胞或隐血试验阳性，应考虑肠管有血运障碍。

2. **腹部X线** X线是首选检查方法，通常发病4~6h可见肠管胀气扩张、肠内出现高低不等的气液平面、肠管活动受限等。回肠扩张的肠袢多，可见阶梯状的液平面；空肠梗阻时空肠黏膜环状皱襞可显示鱼骨刺状；闭袢性肠梗阻显示结肠袋形，当怀疑肠套叠、乙状结肠扭转或结肠肿瘤时，可做钡剂灌肠或CT检查以助诊断。

【心理社会评估】

肠梗阻起病急且病情变化快，疼痛剧烈，患者面对病痛常常会因为缺乏心理准备和对该疾病的认知，而产生恐惧、焦虑、担忧等负性心理，降低依从性。

二、急救护理

【急救原则】

及时有效地纠正因肠梗阻所引起的全身各系统生理紊乱，并有效地解除肠道梗阻，防止再发。

【护理措施】

1. **严密观察生命体征** 吸氧，取半卧位，减轻腹肌紧张，有利于患者呼吸。

2. **禁食、胃肠减压** 目的是减少胃肠道积留的气体、液体，减轻肠腔膨胀，有利于肠壁血液循环的恢复，减少肠壁水肿；胃肠减压期间应保持减压管通畅和减压装置有效的负压，注意引流液的颜色、性质和量并正确记录，如发现血性液体，应考虑绞窄性肠梗阻的可能。

3. **解痉镇痛** 在确定无肠绞窄后，可应用阿托品、山莨菪碱（654-2）等抗胆碱类药物，以解除胃肠道平滑肌的痉挛，抑制胃肠道腺体的分泌，缓解腹痛。未确定是否存在肠绞窄时，禁用吗啡类镇痛药，以免掩盖病情。

4. **纠正水、电解质紊乱和酸碱失衡** 补液量和种类取决于患者病情，包括呕吐次数、量及呕吐物的性质、缺水体征，血液浓缩程度，尿排出量和比重，电解质和二氧化碳结合力监测结果。

5. **抗感染** 应用抗生素对于防治细菌感染，从而减少毒素的产生都有一定作用。一般单纯性肠梗阻可不应用，但对单纯性肠梗阻晚期，特别是绞窄性肠梗阻以及手术治疗的患者，应该使用。

6. **手术治疗** 是治疗肠梗阻的一个重要措施，目的是解除梗阻、去除病因，手术的方式可根据患者的情况与梗阻的部位、病因加以选择。

7. **心理护理** 给予患者鼓励，使患者的信心得到增强，以乐观积极的心态配合医护工作者的治疗;告知患者尽早实施手术治疗,大部分患者的病情能够被逆转,最终达到治愈的效果;用尽量通俗易懂的语言告知患者该病的相关知识、病理变化和发病的原因;在进行各项常规护理操作时,动作要尽量轻柔,耐心、细心地为患者讲解各项治疗和操作时应注意的事项,尽力满足患者合理的要求,以减轻患者痛苦。

第十六节 · 糖尿病酮症酸中毒

糖尿病酮症酸中毒(diabetic ketoacidosis,DKA)是由于糖尿病(DM)患者在多种因素作用下,胰岛素绝对/相对缺乏以及拮抗激素升高,导致高血糖、高血酮和酮尿症以及蛋白质、脂肪、水和电解质代谢失调,同时发生以代谢性酸中毒为主要表现的临床综合征。DKA是内科常见急症,任何DM患者都可能发生DKA,最常发生于1型DM患者。20%的DKA患者既往无DM病史,而以DKA为首发表现。

一、护理评估

【病因】

1. **直接因素** 绝对或相对胰岛素缺乏。20%~30%的DKA患者常因其所致。

2. **阻碍胰岛素分泌的药物** 如噻嗪类利尿药、苯妥英钠、拟交感神经药和糖皮质激素等也可诱发DKA。

3. **各种感染** 主要以呼吸道感染、泌尿道感染最多见,胃肠道感染、皮肤感染、其他胆囊炎、败血症、真菌感染等也可诱发。

此外,创伤、饮酒、急性心肌梗死(AMI)和脑血管意外、手术、产科和精神病也可促发DKA。老年患者常可因无痛性AMI和卒中而触发DKA。

【临床表现】

(1)原有糖尿病症状加重,昏迷前表现为多饮、多尿、口渴、乏力、食欲降低、肌肉酸痛等。严重者血压下降、少尿,出现急性肾衰竭甚至休克。

(2)神经系统症状表现为头痛、全身痛、倦怠、嗜睡,严重时表情淡漠、意识模糊、木僵甚至昏迷等。

(3)消化系统症状 DKA早期常见恶心、呕吐、食欲减退等症状,频繁呕吐会加重酸中毒,电解质紊乱导致血钾降低,患者出现肠胀气甚至麻痹性肠梗阻,少数患者出现急腹症。

(4)循环系统症状患者出现血压下降、严重脱水、周围循环衰竭;老年冠心病患者可并发心绞痛、心律失常甚至心力衰竭。

【辅助检查】

1. **尿液检查** 尿糖呈强阳性,尿酮呈阳性,可有蛋白尿和管型尿。

2. 血液检查

（1）血糖　一般为 16.7～33.3mmol/L，有时可达 55.5mmol/L 以上。

（2）血酮　血酮体升高，>1.0mmol/L 为高血酮，>3.0mmol/L 提示可有酸中毒。

（3）血酸度　酸中毒代偿期 pH 正常；失代偿期 pH<7.35。

（4）电解质　一般 Na^+<135mmol/L，少数正常，偶尔升高达 145mmol/L；血钾早期可正常或偏低，少尿时可升高，治疗后如补钾不足可下降。

（5）血脂　血清游离脂肪酸（FFA）升高最早出现，约 4 倍于正常水平。甘油三酯、磷脂、胆固醇依次升高。高密度脂蛋白胆固醇（HDL-C）降低、血氯降低，BUN、Cr、血清淀粉酶和白细胞计数可升高。

3. 其他检查
胸部 X 线检查，可有助于寻找诱因及伴发疾病；心电图检查可有助于监测血钾水平及无痛性心肌梗死。

【心理社会评估】

糖尿病为终身性疾病，漫长的病程、严格的饮食控制及多器官、多组织结构功能障碍易使患者产生焦虑、抑郁等心理反应，对治疗缺乏信心，不能有效地应对，治疗的依从性较差。

二、急救护理

【急救原则】

尽快补液以恢复血容量、纠正失水状态；降低血糖；纠正电解质及酸碱平衡失调，同时积极寻找和消除诱因，防治并发症，降低死亡率。

【护理措施】

1. **建立静脉通路，快速补液**　补液速度应先快后慢，尽可能使用输液泵控制速度。对年老或伴有心脏病、心力衰竭的患者，输液应注意输液速度及量，不宜太多、太快，以免发生肺水肿；清醒患者应鼓励多饮水。

2. **胰岛素治疗**　剂量按每小时每千克体重 0.1U 计算，每 1～2h 测血糖一次；根据血糖下降速度调节胰岛素的量，以血糖快速、稳定下降而不发生低血糖为准则；血糖下降低于 13.9mmol/L 时，则胰岛素按每 2～4g 糖加入 1U 计算，持续静脉滴注，直至尿酮体消失。

3. **纠正水、电解质紊乱**　治疗前血钾正常、肾功能正常，可在输液和胰岛素治疗的同时开始补钾；反之可暂缓慢补钾，待尿量增加、血钾不高时再开始补充。当血 pH<6.9 时，CO_2 结合力<4.5～6.7mmol/L 时给予小剂量碳酸氢钠静脉滴注，补碱不要过多过快，避免诱发和加重脑水肿。补碱后应及时复查血气分析。

4. **严密观察病情**　密切监测患者生命体征的变化及神志、瞳孔的改变。注意体温、血压、心率、心律改变及呼吸频率、节律、深浅度及呼气中有无酮味。

5. **心理护理**　向患者讲解病情及发病机制，使患者认识到如能积极治疗，及时发现问题，及时对症治疗，是完全可以避免疾病的发生，增强患者的信心，以乐观积极的心态配合医护工作者的治疗和护理。

第十七节 · 糖尿病非酮症高渗性昏迷

糖尿病非酮症高渗性昏迷（hyperosmolar nonketotic diabetic coma，HNDC）是糖尿病急性代谢紊乱的另一种临床类型，以严重高血糖、高血浆渗透压、脱水为特点，无明显酮症，患者可有不同程度的意识障碍或昏迷（<10%）。

一、护理评估

【病因】
急性感染、外伤、手术、脑血管意外等应激状态，使用糖皮质激素、利尿药、甘露醇等药物，水摄入不足或失水，透析治疗，静脉高营养疗法等可诱发本病或使病情恶化。

【临床表现】
1. **最初表现** 多尿、多饮，但多食不明显或反而食欲减退，以致常被忽视。
2. **脱水征** 烦渴、尿少或无尿，皮肤黏膜干燥，眼压降低、低血压和心动过速。
3. **精神状态改变** 轻者定向力障碍，重者惊厥、昏迷。有定位体征者，易误诊为颅内病变。

【辅助检查】
1. **尿液** 糖尿明显，轻度或无酮尿。
2. **血液** 血糖超过 33.33mmol/L（600mg/dL）。
3. **血浆渗透压** 昏迷患者，血浆渗透压≥350mOsm/L。血浆渗透压<330mOsm/L 伴有昏迷者，常为其他原因（如中毒或创伤）所致。
4. **电解质** 老年患者血钠（100~180mmol/L）变化很大。血钾水平介于 2.2~7.8mmol/L，胰岛素治疗后，常发生低钾血症。
5. **动脉血气分析** 大多数患者无或仅有轻度代谢性酸中毒，血清 HCO_3^-≥15mmol/L；动脉 pH 常接近正常。
6. **肾功能** 大多数 HNDC 患者常出现肾功能障碍。除原有肾疾病外，严重脱水会引起肾前性氮质血症（BUN：Cr>30：1）。

【心理社会评估】
糖尿病继发糖尿病非酮症高渗性昏迷，病情危重，死亡率高，患者及家属极易产生悲观、失望、恐惧等消极情绪。

二、急救护理

【急救原则】
恢复血容量，纠正电解质平衡失调；补充胰岛素；消除诱因，积极治疗并发症。

【护理措施】
1. **一般护理**　保持呼吸道通畅，密切监测生命体征。
2. **快速补液**　开通 2 条以上静脉通路，积极迅速恢复循环容量是治疗的关键。
3. **维持水电解质、酸碱平衡**　每 2～5h 测定 BUN、Cr，如发现电解质明显异常，应增加测定次数，并记录。
4. **胰岛素治疗**　经液体复苏，尿量恢复后，血糖可迅速下降。血糖降至 13.89mmol/L 时胰岛素 1～2U/h 维持，并改输 5%葡萄糖注射液。最初 24h 应使血糖维持在 11.1mmol/L，以防渗透压下降过快而引起脑水肿。
5. **积极处理并发症**
（1）液体负荷过多　是最常见的治疗并发症。治疗过程中应详细查体和监测体液平衡，以便及时发现和处理。
（2）脑水肿　血糖水平急剧下降可致严重脑水肿，最初 24h 血糖不应<13.89mmol/L。
（3）低血压　胰岛素治疗后，葡萄糖由细胞外进入细胞内，由于葡萄糖具有渗透活性，细胞内葡萄糖能使细胞外液水分向细胞内转移；因此，使有效循环容量减少，引起低血压或休克，输注生理盐水能预防低血压。
（4）栓塞　对于严重脱水、血浆高渗状态和高黏滞血症的高危患者，可应用小剂量肝素进行预防性治疗，以防血栓形成。
6. **心理护理**　使患者保持乐观情绪，消除悲观、恐惧、失望等心理情绪，向患者及家属讲解病情及发病机制，树立战胜疾病的信心。让患者掌握相应疾病知识，积极治疗，坚持糖尿病个体化饮食疗法，定时做血糖检查，及时发现问题，对症治疗，避免并发症发生。

第十八节　低血糖昏迷

低血糖昏迷（hypoglycemic coma）是指血糖水平降低到危险水平，导致意识丧失的状态。低血糖是糖尿病昏迷患者的常见原因。

一、护理评估

【病因】
（1）药物性胰岛素过量或同时应用增强胰岛素作用的药物。特别是老年糖尿病伴有肝、肾功能障碍时更易发生。
（2）胰岛 B 细胞瘤或增生，内源性胰岛素分泌过多。
（3）胰岛素拮抗激素缺乏。
（4）胰腺外肿瘤。

（5）严重器官功能障碍。

【临床表现】

1. **低血糖昏迷前驱表现**

（1）非特异性全身症状　患者突然冷汗、心悸、饥饿感、血压升高、呼吸困难、手或足颤抖和瞳孔扩大。

（2）神经系统症状　感觉异常、言语障碍、复视、阵挛和短暂性偏瘫。

（3）精神症状　记忆障碍、人格改变、不安、易怒、幻觉、视物模糊、行为异常、步态不稳、呆滞等，常误诊为精神疾病。

2. **低血糖昏迷**　患者迅速出现神志恍惚，可发展为癫痫样抽搐或昏迷，继而呼吸减慢、心动过缓、体温和血压降低、瞳孔缩小，引起不可逆性脑损害和死亡。

【辅助检查】

临床上怀疑低血糖昏迷患者时，立即床旁取血进行血糖测定，以迅速诊断。

【心理社会评估】

患者因低血糖发生昏迷，清醒后极为紧张、恐惧，有的甚至不敢睡觉，担心睡眠中发生低血糖昏迷不被发现而死亡。有的患者产生悲观、抑郁情绪，认为血糖高了不行，低了又容易引发昏迷，不知如何是好，对治疗失去信心。有的患者因害怕再次发生低血糖而随意吃喝，对饮食不加控制。

二、急救护理

【急救原则】

去除病因，及时对症治疗。

【护理措施】

1. **休息与活动**　日常生活中要注意调节自己的作息规律，按时睡觉、不要熬夜，平时注意多锻炼身体，增强身体的代谢功能。

2. **饮食护理**　低血糖患者要注意一日三餐，养成规律的饮食，适当加餐，可以适当地吃一些含糖量比较高的食物，避免空腹时从事跑步、爬楼梯等剧烈运动。平常身上可准备一些糖块、巧克力等食物，或者身边准备一些糖水，一旦发现自己有头晕、乏力、心慌等现象，喝糖水或者吃糖块，可以避免低血糖的发生。

3. **加强血糖的监测**　遵照医嘱进行用药，不要自己随意增减药量。用药前后要核对药品以及剂量，特别是胰岛素剂量。

4. **心理护理**

（1）向患者及家属讲解病情及发病机制，配合治疗和护理。

（2）让患者掌握应有的知识，坚持糖尿病个体化饮食疗法，定时监测血糖，及时对症治疗，避免并发症发生。

（3）耐心疏导患者的心理障碍，消除恐惧、紧张心理，保持开朗乐观的心态，树立战胜疾病的信心。

第十九节 • 急性脑卒中

脑卒中（stroke）是各种原因引起的脑血管疾病急性发作，造成脑的供应动脉狭窄或闭塞及非外伤性的脑实质性出血，并出现相应临床症状及体征。其包括缺血性脑卒中及出血性脑卒中。

一、护理评估

【病因】

1. **动脉壁病变** 血栓形成性脑梗死最常见的病因为动脉粥样硬化，常伴有高血压病，与动脉粥样硬化互为因果。其次为各种原因引起的动脉炎、血管异常（如夹层动脉瘤、先天性动脉瘤等）。

2. **血液成分异常** 血液黏度增高、真性红细胞增多症、血小板增多症及高脂血症等，都可使血液黏度增高，血液瘀滞，引起血栓形成。

3. **血流动力学异常** 在原有动脉粥样硬化的基础上，当血压下降、血流缓慢、脱水、严重心律失常及心功能不全时，可导致灌注压下降，有利于血栓形成。

4. **高血压合并细小动脉硬化。**

5. **其他病因** 包括颅内动脉瘤和动静脉畸形、脑动脉炎、梗死后出血、脑淀粉样血管病、血液病（如白血病、再生障碍性贫血、血小板减少性紫癜等）、抗凝或溶栓治疗等。

【临床表现】

1. **缺血性脑卒中** 根据脑动脉狭窄和闭塞后，神经功能障碍的轻重和症状的持续时间，分为3种。

（1）短暂性脑缺血性发作（transient ischemic attack，TIA） 神经功能障碍持续时间不超过24h，表现为突发的单侧肢体无力、感觉麻木、一过性黑矇及失语等大脑半球供血不足表现；椎基底动脉供血不足表现以眩晕、步态不稳、复视、耳鸣及猝倒为特征。症状反复发作，可自行缓解，大多不留后遗症。

（2）可逆缺血性神经功能缺陷（reversible ischemic neurological deficits，RIND） 发病类似暂时缺血性发作，但神经功能障碍持续时间超过24h，可达数日，也可完全恢复。

（3）完全性脑卒中（complete stroke，CS） 症状较上述2种类型严重，常伴意识障碍，神经功能障碍长期不能恢复。

2. **出血性脑卒中** 突然出现意识障碍和偏瘫；重症者可出现昏迷、完全性瘫痪、去皮质强直、生命体征紊乱。

（1）基底核区出血 ①壳核出血：最常见，表现为"三偏征"，即偏瘫、偏身感觉障碍和同向性偏盲。出血量少（＜30mL），临床症状轻，预后好；出血量大（＞

30mL），临床症状重，可出现意识障碍和占位效应，严重者可引起脑疝，甚至死亡。②丘脑出血：出现丘脑性感觉障碍（深浅感觉减退，感觉过敏或自发性疼痛）、丘脑性失语（言语缓慢而不清、重复言语、发音困难等）、丘脑性痴呆（记忆力和计算力减退、情感障碍等）和眼球运动障碍（眼球向上注视麻痹等）。③尾状核头出血：较少见，常有头痛、呕吐、颈强直、精神症状，神经系统功能缺损症状并不多见。

（2）脑干出血 多数为脑桥出血。表现为突然发病，剧烈头痛、眩晕、复视、呕吐，一侧面部麻木等。

（3）小脑出血 表现为一侧枕部疼痛、眩晕、呕吐、病侧肢体共济失调、眼球震颤、双眼向病变对侧同向凝视。

（4）脑叶出血 以顶叶最常见，其次为颞叶、枕叶、额叶。①顶叶出血：偏瘫较轻，偏身感觉障碍较重；优势半球出血可出现混合性失语。②颞叶出血：对侧中枢性面舌瘫；肢体瘫痪以上肢为主；优势半球出血可出现感觉性失语和（或）混合性失语；可有颞叶癫痫、幻嗅、幻视。③枕叶出血：对侧同向性偏盲，可有一过性黑矇和视物变形；多无肢体瘫痪。④额叶出血：前额痛、呕吐、痫性发作、对侧偏瘫、精神障碍，优势半球出血表现为运动性失语。

（5）脑室出血 表现为突然头痛、呕吐，立即昏迷或昏迷加深；双侧瞳孔缩小，四肢肌张力增高，病理反射阳性。

（6）中脑出血 较少见，表现为突然出现复视、眼睑下垂；一侧或两侧瞳孔扩大、眼球不同轴、水平或垂直眼震、同侧肢体共济失调，严重者很快出现意识障碍、去大脑强直，可迅速死亡。

【辅助检查】

主要为影像学检查。对于缺血性脑卒中，脑血管造影可发现病变的部位、性质、范围；脑卒中后24~48h，头部CT可显示缺血病灶；MRI比CT敏感；磁共振血管造影（MRA）可显示不同部位脑动脉狭窄、闭塞或扭曲，颈动脉超声检查和经颅多普勒超声探测，有助于发现颈内动脉起始段和颅内动脉狭窄、闭塞。

【心理社会评估】

脑卒中患者常常合并认知功能障碍、失语、偏瘫和吞咽功能障碍等一系列的并发症，不仅影响到了患者的身体健康和生活质量，还会导致患者出现各种不良情绪，甚至会出现严重的抑郁症，病情严重患者甚至会出现自杀倾向。脑卒中后抑郁症还会导致患者的治疗依从性降低，对于患者的术后恢复十分不利。脑卒中不仅给患者身心带来了影响，也给家庭带来了沉重的经济负担。

二、急救护理

【急救原则】

减轻和控制颅脑损伤，预防与治疗各种并发症，提高患者的康复率与生存质量，防止复发。

【护理措施】

1. **一般护理** 卧床休息,避免情绪激动,床头可抬高30°,减轻脑水肿。

2. **气道护理** 保持呼吸道通畅,给氧,及时清除口腔内分泌物和呕吐物,舌后坠者予以口咽通气道协助通气,必要时做好气管内插管或气管切开的准备。

3. **饮食护理** 鼓励患者进食,有吞咽障碍者应鼻饲流质;防止进食时误吸,导致窒息或肺部感染。

4. **用药护理**

(1)脱水药 通常使用20%甘露醇、呋塞米等药物,密切观察瞳孔、血压、尿量的变化,监测肾功能和血液电解质浓度,动态评估药效及药物副作用。

(2)降压药物 收缩压>200mmHg,或平均动脉压>150mmHg时,应积极控制血压。躁动、气道梗阻、膀胱充盈等因素可引起血压升高,需注意去除这些诱因。

(3)溶栓药物 密切观察患者有无出血倾向,如头痛、呕吐、意识障碍加重等脑出血症状,以及牙龈、皮肤黏膜、穿刺部位、消化道出血征象,遵医嘱复查凝血时间、头部CT,评价溶栓效果及病情变化。

(4)降血糖药物 当血糖>10mmol/L时,应遵医嘱予以胰岛素治疗,将血糖控制在7.8~10mmol/L,注意监测血糖,避免低血糖。

5. **促进肢体功能恢复** 患者卧床休息期间,定时翻身,保持肢体处于功能位,并在病情稳定后及早进行肢体被动或主动功能锻炼,教会患者自我护理方法,如翻身、起坐、穿衣、行走及上下轮椅等,尽早、最大限度恢复其生活自理及工作能力。

6. **心理护理** 对患者进行疾病和健康知识宣教,使患者树立战胜疾病的信心,保持乐观的情绪,及时沟通,必要时可以给患者应用一些抗焦虑、抗抑郁的药物。告知患者和家属疾病的过程与预后,鼓励患者,积极配合治疗,告知患者经过了药物治疗和康复训练,会得到很大程度的好转,甚至有可能重返工作和生活。

第二十节 · 蛛网膜下腔出血

蛛网膜下腔出血(subarachnoid hemorrhage,SAH)又称为原发性蛛网膜下腔出血,是指脑底部或脑表面血管破裂后,血液流入蛛网膜下腔引起相应临床症状的一种脑卒中。最常见的病因是颅内动脉瘤。

一、护理评估

【病因】

(1)颅内动脉瘤 为最常见病因(约占50%~85%),包括先天性动脉瘤(占75%)、高血压和动脉粥样硬化所致动脉瘤。

（2）脑血管畸形　约占 SAH 病因的 10%，主要是动静脉畸形（arteriovenous malformation，AVM），青少年多见。

（3）其他　脑底异常血管网病（占儿童 SAH 的 20%）、夹层动脉瘤、血管炎、颅内静脉系统血栓形成、颅内肿瘤、血液病、结缔组织病等。

【临床表现】

（1）可见于各年龄组，但以青壮年多见，女性多于男性。

（2）多有剧烈运动、极度情绪激动、用力咳嗽和排便等明显诱因而无前驱症状。

（3）突发异常剧烈的头部胀痛或爆裂样疼痛、呕吐、脑膜刺激征阳性（是最具特征性的体征，以颈项强直多见）。重者可有短暂意识障碍或烦躁、谵妄、幻觉等精神症状，少数出现部分性或全面性癫痫发作。严重头痛是动脉瘤性 SAH 的典型表现，可持续数日不变，2 周后逐渐减轻。如头痛再次加重，常提示动脉瘤再次出血；局部头痛常可提示破裂动脉瘤的部位。部分患者发病前数日或数周有轻微头痛，是少量前驱出血或动脉瘤受牵拉所致。动静脉畸形破裂所致 SAH 头痛程度较轻。

（4）部分患者眼底玻璃体膜下片状出血、视盘水肿或视网膜出血。眼底玻璃体膜下出血系急性高颅压和眼静脉回流受阻所致，在发病后 1h 内即可出现，有助于疾病的诊断。

（5）发病后 2~3 天可出现发热。

（6）老年患者头痛、脑膜刺激征等临床表现不典型，而精神症状较明显。

【辅助检查】

（1）头颅 CT　是确诊 SAH 的首选检查方法，还可确定有无脑实质或脑室出血及是否伴脑积水或脑梗死，并可初步判断颅内动脉瘤的位置动态。

（2）DSA　是确诊 SAH 病因，特别是颅内动脉瘤最有价值的检查方法。可清晰地显示动脉瘤的位置、大小、与载瘤动脉的关系、有无血管痉挛等。宜在发病 3 天内或 3 周后进行，以避开脑血管痉挛和再出血的高峰期。

【心理社会评估】

蛛网膜下腔出血患者病情变化快，死亡率高，突出症状为剧烈头痛，严重影响患者的生命质量和睡眠质量，易出现各种不良心理反应，如恐惧、焦虑、绝望、盲目乐观、过分依赖等，也可降低患者治疗依从性。术后一般会产生后遗症，如再出血、偏瘫等。因为此病发生突然，且发生部位为脑部，容易使患者做出过激的行为，而患者的过激行为以及情绪的大幅度波动可能会导致患者发生再出血，影响治疗效果，威胁患者生命。

二、急救护理

【急救原则】

减轻和控制颅脑损伤，防治再出血、血管痉挛及脑积水等并发症，降低死亡率和致残率。

【护理措施】

（1）活动与休息　绝对卧床 4~6 周，抬高床头 15°~30°，避免或尽量减少搬动患者，减少不良声、光刺激。烦躁不安者适当应用地西泮、苯巴比妥等镇痛镇静药。

（2）病情观察　密切观察生命体征、意识、瞳孔，以及头痛、恶心、呕吐等颅内压升高的症状。

（3）用药护理　①调控血压药物：应用短效降压药物，保持血压稳定于正常或起病前水平。可应用钙通道阻滞药、β 受体阻滞剂或 ACEI 等。②抗纤溶药物：抗纤溶药物可抑制纤溶酶形成，防止动脉瘤周围的血块溶解引起再出血。③防治脑积水：轻度的急、慢性脑积水可予乙酰唑胺口服，亦可用甘露醇、呋塞米等药物。④应用钙通道阻滞药：尼莫地平片 40~60mg，每天 4~6 次，连用 21 天，必要时静脉应用，以松弛血管平滑肌，解除血管痉挛。⑤维持血容量和血压：避免过度脱水。在动脉瘤处理后，血压偏低者，应减少或停用脱水、降压药物，亦可予人血清白蛋白、血浆等胶体溶液扩容、升压，必要时应用多巴胺升压。

（4）手术治疗　药物治疗无效者可考虑脑室穿刺脑脊液引流术。消除动脉瘤是防止动脉瘤性 SAH 再出血的最佳方法，可采用血管内介入治疗或动脉瘤切除术。

（5）心理护理　耐心向患者和家属宣教疾病的过程与预后，以及 DSA 检查的目的等相关知识，消除患者的紧张、恐惧和焦虑心理，主动配合治疗。告知患者和家属避免精神紧张、情绪激动、剧烈咳嗽、用力排便、屏气等，避免引起血压和颅内压升高，进而诱发再出血。

第二十一节·重症肌无力

重症肌无力（myasthenia gravis，MG）是一种神经-肌肉接头传递障碍的获得性自身免疫性疾病，主要表现为易疲劳的肌无力。

一、护理评估

【病因】

重症肌无力的发病机制与自身抗体介导的突触后膜 AChR 损害有关。主要由 AChR-Ab 抗体介导，在细胞免疫和补体参与下，突触后膜的 AChR 被大量破坏，不能产生足够的终极电位，导致突触后膜传递功能障碍，当连续的神经冲动到来时，不能产生引起肌纤维收缩的动作电位。

【临床表现】

1. **起病形式和诱因**　多数起病隐匿，呈进展性或缓解与复发交替性发展。部分初发或复发患者有感染、精神创伤、过度劳累、手术、妊娠和分娩等诱因。

2. 肌无力分布 全身骨骼肌均可受累，以脑神经支配的肌肉更易受累。多数患者的首发症状为眼外肌麻痹，包括上睑下垂、斜视和复视、眼球活动受限甚至固定，但瞳孔不受影响。面部和口咽肌肉受累时出现表情淡漠、连续咀嚼无力、饮水呛咳和发音障碍。四肢肌受累以近端无力为主，表现为抬臂、上楼梯困难，腱反射不受影响，感觉功能正常。

3. 受累骨骼肌病态疲劳 多数表现为肌肉持续收缩后出现肌无力甚至瘫痪，休息后症状减轻或缓解；晨起肌力正常或肌无力症状较轻，下午或傍晚肌无力明显加重，称为"晨轻暮重"现象；首次采用抗胆碱酯酶药物治疗有明显效果是MG重要的临床特征。

4. 重症肌无力危象 累及呼吸肌出现咳嗽无力和呼吸困难，称为MG危象，是本病死亡的主要原因。口咽肌和呼吸肌无力者易发生危象，可由感染、手术、精神紧张、全身疾病等所诱发。心肌偶可受累，可引起突然死亡。

【辅助检查】

1. **疲劳试验（Jolly试验）** 嘱患者用力眨眼30次后眼裂明显变小或两臂持续平举后出现上臂下垂，休息后恢复者为阳性。

2. **新斯的明试验** 新斯的明0.5~1mg肌内注射，20min后症状明显减轻为阳性。为防止新斯的明的毒蕈碱样作用，一般同时注射阿托品0.5mg。

3. **重复神经电刺激** 是常用的具有确诊价值的检查方法。重复低频电刺激后动作电位波幅递减程度在10%~15%以上、高频电刺激递减程度在30%以上为阳性，支持诊断。此检查应在停用新斯的明12~18h后进行，以免假阳性。

4. **AChR-Ab测定** 对MG的诊断有特征性意义。80%以上患者AChR-Ab滴度增高，但眼肌型患者的AChR-Ab升高不明显，且抗体滴度与临床症状的严重程度并不完全一致。

5. **胸腺CT、MRI检查** 可发现胸腺增生或胸腺瘤。

【心理社会评估】

重症肌无力给患者生命安全带来严重威胁，患者易产生焦虑、抑郁、悲观、暴躁等负面情绪，降低治疗依从性，甚至出现重症肌无力危象。使患者对生活失去信心，觉得自己是家庭的包袱，严重的患者甚至出现自杀倾向。应评估家庭经济条件和家庭成员对患者疾病的重视程度。

二、急救护理

【急救原则】

及时治疗，缓解症状，提高生活质量，改善预后。

【护理措施】

1. **休息与活动** 指导患者充分休息，活动宜选择清晨、休息后或肌无力症状较轻时进行，并应自我调节活动量，以不感到疲劳为原则。症状明显时协助患者活动。

2. **气道护理** 保持呼吸道通畅。抬高床头,给予吸氧,鼓励患者咳嗽和深呼吸,清除口鼻分泌物。重症患者应在床旁备吸引器、气管切开包、气管内插管和呼吸机,必要时配合行气管内插管。

3. **病情观察** 观察呼吸频率与节律改变,观察有无呼吸困难加重、发绀、咳嗽无力、腹痛、瞳孔变化、出汗、唾液或喉头分泌物增多等现象。

4. **饮食护理** 安排患者在用药后 15~30min 药效强时进餐,重症患者可鼻饲流质饮食。给予高维生素、高蛋白质、高热量、富含营养的食物,必要时遵医嘱给予静脉营养。

5. **用药护理**

(1) 抗胆碱酯酶药物 通过抑制胆碱酯酶的活性,使释放至突触间隙的 ACh 存活时间延长而发挥效应。常用溴吡斯的明。

(2) 糖皮质激素 可通过抑制免疫系统而起作用。在大剂量冲击治疗期间,大部分患者在用药早期(2 周内)会出现病情加重,甚至发生危象,应严密观察呼吸变化,并做好气管切开和使用人工呼吸器的准备。长期服药者,要注意有无消化道出血、骨质疏松、股骨头坏死等并发症。必要时服用抑酸剂,以保护胃黏膜。

(3) 免疫抑制剂 适用于不能耐受大剂量激素或激素疗效不佳的 MG 患者。常用硫唑嘌呤,亦可选用环磷酰胺或环孢素。

(4) 免疫球蛋白 大剂量注射外源性 IgG,0.4g/(kg·d),静滴,5 天为 1 个疗程,作为辅助治疗可缓解病情。

6. **胸腺摘除和放射治疗** 主要用于胸腺肿瘤、胸腺增生和药物治疗困难者。胸腺摘除适用于大多数患者,胸腺放射治疗主要用于少数不能进行手术或术后复发者。

7. **血浆置换** 适用于肌无力危象和难治性 MG。应用正常人血浆或血浆代用品置换患者的血浆,以去除其血液中 AChR-Ab。该治疗起效快,近期疗效好,但不持久,疗效维持 1 周至 2 个月。血浆置换量每次 2000mL,1~2 次/周,连用 3~8 次。

8. **心理护理** 重症肌无力是一种慢性疾病,多数需要终身服药,容易导致焦虑、抑郁、悲观、厌世等心理问题,需对患者进行疾病和健康知识宣教,使患者树立战胜疾病的信心,保持乐观的情绪。

9. **健康宣教** 指导患者建立健康的生活方式,规律生活,保证充分休息和睡眠,避免精神创伤、外伤,保持情绪稳定,勿受凉感冒。

第二十二节 · 异位妊娠

正常妊娠时,孕卵着床于子宫体腔内,当孕卵在子宫体腔外任何部位着床发育时称为异位妊娠(ectopic pregnancy),又称宫外孕(extrauterine pregnancy)。根据着床部位不同分输卵管妊娠、卵巢妊娠、腹腔妊娠、宫颈妊娠和子宫残角妊娠。其中输卵管妊娠最为常见。

一、护理评估

【病因】

（1）慢性输卵管炎症是最为常见原因。

（2）输卵管发育不良或功能异常。

（3）内分泌失调、神经精神功能紊乱。

（4）受精卵游走。

（5）输卵管手术。

（6）子宫内膜异位症及放置宫内节育器等。

当受精卵植入输卵管后，由于输卵管管腔狭窄，管壁薄，蜕膜变化不完全，不能适应孕卵的生长发育，妊娠发展到一定程度时可出现输卵管妊娠流产、输卵管妊娠破裂、陈旧性异位妊娠及继发性腹腔妊娠等结局。

【临床表现】

1. 症状

（1）停经　除输卵管间质部妊娠停经时间较长外，患者大多有6～8周停经史。但也有20%～30%患者无明显停经史，可能把不规则的阴道流血误以为是月经，或由于月经过期数日不认为是停经，从而掩盖病情。

（2）腹痛　是输卵管妊娠患者的主要症状。患者多因突然腹痛而来就诊。在输卵管妊娠未发生流产或破裂之前，患者常表现为一侧下腹隐痛或酸胀感。当发生输卵管妊娠流产或破裂时，患者表现为突发一侧下腹撕裂样疼痛，持续或反复发作，常伴有恶心、呕吐。当血液积聚于直肠子宫陷凹时，患者出现肛门坠胀感。随着血液由下腹部流向全腹，疼痛可遍及全腹。血液刺激膈肌时，可引起肩胛部放射性疼痛及胸部疼痛。

（3）阴道流血　占60%～80%，胚胎死亡后，常有不规则阴道流血，色暗红或深褐色，量少呈点滴状，一般少于月经量。少数患者阴道流血量较多，类似月经。阴道流血可伴有蜕膜管型或蜕膜碎片排出。阴道流血常在病灶去除后方能停止。

（4）晕厥与休克　急性大量出血与剧烈腹痛可引起患者晕厥与休克。内出血越多越急，症状出现也越严重，可出现烦躁不安、皮肤湿冷、面色苍白、血压下降及少尿等休克症状，但症状表现与阴道出血量不成比例。

2. 体征

（1）呈急性重病容、贫血貌、四肢湿冷、脉搏快而弱、血压下降，有时伴有低热。

（2）腹部检查　输卵管妊娠流产或破裂患者，下腹部有明显的压痛与反跳痛，尤以患侧明显，腹肌轻度紧张；如出血的时间较长形成血凝块时，在下腹部可触及软性包块。

（3）盆腔检查　可发现肿大的输卵管有轻度的压痛。输卵管妊娠流产或破裂患者，阴道后穹隆饱满，有触痛。若将子宫颈轻轻上抬或左右摇动时引起剧烈疼痛，称为宫颈抬举痛或摇摆痛，是输卵管妊娠的主要体征之一。

【辅助检查】

1. 实验室检查

（1）尿或血 HCG 测定　对早期诊断异位妊娠至关重要。HCG 阳性有助于诊断，但 HCG 阴性仍然不能排除输卵管妊娠。异位妊娠时，HCG 水平较宫内妊娠低。连续测定血 HCG，若倍增时间 > 7 日，异位妊娠可能性极大；倍增时间 < 1.4 日，异位妊娠可能性极小。输卵管妊娠时，血清孕酮水平偏低，如果其值 < 5μg/mL，应考虑宫内妊娠流产或异位妊娠。

（2）血常规检查　输卵管妊娠因阴道出血或急性内出血可导致失血性贫血，使血红蛋白下降。

2. B 超检查　经阴道超声是诊断输卵管妊娠的首选方法。B 型超声显像有助于诊断异位妊娠，还有确定诊断异位妊娠的部位和大小。当子宫增大，宫旁出现低回声区，该区检查出有胚芽及原始的心血管搏动，可诊断为异位妊娠。

3. 腹腔镜检查　可以在明确诊断的同时行镜下手术治疗。但对早期异位妊娠进行腹腔镜检查会出现 3%～4% 的假阴性结果。

4. 阴道后穹隆穿刺　是一种简单可靠的诊断方法，主要适用于疑有腹腔内出血的患者。用长针头自阴道后穹隆刺入直肠子宫陷凹进行穿刺，抽出不凝固血液，说明存在腹腔内出血，但穿刺未抽到血液也不能排除输卵管妊娠存在。

5. 诊断性刮宫　适用于阴道出血较多、不能排除宫内妊娠流产者。刮出物应送病理学检查，如只有蜕膜而无绒毛，应考虑异位妊娠，但不能确诊，应结合病情作出诊断。

【心理社会评估】

异位妊娠患者对疾病、手术认知水平低，易导致焦虑、抑郁等情绪，影响手术和术后康复，以及生活质量，甚至对以后的婚姻生活产生负面的影响。部分婚前异位妊娠患者的年龄偏小，部分是在校学生，缺少社会阅历，担心会被歧视，伴有明显的内疚心理。部分患者会因异位妊娠产生自杀念头，负面情绪严重。应评估家庭成员对患者的关怀程度，以及对患者情绪是否产生影响等。

二、急救护理

【急救原则】

去除异位妊娠的病因、改善微循环、抗凝溶栓、抗纤溶、止血及护肝处理为主要治疗原则。异位妊娠破裂出血手术是首要的治疗措施。

【护理措施】

1. 休息与活动　绝对卧床休息，平卧，忌搬动，勿按压腹部，避免腹部压力增大，减少异位妊娠破裂的机会。

2. 非手术患者 注意患者阴道流血的次数及出血量：由于阴道流血量与腹腔内出血量不成正比，当阴道流血量减少时，避免误诊腹腔内出血减少。当阴道流血量增多，患者出现烦躁不安、皮肤湿冷、面色苍白及少尿等休克症状时，应立即快速静脉补液、补充血容量、吸氧、配血、输血等措施，积极做好术前准备工作。

3. 手术患者 严密观察患者的出血、腹痛加剧、肛门坠胀感明显等情况。严重出血并出现休克症状患者，接诊同时立即开放静脉通道、吸氧、交叉配血等，及时快速地输血、输液，积极纠正患者的休克症状。必要时使用间羟胺、多巴胺等升压药。异位妊娠破裂患者应积极做好禁食、备皮、留置导尿管、合血、备血等术前的准备工作。

4. 心理护理 护理人员应耐心讲解病情，善用安慰性肢体动作、鼓励性语言和肯定式眼神交流，稳定患者情绪，给予其心理支持。对于未婚患者而言，护理人员应向患者家属讲解心理支持的意义，使其能够包容、体贴与关怀患者。若患者已婚未育，使其感受到来自社会和家庭的支持，告知家属不可过度讨论生育问题，营造轻松氛围，并鼓励配偶多呵护患者。

第二十三节 · 婴幼儿急性腹泻

婴幼儿腹泻（infantile diarrhea）是指由多种感染性或非感染性因素引起的，以大便次数增多和大便性状改变为特点的消化道综合征，严重者可引起水、电解质和酸碱平衡紊乱。病程在2周以内的腹泻称为急性腹泻。

一、护理评估

【病因】

1. **饮食结构不合理或受凉** 婴儿胃肠道功能尚不成熟，吃母乳或奶粉的婴儿一次性喂奶量过多，或者是两次喂奶时间间隔太短，或者是腹部受凉。
2. **感染因素** 细菌或病毒感染导致，常见于轮状病毒、柯萨奇病毒、沙门菌等。
3. **食物中毒** 食用变质或者不洁净的食物。
4. **过敏** 婴儿本身存在过敏体质，食用了易过敏的食物，如海鲜、桃子、芒果等，产生过敏反应，可能使婴儿出现急性腹泻的情况，还可伴随皮肤瘙痒、荨麻疹等症状。

【临床表现】

1. **胃肠道症状** 临床上表现为腹泻，常伴有呕吐，大便呈黄绿色水样、量多，可有少量黏液，少数患儿也可有少量血便。血性和黏液性便提示结肠炎，大量的水样便，甚至婴儿禁食时仍然持续则提示由肠毒素性细菌引起的分泌性腹泻。

2. **脱水** 可以是轻度脱水（≤体重的 5%），仅表现为口腔黏膜干燥；中度脱水（体重的 7%~10%），可表现为皮肤弹性下降，眼眶和囟门凹陷；重度脱水（≥体重的 10%），常伴有低血容量性休克。

3. **代谢性酸中毒** 可导致行为异常（如嗜睡或激惹）或其他少见的并发症（如心律失常、颅内出血和肾静脉栓塞）。

【辅助检查】

1. **血常规** 白细胞总数及中性粒细胞增多，提示细菌感染。寄生虫感染或过敏性腹泻时嗜酸性粒细胞增多。

2. **大便检查** 肉眼检查大便的性状如外观、颜色、是否有黏液脓血等；大便常规无或偶见白细胞者多为侵袭性细菌以外的病因引起，大便内有较多的白细胞常由于各种侵袭性细菌感染引起。大便培养可检出致病菌。大便涂片发现念珠菌孢子及假菌丝有助于真菌性肠炎诊断。疑似病毒感染者应进行病毒学检查。

3. **生化检查** 血钠测定可了解脱水的性质；血钾测定可了解有无低钾血症；碳酸氢盐测定可了解体内酸碱平衡失调的性质和程度。

【心理社会评估】

腹泻是婴幼儿常见病之一，该病起病急，死亡率高。婴幼儿生病时易哭闹不止，家长异常焦虑，患儿及家属的情绪心理均可影响到疾病的诊断和治疗，影响婴幼儿的病情好转。家长多数对腹泻的处理及预后不了解，孩子一旦出现腹泻，患儿及家属易产生紧张、恐惧、焦虑等负面心理。

二、急救护理

【急救原则】

预防和治疗脱水，维持电解质平衡，积极抗感染治疗。

【护理措施】

1. **严格消毒隔离** 感染性腹泻与非感染性腹泻患儿应分室居住，护理患儿前后认真洗手，避免腹泻患儿交叉感染。

2. **一般护理** 保持床单位清洁、干燥、平整，及时更换衣裤，保持肛周皮肤清洁、干燥。

3. **病情观察** 密切观察患儿的神志、精神、皮肤弹性、前囟及眼眶有无凹陷、尿量等临床表现，估计患儿脱水程度。观察记录大便的次数、颜色、性状。

4. **合理喂养** 一般在补充累积损失阶段可暂禁食 4~6h（除母乳喂养者外），腹泻次数减少后，给予流质或半流质如粥、面条，少量多餐，随着病情稳定和好转，逐步过渡到正常饮食。

5. **补充血容量** 补液时按先盐后糖、先浓后淡、先快后慢、见尿补钾的原则补液，严禁直接静脉推注含钾溶液。严格掌握重度脱水的补液原则。

6. **合理用药** 根据其腹泻的特点及伴随的症状，应对因应用止泻药治疗，避免长期滥用广谱抗生素。选用针对病原菌的抗生素以控制感染。

7. 心理护理 患儿住院期间易出现焦虑、紧张、抑郁等情绪波动，护理人员应密切观察腹泻患儿的心理变化，及时给予心理护理，以缓解其消极情绪。并且要消除家长的不良情绪，告诉家长要保持轻松的状态，这样才能带动患儿也拥有良好的心态，有助于患儿疾病的恢复。加强对患儿的巡视，多与患儿及其家属进行沟通，提高患儿及家属的治疗信心，建立护患互信关系，给予患儿心理上的支持，使其配合治疗。

第二十四节 · 破伤风

破伤风（tetanus）是由破伤风梭状芽孢杆菌（clostridium tetani）侵入机体伤口，在厌氧环境下局部迅速繁殖并产生毒素，所引起的一种急性特异性感染。产生的毒素主要损害脊髓，引起牙关紧闭、全身骨骼肌持续性强直和阵发性痉挛，为其特征性症状。喉痉挛窒息、严重肺部感染和全身衰竭是本病主要的死亡原因。

一、护理评估

【病因】

破伤风是由侵入伤口的破伤风梭菌所产生的外毒素所引起。破伤风梭菌是一种革兰氏阳性厌氧性梭状芽孢杆菌，菌体易被灭活，但芽孢的抵抗力很强，须煮沸30min、高压蒸汽消毒10min可将其灭活。破伤风的发病需要一定条件，首先必须有侵入人体的途径，如各种创伤等；其次芽孢只能在缺氧的环境下发育生长，并产生外毒素。各种创伤，包括深刺伤、裂伤、挤压伤、开放性骨折、挫伤、烧伤、弹伤、动物咬伤等，新生儿可因脐带感染，产妇可因不洁人工流产或分娩被感染。此外，昆虫蜇伤、消毒不严的注射或手术、接种疫苗、中耳炎、拔牙等也可引起破伤风。以泥土、积尘、香灰等敷伤口，尤其致病。近年因注射毒品海洛因而引起破伤风者日益增多。

【临床表现】

1. 病史 外伤史、旧法接生史和近期常有创伤和伤口感染史，特别是深刺伤，如海产品刺伤、蛇咬伤等均有重要参考价值。但也有一些病例无明显的伤口存在，可能伤口早已愈合，称为隐源性破伤风。

2. 症状 主要特征性的临床表现是肌张力增高和全身或局部肌痉挛、肌强直。典型的临床表现如"苦笑"面容、牙关紧闭、角弓反张、全身肌肉强直、阵发性肌肉痉挛等。

3. 体征

（1）前驱期 前驱期通常是7天左右，个别患者在伤后1~2天就发作。前驱期越短预后越差。起病的最初1~2天患者有发热、乏力、头晕、头痛、烦躁不安、肢痛、反射亢进、咀嚼肌无力，继而出现肌肉强直，下颌紧张、张口不便，吞咽困难，咀嚼肌和颈、腹、背部肌肉紧张或酸痛等表现。

（2）发作期　出现典型的肌肉强烈收缩，最初是咬肌。任何轻微刺激，如光线、声响、震动、饮水或触碰患者身体，如注射、吸痰等均能诱发全身肌群的痉挛和抽搐。肌强直在肌痉挛间歇期持续存在，为本病的特征之一。痉挛可呈阵发性，也可出现频繁发作，发作间歇越短，预后越差。典型的患者可出现角弓反张，表情肌痉挛，患者双目上抬，口角向外收缩，形成典型的苦笑面容。强直的肌痉挛，有时可使肌断裂，甚至发生骨折。膀胱括约肌痉挛可引起尿潴留。持续性呼吸肌群和膈肌痉挛，可引起呼吸骤停，以致患者死亡。疾病期间，患者神志始终清楚。一般无高热，出现高热往往提示患者有肺部感染。病程一般为 3~4 周，严重者可达 6 周以上。

【辅助检查】

白细胞总数正常或稍增多，中性粒细胞增高，脑脊液正常。血乳酸脱氢酶、肌酸激酶升高。伤口分泌物厌氧培养可分离出破伤风杆菌。

【心理社会评估】

破伤风患者常出现呼吸困难、肌肉痉挛、抽搐反复发作，行气管切开，造成语言交流障碍，容易使患者产生紧张、恐惧、抑郁等负面情绪，对疾病治疗失去信心。由于破伤风患者需要隔离治疗，并且控制家属探视次数，容易造成患者的自卑及消极情绪。大部分破伤风患者病程较长，医疗费用较高，家庭成员的经济能力和关怀程度对患者影响较大。

二、急救护理

【急救原则】

保持呼吸道通畅，及时气管内插管或气管切开；使用机械通气，控制和解除肌肉痉挛。

【护理措施】

1. **一般护理**　危重患者应入住 ICU，保持安静和温暖，避免各种刺激如声音、阵风、强光等。各项治疗和护理宜在镇静后集中进行。防止患者在抽搐过程中发生脱管和坠床。

2. **正确处理伤口**　发生钉伤、刺伤等外伤时，应立即正确处理伤口。所有伤口都应及时彻底清创，对于污染严重的伤口，要切除坏死组织，清除异物，敞开伤口，予以 3%过氧化氢反复冲洗，充分引流，不予缝合，消除伤口无氧环境。

3. **气道护理**　保持呼吸道通畅，防止肺部感染是降低破伤风死亡率的关键措施之一。使用大剂量镇静剂和肌松剂对中枢神经和呼吸功能有明显抑制作用，主张破伤风患者早期气管切开，有效排除气道内分泌物，维持良好的通气功能，预防肺部并发症。当患者自主呼吸出现明显抑制，呼吸肌持续痉挛或缺氧严重时，应及时给予呼吸机支持。

4. **用药护理**　根据病情，镇静和抗惊厥的药物可以单独使用，也可以联合使用。重型破伤风患者需用肌松剂。

（1）地西泮　为首选药物，有中枢神经抑制作用，可以立即镇静，而不引起意识丧失和严重不良反应，又有肌肉松弛作用，而对呼吸、循环功能无明显抑制，且毒性低，安全范围大，较少积蓄作用。用量以保持患者安静睡眠状态而又能叫醒为宜。本品只能用5%葡萄糖注射液稀释。过量中毒时可使用氟马西尼解救。

（2）咪达唑仑　孕妇、妊娠期妇女、新生儿应禁用或慎用，老年人用量应酌减。过量中毒时可使用氟马西尼解救。

（3）丙泊酚　可用于ICU成人接受机械通气时的镇静。需用微量输液泵给药，输注速度应根据所需要的镇静深度进行调节。本品只能用5%葡萄糖注射液稀释。

（4）氯丙嗪　有降低组织氧耗、抑制中枢神经系统、降温等作用，可减轻肌痉挛。可与地西泮、苯巴比妥钠等配伍交替使用，联合使用应减量。

（5）苯巴比妥钠　口服或肌内注射可治疗轻型破伤风患者。大剂量使用时应注意呼吸和循环的监测和支持。

（6）氯化琥珀酰胆碱　为骨骼肌松弛药（去极化型）。本品必须在具备辅助或控制呼吸的条件下使用。脑出血、青光眼、高钾血症、低血浆胆碱酯酶的患者禁用。

（7）控制感染　外伤性、化脓性病例在彻底清创后，常规用大剂量青霉素和甲硝唑静脉滴注7~10天。如伤口有混合感染，则根据细菌培养结果选用或调整抗生素。

5. 对症治疗　使用破伤风抗毒素（TAT）及人免疫球蛋白（HTIG）能中和游离毒素，对已与神经组织结合的毒素无效，故应尽早使用。

6. 营养支持　由于患者强烈的肌痉挛、出汗多、消耗大又不能进食，易引起水和电解质代谢失衡，故应注意尽早开始营养支持。轻型患者给予高热量半流质食物，抽搐频繁者应禁食。抽搐减轻后仍不能进食者予鼻饲流质食物，鼻饲前应加强镇静解痉，尤其是未做气管切开者，防止诱发喉痉挛窒息。重症患者可用静脉高营养治疗。

7. 心理护理　同第八章第二节。

微信扫码

①微信扫描本页二维码
②添加出版社公众号
③点击获取您需要的资源或服务

参考文献

[1] 温嘉怡, 陈稳航. 分析疼痛护理联合心理护理对主动脉夹层围手术期患者负面情绪及睡眠质量的改善效果[J]. 世界睡眠医学杂志, 2021, 8（9）: 1605-1606.
[2] 冯莎莎, 张中菊, 樊聪智. 心理护理在急性呼吸窘迫综合征合并肺部感染患者中的应用价值[J]. 河南医学研究, 2020, 29（26）: 4964-4966.
[3] 戴美芬. 舒适护理联合心理护理对慢阻肺急性发作患者负性情绪影响[J]. 中外医疗, 2022, 41（5）: 136-139, 144. DOI: 10.16662/j.cnki.1674-0742.2022.05.136.
[4] 杨琴. 哮喘患者的心理护理不容忽视[J]. 家庭医学（下）, 2022（8）: 51.
[5] 王晓庆. 上消化道出血患者的日常护理[J]. 心理医生, 2017, 23（26）: 215-216.
[6] 马秀红. 急性重症胰腺炎外科治疗后23例的护理思考[J]. 糖尿病天地, 2022, 19（4）: 262-263.

（谢咏湘　赵　震　杨　帅　朱　晶）

第九章 意外伤害急救护理

意外伤害是指外来的、非疾病的、非本意的使机体受到伤害的突发客观事件，对人类健康及生命安全造成极大威胁。意外伤害已成为中国的主要死因之一，其严重性在于它的多发性、常见性；伤残率和死亡率高；疾病负担较大，特别是多发于中青年人群，给家庭增加了额外的精神伤害和经济负担。本章旨在通过学习意外伤害急救护理知识，降低意外伤害的伤亡率。

第一节 · 中暑

中暑（heat illness）是在暑热天气、高湿和热辐射环境条件下，因机体体温调节功能障碍，水、电解质紊乱及神经系统功能损害，出现的一系列热应激综合征的总称。根据发病机制与临床表现，通常将中暑分为先兆中暑、轻症中暑和重症中暑。重症中暑又分为热痉挛（heat cramp）、热衰竭（heat exhaustion）和热射病（heatstroke 或 sunstroke）。这些病症的病因及发病机制有所不同，其症状和体征亦有差异，因而其防治措施也不尽相同。

一、护理评估

【病因】

对高温环境的适应能力不足是致病的主要原因。由于在夏季持续性高温（35℃以上），同时在高湿度（相对湿度 80%以上）和太阳热辐射的气候环境下长时间工作或强体力劳动，又无充分的防暑降温措施时，缺乏对高热环境适应者极易发生中暑。促使中暑的原因有：①环境温度过高，当环境温度高于体表温度时，虽大量出汗，但散热量仍小于产热量和受热量时，机体蓄热量不断增加，引起体温升高，水、电解质紊乱，出现以中枢神经系统和（或）心血管系统功能障碍为主的中暑表现；②人体产热增加，高温环境中进行强体力劳动，由于劳动或活动强度大、时间长，机体产热增加，容易发生热量蓄积，如果没有足够的降温防暑措施，很容易发生中暑；③散热障碍，如湿度较大、过度肥胖或穿着紧身、不透风的衣裤等；④汗腺功能障碍，见于系统性硬化症、广泛皮肤烧伤后瘢痕形成或先天性汗腺缺乏症等，以及应用阿托品或其他抗胆碱能神经药物而影响汗腺分泌等因素，在炎热季节常为中暑的发病诱因。

【临床表现】

1. **先兆中暑症状** 高温环境下，可出现轻微的头痛、头晕、眼花、耳鸣、心悸、无力、口渴、多汗、四肢无力、注意力不集中、动作不协调等症状。体温正常或略有升高，如及时将患者转移到阴凉通风处安静休息，补充水、盐，短时间内即可恢复。

2. **轻症中暑症状** 除有先兆中暑表现外，体温升高至38℃以上，往往有面色潮红、皮肤灼热、恶心、呕吐等表现，或出现四肢湿冷、面色苍白、血压下降、脉搏增快等循环衰竭的早期表现。如进行及时有效的处理，常常于数小时内恢复。

3. **重症中暑症状** 是中暑中情况最严重的一种，如不及时救治将会危及生命。重症中暑包括热痉挛、热衰竭和热射病3型。

（1）**热痉挛** 神志清楚，体温不高。主要表现为严重的肌痉挛伴有收缩痛。表现为四肢肌肉及腹肌等经常活动的肌肉痉挛，尤其是腓肠肌，常呈对称性和阵发性。

（2）**热衰竭** 常发生于老年人、儿童、慢性疾病患者及一时未能适应高温气候及环境者。表现为头昏、头痛、心悸、多汗、面色苍白、恶心、呕吐、口渴、皮肤湿冷、血压一过性下降、晕厥或神志模糊及体温正常或稍微偏高。

（3）**热射病** 是一种致命性急症。表现为高热、无汗、昏迷、多器官功能障碍综合征（MODS）。发病早期有大量冷汗，继而无汗、呼吸浅快、脉搏细数、躁动不安、神志模糊、血压下降，逐渐向昏迷伴四肢抽搐发展，严重者可产生全身出血、脑水肿、肺水肿、呼吸衰竭、心力衰竭等，常在发病后24h左右死亡。

【辅助检查】

中暑时，应行急诊血生化检查和动脉血气分析。严重病例常出现肝、肾、胰和横纹肌损伤的实验室参数改变。需要时可检查血尿素氮（BUN）、谷草转氨酶（AST）、谷丙转氨酶（ALT）、乳酸脱氢酶（LDH）、肌酸激酶（CK）及凝血功能等参数，以尽早发现重要器官功能障碍的证据。

【心理社会评估】

中暑为突发事件，患者对此缺少心理准备，因此在治疗时极易出现程度不一的恐惧、焦虑、紧张等不良情绪。重症中暑，昏迷时间长，不能进食，预后差，会加重家属的心理负担和经济负担。

二、急救护理

【急救原则】

迅速脱离高温现场,降低体温,补充水及电解质,对症处理,防治多器官功能障碍综合征。

【护理措施】

1. **环境** 为患者尽可能提供安静、舒适的病房环境,或 20~25℃通风良好的室内,定时通风、换气、消毒。

2. 勤换干净、干燥衣物;意识水平下降或昏迷患者做好一般安全防护,防止坠床、撞伤以及管路滑脱等。

3. **饮食** 避免大量饮水,不宜过给予早高热量等进补,不能进食油腻、生冷食物,宜由清淡流质饮食开始,逐渐丰富饮食,营养支持。

4. 护理要点

(1) 先兆中暑 使患者迅速脱离高温现场,至通风阴凉处休息即可。

(2) 轻症中暑 使患者迅速脱离高温现场,至通风阴凉处安静休息,解开衣扣,让患者平卧,用冷水毛巾敷其头部。同时应用风扇,口服含盐清凉饮料及对症处理,不能饮水者,给患者静脉滴注生理盐水或林格液,用量根据具体情况掌握。

(3) 重症中暑

① 热痉挛:使患者迅速脱离高温现场,口服含盐清凉饮料或含盐食物,局部按摩,必要时给予10%葡萄糖酸钙注射液 10~20mL 缓慢静脉注射。

② 热衰竭:使患者迅速脱离高温现场,至通风阴凉处休息,口服含盐清凉饮料,即可恢复,一般不必应用升压药。

③ 热射病:物理降温是最简便的方法,将患者置于通风阴凉处,头部冷敷,应在头部、腋下、腹股沟等大血管处放置冰袋,并可用冷水或30%乙醇擦浴直到皮肤发红。亦可冷敷全身或冰浴,同时不断用毛巾搓擦,以保持皮肤血管扩张。有条件者使用降温毯或自动降温仪进行物理降温。药物降温首选氯丙嗪,因为氯丙嗪可影响体温调节中枢,降低基础代谢,减少机体产热;阻断交感神经,扩张血管,增加散热;松弛肌肉,防止机体产热增加;降低氧消耗,增加机体对应激的耐受能力。给药方法:氯丙嗪 25~50mg 加入 5%葡萄糖注射液 500mL 或生理盐水中静脉滴注。情况危急时,可将氯丙嗪25mg 及异丙嗪25mg 稀释于5%葡萄糖注射液或生理盐水 100~200mL 中缓慢静脉注射。用药过程中,应注意观察血压,必要时停用氯丙嗪和使用升压药。降温过程中,必须始终观察肛温变化,待肛温降至38℃时,应停止药物降温,暂停物理降温,待体温回升后继续以物理降温为主的治疗。对症与支持治疗:保持呼吸道通畅并吸氧;纠正失水、低血容量及电解质紊乱;低血压者,可用升压药;补液速度不宜过快,以免加重心脏负担,引起心力衰竭或肺水肿。心力衰竭时,选用毛花苷 C、多巴酚丁胺;疑有脑水肿和急性肾功能不全者,可选用甘

露醇和利尿药；无尿、高钾血症及尿毒症发生时，可行血液透析治疗；昏迷患者，可给予纳洛酮 0.4~0.8mg 肌内注射或稀释后静脉注射，必要时每隔 1h 重复用药；酌情使用中枢兴奋剂；呼吸困难者除给予吸氧外，必要时予人工辅助呼吸；抽搐者可给予镇静剂。

5. **心理护理**　治疗过程中及时了解患者心理动态，若患者出现不同程度焦虑、抑郁等不良情绪，应及时沟通，耐心、细致地疏导，避免因心理问题而影响治疗效果。同时也要向患者开展有效的健康宣教，全面提升患者的自我保护意识。

6. **健康宣教**　向患者及其家属进行防暑降温的知识和方法的宣传教育，使他们在今后的工作生活中了解如何预防中暑及如何进行现场的自救和互救。

第二节 · 淹溺

淹溺（near-drowning）也称溺水，指人体淹没于水中，呼吸道被水、淤泥、杂草所堵塞，或喉头、气管反射性痉挛，引起急性缺氧、窒息。由此导致呼吸、心搏停止而引起的死亡称溺死（drowning death）。在我国，淹溺是人群意外伤害致死的第三大原因，以青少年为主，也是中小学生意外死亡的常见原因。

一、护理评估

【病因】

1. **意外事故**
（1）失足落水。
（2）游泳过程中，时间过长导致体力耗竭，或因冷刺激发生肢体抽搐，或被植物缠身，或被动物咬伤等原因造成溺水。
（3）入水前过量饮酒、口服镇静剂及患有心、肺、脑疾病及癫痫而造成淹溺。
（4）跳水、潜水意外造成淹溺。

2. **灾难事故**　如水上交通事故、洪水灾害等导致的溺水。

3. **自杀或谋杀**　跳水自尽或被他人谋害溺水。

【临床表现】

根据溺水持续时间、吸入水量、器官损害的程度及个体差异等不同情况可出现不同程度的表现。

1. **轻度淹溺**　人体因吸入或吞入少量的液体，有反射性呼吸暂停、意识清楚、血压升高、心率加快、面色苍白、口唇发绀等症状。

2. **中度淹溺**　人体因不能耐受缺氧而吸入大量水分，患者有剧烈呛咳和呕吐，出现意识模糊或烦躁不安、眼结膜充血、颜面肿胀、皮肤苍白、四肢厥冷、呼吸困难、发绀、呼吸浅表或不规则、血压下降、脉搏细弱、反射减弱。约有75%溺水者发生肺水肿。

3. **重度淹溺**　溺水者意识丧失处于昏迷状态或伴有抽搐，面色发绀或苍白、肿胀，眼球突出，四肢厥冷，测不到血压，口腔、鼻腔和气管充满血性泡沫，呼吸、心搏微弱或停止。胃内积水致胃扩张者，可见上腹部膨隆。

【辅助检查】

1. **血气分析**　动脉血气分析提示低氧血症、高碳酸血症和呼吸性或代谢性酸中毒。

2. **心电图**　常见有窦性心动过速、非特异性 ST 段和 T 波改变。出现室性心律失常或完全性心脏传导阻滞时，提示病情严重。

3. **胸部 X 线**　显示肺部阴影扩大，肺纹理增多，肺野有絮状渗出或炎症改变，甚至可有两肺弥漫性肺水肿。疑有颈椎损伤时，应进行颈椎 X 线检查。

4. **其他**　淡水淹溺可有血钾、钠、氯化物轻度降低，溶血时血钾增高，尿中出现游离血红蛋白。海水淹溺者血钠、血氯升高，血钙、镁可增高，外周血白细胞增多，可出现蛋白尿和管型尿。

【心理社会评估】

面对溺水事件，家属情绪激动、烦躁易怒、恐惧悲伤，对患者病情的预后十分担忧。患者溺水后心理表现为恐惧、胆怯、悲伤。伴多发伤病情危重者，清醒后躁动、焦虑明显，担心疾病预后，心理负担较重。

二、急救护理

【急救原则】

立即畅通呼吸道，呼吸、心搏停止者，进行心肺脑复苏处理，维持水、电解质、酸碱平衡，积极治疗肺水肿，纠正低氧血症，防止吸入性肺炎、MODS 等并发症。

【护理措施】

1. 院前急救

（1）现场急救将淹溺者从水中救出后，应立即清除口鼻腔内的水和泥沙等污物，恢复呼吸。呼吸、心搏停止者，应立即进行口对口人工呼吸及胸外心脏按压，待心搏恢复后再送医院继续抢救。

（2）淹溺者在转送和搬运过程中，应保持呼吸道通畅，呼吸停止者继续使用人工呼吸器维持呼吸，开通静脉通道，密切观察生命体征。

2. 院内急救

（1）环境　室温 22～25℃，并使用复温装置，使体温在短时间内升至正常，并注意保暖。

（2）严密观察生命体征的变化，随时采取应急措施，维持生命体征的稳定，并做好记录。对自杀淹溺者增强看护，防止再次自杀及出走。

（3）采取合适体位　清醒者可采用半卧位，昏迷者去枕平卧，头偏向一侧，始终保持呼吸道畅通，防止误吸。

（4）复苏后处理　①积极纠正低氧血症：对昏迷患者应气管内插管，支气管纤维镜下清除吸入气道内的异物。呼吸衰竭者给予人工辅助呼吸。对于清醒的患者可通过面罩给氧并予持续气道正压通气（CPAP），目标是保证 $PaO_2>60mmHg$。必要时进行高压氧治疗。②复温：患者肛温在32~33℃时可用干燥的毛毯或被褥裹好身体，逐渐自行复温；肛温<31℃时，应加用热风或用44℃热水温暖全身。不需要做心肺脑复苏的患者，可做全身性温水浴，使其缓慢复温。③脑神经保护：昏迷者给予冰帽降低脑部温度，20%甘露醇注射液125~250mL静脉滴注6~8h/次，防治脑水肿。④维持水、电解质和酸碱平衡：淡水淹溺用3%氯化钠注射液500mL静脉滴注，可输全血或成分血。海水淹溺用5%葡萄糖注射液500~1000mL静脉滴注，应输血浆以纠正低血容量及血液浓缩。⑤并发症处理：应用抗生素防治吸入性肺炎。肺水肿及支气管痉挛时，可喷雾吸入0.5%异丙肾上腺素。糖皮质激素可防治脑水肿、肺水肿、ARDS，并能减轻溶血反应。有心律失常和心力衰竭者也应积极对症治疗。

（5）心理护理　清醒患者往往有巨大的恐惧感，烦躁不安，情绪激动，给予积极有效的心理安慰，缓解溺水者的紧张情绪。对于自杀淹溺者，应该尊重患者隐私权，引导患者正确对待人生、事业等。保持适度心理反应，配合治疗。同时做好患者家属的思想工作，协助稳定患者情绪。

第三节 · 电击伤

电击伤（electric injury）是指人体直接或间接接触一定强度电流或遭受雷击和电能量时，引起全身、局部组织损伤或功能障碍。致伤同时可能伴有电火花、电弧引燃衣服致火焰的烧伤。以上这种损伤均为突发事故，需急诊处理，许多触电或雷击者因抢救不及时而当场死亡。

一、护理评估

【病因】

电击的严重程度除取决于电流的种类、电压的高低、电流的强度、身体对电流的阻力、电流通过身体的途径等因素外，还与身体接触电流的时间、接触的面积大小、电流入口和出口之间距离、机体在触电时的状态等有关。

【临床表现】

1. 全身症状

（1）根据电流的种类和强度而不同　不同的电量对人体产生不同的症状：电流强度为2mA时存在麻刺感；8~12mA时有刺痛、肌肉收缩；20mA时出现肌肉强直性收缩、呼吸困难；25mA 以上如通过心脏，可致心室纤颤或心搏停止；90mA 以上电流通过脑部，触电者立即失去知觉，继之可表现为意识不清，抽搐躁动，瞳孔缩小，呼吸急促而不规律，血压升高，脉搏缓慢有力或稍快。

（2）根据电压的高低而不同　低压一般指电压在 1000V 以下，它可致心室纤颤、心搏骤停。1000V 以上为高压电，它可致呼吸肌强直性收缩，甚至呼吸停止。

（3）根据触电时长而不同　触电时间越长，机体受损越严重。低压电击时，电流持续时间 > 4min，若呼吸停止则难以恢复。

2．局部症状

（1）触电后电流通过人体的"入口"及"出口"处的烧伤最为严重。而肢体的褶皱处，如肘、腋窝等处也常有烧伤。由于各部位组织结构及导电性、对热损伤耐受的不一致性，以及触电时身体各处电场分布的差异等，可见电烧伤的"多发性""节段性""跳跃性"及肌肉的"夹馅状"坏死、骨周围"套袖状"坏死等复杂多样化表现。

（2）电击即刻死亡者可见局灶性烧伤和全身瘀斑样出血；数日死亡者可见脑或脊髓充血、水肿和局灶性坏死，触电处可见血管损伤、血栓形成、肌肉水肿和凝固性坏死。

【辅助检查】

1．血常规检查　可有 WBC 增高。

2．尿液检查　可有肌红蛋白、血红蛋白阳性。

3．动脉血气分析　可有 PaO_2 降低、$PaCO_2$ 升高及高钾血症等电解质异常。

4．血液生化检查　磷酸肌酸肌酶（CPK）、乳酸脱氢酶（LDH）、谷草转氨酶（AST）等升高。

5．心电图检查　可有心律失常，甚至心室颤动或停搏，也可见到心肌缺血、心肌损害及急性心肌梗死型的心电图变化。特别对电流进口在左臂的患者应行心电图检查。如心电图有变化，应进行持续的心电监测。

6．X 线检查　可明确骨折的情况。

7．MRI 检查　对诊断深部组织的损伤有帮助。

【心理社会评估】

电击伤患者由于身体遭受意外打击和创伤，甚至不同程度致伤致残，往往会表现出恐惧、焦虑、消极厌倦、精神紧张、悲观情绪等，对生活失去信心，甚至产生轻生念头。严重电击伤患者要经历多次手术及后期康复，给患者家庭带来沉重的经济负担，从而对患者的情绪造成一定的影响。

二、急救护理

【急救原则】

立即脱离电源，呼吸、心搏停止者立即给予心肺复苏，检查伤情，对症治疗，处理外伤和防治并发症。

【护理措施】

1. 现场急救

（1）立即脱离电源　救助者可立即将电源电闸拉开，切断电源。但对接触某些电力设备而被电击的患者，以及电源开关离现场太远或仓促间找不到电源开关时，可用干燥的木器、竹竿、扁担、橡胶制品、塑料制品等绝缘物将患者与有关设备分开，或用木制长柄的刀斧砍断带电电线、切断电源后，救出伤者。

（2）心肺复苏　对已发生或可能发生心搏停止者，应立即进行心肺复苏。肾上腺素可作为电击伤心搏骤停复苏的首选药物。

2. 院内急救

（1）密切监测患者生命体征，包括意识、瞳孔、心率等的变化。

（2）保持呼吸道通畅并清除口鼻腔分泌物、吸氧。

（3）纠正心律失常，必要时给予电除颤。

（4）加强基础护理。注意口腔护理、皮肤护理，保持局部伤口敷料清洁、干燥，防止脱落。

（5）用药护理。按医嘱给予输液，恢复血容量；应用抗生素，注射破伤风抗毒素。

（6）对症治疗及防治并发症。①对于较轻的电击伤患者，经一般对症处理即可。②高压电击伤时，深部组织的损伤大，渗出多，体表烧伤面积不足以作为安排输液的依据，一般输液量比体表烧伤补液量计算公式得出的值高4倍以上。在进行输液治疗时，需监测患者每小时尿量、周围循环情况及中心静脉压。③预防急性肾衰竭：由于肌肉的大量损伤，大量肌红蛋白释出，患者伤后的尿呈酱油色，为了及时将游离的肌红蛋白及血红蛋白排出体外以减轻对肾脏的刺激损伤，需利尿和碱化尿液，可使用利尿药、甘露醇、碳酸氢钠等，开始应输入大量液体以保证患者尿量在每小时50mL以上。对有过心搏骤停或心电图异常患者，应控制输液量，以避免心脏负担加重。对有明显电灼伤或合并其他部位损伤的患者，应早期切开降低张力；对有较大烧伤创面患者应保护灼伤创面，防止污染和进一步的损伤。

（7）心理护理。根据患者的文化程度，用适当方式解释术前、术后的注意事项，减轻或消除患者的恐惧。救治过程中，及时与患者及家属沟通，提高患者及家属的治疗信心和安全感，恢复战胜疾病的勇气，以良好的心理状态配合医护人员完成各项治疗。治疗后期，予以鼓励，使患者恢复重新生活的勇气，并积极主动地进行功能锻炼及肢体训练。

第四节 · 烧烫伤

烧伤（burn）是指由热力所引起的组织损伤的统称，包括由热源、光源、化学腐蚀剂、放射线等因素所致的损伤，通常意义的烧伤多指单纯因热力，如火焰、热液、热蒸汽、热金属物体等所致的组织损伤。烧伤是一种平时及战时都很常见的人体外伤。特别是大面积烧伤所引起的病理、生理变化十分复杂，不仅出现局部的各种病变，还累及全身各重要器官和系统，甚至危及生命。

一、护理评估

【病因】

最常见者为居室内单发烧伤，其次为社会场所意外事故的群体烧伤，主要见于以下原因：

（1）热力　火焰、热流体（水、汤、奶）、热半流体（粥、糖液、熔岩）、热半固体（沥青）、热固体（金属）等。

（2）化学　酸、碱、磷、苯及其衍生物等。

（3）电　电接触、电弧、电火花。

（4）放射　放射线。

（5）其他　激光、微波等。

【临床表现】

烧伤的临床表现取决于烧伤的面积和程度。

1. 症状

（1）疼痛　烧伤后患者出现剧烈疼痛。

（2）休克　严重烧伤后不久心排血量即有明显下降，表现为面色苍白、呼吸急促、脉搏细数、皮肤湿冷、尿量减少等低血容量性休克的症状。

（3）发热　大面积烧伤患者可出现体温升高等反应。

2. 体征

（1）Ⅰ度烧伤　仅伤及表皮浅层，表面红斑状、干燥、微肿发红，有烧灼感，无水疱，皮温略高。

（2）浅Ⅱ度烧伤　深达真皮层，局部出现水疱，局部红肿明显，有大小不等水疱形成，内含黄色或淡黄色血浆样液体或蛋白凝固的胶冻物。水疱皮破裂后，创面潮湿、红润，有剧痛或感觉过敏，局部皮温增高。

（3）深Ⅱ度烧伤　有拔毛痛，水疱小而扁薄，皮温稍低，去除坏死痂皮后，创面呈浅红或红白相间，质地稍韧，或可见网状栓塞血管，表面渗液少。

（4）Ⅲ度烧伤　伤及皮肤全层，甚至达皮下、肌肉、骨骼。由于损伤程度不同，局部外观呈蜡白、黄褐、焦黄或炭化。创面无水疱、无渗液、干燥、发凉、针刺无感觉、拔毛不痛，触之硬如皮革，痂下可见树枝状栓塞的血管。

（5）吸入性烧伤　头、面、颈、口、鼻周围常有深度烧伤的表现：鼻毛烧伤，口鼻有黑色分泌物；有呼吸道刺激症状，咳出炭末样痰；声音嘶哑，呼吸困难，肺部可闻及哮鸣音。

3. 烧伤面积 以相对于体表面积的百分率表示。估计方法有多种，目前国内多采用中国新九分法（表9-4-1）和手掌法。

（1）中国新九分法 将全身体表面积划分为11个9%的等份，另加1%，其中头颈部为9%（1个9%）、双上肢为18%（2个9%）、躯干（包括会阴）为27%（3个9%）、双下肢（包括臀部）为46%（5个9%+1%）。

儿童头较大，下肢相对短小，可按下法计算：头颈部面积=[9+（12-年龄）]%，双下肢面积=[46-（12-年龄）]%。

（2）手掌法 用患者自己的手掌测量其烧伤面积。不论年龄或性别，若将五指并拢，单掌的掌面面积占体表面积的1%。此法既适用于小面积烧伤的估计，也可辅助九分法评估烧伤面积。

表9-4-1 中国新九分法

部位		占成人体表面积/%	占儿童体表面积/%
头颈	头部	3	9×1	9+（12-年龄）
	面部	3		
	颈部	3		
双上肢	双手	5	9×2	9×2
	双前臂	6		
	双上臂	7		
躯干	躯干前	13	9×3	9×3
	躯干后	13		
	会阴	1		
双下肢	双臀	5	9×5+1	46-（12-年龄）
	双大腿	21		
	双小腿	13		
	双足	7		

4. 烧伤深度

目前普遍采用3度4分法，即Ⅰ度、浅Ⅱ度、深Ⅱ度、Ⅲ度。其中，Ⅰ度及浅Ⅱ度烧伤属浅度烧伤；深Ⅱ度和Ⅲ度烧伤属深度烧伤。

5. 烧伤严重程度判断

按烧伤的总面积和烧伤的深度将烧伤程度分为4类（通常情况下，烧伤总面积的计算不包括Ⅰ度烧伤）。

（1）轻度烧伤 Ⅱ度烧伤总面积在10%以下。

（2）中度烧伤 Ⅱ度烧伤面积在11%~30%，或Ⅲ度烧伤面积在10%以下。

（3）重度烧伤 烧伤总面积为31%~50%，或Ⅲ度烧伤面积为11%~20%；或总面积、Ⅲ度烧伤面积虽未达到上述范围，但已发生休克、吸入性损伤或有较重的复合伤者。

（4）特重烧伤　烧伤总面积在50%以上，或Ⅲ度烧伤面积在20%以上，或已有严重并发症。

【心理社会评估】

由于患者大多无任何思想准备，大面积烧伤可能会给患者造成畸形、功能障碍，甚至死亡，患者多会出现害怕、焦虑、不知所措和无助的心理，既期望得到及时的抢救和治疗，又担心家庭无法承受治疗费用。由于丧失工作能力、自理能力，沉重的心理压力难以承受，患者容易出现情绪不稳、焦躁易怒、悲观多疑，不配合治疗和护理，甚至攻击自己，特别是未婚女青年，严重者会出现绝望轻生念头。

二、急救护理

【急救原则】

去除致伤原因，防治休克；迅速抢救危及患者生命的损伤；创面处理，防止感染。

【护理措施】

1. **消毒**　保持周围环境清洁卫生，病室空气流通，定期进行病室空气消毒；床单、被套均经高压蒸汽灭菌处理，其他室内物品每天用消毒液擦拭消毒。

2. **吸氧**　一般用鼻导管或面罩给氧，氧浓度40%左右，氧流量4~5L/min，合并一氧化碳中毒者可经鼻导管给高浓度氧或纯氧吸入。有条件者应积极采用高压氧治疗。

3. **保持呼吸道通畅**　及时清除口鼻和呼吸道分泌物，鼓励患者深呼吸、用力咳嗽、咳痰。密切观察患者呼吸，对于有吸入性损伤的患者，应积极做好气管内插管或气管切开的准备，根据吸入性损伤的病理生理过程进行分阶段、精细化的气道护理。

4. **建立静脉通道**　迅速建立2~3条能快速输液的静脉通道，尽早恢复有效的循环血量。按患者的烧伤面积和体重计算补液量。

（1）伤后第一个24h　每1%烧伤面积（Ⅱ度、Ⅲ度）每千克体重的补液量为1.5mL（小儿2mL）。其中胶体和晶体液的比例为1∶2，广泛深度烧伤者，其比例可改为1∶1。另加每日生理需要量2000mL（小儿按年龄或体重计算）。计算补液量的一半于伤后8h内输入。

（2）第二个24h　胶体液和晶体液为第一个24h的一半，再加每日生理需要量2000mL。

（3）伤后第三个24h　视患者病情变化而定。在抢救过程中，一时不能获得血浆时可用低分子量的血浆代用品，以助扩张血管和利尿，总用量不超过1000mL。

5. **保护创面**　保持敷料清洁和干燥，若敷料被渗液浸湿、污染或有异味时应及时更换，定时翻身，避免创面因长时间受压而影响愈合。

6. 饮食护理 指导患者进食清淡、易消化饮食，少量多餐，逐步过渡到高蛋白质、高热量、高维生素饮食。经口摄入不足者，经鼻饲肠内营养剂或经肠外营养剂补充。

7. 镇静镇痛 液体复苏后可适当静脉给予小剂量吗啡等镇痛药物，但需注意呼吸抑制的发生，尤其注意没有建立人工气道患者。

8. 重视合并伤 烧伤患者常因表面的烧伤而容易被漏诊，因此，对每位烧伤患者都应作全身彻底的评估，而且对高危患者在后续过程中需要严密观察。烧伤创面的处理应该在完成其他部位损伤的评估后再包扎或处理。

9. 切痂减压 深Ⅱ度及Ⅲ度烧伤累及肢体时，肢体远端血供可能受损。随着焦痂下水肿加重，也可能使静脉回流障碍，最终影响动脉血供，表现为肢体远端麻木、疼痛及毛细血管充盈试验阳性。当组织内压大于40mmHg，需尽快行痂面切开减压。此外，胸部烧伤患者如因焦痂紧缩而影响呼吸时，也需要行切痂术。

10. 化学烧伤 主要分为碱烧伤、酸烧伤及化学制剂烧伤三大类。化学烧伤后应迅速离开现场至安全环境。出现心搏、呼吸骤停时应立即进行心肺复苏。现场有烟雾应用浸湿的毛巾或口罩保护呼吸道。衣服上残留化学物质时应迅速脱光衣服，创面残留化学物质如石灰在冲洗时会产热而加重损伤，应尽快将残留的石灰刷干净再冲洗，眼睛受累应当优先彻底冲洗。处理化学烧伤创面时，应使用足量流动清水实施持续性冲洗，避免采用温水而应选用冷水，操作过程中须注意控制冲洗水流方向，以防止污染未受损皮肤区域。酸烧伤，组织凝固性坏死，损伤范围局限。碱烧伤，组织液化性坏死，并进一步侵入深层组织，故对碱烧伤需行急诊清创，并通过pH检测掌握清创深度，以防止对正常组织的进一步损伤。磷烧伤，冲洗后要将伤处浸于水内或者用浸透冷水的敷料、棉被和毛毯严密包裹创面，以隔绝磷和空气的接触，防止其继续燃烧。

11. 电击烧伤 因损伤部位大多位于深部而具有特殊性。所以，单凭皮肤表面判断容易低估电击烧伤的病情。患者在入院后必须仔细检查所有电击烧伤患者的肢体，了解有无血管损伤，必要时行筋膜切开减压，或探查、清创。

12. 吸入性损伤 患者若咳嗽功能良好，能自行咳出分泌物，可以不使用呼吸机。若有呼吸衰竭则应行气管内插管，并给予反复吸痰及胸部物理疗法，以维持肺部功能。黏稠分泌物需反复在纤维支气管镜下清除。对于普通机械通气无效时可考虑给予高频振荡通气，以改善通气和氧合的效果。

13. 心理护理 耐心倾听患者对烧伤的不良感受，给予真诚的安慰和劝导，取得患者的信任；耐心解释病情，说明各项治疗的必要性和安全性，使其了解病情、创面愈合和治疗的过程，并消除顾虑、积极合作；利用社会支持系统的力量，鼓励疼痛患者面对现实，树立战胜疾病的信心，并鼓励患者积极参与社交活动和工作，减轻心理压力、放松精神和促进康复。

第五节 · 毒蛇咬伤

毒蛇咬伤的多发季节为夏、秋季，咬伤的部位以四肢，尤其是手、足最为常见，咬伤后伤口局部常有一对大而深的牙痕，蛇毒注入体内，引起严重的全身中毒症状，甚至危及生命。世界上有毒蛇600多种，我国有毒蛇80多种，分布大致为：长江以北地区以蝮蛇为主；西南地区主要有蝮蛇、五步蛇、竹叶青蛇、烙铁头蛇；华中地区主要有蝮蛇、眼镜蛇、银环蛇、五步蛇、竹叶青蛇；华南地区主要有眼镜蛇、眼镜王蛇、金环蛇、银环蛇、蝮蛇、五步蛇、竹叶青蛇、烙铁头蛇等；海蛇分布于北起山东、南至海南和广西的海域。

一、护理评估

【病因】
按蛇毒的性质及其对机体的作用可分为3类：

1. **神经毒素**

主要作用于神经系统，对中枢神经和神经肌肉节点有选择性毒性作用，引起肌肉麻痹和呼吸麻痹，常见于被金环蛇、银环蛇咬伤。

2. **血液毒素**

主要影响血液及循环系统，对血细胞、血管内皮细胞及组织有破坏作用，可引起出血、溶血、休克或心力衰竭等，见于竹叶青、五步蛇咬伤。

3. **混合毒素**

兼有神经毒素和血液毒素的作用，如蝮蛇、眼镜蛇的毒素。

【临床表现】

包括局部和全身中毒症状，中毒症状的轻重与毒蛇种类、排毒量、毒力、毒液吸收量、被咬伤部位、中毒途径和就诊时间等密切相关，病程的不同阶段可呈现不同的临床表现；儿童及年老体弱者中毒更严重。

1. **神经毒素临床表现**

一般咬伤局部症状不明显，仅有麻痒感。1~3h后出现全身中毒症状，有视物模糊、眼睑下垂、声音嘶哑、言语和吞咽困难、流涎、共济失调、牙关紧闭和呼吸困难。严重者出现肢体弛缓性瘫痪、惊厥、昏迷、休克、呼吸衰竭。

2. **血液毒素临床表现**

咬伤后，局部出现明显肿胀、剧痛、出血、水肿和组织坏死。全身症状有畏寒、乏力、发热、恶心、呕吐、心悸、烦躁不安、谵妄、便血、血尿，甚至血压下降，全身皮肤可出现瘀点、瘀斑、黄疸。严重患者可因肺出血、颅内出血、消化道大出血、循环衰竭、休克，若抢救不及时，将发生心搏骤停而死亡。

3. **混合毒素临床表现**

眼镜王蛇咬伤的中毒表现以神经毒素表现为主，常引起呼吸衰竭致死亡；五步蛇咬伤的中毒表现以血液毒素和细胞毒素表现为主；蝮蛇、海蛇咬伤的中毒表现以神经毒素和血液毒素表现为主。

【辅助检查】

1. **血常规及凝血纤溶系统检查** 合并感染时白细胞总数和中粒细胞升高；出血过多时，可出现 Hb 下降，RBC 减少；出现 DIC 时，血小板减小；凝血时间、APTT、PT-TT 等凝血功能检查有助于血液毒素中毒的判断。

2. **尿常规** 有助于了解肾脏受损情况，急性血管内溶血时有血红蛋白尿，肌肉损害时出现肌红蛋白尿；肾功能不全时尿量少，有蛋白和管型，相对密度下降。

3. **血液生化检查** 胆红素、黄疸指数、ALT、AST、A/G、LDH、CPK、Cr、BUN 等检查有助于发现肝、肾器官功能不全。

4. **血气分析** 有助于呼吸功能的评价。

5. **心电图** 有助于了解心肌损害情况，可有窦性心动过速、心律不齐、传导阻滞及 ST-T 改变。

【心理社会评估】

由于蛇伤患者发病突然，病情发展迅速，大多患者有紧张、焦虑等不良心理，病情危重患者甚至出现恐惧感和濒死感。病情危重患者往往治疗费用高，从而加重患者及家属的心理负担。

二、急救护理

【急救原则】

立即清除局部毒液，阻止毒素的继续吸收；拮抗或中和已吸收的毒素，积极治疗各种并发症。

【护理措施】

1. **现场急救**

（1）伤肢绑扎 在伤口近心端用止血带、橡皮筋或布带等缚扎肢体，每隔 15～20min 稍放松一次，每次 2～3min。眼镜蛇咬伤容易造成局部组织坏死，一般不主张绑扎。

（2）清创排毒 现场用大量清水或肥皂水冲洗伤口及其周围皮肤；挤出毒液。入院后用生理盐水或过氧化氢溶液、1∶5000 高锰酸钾溶液反复冲洗伤口，以去除伤口残留的毒液。伤口较深者，用刀片沿毒蛇牙痕做"十"字形或"一"字形切开，再以拔火罐、吸乳器等抽吸促使毒液流出。

（3）局部冷敷 将伤肢浸入 4～7℃冷水中，3～4h 后改用冰袋冷敷，持续 24～36h，可以减轻疼痛，减慢毒素吸收，降低毒素中酶的活性。

（4）局部封闭 用利多卡因、地塞米松（或甲泼尼龙）加相应的抗蛇毒血清在伤口周围和伤口近心端上一关节处（或伤肢绑扎部位上方）做环状封闭，能阻断蛇毒的扩散，减轻蛇毒对局部组织的损伤，并有镇痛作用。

2. 院内急救

（1）病情观察　密切监测生命体征、意识、面色、尿量及伤肢皮肤变化等。

（2）伤口护理　将伤肢置于低垂位并制动，保持创面清洁和伤口引流通畅。注意观察伤口渗血、渗液情况，有无继续坏死或脓性分泌物等。经彻底清创后，伤口可用1：5000高锰酸钾或高渗盐水溶液湿敷，有利于引流毒液和消肿。

（3）抗毒排毒　迅速建立静脉通道，遵医嘱尽早使用抗蛇毒血清、利尿药、快速大量输液等，以中和毒素、促进毒素排出。若患者出现血红蛋白尿，遵医嘱予5%碳酸氢钠静脉输入，以碱化尿液。补液时注意观察心肺功能，以防快速、大量输液导致肺水肿。使用抗蛇毒血清时，密切观察患者有无畏寒、发热、胸闷、气促、腹痛不适、皮疹等过敏症状。

（4）解毒治疗　①抗蛇毒血清：尽早使用抗蛇毒血清。用药前应做皮内试验，若试验呈阳性，应常规脱敏注射，并同时给予异丙嗪和糖皮质激素，加强抗过敏作用。用法为：因各种抗蛇毒血清的效价不同，一般首次1~2支，稀释后除予静脉注射外，还应在伤口周围做皮下注射及肌内注射一定剂量，视病情轻重，可间隔重复用药。②利尿排毒：使用呋塞米、甘露醇等利尿药，促使蛇毒随尿液排出。对于局部肿胀严重的患者，利尿还有利于消肿，减轻局部的张力。③使用肾上腺皮质激素：激素有抗毒素、抗炎、抗过敏作用，能减轻毒血症和组织细胞损伤，抑制和减轻组织坏死，减轻伤口局部反应和全身中毒症状，抑制溶血和防止DIC的发生，对缺乏相应抗蛇毒血清的患者尤有意义。④中医药治疗：清热解毒是中药治疗毒蛇咬伤的基本原则，临床可使用汤剂、蛇伤成药和清热解毒中药针剂，均具有一定疗效。国内较常见的蛇伤成药有季德胜蛇药、青龙蛇药片，可内服和外用。

（5）对症支持　①破伤风抗毒素（TAT）：注射破伤风抗毒素1500U预防破伤风，用前先做皮肤过敏试验，阳性者进行脱敏治疗。②预防感染：可用广谱抗生素口服治疗局部伤口感染，明确并发严重感染时可肌内注射或静脉滴注。③新斯的明：肌肉瘫痪时，可试用新斯的明。新斯的明1mg肌内注射，每天2~4次。新斯的明有增加分泌物的不良反应，遇到患者气管分泌物增多时应少用或停用，使用莨菪类药可减轻其不良反应。④止血：一般止血剂，如卡巴克洛、氨甲环酸、抗血纤溶芳酸、维生素K，等也可使用。必要时补充凝血因子，新鲜血浆中含有多种凝血因子，可少量多次输注。⑤莨菪类药（山莨菪碱）与地塞米松合用：可改善微循环、减轻蛇毒中毒反应，有防治DIC及多器官功能不全的作用。

（6）营养支持　给予高能量、高蛋白质、高维生素、易消化饮食，鼓励患者多饮水，忌饮酒、浓茶、咖啡等刺激性饮料，以免促进血液循环而加快毒素吸收。对于不能进食者可给予营养支持并做好相应的护理。

（7）防治并发症　出现呼吸衰竭、休克、心肌损害、心力衰竭、DIC、急性肾衰竭、继发感染等均应及时处理，特别是呼吸衰竭发生率高、出现早、持续时间长，应及时应用人工呼吸机辅助呼吸。

（8）心理护理　向患者讲解毒蛇咬伤的一般常识和该类毒蛇咬伤的病程发展、治疗方法及效果等相关知识，让患者了解自己的病情，积极配合治疗。加强患者的心理护理，鼓励安慰患者，增强意志，树立战胜疾病的信心。加强与患者家属的沟通和健康宣教，鼓励家属给予患者关心、理解和支持，有利于促进患者康复。

第六节 • 毒虫咬伤

毒虫咬伤是被毒虫类叮咬而引起的中毒性疾病。夏秋季节发病最多，咬伤部位多位于暴露部位，以头面颈及四肢多见，它们对人体的伤害多局限于叮咬部位，全身反应常见于继发性过敏反应。本病若及时治疗和处理，病情较轻者，一般预后良好。但部分严重患者可导致休克、昏迷、抽搐及心脏和呼吸麻痹等，甚至死亡。

一、护理评估

【病因】

1. **蜂蜇伤**　蜂的腹部后节内有毒腺，与蜂的管状尾刺相通，蜇伤人时射出毒液，注入组织中。造成神经系统症状、溶血、肌溶解、凝血障碍等毒性反应，可引起局部及全身症状，并可引起过敏反应和 MODS。

2. **毒蜘蛛蜇伤**　大部分蜘蛛都有毒腺，分泌少量毒液。蜘蛛伤人时，毒液通过螯牙注入伤口。蜘蛛的毒液中含有混合毒，引起不可控制的肌肉收缩、痉挛、组织坏死，产生全身反应。

3. **毒蝎蜇伤**　毒蝎有一对毒腺和钩形的尾刺，刺入时毒液通过尾钩进入人体，引起局部和全身症状。其有毒成分为神经毒素、溶血毒素、出血毒素和凝血素等。

4. **蜈蚣咬伤**　蜈蚣头部的第一对颚足（爪）又称毒螯，其尖端有一锋利针状刺，与毒腺相连。咬伤人时，其通过锋利的毒螯刺穿人的皮肤，毒腺分泌的毒液即沿着导管从尖端处注入人体内，引起中毒。蜇伤后，可引起局部炎症反应、淋巴结炎和全身中毒症状。

【临床表现】

1. **蜂蜇伤**

（1）局部表现　红肿、疼痛、瘙痒，少数有水疱或坏死。若伤口内遗留有蜂刺，则易引起感染，如蜇伤头、颈、胸部和上肢。

（2）全身症状　乏力、头晕、发热、恶心、呕吐、烦躁不安、全身震颤、痉挛或瘫痪，对蜂毒过敏者还可出现皮肤荨麻疹、气喘、呼吸困难、喉头水肿、过敏性休克。

2. 毒蜘蛛蜇伤

（1）局部表现　红、肿、痛，可起水疱或血疱，严重时伤口区苍白，周围发红，起皮疹，可有坏死。

（2）全身症状　可出现头痛、头晕、恶心、呕吐、腹痛、流涎、全身无力、足跟麻木，可有畏寒、发热、大汗、流泪、瞳孔缩小、视物模糊等。严重时可出现全身肌肉痉挛、休克、呼吸困难、溶血、急性肾衰竭、中毒性脑病、脑水肿、谵妄、昏迷及 DIC 等，甚至死亡。

3. 毒蝎蜇伤

（1）局部表现　中央可见蜇伤斑点，内有钩形毒刺，局部麻木，皮肤红肿、灼痛，可持续数日；严重时肿胀甚至坏死。

（2）全身症状　蜇伤 1~2h 后可出现头晕、头痛、流泪、畏光、斜视、寒战、发热、恶心、呕吐、出汗、呼吸急促，以及口、舌肌麻痹、流涎，全身肌肉疼痛、抽搐或肌肉强直并呈痉挛性麻痹。严重者出现惊厥、昏迷、呼吸停止。少数患者可有脉缓、心律失常、血压升高、少尿等。

4. 蜈蚣咬伤

（1）局部表现　轻者红、肿、痒、刺痛，重者可出现水疱、瘀斑、组织坏死、淋巴管炎及局部淋巴结肿痛等。

（2）全身症状　较轻微，有畏寒、发热、头晕、头痛、恶心、呕吐等。严重者出现休克、抽搐、昏迷等。

【辅助检查】

1. 血常规　可见白细胞总数和中性粒细胞比例升高，轻症无明显异常。

2. 血电解质、肌酸磷酸激酶、血糖、CK　有助于评价患者局部组织坏死情况或横纹肌溶解情况。

3. 动脉血气分析　用于呼吸困难者。

4. 头颅 CT 或磁共振　用于运动障碍、精神神志改变者。

【心理社会评估】

由于毒虫咬伤患者起病突然，发病迅速，对突如其来的伤害，患者及家属均缺乏足够的心理准备，常出现紧张、焦虑等情绪。

二、急救护理

【急救原则】

尽快明确诊断，清除未吸收进入体内的毒素，排除已经吸收的毒素，积极抗毒素治疗，预防并发症。

【护理措施】

1. 现场急救

可用碱性溶液（如 5%碳酸氢钠注射液）冲洗伤口。也可用 1∶5000 高锰酸钾溶液、生理盐水或过氧化氢溶液反复冲洗伤口。仔细查看是否有"毒刺"残留，若有"毒刺"则需要拔除。

2. 院内急救

（1）注意环境卫生，为患者创造一个良好的环境，病房定时通风。

（2）保持床铺被褥的清洁、干燥，勤换洗衣物。

（3）对于肢体受限、生活上不能自理的患者，予以照顾生活活动。

（4）予以清淡、富含营养的流质、半流质食物，如牛奶、豆浆、藕粉、果汁、瘦肉汤等，避免辛辣等刺激性食物。

（5）用药护理 ①局部封闭：2%利多卡因溶液 5～10mL 加地塞米松 5mg、糜蛋白酶 4000U 局部封闭。②抗过敏：出现过敏症状者可用异丙嗪 25mg 肌内注射，或苯海拉明 20～40mg，静脉注射或口服。也可使用氯苯那敏、氯雷他定等抗过敏药。③抗感染：常规注射破伤风抗毒素，酌情使用抗生素。④清热解毒：可口服季德胜蛇药片或注射清热解毒中药针剂，外敷清热消肿中药等。

（6）营养支持、补充新鲜血浆及蛋白质，必要时补充血小板。

（7）血液透析 可在发生 MODS 的患者中应用，可使体内毒素、有害的代谢产物（如肌酐、尿素氮、胆红素等）及一些细胞因子被清除，使脏器受损减轻。

（8）心理护理 给予情感上的支持和安慰，避免紧张加重。给予充分的关心体贴与同情，尽可能满足其合理的身心需求。向患者讲解同类患者治愈的过程，提高患者的自信心，激发患者战胜疾病的勇气，使其积极配合治疗和护理。

第七节 · 犬、猫科动物咬伤

犬、猫科动物咬伤除了可致非特异性感染外，还可致狂犬病。狂犬病是由狂犬病毒侵犯人和动物的中枢神经系统引起的人畜共患的急性致死性传染病，目前尚无有效的治疗方法，病死率几乎达 100%。因患者发病时具有典型的恐水症状，又称"恐水症"。

一、护理评估

【病因】

狂犬病的传染源是患病和带毒的动物，它们的唾液里含有狂犬病毒，人一旦被咬伤、抓伤或被舔舐，病毒可通过破损的皮肤、黏膜侵入人体，引起发病。猫引起感染狂犬病毒者占 9.25%。养犬者、兽医、山洞探险者、野生动物捕捉者和饲养者、从事狂犬病毒研究的实验人员等是易感高危人群。狂犬病毒易被紫外线、甲醛、70%乙醇、碘液、乙醚等灭活。病毒不耐湿热，50℃加热 15min、100℃加热 2min 能失活。但不易被甲酚皂溶液和苯酚杀灭，在冰冻、干燥下可保存数年。

【临床表现】

1. 局部表现

被犬、猫科动物抓咬伤都留有伤痕，伤及血管可出血，合并感染时可出现局部红肿及淋巴结肿痛。

2. 全身表现

（1）前驱期　1~4天，患者有发热、头痛、全身不适、厌食、恶心、呕吐等感冒样症状。随后出现怕水、怕风、怕光、怕声音等症状，常有咽喉部紧缩感。80%的患者出现已愈合的伤口部位及神经通路上，有麻木、发痒、刺痛或虫爬、蚁走等感觉异常，这种特异症状具有重大的诊断意义。

（2）兴奋期　分两型，两型的症状表现不同。①躁狂型：可持续1~3天。患者神志清楚，表现为兴奋、极度恐惧、烦躁不安，常伴有呼吸困难或全身疼痛性抽搐。患者出现大汗、流涎、体温升高达38℃以上、心率加快、血压升高及瞳孔扩大。随着兴奋状态的增长，部分患者可出现精神失常、谵妄、幻视、幻听等症状。病程进展很快，多在发作中死于呼吸衰竭或循环衰竭。②麻痹型：可持续4~5天。临床上无兴奋期，无恐水症状和吞咽困难，而以高热、头痛、呕吐、咬伤处疼痛开始，继则出现肢体软弱、腹胀、共济失调、部分或全部肌肉瘫痪、尿潴留或大小便失禁等，呈现横断性脊髓炎或上升性脊髓麻痹表现。早期用叩诊锤叩击胸肌，可见被叩胸肌隆起与毛发竖立，数秒钟后平复。

（3）麻痹期或瘫痪期　此期短暂仅6~18h。患者痉挛减少或停止，逐渐转为弛缓性瘫痪，其中以肢体软瘫最为多见，反应减弱或消失，眼肌、颜面部及咀嚼肌瘫痪，表现为斜视、眼球运动失调、下颌下坠、口不能闭合和面部缺少表情。此外，尚有失音、感觉减退、反射消失、瞳孔散大等。患者的呼吸逐渐变为微弱或不规则，脉搏细速、血压下降、心音低钝、四肢湿冷，可迅速因呼吸和循环衰竭而死亡。

【辅助检查】

1. 血、尿常规　白细胞总数（12~30）×10^9/L，中性粒细胞一般占80%以上，尿常规检查可发现轻度蛋白尿，偶有透明管型。

2. 脑脊液检查　脑脊液压力可稍增高，细胞数稍微增多，一般不超过200×10^6/L，主要为淋巴细胞。

3. 病毒分离　唾液及脑脊液常用来分离病毒，唾液的分离率较高。

4. 抗原检查　采用皮肤或脑活检进行免疫荧光检查。

5. 核酸测定　采用PCR法测定RNA，唾液、脑脊液或颈后带毛囊的皮肤组织标本检查的阳性率较高。

6. 动物接种　标本接种于小鼠后，取脑组织做免疫荧光试验检测病原体，做病理切片检查Negri小体。

7. 抗体检查　用于检测早期的IgM，病后8日，50%血清为阳性，15日时全部阳性。血清中和抗体于病后 6 日测得,细胞疫苗注射后,中和抗体效价可达数千,接种疫苗后不超过 1∶1000,而患者可达 1∶10000 以上。

【心理社会评估】

狂犬病病死率达 100%,但患者在病程的前驱期、兴奋期始终意识清楚,因恐水怕风、担心预后而异常痛苦,内心恐惧不安,不能很好地配合治疗和护理。患者家属面对死亡同样要承受巨大的心理压力,易出现较大的情绪波动。

二、急救护理

【急救原则】

立即彻底冲洗伤口,负压吸出污染组织残存异物或液体,消毒清创伤口,注射抗狂犬病毒血清和全程疫苗,预防感染和破伤风,处理有关并发症。

【护理措施】

1. **严格隔离,专人护理** 安静卧床休息,病室环境要阴暗,防止一切声、光、风等刺激。医护人员操作及护理须戴口罩及手套、穿隔离衣。患者的分泌物、排泄物及其污染物,均须严格消毒。

2. 医护人员不要穿硬底鞋,不要摇动病床,东西要轻拿轻放。

3. **伤口处理** 20%肥皂水冲洗 5~20min。对较深的伤口可用注射器或插入导管对伤口深部进行冲洗。70%~75%乙醇或 3%~5%碘酊消毒伤口。较深或面积较大伤口应适当清创,局部伤口一般不缝合、不包扎。

4. **用药护理**

(1)对狂躁、痉挛患者可用镇静剂,如苯巴比妥钠或地西泮,使其保持安静。

(2)被动免疫。彻底清创后,即在受伤部位先用总剂量 1/2 的抗狂犬病毒血清(10~20mL)或狂犬病免疫球蛋白(20U/kg 体重)做皮下浸润注射,余下一半剂量在伤口周围做肌内注射(头部咬伤者可注射于颈背部肌肉)。须注意,在用药前必须做过敏试验,若呈阳性,要向患者及其家属详细交代有关病情,说明预防注射的目的和可能达到的效果,并严密观察。

(3)预防注射狂犬疫苗,即自咬伤后 0 天(第 1 天,当天)、3 天(第 4 天,以下类推)、7 天、14 天、28(或 30)天各肌内注射狂犬疫苗 2mL,儿童用量相同。

(4)常规注射破伤风抗毒素(TAT)1500U,注意做过敏试验。

(5)使用抗生素防治继发感染。

5. **心理护理** 用乐观的语言,耐心讲解治疗方案,给予患者心理安慰、支持,稳定患者情绪,增强患者战胜疾病的信心,让患者处于最佳心理状态。多与患者家属沟通,向家属详细讲解狂犬病的知识,让其了解疾病的发生、进展以及患者的预后。关心、安慰家属,帮助家属正确认识,让其做好心理准备,逐渐接受事实,并指导其做好消毒隔离与自我防护,尽量减轻家属的痛苦、恐惧心理,使其配合医护人员做好患者的安慰解释工作,共同帮助患者安详地度过生命的最后时光。

参考文献

[1] 李阳安,胡可慧,王明. 500 例院外急救伤害患者流行病学特征分析[J]. 公共卫生与预防医学,2023,34(6):85-88.
[2] 孙刚,李宁. 意外伤害的急救处理与护理[J]. 中国急救医学,2020,40(6):507-510.
[3] 刘洋,张薇. 淹溺事故的现场急救与护理[J]. 中华航海医学与高气压医学杂志,2022,29(3):245-248.
[4] 郭静,马云. 电击伤的急救与护理[J]. 中国实用护理杂志,2023,39(9):75-78.
[5] 郑涛,徐飞. 烧烫伤的临床治疗与护理进展[J]. 中华烧伤杂志,2020,36(2):141-144.
[6] 韩梅,张雷. 动物咬伤的急救与护理[J]. 中国动物检疫,2021,38(7):62-64.
[7] 马云,李斯. 毒蛇咬伤的临床特征与急救措施[J]. 中华内科杂志,2022,61(5):405-408.

（谢咏湘 赵 震 朱 英）

微信扫码

①微信扫描本页二维码

②添加出版社公众号

③点击获取您需要的资源或服务

第十章 急性中毒

急性中毒是指毒物短时间内经皮肤、黏膜、呼吸道、消化道等途径进入人体，使机体受损并发生器官功能损害。引起中毒的物质叫毒物。根据毒物性质的不同，其中毒机制和中毒后的临床表现各不一样。本章仅介绍几种临床常见的中毒。

第一节 有机磷农药中毒

有机磷农药进入人体后与体内胆碱酯酶迅速结合形成磷酰化胆碱酯酶，使胆碱酯酶丧失水解乙酰胆碱的能力，从而使体内乙酰胆碱大量蓄积，引起胆碱能神经先兴奋后衰竭的一系列毒蕈碱样、烟碱样和中枢神经系统症状，称为有机磷农药中毒，严重者可因昏迷和呼吸衰竭而死亡[1]。急性有机磷农药中毒（acute organophosphorus pesticide poisoning，AOPP）为临床常见疾病，据 WHO 估计，每年全球有数百万人发生 AOPP，其中约 20 万人死亡，且大多数发生在发展中国家。

根据大鼠急性经口进入体内的半数致死量，将我国生产的有机磷农药分为剧毒类、高度毒类、中度毒类、低度毒类。

一、护理评估

【病因】

1. **生产或使用不当** 在农药生产、包装、保管、运输、销售、配制、喷洒过程中，由于防护不当、生产设备密闭不严、泄漏、使用不慎，进入刚喷药的农田作业或用手直接接触杀虫药原液等原因，可造成农药由皮肤或呼吸道吸收而中毒。

2. **生活性中毒** 主要由于误服或自服杀虫药、饮用被有机磷污染的水源或食用被污染的食物所致。滥用有机磷农药治疗皮肤病或驱虫也可发生中毒。

【临床表现】

1. 胆碱能危象

（1）毒蕈碱样症状（muscarinic symptoms） 又称 M 样症状，出现最早，主要是副交感神经末梢兴奋所致,表现为平滑肌痉挛和腺体分泌增加,临床表现有恶心、呕吐、腹痛、腹泻、多汗、全身湿冷、流泪流涎、流涕、尿频、大小便失禁、心跳减慢、瞳孔缩小(严重时呈针尖样缩小)、支气管痉挛和分泌物增加、咳嗽、气促等,严重患者可出现肺水肿。

(2)烟碱样症状(nicotinic symptoms) 又称N样症状,是由于乙酰胆碱在横纹肌神经肌肉接头处过度蓄积,持续刺激突触后膜上烟碱受体所致。临床表现为颜面、眼睑、舌、四肢和全身横纹肌发生肌纤维颤动,甚至强直性痉挛,患者常有肌束颤动、牙关紧闭、抽搐、全身紧束压迫感,后期可出现肌力减退和瘫痪,甚至呼吸肌麻痹,引起周围性呼吸衰竭。乙酰胆碱还可刺激交感神经节,促使节后神经纤维末梢释放儿茶酚胺,引起血压增高、心跳加快和心律失常。

(3)中枢神经系统症状 中枢神经系统受乙酰胆碱刺激后可有头痛、头晕、疲乏、共济失调、烦躁不安、谵妄、抽搐和昏迷等表现,部分发生呼吸、循环衰竭而死亡。

2. **中间综合征(intermediate syndrome,IMS)** 又称为中间期肌无力综合征,指急性重度有机磷农药(如甲胺磷、敌敌畏、乐果、久效磷等)中毒所引起的一组以肌无力为突出表现的综合征。因其发生时间介于急性症状缓解后与迟发性多发性神经病之间,故被称为中间综合征。常发生于急性中毒后1~4天,个别患者7天后出现,主要表现为屈颈肌、四肢近端肌以及第3~7对和第9~12对脑神经所支配的部分肌肉肌力减退,出现眼睑下垂、眼外展障碍和面瘫;病变累及呼吸肌时,常引起呼吸肌麻痹,并迅速进展为呼吸衰竭。

3. **迟发性多发性神经病** 少数患者(如甲胺磷、敌敌畏、乐果、敌百虫中毒患者)在急性中毒或重度中毒症状消失2~3周后,可出现感觉型和运动型多发性神经病变,主要表现为肢体末端烧灼感、疼痛、麻木以及下肢无力、瘫痪、四肢肌肉萎缩等,称为迟发性多发性神经病。

4. **中毒后"反跳"** 某些有机磷农药如乐果和马拉硫磷口服中毒,经急救临床症状好转后,可在数日至一周出现病情突然急剧恶化,再次出现急性中毒症状,甚至发生昏迷、肺水肿或突然死亡,此为中毒后"反跳"现象,其死亡率占急性有机磷农药中毒者的7%~8%。

5. **多脏器损害**

(1)心脏损害 有机磷农药对心脏有直接或间接毒性,心电图多表现为ST段压低,T波倒置、低平、平坦或双向,以及各种程度的传导阻滞、QT间期延长等,并出现心肌酶学的改变,个别患者可因此猝死。

(2)肺损害 早期肺水肿主要是由于乙酰胆碱堆积引起的M样症状,使腺体分泌增加,大量分泌物积聚于肺泡内而引起。此外,毒物及其在肺内氧化产物对肺毛细血管及间质产生直接损害作用,使肺毛细血管通透性增强,渗出增加,导致肺水肿。

（3）肝肾损害　有机磷农药及其代谢产物对肝细胞有直接损伤作用，部分患者可出现不同程度的肝功能异常，并有发生急性暴发性肝衰竭可能。

（4）血液系统损害　患者可发生急性溶血，其症状常被其他临床表现所掩蔽。

（5）局部损害　部分患者可发生过敏性皮炎，严重者可出现剥脱性皮炎；消化道损害可表现为化学性炎症甚至黏膜糜烂，严重者出现消化道出血；眼部污染时可出现结膜充血、接触性结膜炎。

【辅助检查】

1. 全血胆碱酯酶活力（cholinesterase，CHE）测定　是诊断有机磷农药中毒的特异性实验室指标，对判断中毒程度、疗效和预后均极为重要。

2. 尿中有机磷农药分解产物测定　如对硫磷和甲基对硫磷在体内氧化分解生成对硝基酚，敌百虫分解转化为三氯乙醇，检测尿中的对硝基酚或三氯乙醇有助于鉴别引起中毒的有机磷种类。

【心理社会评估】

评估患者年龄、性别、职业、受教育水平、经济状况等信息，进一步了解中毒的原因。评估患者当下的情绪，是否有抑郁、焦虑等心理问题。评估患者及家庭成员对疾病的认知及治疗的依从性，评估患者可获得的家庭及社会支持强度。

二、急救护理

【急救原则】

1. 脱离中毒环境　迅速脱离毒物现场、清除未被吸收的毒物。

2. 紧急复苏　急性有机磷农药中毒常因肺水肿、呼吸肌麻痹、呼吸衰竭而死亡。一旦发生上述情况，应紧急采取复苏措施：清除呼吸道分泌物，保持呼吸道通畅并给氧，必要时行气管内插管和机械辅助通气治疗。心搏骤停时，应立即行心肺复苏等抢救措施。

3. 使用特效解毒剂　可使用抗胆碱药物和胆碱酯酶复能剂等治疗。

4. 全身及脏器功能支持治疗　如氧疗、脏器功能支持、营养支持、防止感染、维持酸碱平衡、并发症防治及对症治疗等。

5. 对症治疗　中度有机磷农药中毒患者常伴有多种并发症，如酸中毒、低钾血症、心律失常、休克、消化道出血、弥散性血管内凝血等，应及时予以对症处理。

【护理措施】

1. 即刻护理措施

（1）保持气道通畅，给予氧气吸入，维持有效通气功能，如及时有效地清除呼吸道分泌物，正确维护气管内插管和气管切开，正确应用机械通气，做好机械通气护理。

（2）清除未被吸收的毒物　①迅速脱去污染衣物，用肥皂水彻底清洗污染的皮肤、毛发、外耳道、手部、指甲，然后用微温水冲洗干净。眼部污染除了敌百虫污染必须用清水冲洗外,其他均可先用 2%碳酸氢钠溶液冲洗,再用生理盐水彻底冲洗,至少持续 10min,洗后滴入 1%阿托品滴眼液 1~2 滴。②洗胃:要尽早、彻底和反复进行,直到洗出的胃液无农药味并澄清为止。若不能确定有机磷农药种类,则用清水或 0.45%氯化钠注射液彻底洗胃。敌百虫中毒时应选用清水洗胃,忌用碳酸氢钠溶液和肥皂水洗胃。洗胃过程中应密切观察患者生命体征的变化,若发生心搏骤停,应立即停止洗胃并进行抢救。③导泻:洗胃后常用硫酸镁 20~40g 溶于 20mL 水中,一次性口服,30min 后可追加用药一次。

2. **用药护理** 护士应熟悉患者所使用药物的作用机制、适应证、禁忌证、用法及注意事项,及时发现药物不良反应及副作用。胆碱酯酶复能剂应早期用药,首次应足量给药,使用时应稀释后缓慢静脉注射或静脉滴注为宜,禁与碱性药液配伍使用,使用时不可漏出血管外,必要时与抗胆碱药合用,抗胆碱药首次使用推荐剂量见表 10-1-1。使用阿托品时,由于"阿托品化"和阿托品中毒的剂量接近,因此使用过程中应严密观察病情变化。"阿托品化"与阿托品中毒的区别见表 10-1-2。阿托品中毒时可导致室颤,应予以预防,给予充分吸氧,使血氧饱和度保持在正常水平。

表 10-1-1 抗胆碱药的首次使用剂量

药物	轻度中毒/mg	中度中毒/mg	重度中毒/mg
阿托品	2~4	4~10	10~20
戊乙奎醚	1~2	2~4	4~6

3. **血液灌流的护理**
(1)严格无菌操作,监测体温,预防感染。
(2)妥善固定血管通路,维持管路通畅,防止管道被牵拉、打折、受压,观察敷料情况,定期予换药。

4. **病情观察**
(1)生命体征 有机磷农药中毒所致呼吸困难较常见,在抢救过程中应严密观察患者的体温、脉搏、呼吸、血压,即使在"阿托品化"后亦不应忽视。
(2)神志、瞳孔变化 多数患者中毒后即出现意识障碍,有些患者入院时神志清楚,但随着毒物的吸收很快陷入昏迷。瞳孔缩小为有机磷农药中毒的体征之一,瞳孔扩大则为达到"阿托品化"的判断指标之一。严密观察神志、瞳孔的变化,有助于准确判断病情。
(3)密切观察患者症状、体征 及时发现和救治中间综合征、迟发性多发性神经病、中毒后"反跳"等。"反跳"的先兆症状常表现为胸闷、流涎、出汗、言语不清、吞咽困难等,若出现上述症状,应迅速通知医生进行处理,立即给予抗胆碱药,再次迅速达到"阿托品化"。

表 10-1-2　"阿托品化"与阿托品中毒的主要区别

项目	"阿托品化"	阿托品中毒
神经系统	意识清楚或模糊	谵妄、躁动、幻觉、双手抓空、抽搐、昏迷
皮肤	颜面潮、干燥	紫红、干燥
瞳孔	由小扩大后不再缩小	极度散大
体温	正常或轻度升高	高热，>40℃
心率	≤120 次/分，脉搏快而有力	心动过速，甚至有室颤发生

5. 心理护理　了解患者服毒或染毒的原因，根据不同的心理特点予以心理疏导，以友善、诚恳的态度为患者提供情感支持，同时做好家属或陪护人员的思想工作，包容和理解患者，帮助其树立生活信心，必要时寻求心理医生的帮助。

第二节 · 百草枯中毒

百草枯又名克芜踪、对草快。急性百草枯中毒[2]（acute paraquat poisoning，APP）指短时间接触较大剂量或高浓度百草枯后出现的以急性肺损伤为主，伴有严重肝、肾损伤的全身中毒性疾病。其中毒机制尚未完全明确。目前一般认为，百草枯进入人体后，迅速分布到全身器官组织，作用于细胞内的氧化还原过程，导致细胞膜脂质过氧化。肺是百草枯中毒损伤的主要靶器官之一，同时还会造成严重的肝、肾损害。病理改变为早期肺泡充血、水肿、炎症细胞浸润，晚期为肺间质纤维化；同时百草枯对皮肤、黏膜亦也有腐蚀性。

一、护理评估

【病因】

百草枯中毒患者绝大多数系口服所致。根据百草枯的摄入量和临床表现，可将百草枯中毒严重程度分为三型，见表 10-2-1。

表 10-2-1　百草枯中毒严重程度分型

分型	百草枯摄入量	临床表现
轻型	<20mg/kg	无临床症状，或仅有口腔黏膜糜烂、溃疡，可出现呕吐、腹泻
中-重型	20~40mg/kg	部分患者可存活，但多数患者 2~3 周内死于呼吸衰竭。服后立即呕吐者，数小时内出现口腔和喉部溃疡、腹痛、腹泻，1~4 天内出现心动过速、低血压、肝损害、肾衰竭，1~2 周内出现咳嗽、咯血、胸腔积液；随着肺纤维化出现，肺功能进行恶化
暴发型	>40mg/kg	多数患者于中毒 1~4 天内死于多器官功能衰竭。口服后立即呕吐者数小时到数天内出现口腔和咽喉部溃疡、腹痛、腹泻、胰腺炎、中毒性心肌炎、肝肾衰竭、抽搐、昏迷甚至死亡

【临床表现】
1. **呼吸系统** 肺损伤是最严重和突出的病变。小剂量中毒者早期可无呼吸系统症状，少数患者表现为咳嗽、咳痰、胸闷、胸痛、呼吸困难、发绀及肺水肿。大量口服者可在24h内出现肺水肿、肺出血，常在1~3天内因急性呼吸窘迫综合征死亡；非大量摄入者呈亚急性经过，多于1周左右出现胸闷、憋气，2~3周呼吸困难达高峰，患者多死于弥漫性肺纤维化所致呼吸衰竭。
2. **消化系统** 口服中毒者有口腔、咽喉部烧灼感，舌、咽、食管及胃黏膜糜烂、溃疡，吞咽困难、恶心、呕吐、腹痛、腹泻，甚至出现呕血、便血、胃肠穿孔等。部分患者于中毒后2~3天出现中毒性肝病，表现为肝大、肝区疼痛、黄疸、肝功能异常等。
3. **泌尿系统** 中毒2~3天后可出现尿频、尿急、尿痛等膀胱刺激症状，尿常规、血肌酐和尿素氮异常，严重者发生急性肾衰竭。
4. **循环系统** 表现为胸闷、心悸，心电图上有T波及ST-T改变、心律失常等。
5. **中枢神经系统** 表现为头痛、头晕、幻觉、抽搐、昏迷等。
6. **局部刺激反应**
（1）皮肤接触部位发生接触性皮炎、皮肤灼伤，表现为暗红斑、水疱、溃疡等。
（2）高浓度药物污染指甲，指甲可出现脱色、断裂甚至脱落。
（3）眼睛接触药物则引起结膜、角膜灼伤，并可形成溃疡。
（4）经呼吸道吸入后，产生鼻、喉刺激症状和鼻出血等。
7. **其他** 可有发热、心肌损害、纵隔及皮下气肿、贫血等。

【辅助检查】
1. **实验室检测**
（1）使用塑料试管留取患者尿液或血液样本检测百草枯。血清百草枯检测有助于判断病情的严重程度和预后。
（2）动态检测动脉血气分析以判断氧合情况，进行肝、肾功能和心肌酶学测定，判断心、肝、肾等重要器官受累情况。
2. **影像学检查** 肺部影像学表现可随时间的改变而变化，中毒早期（3天至1周）表现为肺纹理增多，肺野呈毛玻璃样改变，严重者两肺广泛高密度阴影，形成"白肺"；中毒中期（1~2周）肺大片实变，腺泡结节，部分肺纤维化；中毒后期（2周后）肺网状纤维化及肺不张表现。

【心理社会评估】
评估患者及其心理、情绪状态。评估患者及家属对疾病的认知水平、对疾病治疗及预后的期待。由于百草枯中毒死亡率高，评估患者及家属可获得的社会支持系统也很重要。

二、急救护理

【急救原则】

百草枯中毒目前尚无特效解毒剂，应尽量在中毒早期控制病情发展，阻止肺纤维化的发生。

1. **现场急救** 一经发现，尽快脱去被污染的衣物，清洗被污染的皮肤、毛发、眼部。给予催吐、洗胃、口服吸附剂、导泻等措施，以减少毒物的继续吸收。

2. **促进毒物排泄** 立即催吐，并口服白陶土溶液，或者就地取材，用泥浆水100~200mL口服。同时予输液、利尿等处理，在患者服毒后6h内尽早进行血液灌流或血液透析。

3. **防治肺水肿或肺纤维化** 早期大剂量应用肾上腺糖皮质激素，早期按医嘱给予抗氧化剂，如维生素C、维生素E、还原型谷胱甘肽、茶多酚等。

4. **对症与支持疗法** 保护胃黏膜，保护肝、肾、心脏功能，防治肺水肿，积极控制感染。

【护理措施】

1. **即刻护理措施**

（1）尽快脱去污染的衣物，用肥皂水彻底清洗被污染的皮肤、毛发；眼部受污染时立即用流动清水冲洗，时间 > 15min。

（2）用碱性液体（如肥皂水）充分洗胃后，口服吸附剂（活性炭或白陶土）以减少毒物的吸收，继之用溶液（20%甘露醇注射液250mL加等量水稀释）或33%硫酸镁溶液100mL口服导泻；由于百草枯具有腐蚀性，洗胃时应避免动作过大导致食管或胃穿孔。

（3）开放气道，保持呼吸道通畅。

（4）遵医嘱给予心电监测。

2. **病情观察与针对性护理**

（1）密切监测患者病情变化 观察患者意识、瞳孔、生命体征情况；观察有无皮肤溃疡及黏膜糜烂，有无黄疸、尿少，有无心律失常等，发现异常及时告知医生并遵医嘱处理，做好护理记录。

（2）做好血液灌流期间的护理及血管通路的维护。

（3）肺损伤的护理 监测血气分析指标，观察患者是否有呼吸困难、发绀等表现。百草枯中毒吸氧可促进氧自由基形成，加重百草枯引起的肺损伤，原则上不予吸氧，对于 PaO_2 < 40mmHg 或血氧饱和度 < 70%的呼吸衰竭患者应给予间断低流量吸氧或使用呼气末正压通气（PEEP）给氧。肺损伤早期给予正压机械通气并联合使用激素，对百草枯中毒引起的难治性低氧血症患者具有重要意义。

（4）消化道管理 除早期有消化道穿孔的患者外，均应给予流质饮食，保护消化道黏膜，防止食管粘连、缩窄。应使用质子泵抑制剂保护消化道黏膜。大剂量使用糖皮质激素时应注意观察其不良反应，如恶心、呕吐、消化性溃疡、神经精神症状等。

（5）口腔溃疡的护理　加强对口腔、咽喉部溃疡、炎症的护理，可应用冰硼散、珍珠粉等喷撒于口腔创面促进愈合，减少感染机会。口腔、咽喉部溃疡疼痛剧烈者，应给予镇痛处理，并评估镇痛药的效果。

3. 心理护理　百草枯中毒常为口服自杀或误服中毒导致，自服导致中毒患者可能存在心理问题，且病程中一直处于清醒状态，身体心理备受折磨，心理护理显得尤为重要。护士应充分理解和共情患者，多陪伴和倾听，尽量满足其需求，减少其痛苦。做好家属的沟通及安抚，充分告知疾病相关知识，取得其对患者及治疗的理解和配合，让家属积极参与患者康复。

第三节·急性灭鼠剂中毒

灭鼠剂是指一类可以杀死啮齿类动物的化合物，品种繁多，根据毒性作用机制不同，可以分为抗凝血类灭鼠药（溴鼠隆、敌鼠钠）、中枢神经系统兴奋性灭鼠剂（毒鼠强、氟乙酰胺）、其他无机化合物类（磷化锌）三类，通过不同的机制作用于人体而导致中毒[3]。

一、护理评估

【病因】

（1）误食灭鼠剂制成的毒饵或灭鼠剂污染的动、植物。

（2）故意服毒或投毒。

（3）生产加工过程中，灭鼠剂经皮肤或呼吸道进入人体。

【临床表现】

1. 毒鼠强中毒　一般无前驱症状，临床上表现为以神经系统症状为主的多系统损害；其特征性表现为惊厥及昏迷，以及反复发作且进行性加重的强直性抽搐，后者常呈癫痫样发作。

（1）神经系统　首发症状有头痛、头昏、无力。有的出现口唇麻木、醉酒感。严重者迅速出现神志模糊、躁动不安、四肢抽搐，继而阵发性强直性抽搐，每次持续1~6min，多自行停止，间隔数分钟后再次发作；可伴有口吐白沫、小便失禁等，发作后意识可恢复正常。

（2）消化系统表现　恶心呕吐，伴有上腹部烧灼感、腹痛和腹泻，严重者有呕血。中毒后3~7天约1/4病例有肝大及触痛。

（3）循环系统　一般有心悸、胸闷等表现。

2. 氟乙酰胺中毒　潜伏期30min至2h，临床表现为以中枢神经系统障碍和心血管系统障碍为主的两大综合征。

（1）中枢神经系统　表现为头晕、头痛、乏力、易激动、烦躁不安、肌肉震颤、意识障碍甚至昏迷、阵发性抽搐，以及因强直性抽搐致呼吸衰竭。

（2）心血管系统　表现为心悸、心动过速、血压下降、心力衰竭、心律失常（期前收缩、室性心动过速或心室颤动）、心肌损害（心肌酶活力增高，QT与ST-T改变等）等。

（3）其他　可有消化道症状和呼吸系统表现，如呼吸道分泌物增多、呼吸困难、咳嗽、恶心、呕吐、肠麻痹和二便失禁等。

3. **抗凝血类杀鼠剂**　作用缓慢，摄入后潜伏期长，大多数2~3天后才出现中毒症状，以凝血系统障碍为特征性改变，表现为皮肤、黏膜、内脏出血，如皮下出血、瘀斑、牙龈出血及其他脏器出血，如血尿、鼻出血、咯血、呕血和便血等；部分患者可有恶心、呕吐、纳差等消化道症状及关节疼痛、低热、精神不振等。

【辅助检查】

1. **毒物鉴定**　血、尿、呕吐物、胃液和可疑食物中若检测出毒物，则诊断明确。尿中毒鼠强浓度一般高于血中浓度，且消失较晚。

2. **血液生化检查**

（1）抗凝血类杀鼠剂中毒　可见红细胞、血红蛋白下降，出血时间、凝血时间及凝血酶原时间均延长，血小板减少。

（2）氟乙酰胺中毒　可见血柠檬酸和血氟含量增高及血钙、血糖降低。

（3）毒鼠强和氟乙酰胺中毒　亦可见肌酸激酶（CK）、肌酸激酶同工酶（CK-MB）显著升高。

（4）所有中毒患者均应监测肝肾功能和电解质。

3. **心电图**　毒鼠强和氟乙酰胺中毒可有窦性心动过速或过缓，同时可有心肌损伤或缺血的改变。

4. **脑电图**　脑电图改变与毒鼠强中毒的病情密切相关，并随病情转归而动态演变，是判断中毒程度和病情的一项较有意义的指标。

【心理社会评估】

毒鼠强中毒患者病死率高，意识障碍和全身性阵发性抽搐可反复发作。应了解患者此次患病前的情绪、心理状态。评估患者及家属对疾病的认知水平，以及对疾病治疗的期望值。评估患者从家庭成员或重要关系人中获得的支持强度。

二、急救护理

【急救原则】

1. **立即脱离中毒环境，彻底清除体内毒物**

（1）立即催吐和洗胃，药用炭吸附和导泻，皮肤污染者用温水彻底冲洗。洗胃后可给予氢氧化铝凝胶或生鸡蛋清保护消化道黏膜。

（2）血液净化治疗是目前唯一证实能有效清除体内毒鼠强的方法，以血液透析联合血液灌流的治疗效果最佳，中、重度中毒患者应尽早进行。血液净化治疗后血液中毒鼠强浓度下降，组织中的毒物重新释放入血液，周期为8h，因此还应多次进行，直至癫痫症状得到控制，病情稳定。

2. 使用特效解毒药

（1）毒鼠强中毒目前尚缺乏明确的特效解毒剂，二巯丙磺酸钠是广谱重金属解毒剂，据报道对毒鼠强中毒有较好的解毒作用。大剂量的维生素 B_6 也有解毒作用。

（2）乙酰胺（解氟灵）作为氟乙酰胺中毒的特效解毒剂，成人乙酰胺 2.5~5.0g 肌内注射，每 6~8h 1 次，儿童按 0.1~0.3g/（kg·d）分 2~3 次肌内注射，用药依病情决定，一般维持 5~7 天。首次给予全日量的一半，能取得更好的效果。急危重症患者可用 20g 加入 500~1000mL 液体中静脉滴注。

（3）抗凝血类杀鼠剂中毒者可使用特效解毒剂维生素 K_1。轻度出血者，用 10~20mg 肌内注射，每日 3~4 次。

3. 对症处理　控制抽搐、积极防治多器官功能障碍等，必要时进行持续心电监测。

【护理措施】

1. 即刻护理措施　脱离中毒环境，终止毒物接触；给予催吐、洗胃、导泻等措施清除体内未被吸收的毒物；癫痫样发作或惊厥的患者立即遵医嘱给予抗惊厥药物治疗；注意保持呼吸道通畅。

2. 病情观察与针对性护理

（1）密切观察病情　卧床休息，密切观察意识、瞳孔、生命体征，心电监测者，注意观察心律有无异常；观察有无牙龈、皮下出血、大小便带血等出血倾向；遵医嘱采集血标本并动态监测心、脑、肾、肺等重要脏器功能，及时给予相应的治疗护理，防止脑水肿，保护心肌，纠正心律失常，维持水、电解质酸碱平衡等。

（2）做好血液灌流期间的护理及血管通路的维护。

（3）症状护理　惊厥发作时，注意给氧，保持呼吸道通畅，防止自伤及伤人。

（4）用药护理　护士应熟练掌握患者所使用药物的作用机制、用法及不良反应，注意观察用药后的反应。特别是使用地西泮类药物控制惊厥时，应缓慢注射，避免引起呼吸抑制。由于部分鼠药中毒主要影响凝血功能，因此，护士应注意注射类操作后应避免穿刺点出血。

3. 心理护理　根据患者中毒的病因给予针对性的心理护理措施。对不明原因中毒的患者，护士主动介绍疾病相关知识，告知其该病是可防可治的，打消其对预后的担心。对于自己服毒导致中毒的患者，护士应耐心陪伴和倾听患者，鼓励患者通过正常的途径宣泄心中的不快，做好与家属或陪护人员的沟通，邀请家属或陪护人员积极参与患者的治疗与康复。

第四节 · 镇静催眠药中毒

镇静催眠药是指一组具有镇静、催眠作用的中枢神经系统抑制药，大致可以分为四类：①苯二氮䓬类，如地西泮、阿普唑仑等；②巴比妥类，如苯巴比妥、戊巴比妥类；③非巴比妥非苯二氮䓬类，如水合氯醛、格鲁米特等；④吩噻嗪类，如氯丙嗪、奋乃静等。其中最常见的是巴比妥类和苯二氮䓬类。所有的镇静催眠药物都有中枢神经抑制作用。大多数药物通过激活 γ-氨基丁酸（GABA）产生中枢抑制作用，而不同种类药物的作用位点不同导致临床表现又各有特点。

一、护理评估

【病因】
急性镇静催眠药中毒主要是因为过量使用具有镇静、催眠作用的药物所致。
【临床表现】
不同类型的镇静催眠药中毒可出现不同的临床表现，具体如下。

1. **巴比妥类药物** 中毒表现与服药剂量有关，依病情轻重可分为以下3种。
（1）轻度中毒 表现为嗜睡、记忆力减退、言语不清、判断及定向障碍。
（2）中度中毒 患者呈昏睡或浅昏迷，呼吸减慢，眼球震颤。
（3）重度中毒 患者呈深昏迷，呼吸浅慢甚至停止，血压下降，体温不升，可并发脑水肿、肺水肿及急性肾衰竭等。

2. **苯二氮䓬类药物中毒** 轻度中毒时有意识模糊、头晕、头痛、言语不清、共济失调、恶心、呕吐及反射减弱等表现；严重者出现昏睡、昏迷和呼吸抑制。如果长时间的昏迷和呼吸抑制不能纠正，应考虑同时服用了其他镇静催眠药或乙醇等，并要排除颅内病变。

3. **非巴比妥非苯二氮䓬类药物中毒** 除了中枢神经抑制作用外，对其他系统均有损害，如水合氯醛中毒可引起严重胃炎、胃肠道出血、心律失常；甲丙氨酯中毒出现严重的低血压；格鲁米特中毒时出现明显的抗胆碱能症状；甲喹酮中毒时会发生出血倾向。

4. **吩噻嗪类药物中毒** 最常见的表现为锥体外系反应，具体如下：
（1）震颤麻痹综合征。
（2）静坐不能。
（3）急性肌张力障碍反应，如斜颈、吞咽困难、牙关紧闭等，还可引起血管扩张、血压降低、心动过速、肠蠕动减慢。病情严重者可发生昏迷、呼吸抑制。

【辅助检查】
1. **药物检测** 通过收集血、尿标本进行药物成分定性或定量检测，有助于明确病因诊断。
2. **血液生化检查** 血糖、电解质、肝肾功能、渗透压等。
3. **血气分析** 了解是否存在由于呼吸抑制所导致的缺氧或酸中毒。
4. **X线检查** 因水合氯醛不透X线，疑服用者可做腹部平片以鉴别。
5. **头颅CT** 可以鉴别脑出血或脑栓塞。

【心理社会评估】
了解患者近期的心理、情绪状态，患者及家属对疾病的认知和对治疗的期望值。

评估患者及家属面对疾病的心理反应。

二、急救护理

【急救原则】

1. **评估和维护重要器官功能**　主要是维持呼吸、循环和脑功能；应用纳洛酮等药物促进意识恢复。

2. **清除毒物**　清醒者予以尽早催吐，昏迷或催吐效果不好的患者予以尽早洗胃。中重度中毒患者，尽早行血液净化治疗。

3. **特效解毒疗法**　氟马西尼是苯二氮䓬类中毒的特异性拮抗剂，能竞争抑制苯二氮䓬受体，阻断该类药物对中枢神经系统的作用。用法：氟马西尼 0.2mg 缓慢静脉注射，必要时重复使用，总量可达 2mg。巴比妥类及吩噻嗪类中毒目前尚无特效解毒药。

4. **对症治疗**　主要针对吩噻嗪类中毒，措施包括：

（1）中枢抑制较重时应用苯丙胺、安钠咖等。

（2）如有震颤麻痹综合征可选用盐酸苯海索、氢溴酸东莨菪碱。

（3）肌肉痉挛及肌张力障碍者应用苯海拉明。

（4）提升血压以扩充血容量为主，必要时使用间羟胺、盐酸去氧肾上腺素等 α 受体激动剂；如有心律失常则予抗心律失常治疗。

【护理措施】

1. **即刻护理措施**

（1）立即评估患者意识、瞳孔、生命体征等情况，遵医嘱予以催吐或洗胃处理，选择合适的洗胃溶液，可以用清水洗胃，直至洗出液体澄清透明为止，之后以活性炭溶液口服或鼻饲吸附毒物，再以 20%甘露醇注射液 250mL 口服导泻，以促进毒物排泄。

（2）吸氧，保持呼吸道通畅，必要时予以氧气吸入，避免呕吐导致误吸或窒息。建立静脉通道，遵医嘱予以特效解毒剂。

（3）对中、重度中毒患者应持续心电监测，维持呼吸与循环功能稳定。

2. **病情观察与针对性护理措施**

（1）严密观察病情　定时测量生命体征，及时发现心律、心率、血压、血氧饱和度变化；观察意识状态、瞳孔大小、对光反应和角膜反射，若瞳孔散大、血压下降、呼吸变浅或不规则，常提示病情恶化，应紧急处理。遵医嘱行静脉输液，及时纠正休克，防止急性肾衰竭的发生。用药时应注意观察药物的作用及患者的反应，监测脏器功能变化，尽早防治脏器衰竭。

（2）中枢兴奋药与催醒药的应用　纳洛酮 0.4~0.8mg 静注，每 5~10min 一次，或 2~4mg 稀释后静脉滴注直至呼吸或意识状态明显改善；贝美格 50~100mg 加入 5%葡萄糖注射液 250mL 中静脉滴注，直至呼吸、肌张力或反射恢复正常时减量或停药。呼吸抑制者予以气管内插管、呼吸机辅助通气。

（3）若需要血液净化治疗，按照血液净化患者护理常规进行护理。

（4）安全护理　镇静催眠药均有抑制中枢的作用，会出现头晕或意识障碍等情况，注意预防压力性损伤、跌倒/坠床，应至少留一人陪护；对于蓄意过量服药导致中毒的患者，24h看护患者，做好防自杀、防伤人、防走失护理。

（5）饮食护理　对昏迷者可鼻饲给予高热量、高蛋白质、易消化的流质饮食。

3. 心理护理　镇静催眠药中毒多数是过量服用导致。患者在服药前可能存在长期的身体或心理上的困扰或一时情绪激动而做出过激的行为。清醒患者或重症患者清醒后可能会有不配合治疗护理的情况。护士应耐心地聆听患者诉说，以包容、理解、共情的态度陪伴患者，不指责，不评判；鼓励和帮助患者看到生活中积极的方面；教会其一些放松的技巧，邀请其家庭成员和重要关系人员积极参与患者的康复，必要时请心理卫生中心医生会诊，给予专业的心理治疗或药物治疗。

第五节 · 阿片类药物中毒

阿片（opium）类药物主要有吗啡（morphine）、哌替啶（pethidine）、可待因（codeine）、二醋吗啡（海洛因，俗称"白粉"）、美沙酮（methadone）、芬太尼（fentanyl）、舒芬太尼（sufentanil）及二氢埃托啡（dihydroetorphine）等，此类药物通过激动中枢和外周的阿片受体，抑制突触神经递质而产生效应。在临床中，主要用于手术麻醉或麻醉性镇痛治疗中，由于此类药物具有成瘾性，属于国家管制药品范畴。

一、护理评估

【病因】

主要因吸入或注射过量药品所致，多发生于药物滥用者。

【临床表现】

临床表现与吸入或注射毒品剂量及个体耐受性有关。

1. 吗啡和海洛因过量

（1）轻症　表现为头痛、头晕、恶心、呕吐、兴奋或抑制、幻觉及时间和空间感消失等。

（2）重症　常有昏迷、瞳孔针尖样缩小、呼吸抑制"三联征"，患者面色苍白、发绀、瞳孔对光反射消失、牙关紧闭、角弓反张、呼吸浅慢或叹息样呼吸，多死于呼吸衰竭。

2. 哌替啶过量　主要表现为呼吸抑制和低血压。与吗啡及海洛因中毒有所不同，哌替啶中毒时瞳孔扩大，并有中枢神经系统兴奋的症状和体征，如烦躁、谵妄、抽搐、惊厥、心动过速等。

3. **其他** 可出现低血压、休克、心动过缓、恶心、呕吐与体温下降。

4. **戒断综合征** 在使用阿片类拮抗药治疗急性中毒过程中，如果过度拮抗阿片的作用，患者在意识恢复后可出现不安、易激惹、打哈欠、流泪、流涕、心动过速、血压升高、体毛竖立等戒断症状。

【辅助检查】

1. **定性试验或定量检测** 通过收集血、尿标本，通过以下标准进行药物成分定性试验或定量检测。

（1）血、尿毒品成分定性试验呈阳性反应。

（2）血药浓度：治疗量 0.01~0.07mg/L，中毒量 0.1~1.0mg/L，致死量 >4.0mg/L。

2. **病情严重者，需进行血液检查** 血常规、血电解质、渗透压和血气分析。

3. **X 线检查** 疑有肺水肿和肺部感染者，应行胸部 X 线检查。

4. **HIV 检测** 静脉注射毒品者，尤其是有不洁针头使用史的成瘾者，应视为 HIV 高危人群，常规检测。

【心理社会评估】

评估患者情绪及精神状态，了解导致本次中毒的原因。评估患者对治疗的依从性及对治疗的期望值。评估患者及家属对阿片类药物及药物中毒的认知。

二、急救护理

【急救原则】

1. 口服中毒者使用高锰酸钾溶液洗胃，活性炭溶液灌洗胃，20%甘露醇注射液导泻。

2. **应用特效拮抗剂** 纳洛酮，为阿片受体拮抗剂，可迅速逆转药物中毒所致的昏迷和呼吸抑制。用法：首剂 0.4~0.8mg 静脉注射，10~20min 重复一次，直至呼吸抑制解除或总量达 10mg。烯丙吗啡：主要拮抗吗啡作用。用法：首剂 5~10mg 静脉注射，20min 重复一次，总量 <40mg。

3. **对症支持治疗** 重在维持呼吸、循环和脑功能。对昏迷时间较长和呼吸抑制严重者，应使用甘露醇、糖皮质激素防治脑水肿，使用安钠咖、尼可刹米等兴奋呼吸中枢，必要时气管内插管及呼吸机辅助通气治疗。

【护理措施】

1. **即刻护理措施** 重在维持呼吸与循环功能稳定。

（1）保持呼吸道通畅，及时清除呼吸道分泌物，根据病情给予氧气吸入。

（2）循环衰竭的患者需要建立静脉通路，给予补液，必要时给予血管活性药物治疗。

（3）对于躁动不合作的患者，给予保护性约束。

2. **清除毒物的护理措施**

（1）催吐、洗胃、导泻 用清水或 1∶5000 高锰酸钾溶液洗胃或 20%甘露醇

250mL、活性炭 30g 制成混悬液口服，2 次/天；防治洗胃并发症，观察导泻治疗的效果。

（2）若需要血液净化治疗，按照血液净化患者护理常规进行护理。

3. **病情观察** 观察患者生命体征、神志、瞳孔、血氧饱和度；及时发现和避免误吸、窒息；重症患者宜卧床休息，患者应定期翻身、拍背，注意预防压力性损伤及坠积性肺炎发生；给予导尿并保持引流通畅；清醒患者注意防止跌倒，对于蓄意过量服药导致中毒的患者，应留一人 24h 陪护患者，做好防自杀、防伤人、防走失等安全措施。

4. **饮食护理** 早期给予易消化、无刺激的流质饮食；对昏迷者可鼻饲给予高热量、高蛋白质、易消化的流质饮食。

5. **心理护理** 阿片类药物中毒者一部分为成瘾者，一部分为自己主动服用导致，护士应根据不同情况给予针对性的心理护理。对于成瘾者，首先理解患者的痛苦，其次从认知行为层面帮助患者戒除毒瘾，进行药物滥用危害的宣教，引导其自觉抵制毒品，洁身自爱。对于主动服毒导致中毒者，心理护理措施同镇静、催眠药物中毒患者。

第六节 · 急性一氧化碳中毒

一氧化碳中毒俗称煤气中毒，是指含碳物质不完全燃烧产生的一氧化碳，经呼吸道吸入机体后与血红蛋白结合，使血红蛋白携氧能力和作用丧失，从而引起机体不同程度的缺氧，造成以中枢神经系统功能损害为主的多脏器病变，严重者可能危及生命。在我国，CO 中毒的发病率和死亡率均占职业与非职业危害的首位。

一、护理评估

【病因】

1. **生活中毒** 当通风不良时，家庭用煤炉、燃气热水器所产生的一氧化碳以及煤气泄漏或在密闭空调车内滞留时间过长等均可引起一氧化碳中毒；火灾现场空气中一氧化碳浓度可高达 10%，也可引起一氧化碳中毒。

2. **工业中毒** 炼钢、炼焦、烧窑、矿井放炮等过程中均可产生大量一氧化碳，如果炉门关闭不严、管道泄漏或通风不良，便可发生一氧化碳中毒。煤矿瓦斯爆炸时亦有大量一氧化碳产生，容易发生一氧化碳中毒。

【临床表现】

根据血液中碳氧血红蛋白浓度的高低，可有不同的临床表现，见表 10-6-1。

表 10-6-1　急性 CO 中毒分度

分度	血 COHb 浓度	临床表现
轻度中毒	10%~20%	不同程度头痛、头晕、乏力、恶心、呕吐、心悸、四肢无力等
中度中毒	30%~40%	除上述症状外，可出现胸闷、呼吸困难、烦躁、幻觉、视物不清、判断力降低、运动失调、腱反射减弱、嗜睡、浅昏迷等，口唇黏膜可呈樱桃红色，瞳孔对光反射、角膜反射可迟钝
重度中毒	40%~60%	迅速出现昏迷、呼吸抑制、肺水肿、心律失常和心力衰竭，各种反射消失，可呈去大脑皮质状态。还可发生脑水肿伴惊厥、上消化道出血、吸入性肺炎等。部分患者出现横纹肌溶解综合征，坏死肌肉释放的肌球蛋白可引起急性肾小管坏死和肾衰竭

一氧化碳中毒患者若出现以下情况提示病情危重：①持续抽搐，昏迷达 8h 以上；② $PaO_2 < 36mmHg$，$PaCO_2 > 50mmHg$；③昏迷，伴严重的心律失常或心力衰竭；④并发肺水肿。

当患者深昏迷未被及时发现时，肢体或躯干受到长时间挤压，加上缺氧，会导致挤压综合征，患者可在四肢或躯干出现大小不等的红肿、水疱；部分患者可能出现注意力不集中、记忆力减退、智力下降、情感障碍等精神异常表现。部分急性一氧化碳中毒患者于昏迷苏醒后，经 2~3 周的假愈期或数天内，便会再度出现痴呆木僵型精神病、震颤麻痹综合征、感觉运动障碍或周围神经病等精神神经并发症，称之为急性一氧化碳中毒迟发性脑病。

【辅助检查】

1. **血液 COHb 测定**　定量检测血液中 COHb 浓度可诊断有无一氧化碳中毒。
2. **实验室检查**　血清酶学检查，例如肌酸磷酸激酶（CPK）、乳酸脱氢酶（LDH）、天冬氨酸转氨酶（AST）、丙氨酸转氨酶（ALT）在一氧化碳中毒时可达到正常值的 10~100 倍。血清酶学异常增高与血气分析是诊断一氧化碳中毒的重要实验室指标。此外，重症患者应将肾功能检查、心电图及心肌损伤检查作为常规检测项目。
3. **胸部 CT、头颅 CT**　对诊断与鉴别诊断、病情评估均有重要意义，建议作为重度一氧化碳中毒患者的常规监测项目。

【心理社会评估】

评估患者认知水平和性格类型，以及其对此次患病的影响。评估患者家庭状况及人际关系，包括成员关系、经济状况、生活压力等方面，家庭成员之间能否互相支持等。

二、急救护理

【急救原则】

迅速切断中毒途径，撤离中毒现场；尽快纠正缺氧，预防迟发性脑病发生。
（1）迅速切断毒源，撤离中毒环境。

（2）纠正缺氧，尽早行高压氧治疗。

（3）防治脑水肿，采取糖皮质激素等脱水、抗抽搐及促进脑细胞代谢治疗。

（4）加强对症及支持疗法，注意水电解质及酸碱平衡，给予足够的营养支持，以及防治感染。

【护理措施】

1. 即刻护理措施

（1）脱离中毒现场，保持呼吸道通畅，给予高流量、高浓度（5~10L/min）吸氧。

（2）昏迷、高热和抽搐患者，降温的同时应注意保暖，防止自伤和坠床。

（3）开放静脉通路，按医嘱给予输液和药物治疗，积极为高压氧治疗创造条件。

2. 病情观察与针对性护理

（1）病情观察　注意观察患者：①基本生命体征、瞳孔大小；②液体出入量及静脉滴速等，防治脑水肿、肺水肿及水、电解质代谢紊乱等并发症发生。③神经系统表现及皮肤、肢体受压部位损害情况，如有无急性痴呆性木僵、癫痫、失语、惊厥、肢体瘫痪、压力性损伤、皮肤水疱及破溃，防止受伤和皮肤损害。

（2）高压氧治疗护理　高压氧治疗能增加血液中物理溶解氧含量，提高总体氧含量，COHb解离速度较正常吸氧时快4~5倍，能缩短昏迷时间和病程，预防迟发性脑病发生。适用于中、重度CO中毒，或出现神经精神、心血管症状的患者。老年人或孕妇CO中毒首选高压氧治疗。一般高压氧治疗每次80min，1~2次/天。

① 进舱前护理：认真观察患者生命体征，了解患者的中毒情况及健康史。给患者更换全棉衣服，注意保暖，严禁火种、易燃、易爆物品进入氧舱。对轻度中毒患者，教会其在加压阶段进行吞咽、咀嚼等动作，保持咽鼓管通畅，避免中耳、鼓膜气压伤，并介绍进舱须知、一般性能、治疗效果、治疗过程中可能出现的不良反应及其预防方法、注意事项等，以取得患者合作。

② 陪舱护理：需要医护人员陪舱的重症患者，进入氧舱后，如带有输液，开始加压时，要将液体平面调低，并注意输液速度变化；保持呼吸道通畅，患者平卧，头偏向一侧，及时清除呼吸道分泌物。密切观察患者神志、瞳孔、呼吸、心率、血压的变化。观察有无氧中毒情况。注意翻身，防止局部受压形成破溃或发生压力性损伤，烦躁患者要防止受伤。减压时，舱内温度会降低，注意保暖，并将输液的液平面调高，以免减压时液平面降低使空气进入体内。

（3）"选择性脑部亚低温"治疗　即通过颅脑降温进行脑部的选择性降温，使脑温迅速下降并维持在亚低温水平（33~35℃），肛温在37.5℃左右。对昏迷患者可早期应用亚低温疗法，昏迷未清醒的患者亚低温持续3~5天，特别注意复温不宜过快。

（4）用药护理　配合医生按时按量使用药物，护士应熟练掌握所用药物的作用机制、用法及不良反应，注意观察用药后的反应。使用甘露醇等高渗性液体时，确保快速输注,且避免液体外渗;使用糖皮质激素时应注意胃肠道反应等。

(5)预防并发症 中、重度患者发病早期就可出现认知功能障碍,应向家属详细告知,避免出现患者走失等意外情况。重症卧床患者应给予对症支持治疗,取舒适卧位,定期协助翻身、拍背,避免食管胃内容物反流而引起吸入性肺炎和反复感染;肢体摆放恰当,避免肢体痉挛、挛缩和足下垂;进食困难者给予鼻饲饮食,计算出入量和热量。在康复医师指导下早期进行肢体被动性功能锻炼。

(6)健康教育 加强预防一氧化碳中毒的宣传教育;出院时留有后遗症的患者,应鼓励其继续治疗;痴呆或智力障碍患者,应嘱咐其家属悉心照顾,并教会家属对患者进行语言和肢体锻炼的方法。

3. 心理护理 一氧化碳中毒多数是生产生活过程中意外发生,少数为主动中毒。对于意外中毒患者,多伴有自责、焦虑、担忧等情绪,护士应耐心疏导,主动介绍疾病相关知识,打消其顾虑,积极配合治疗;对于主动中毒的患者,多伴有痛苦、委屈、沮丧、无望等消极情绪,护士应耐心聆听患者的诉说,有同理心,不评判,多鼓励,帮助患者重新建立对生活的信心;邀请其家庭成员和重要关系人员积极参与患者的康复,必要时请心理医生会诊,给予专业的心理治疗或药物治疗。

第七节 · 急性酒精中毒

由于短时间内摄入大量酒精或含酒精饮料后出现行为和意识异常等中枢神经系统功能紊乱状态,严重者损伤脏器功能,导致呼吸循环衰竭,进而危及生命,称为急性酒精中毒(acute alcohol poisoning)。急性酒精中毒患者多数预后良好,若有心、肺、肝、肾病变者,昏迷长达10h以上,或血中乙醇浓度>400mg/dL者往往预后较差。

一、护理评估

【病因】

急性酒精中毒主要是因过量饮酒所致。

【临床表现】

中毒表现与饮酒量及个人耐受性有关,临床上分为三期。

1. **兴奋期** 血乙醇原浓度>500mg/L,有欣快感,兴奋、多话、情绪不稳、喜怒无常,可有粗鲁行为或攻击行为,也可有沉默、孤僻、颜面潮红或苍白及呼出气带酒味。

2. **共济失调期** 血乙醇浓度>1500mg/L,表现为肌肉运动不协调、行动笨拙、步态不稳、言语含糊不清、眼球震颤、视物模糊、复视、恶心、呕吐、嗜睡等。

3. **昏迷期** 血乙醇浓度>2500mg/L,患者进入昏迷期,表现为昏睡、瞳孔散大、体温降低。血乙醇浓度＞4000mg/L 时，患者陷入深昏迷，心率快、血压下降，呼吸慢而有鼾音，并可出现呼吸、循环麻痹而危及生命。重症患者还可并发意外损伤，水、电解质紊乱、酸碱失衡、低血糖症、肺炎、急性肌病，甚至出现急性肾衰竭等。急性中毒患者苏醒后常有头痛、头晕、乏力、恶心、纳差等症状。

【辅助检查】

1. **血清乙醇浓度** 对诊断急性酒精中毒、判断中毒轻重及评估预后均有重要参考价值。呼出气中乙醇浓度与血清乙醇浓度相当。

2. **动脉血气分析** 可见轻度代谢性酸中毒。

3. **血生化与心肌酶学检查** 可见低钾血症、低镁血症、低钙血症及心肌酶学升高。

4. **血糖测定** 可见低血糖症。

5. **心电图检查** 酒精中毒性心肌病可见心律失常。

6. **头颅 CT 检查** 以下患者一般应尽早行头颅 CT 检查。

（1）有头部外伤史但不能详述具体情节的昏迷患者。

（2）饮酒后出现神经定位体征者。

（3）饮酒量或乙醇浓度与意识障碍不相符者。

（4）经纳洛酮促醒等常规治疗 2h 意识状态无好转反而恶化者。

【心理社会评估】

评估患者日常如何应对生活事件，患者及家属对饮酒及酒精中毒的认识水平，是否有酗酒等不良嗜好。评估患者可获得的家庭及社会支持情况。

二、急救护理

【急救原则】

轻症患者无需治疗，昏迷患者应注意是否同时服用其他药物，重点是保持气道通畅，维持生命器官的功能及促醒治疗，严重急性中毒时可用血液净化治疗促使体内乙醇的排出。

【护理措施】

1. 即刻护理措施

（1）卧床休息，保暖，保持气道通畅，吸氧。意识不清者应予侧卧位，及时清除呕吐物及呼吸道分泌物，防止窒息，必要时行气管内插管及机械通气治疗。

（2）兴奋躁动患者应予适当约束，共济失调者应严格限制其活动，以免发生意外摔伤。

2. 病情观察与针对性护理

（1）密切观察病情 ①观察患者生命体征、意识状态及瞳孔的变化。②监测心律失常和心肌损害的表现。③维持水、电解质和酸碱平衡。④低血糖是急性酒精中毒最严重并发症之一，应密切监测血糖水平。急性意识障碍者可考虑应用葡萄糖注射液、维生素 B_1、维生素 B_6 等，以加速乙醇在体内的氧化。

（2）催吐或洗胃　单纯酒精中毒患者一般不需催吐或洗胃，但在患者发生以下情况之一时予以洗胃：①饮酒后 2h 内无呕吐，评估病情可能恶化的昏迷患者。②同时存在或高度怀疑其他药物或毒物中毒。③已留置胃管，特别是昏迷伴休克患者。洗胃液一般用 1%碳酸氢钠液或温开水，每次入量不超过 200mL，总量多不超过 2000~4000mL，内容物吸出干净即可，洗胃时注意气道保护，防止呕吐、误吸。

（3）血液透析　当血乙醇浓度 > 500mg/dL 或酸中毒（pH≤7.2）伴休克表现、呼吸循环严重抑制的深昏迷患者、出现急性肾功能不全或同时服用其他可疑药物者，应及早行血液净化治疗。按照血液净化护理常规进行护理。

（4）用药的护理　护士应熟练掌握所用药物的作用机制、用法及不良反应，注意观察用药后的反应。使用纳洛酮时，由于其作用持续时间短，用药时需注意维持药效，尽量减少中断。躁动患者使用地西泮时，应注意推注速度宜慢，不宜与其他药物或溶液混合。

3. **心理护理**　护士应了解酒精中毒的原因，根据不同情况开展心理疏导。首先给予情感支持，减轻其身心的痛苦，开展酗酒危害的宣传教育，指导其开展有利身心的活动代替喝酒取乐。心情低落时可以采取向朋友倾诉或寻求专业心理工作者帮助等方式来解决情绪问题，爱惜身体，远离酒精。

第八节 · 急性鱼胆中毒

鱼胆中毒[4]是指食用鱼胆而引起的一种急性中毒性疾病，常引起肝、肾功能的严重损害，重者造成急性肾衰竭而死亡，是急诊临床上的一种危急重症，如不能得到及时有效的治疗，可能危及生命。

一、护理评估

【病因】

鱼胆中毒多为用鱼胆当民间偏方治疗疾病使用所致。中毒者多有吞食鱼胆史，询问患者或陪护人员鱼的种类、吞服鱼胆的数量、时间，同时食用者是否有类似表现。鱼胆中毒的病理生理过程尚不十分清楚，一般认为与鱼胆中含胆酸、鹅去氧胆酸、牛黄去氧胆酸及组胺等致敏物质有关，这些有毒物质可引起毛细血管通透性增加，进而导致肝、肾细胞变性坏死，亦可损伤神经系统和循环系统。

【临床表现】

1. **胃肠道症状**　多发生在吞服鱼胆后 0.5~6h，出现腹痛、恶心、剧烈呕吐和腹泻等。

2. **肝、肾损害表现**　肝区疼痛、肝大、黄疸、血清转氨酶升高；镜下血尿、蛋白尿、少尿和无尿、全身水肿、肾区疼痛等。

3. **心脏、神经系统损害** 表现为低血压和休克、心电图可有不同程度的房室传导阻滞、头昏、头痛、烦躁不安，严重者可有神经麻痹、昏迷、抽搐。

4. **血液系统症状** 部分患者可出现溶血、呕血、便血、鼻出血、球结膜下出血及皮下出血等。

【辅助检查】

1. **实验室检查** 血常规、尿常规、粪常规、肝功能、肾功能、电解质、心肌酶等。

2. **心电图检查** 心电图显示ST-T改变、Q-T间期延长、可有异位搏动、房室传导阻滞等。

3. **腹部B超** 可以发现肝脏、肾脏等器官实质性病变。

【心理社会评估】

鱼胆中毒多数为误服导致，患者多有担心、后悔等情绪，应评估患者的心理状态及来自家庭成员的支持度。评估患者在家庭中的角色、家庭经济压力等。了解患者的遵医行为、对治疗疾病的信心及期待等。

二、急救护理

【急救原则】

鱼胆中毒无特效解毒药，主要通过综合对症治疗，早期防治急性肾功能衰竭。

1. **立即清除未被吸收的毒物** 尽早催吐、洗胃、导泻，减少毒物的吸收。吞服鱼胆后24h就诊的患者，仍应给予洗胃。

2. **保护肝、肾功能** 避免使用引起肾脏损害的药物，防治急性肾功能衰竭，必要时行血液透析治疗。

3. **减轻肾小管对毒素的反应** 危重患者早期使用肾上腺皮质激素。

4. **对症支持治疗** 纠正水、电解质紊乱及酸碱平衡。

【护理措施】

1. 即刻护理措施

（1）重症患者立即卧床，头偏向一侧，防止呕吐物窒息，保持呼吸道通畅，连续心电监测，建立静脉通路及吸氧治疗。

（2）减少毒物吸收的护理措施 清醒患者立即催吐，使用2%碳酸氢钠溶液或0.2‰高锰酸钾溶液彻底洗胃，接予以20~30g活性炭溶解后胃管内灌注吸附毒素，用硫酸镁导泻。注意观察患者洗出液及灌注液量平衡，大便排出物是否有活性炭成分。

（3）保护胃黏膜，延缓鱼胆汁酸吸收，如服用氢氧化铝凝胶或牛奶。

2. 病情观察与针对性护理

（1）密切观察病情 除了监测生命体征变化外，重点应关注患者排尿情况，尿量、尿的颜色、性状，是否有排尿困难等；还应观察是否有黄疸或黄疸加重，有无便血或身体其他部位的出血或皮下淤血等。

（2）用药护理　遵医嘱使用药物治疗，了解药物作用及副作用，避免使用对肝、肾有损害的药物。

（3）肝、肾功能损害的护理[5]　准确记录患者24h液体入量及出量，包括静脉液体入量、进食量、饮水量、尿量、出汗量、呕吐物量等。密切观察患者尿液颜色，一旦出现无尿，及时征求患者家属意见给患者行肾脏替代治疗。定期监测患者肝功能，观察患者皮肤颜色及意识状态。一旦出现精神异常，应及时复查血氨，排除肝性脑病，一旦出现肝性脑病及时通知医师，配合医生做好处理工作。

（4）血液净化治疗　具体内容参见本书第十六章第十三节相关内容。

3. **心理护理**　多数患者中毒原因主要是对鱼胆中毒认识不足，平时深受各种疾病的困扰，认为鱼胆是治病的药物而食用。中毒后多数患者存在后悔、紧张、焦虑和恐惧心理，还会因为担心预后，及给家人造成压力及经济负担而自责。因此护士要耐心听取患者的诉说，不评判、不指责，详细告知相关疾病知识，让患者安心治疗，树立战胜疾病的信心，充分认识到鱼胆的毒性，有病及时到正规医院治疗，勿滥用偏方，并鼓励患者向更多的民众宣传鱼胆的危害。

第九节 · 急性毒蕈中毒

毒蕈[6]又称毒蘑菇、毒菌，属大型真菌类，种类繁多。根据毒素结构和毒理可分为环肽类、奥来毒素、毒蕈碱类、裸盖菇素、鹿花菌素、鬼伞素等。误采、误食毒蘑菇可引起急性中毒，呈现地域性、季节性发病，常有家庭聚集和群体性发病特点。毒蕈中毒已成为我国食源性疾病中病死率最高的一类急症。

一、护理评估

【病因】
误将野生蘑菇当作食用蘑菇是引发中毒的主要原因。

【临床表现】
依据蘑菇种类，蘑菇中毒潜伏期从数分钟到十余天不等，初始表现为恶心、呕吐、腹痛、腹泻等消化道症状（一般在进食后2~8h出现），或出现全身乏力、肌肉痉挛性疼痛、明显的腰背痛、肌肉酸痛、胸闷、心悸、呼吸急促困难等；或出现幻听等精神症状，以及肝、肾、心等器官及凝血功能损害。病程中出现呕血、便血、鼻出血等出血倾向；或出现少尿、无尿、血尿或血红蛋白尿、酱油色尿；或出现烦躁、谵妄、嗜睡、昏迷、抽搐等神经系统症状。

根据蘑菇类型不同呈现不同器官及系统损害,可分为以下临床类型:急性肝损型、急性肾衰竭型、溶血型、横纹肌溶解型、胃肠炎型、神经精神型、光过敏皮炎型,见表10-9-1。

表10-9-1 蘑菇中毒临床分型

临床分型	种类	临床特点	预后
急性肝损害型	鹅膏菌属、盔孢菌属、环柄菇属等	潜伏期通常>6h,一般10~14h,初期表现为胃肠道症状,消化道症状可一过性缓解消失,即假愈期。36~48h后出现黄疸、出血、凝血酶原时间延长、胆酶分离、急性肝衰竭、多器官功能障碍,甚至死亡	高致死
急性肾衰竭型	鹅膏菌属、丝膜菌属等	潜伏期通常>6h,表现为少尿,血肌酐、尿素氮升高,急性肾衰竭	可致死
溶血型	桩菇属、红角肉棒菌等	潜伏期0.5~3.0h,表现为少尿、无尿、尿血红蛋白、贫血、急性肾衰竭、休克、弥散性血管内凝血,严重时导致死亡	可致死
横纹肌溶解型	亚稀褶红菇、油黄口蘑等	潜伏期10min至2h,表现为乏力、四肢酸痛、恶心呕吐、色深尿、胸闷等,后期可致急性肾衰竭,因呼吸循环衰竭而死亡	高致死
胃肠炎型	青褶伞属、乳菇属、红菇属、牛肝菌科等	潜伏期绝大多数<2h,表现为胃肠道症状,重度可出现电解质紊乱、休克	良好
神经精神型	鹅膏菌属、丝盖伞属、小菇属、裸盖菇属、裸伞属	潜伏期<2h,表现为出汗、流涎、流泪、谵妄、幻觉、共济失调、癫痫、妄想等	良好
光过敏性皮炎型	污胶鼓菌、叶状耳盘菌等	潜伏期最短3h,通常为1~2天表现为日晒后在颜面、四肢出现突发皮疹,自觉瘙痒	良好

【辅助检查】

1. **一般实验室检查** 血常规、尿常规、粪常规、肝功能、肾功能、电解质、心肌酶、肌钙蛋白、凝血功能等可反映脏器损害情况。

2. **超声检查** 可见肝脏在中毒早期增大,回声不均匀,后期可缩小;脾脏增大;肾脏增大、肾皮质增厚;肝周、胸腔、腹腔、盆腔积液等。

3. **心电图** 可见窦性心动过速、ST-T倒置、QT延长、室性心动过速等。超声心动图可见左心室功能降低等。

4. **毒物检测** 为蘑菇中毒的诊断及预后评估提供了重要信息。常留取患者呕吐物、血液、尿液或蘑菇等样本尽早送检。需要注意的是,鹅膏毒素在血液里存留时间一般不超过24~48h,而尿液持续阳性的时间可达96h。

5. **蘑菇形态学分类鉴定和蘑菇分子鉴定** 可初步判定毒蘑菇的种类及所含毒素的类型。

【心理社会评估】

护士应评估患者心理情绪状态、家庭成员共餐情况,评估其对毒蘑菇及毒蘑菇中毒的认知水平，对治疗的依从性及治疗效果的期待及担忧。

二、急救护理

【急救原则】

对拟诊为蘑菇中毒的患者，接诊医师在患者入院后 1~2h 内尽快完成 HOPE6 评分（表 10-9-2），做好初次评估。对于初次评估难以判定为致死性蘑菇中毒患者应在首诊后在 12~24h 尽早完成 TALK 评分（表 10-9-3）再评估。根据初步评估和再评估，将蘑菇中毒病情分为致死性和非致死性两类。

表 10-9-2　蘑菇中毒初次评估——HOPE6 评分

项目	描述	得分/分
病史	明确有蘑菇食用史	1
器官功能损害	生命体征不稳定或出现肝肾等器官功能及凝血功能损害中的一种或多种	1
识图及形态辨别	实物或图片对比，鉴定为致死性蘑菇种类	1
症状出现时间	进食蘑菇后发病潜伏期超过 6h	1

若 HOPE6 评分≥2 分，则考虑致死性蘑菇中毒；若 HOPE6 评分<2 分，则需要对患者进行是否为致死性蘑菇中毒的再评估。

表 10-9-3　蘑菇中毒再评估——TALK 评分

项目	描述	得分/分
毒物检测	毒物检测明确为致死性毒素类型，如鹅膏毒肽等	1
出凝血障碍	出凝血功能，尤其是活化部分凝血活酶时间（APTT）、凝血酶原时间（PT）、凝血酶时间（TT）延长	1
肝功能损害	肝功能损害，AST、ALT 升高，凝血酶原活动度（PTA）下降	1
肾功能损害	血肌酐、尿素氮进行性升高	1

若 TALK 评分持续<1 分，考虑为非致死性蘑菇中毒，可转入留观病区，并动态评估肝、肾功能及凝血变化，持续 48~72h。

（1）第一时间对蘑菇中毒患者采取胃肠道净化治疗，阻止毒物吸收。

（2）致死性蘑菇中毒患者，采取集束化治疗手段。强调早期治疗，有条件的基层医院应视病情就地采取血液净化措施，以免转院延误早期有效治疗；同时使用青霉素 G、水飞蓟宾、N-乙酰半胱氨酸（NAC）、灵芝煎剂、巯基化合物等解毒药物、维持内环境平衡、纠正凝血功能障碍、营养支持、抗休克、人工肝等手段，必要时进行肝移植。

（3）非致死性蘑菇中毒患者主要以支持对症治疗为主，密切监测生命体征，动态监测实验室指标（每 2 天一次）。胃肠炎症状者予补液对症，维持内环境等治疗；胆碱能亢进表现为中毒者应用阿托品；神经精神症状者可应用东莨菪碱，适当镇静对症处理等。

【护理措施】

1. **即刻护理措施** 清除毒物，促进毒素排出。

（1）患者卧床休息，保持呼吸道通畅，连续心电监测。迅速建立静脉通路，给予大量补液及利尿，以促进毒物排泄。

（2）催吐、洗胃、导泻，排出尚未吸收的毒素。催吐、洗胃过程中应注意保护气道，防止窒息，备负压吸引器于床旁。

2. **病情观察与针对性护理**

（1）严密观察生命体征变化，密切观察各种中毒症状，采取相应的措施，应用解毒药。呕吐、腹泻严重者应定期复查电解质及血气分析，保持水电解质及酸碱平衡；兴奋、谵妄、精神错乱者，及时加床挡，进行保护性约束，防止摔伤，可给予镇静或抗惊厥治疗。

（2）昏迷患者必须保持呼吸道通畅，定时吸痰，按时翻身，防止肺炎及压力性损伤发生。

（3）肝损害型中毒者有"假愈期"，患者在1天内一切症状好转，造成治愈的假象，此时切不可放松警惕，仍应密切观察病情变化。当病情出现异常时，应立即报告医生，及时进行处理。

（4）肝、肾功能衰竭的护理，参见本书第十一章相关内容。

3. **用药护理** 护士应熟悉所用药物的作用、不良反应，严格遵医嘱使用药物，观察用药后的效果。

（1）抗胆碱药 对抗毒蕈碱样作用，以选用阿托品为主。剂量 0.5~1mg 皮下或肌内注射，每半小时至 6h/1 次，必要时可加大剂量或使用。对中毒性心肌炎所致的房室传导阻滞也有效。少数毒蕈中毒患者有类阿托品样毒性表现者，不宜用阿托品治疗。

（2）巯基解毒药 如二巯丙磺酸钠、二巯丁二钠。对肝损害型毒蕈中毒有一定疗效，常用的有：①二巯丁二钠 1g 稀释后静脉注射，每 6h 1 次，症状缓解后改每日 2 次，连用 5~7 天。②5%二巯丙磺酸钠注射液 5mL 肌内注射，每 6h 1 次，症状缓解后改为每日 2 次，5~7 天为 1 个疗程。用药后可有口臭、头痛、恶心、乏力、胸闷等不适，应缓慢注射并现配现用，肾功能不全者应慎用或禁用。

（3）糖皮质激素适用于严重的毒蕈中毒，如溶血反应、中毒性心肌炎、中毒性脑病、肝损害和出血倾向等，常用氢化可的松 200~400mg/d，静脉滴注，或地塞米松 10~20mg/d，症状好转后递减，注意观察消化系统不良反应等。

4. **心理护理** 误食毒蕈患者容易出现自责、焦虑、恐惧等负面情绪，家庭成员共餐时可能出现集体中毒的情况，甚至出现家庭成员的死亡，给患者带来极大的心理负担。护士应耐心听取患者的诉说，不评判、不指责，充分共情和理解患者，应根据不同患者或治疗的不同阶段给予个体化心理护理，指导患者保持积极乐观的心态，提高心理应激能力；告知患者疾病的相关知识、治疗方案及预后，多数患者经过积极正规的治疗可以痊愈，可以使患者树立战胜疾病的信心。康复期患者应进行有关蘑菇中毒的知识宣教。

参考文献

[1] 李小刚. 急诊医学. 2版. 北京：高等教育出版社，2016.
[2] 桂莉，金静芬. 急危重症护理学. 5版. 北京：人民卫生出版社，2022.
[3] 沈洪、刘中民. 急诊与灾难医学. 3版. 北京：人民卫生出版社，2018.
[4] 刘春，孙建平，张娟，等. 急性鱼胆中毒的护理体会[J]. 世界最新医学信息文摘，2017（9）：171.
[5] 湛丽莎，杨国辉. 急性鱼胆中毒致急性心肝肾功能损伤1例[J]. 临床急诊杂志，2019，20（11）：905-907.
[6] 赵航，赵敏. 急性毒蕈中毒的临床分析[J]. 中国医科大学学报，2020，49（05）：433-436.

（周芳意　罗玲霞）

①微信扫描本页二维码
②添加出版社公众号
③点击获取您需要的资源或服务

第十一章　脓毒症与器官衰竭急救护理

脓毒症是严重感染、严重创伤、烧伤、休克、外科术后常见的症状，可导致感染性休克、多器官功能障碍综合征（MODS），已成为临床危重患者重要死亡原因之一。危重患者器官衰竭的发生可与全身性炎症反应有关，患者一旦同时或序贯性出现两个及以上器官功能衰竭，死亡率将大幅度增加。因而诊治脓毒症、及时应对各器官衰竭，采取必要的急救护理措施尤为重要。

第一节·脓毒症

欧洲危重病医学会（ESICM）和美国重症医学会（SCCM）联合颁布了 2021 年《国际脓毒症和脓毒症休克管理指南》[1]。脓毒症是由机体对感染反应失调引起的危及生命的器官功能障碍。脓毒症和脓毒性休克是重要的医疗健康问题，每年影响全球数百万人，其中 1/6～1/3 的患者死亡。在脓毒症发生后的最初几个小时内进行早期识别和恰当的治疗，可以改善预后。

一、护理评估

【病因】

（1）引起脓毒症和感染性休克的病原微生物大多为革兰氏阴性细菌（如铜绿假单胞菌、不动杆菌、大肠埃希菌等）和革兰氏阳性菌（如金黄色葡萄球菌、粪链球菌、肺炎链球菌等），真菌、病毒、支原体、寄生虫等也可引起感染性休克。感染性休克患者中 50% 感染源来自院内，其中肺源性占 40%、腹部源性占 20%，定植于动脉和静脉导管的原生菌占 15%，泌尿道感染占 10%。

（2）原有慢性基础疾病以及长期接受免疫抑制剂、抗代谢药物、细菌毒类药物和放射治疗，或应用留置导尿管或静脉导管者可诱发感染性休克。老幼孕产妇、大手术后体力恢复较差者尤易发生。多归因于宿主对于病原菌的反应失调。

【临床表现】

1. **意识障碍** 休克早期表现为烦躁不安，以后转为抑郁淡漠，晚期出现嗜睡、昏迷。

2. **外周微循环灌注障碍** 可表现为皮肤湿冷，有花斑样改变。如血液温度、肛门直肠温度和皮肤腋下温度差大于 2～3℃，则提示皮肤循环血流灌注不足。

3. **多脏器功能受累**

（1）出现呼吸急促、皮肤和口唇发绀等，动脉血氧分压（PaO_2）和氧饱和度（SaO_2）下降。

（2）心肌缺血、缺氧等造成心脏心肌收缩力减退，心排血量减少，血压下降、脉压小、冠状动脉灌注不足，发生急性心力衰竭和心律失常，进而进一步加重休克。

（3）可有少尿或无尿，低比重尿（<1.010）及尿 pH>5.5，同时应警惕尿量多、比重低，尿素氮、肌酐增高的"非少尿型肾衰竭"。

（4）可发生腹胀、肠麻痹、应激性溃疡及胃肠黏膜糜烂、出血等表现；肝功能损害常表现为各项酶和胆红素升高及凝血因子合成障碍、低蛋白血症。

（5）可出现粒细胞减少、贫血、血小板降低以及凝血障碍和 DIC 表现。

（6）眼底检查可见小动脉痉挛、小静脉淤血扩张，严重时有视网膜水肿，颅内压增高者可出现视盘水肿。

【辅助检查】

1. **诊断筛查评估** 序贯性器官功能衰竭评分标准（SOFA 评分）[2]是反映患者严重程度上相对精确量表（表 11-1-1）。SOFA≥2 分，可认为患者出现器官功能障碍。

表 11-1-1　SOFA 评分

SOFA 分数	0 分	1 分	2 分	3 分	4 分
氧合指数（PaO_2/FiO_2）/mmHg	≥400	<400	<300	<200 有呼吸支持	<100 有呼吸支持
血小板计数/（×10⁹/L）	>150	≤150	≤100	≤50	≤20
血清胆红素浓度/[mg/dL（μmol/L）]	<1.2（20）	1.2～1.9（20～32）	2.0～5.9（33～101）	6.0～11.9（102～204）	>12（204）
心血管功能	平均动脉压（MAP）≥70mmHg	MAP<70mmHg	多巴胺≤5.0μg/（kg·min）或多巴酚丁胺（任何剂量）	多巴胺 5.0～15.0μg/（kg·min）或肾上腺素≤0.1μg/（kg·min）或去甲肾上腺素≤0.1μg/（kg·min）	多巴胺>15μg/（kg·min）或肾上腺素>0.1μg/（kg·min）或去甲肾上腺素>0.1μg/（kg·min）
Glasgow 昏迷评分	15	13～14	10～12	6～9	<6
血清肌酐浓度/（μmol/L）	<110	110～170	171～299	300～440	>440
尿量/（mL/d）	—	—	—	<500	<200

qSOFA（quick SOFA）可用于快速重复评价感染患者是否可能有不良预后发生，该诊断标准指任何致病因素作用于机体所引起的全身性炎症反应，且具备以下 2 项

或 2 项以上体征：呼吸频率≥22 次/分、神志改变（GCS 评分＜13 分）、收缩压≤100mmHg。

2. **细菌学检查** 应尽早进行病原菌检查，血培养及药敏试验结果对临床治疗和预后至关重要。呼吸道分泌物、粪、尿、伤口、导管、置入假体、胸腔积液、腹水、脓肿或窦道的引流液、关节腔积液等细菌学检查均有助于感染的病原学诊断。有脑膜刺激征、头痛及意识障碍的患者应做腰穿及脑积液培养。可使用 1-3-β-D 葡聚糖、甘露聚糖和抗甘露聚糖抗体检测鉴别侵袭性念珠菌感染。

3. **实验室检查**
（1）白细胞总数多升高，中性粒细胞增加，核左移。血细胞比容和血红蛋白增高，提示血液浓缩。感染中毒严重或并发 DIC 时，血小板进行性下降。
（2）心肌酶谱、肌钙蛋白、脑钠肽（BNP）等有助于判断患者有无心肌梗死。
（3）肝功能受损，可见血清总胆红素、丙氨酸氨基转移酶、天冬氨酸氨基转移酶升高合并血白蛋白降低等。血清电解质异常，血钠和氯多偏低。
（4）肾衰竭时，尿比重由初期偏高转为低而固定，血肌酐和尿素氮升高，尿与血的肌酐浓度之比＜1∶5，尿渗透压降低，尿/血浆渗透压的比值＜1.5，尿钠排出量＞40mmol/L。
（5）血气分析中 $PaCO_2$ 早期由于呼吸代偿而可有轻度下降，常有低氧血症、呼吸性碱中毒、代谢性酸中毒。动脉血乳酸浓度是反映休克程度和组织灌注障碍的重要指标，需 2～4h 监测一次。
（6）监测凝血功能指标应高度警惕 DIC 发生。

4. **影像学检查** 便携式 X 线检查、CT、便携式超声等均可对确定休克类型提供依据；对比胸部 X 线片变化可评估病情进展；CT 可提供特殊病原体的诊断提示；床边超声利于穿刺留取病原学标本。

【心理社会评估】
脓毒症休克病情变化快且重，需要及时关注并评估患者情绪意识改变，应同时评估家属对疾病的认识程度及后续抗感染治疗所带来的经济压力。

二、急救护理

【急救原则】
做到早期识别、动态监测及标准化治疗，包括：检查乳酸水平，给予抗生素前进行血培养，采用广谱抗生素治疗、液体复苏及应用血管活性药物[3]。起始 3h 内输注至少 30mL/kg 的晶体液进行液体复苏，目标为：
（1）中心静脉压 8～12mmHg。
（2）平均动脉压 MAP≥65mmHg。
（3）尿量≥0.5mL/（kg·h）。
（4）上腔静脉血氧饱和度≥70%或混合静脉血氧饱和度≥65%。

【护理措施】

1. **病情观察**　严密观察患者神志和镇静水平；观察皮肤黏膜有无瘀点瘀斑形成，穿刺点或伤口有无渗血，皮肤温度有无改变等；观察患者有无恶心呕吐、腹胀及肠鸣音减弱等胃肠功能紊乱的表现；监测心电图的变化，及早发现心律失常；每小时监测尿量变化。

2. **监测生命体征**　每30~60min监测并记录。当患者体温＞38.3℃或＜36℃，心率＞90次/分，收缩压＜90mmHg，平均动脉压＜70mmHg时，说明严重脓毒症仍未得到纠正。当呼吸增快或血氧饱和度下降（＜90%）时，应警惕呼吸衰竭或ARDS的发生。

3. **液体复苏**　推荐晶体液（生理盐水、乳酸林格液）作为严重脓毒症的首选复苏液体。不推荐使用乙基淀粉，可用白蛋白。对无组织灌注不足且无心肌缺血、重度低氧血症或急性出血的患者可在血红蛋白＜70g/L时输注红细胞，使血红蛋白维持在目标值70~90g/L。

4. **抗感染治疗**　使用抗生素之前留取两套厌氧和需氧培养。对疑似脓毒症患者，初始经验性抗感染治疗方案可采用覆盖所有可能致病菌（细菌和真菌），且在感染源组织内能达到有效浓度的单药或多药联合治疗。病原菌药敏试验结果确定后，应结合患者情况进行降阶梯治疗。

5. **血管活性药物使用**　目标须达到MAP≥65mmHg以保证组织灌注。在感染性休克发生后1~6h内应用去甲肾上腺素（首选）病死率最低，静脉泵入4~8μg/（kg·min）；当患者存在显著的左心室收缩功能低下或心率显著减慢，可考虑使用多巴胺5~20μg/（kg·min）静脉泵入替代。因对内脏血管有害，遂不推荐使用肾上腺素、去氧肾上腺素或抗利尿激素。

6. **机械通气**　对脓毒症诱发急性呼吸窘迫综合征（ARDS）患者进行机械通气时设定小潮气量（6mL/kg），平台压的初始上限设定为30cmH$_2$O，以减少呼吸机相关肺损伤。可使用程序化镇静。

7. **控制血糖**　对伴有高血糖的严重脓毒症患者，应采用规范化血糖管理方案，控制血糖8~10mmol/L。

8. **并发症预防**

（1）使用H$_2$受体拮抗剂（H$_2$RA）或质子泵抑制剂（PPI）可预防有出血危险因素的应激性溃疡的发生，减少上消化道出血发生。

（2）建议对无禁忌证的严重脓毒症患者应使用肝素进行深静脉血栓的预防。

9. **心理护理**　受病情影响，患者易出现抑郁、淡漠或神志烦躁不安等不良情绪，应及时给予安抚，加强评估。

第二节·急性呼吸衰竭

呼吸衰竭指各种原因引起的肺通气和（或）换气功能严重障碍，以致在静息状态下亦不能维持足够的气体交换，导致低氧血症伴（伴或不伴）高碳酸血症，进而引起一系列病理生理改变和相应临床表现的综合征。若在海平面、静息状态、呼吸空气条件下，动脉血氧分压（PaO_2）< 60mmHg，伴或不伴二氧化碳分压（$PaCO_2$）> 50mmHg，并排除心内解剖分流和原发于心排血量降低等因素所致的低氧血症，即可诊断为呼吸衰竭[4]。

一、护理评估

【病因】

各种呼吸系统疾病导致肺通气或换气功能障碍；脊髓灰质炎、重症肌无力、有机磷中毒及锥体外伤等可损伤神经-肌肉传导系统，引起肺通气不足；急性颅内感染、颅脑外伤、脑血管病变等可直接或间接抑制呼吸中枢。上述原因均可造成急性呼吸衰竭。

【临床表现】

1. 症状

（1）呼吸困难　是呼吸衰竭最早、最突出的症状，可出现"三凹征"。慢性呼吸衰竭呈呼气性呼吸困难，严重时呼吸浅快；严重肺心病并发二氧化碳麻醉呈浅慢呼吸；中枢性呼吸衰竭呈潮式或抽泣样呼吸。

（2）发绀　是缺氧的典型表现，口唇、甲床等出现发绀提示动脉血氧饱和度（SaO_2）低于90%。

（3）精神-神经症状　缺氧早期出现搏动性头痛，继而注意力分散，智力或定向力减退；随着缺氧程度的加重，逐渐出现烦躁不安、神志恍惚，进而嗜睡、昏迷。二氧化碳潴留常表现为先兴奋后抑制的症状，随病情加重，由多汗、烦躁不安、白天嗜睡、夜间失眠等，变为神志淡漠、肌肉震颤、间歇抽搐、昏睡、昏迷等肺性脑病症状。

（4）循环系统症状　早期由于心排出量增多，患者心率增快、血压升高；后期出现周围循环衰竭、血压下降、心率减慢和心律失常。慢性缺氧和二氧化碳潴留引起肺动脉高压，发生右心衰竭，出现体循环淤血等症状。

（5）因缺氧而过度通气可发生呼吸性碱中毒。二氧化碳潴留则表现为呼吸性酸中毒。长时间严重缺氧则出现代谢性酸中毒及电解质紊乱。

2. 体征　除原发病体征外，二氧化碳潴留主要表现为外周浅表静脉充盈、皮肤温暖、面色潮红、多汗、球结膜充血水肿。部分可见视盘水肿、瞳孔缩小、腱反射减弱或消失、锥体束征阳性等。

【辅助检查】

1. 动脉血气分析　PaO_2 < 60mmHg 伴有或不伴有 $PaCO_2$ > 50mmHg。
2. 影像学检查　胸部X线片、胸部CT等可协助分析呼吸衰竭的原因。
3. 实验室检查　可有低钾血症、高钾血症、低钠血症、低氮质血症等。丙氨酸氨基转氨酶与血浆尿素氮升高，尿中可出现尿蛋白、红细胞和管型。

4. 纤维支气管镜检查及肺功能检查。

【心理社会评估】

呼吸衰竭患者因呼吸困难、预感病情危重甚至危及生命，常会产生紧张、焦虑、烦躁等情绪，应多了解并评估患者的心理状况。尤其是使用机械通气的清醒患者，应加强评估、关心及安慰。同时，评估家属因长期治疗所造成的心理情绪变化及经济负担。

二、急救护理

【急救原则】

保持呼吸道通畅是最基本、最重要的措施。及时采取氧疗措施纠正患者缺氧，必要时进行机械通气的目的是改善患者氧合和通气支持。

【护理措施】

1. **病情观察** 密切监测生命体征及神志改变，出现烦躁不安等意识改变时应警惕肺性脑病及休克。准确记录24h出入液量。

2. **通畅气道** 鼓励清醒患者咳嗽咳痰，加强雾化稀释痰液；咳嗽无力者定时协助翻身拍背；对昏迷患者可机械吸痰，必要时建立人工气道。

3. **氧疗** 对Ⅱ型呼吸衰竭患者应给予低浓度（25%～29%）、低流量（每分钟1～2L）吸氧，以免缺氧纠正过快引起呼吸抑制。氧疗过程中应注意观察氧疗效果，如吸氧后呼吸困难缓解、发绀减轻、心率减慢，表示氧疗有效；如意识障碍加深或呼吸过度表浅、缓慢，可能为二氧化碳潴留加重。应根据动脉血气分析结果和患者的临床表现，及时调整吸氧流量或浓度，保证氧疗效果，警惕氧中毒和二氧化碳麻醉。

4. **体位** 严重呼吸困难者，嘱绝对卧床休息，协助患者取半卧位或坐位，以利于增加通气量。明显低氧血症患者应限制活动量，以活动后不出现呼吸困难和心率增快为宜。

5. **用药护理**

（1）使用有效的抗生素控制呼吸道感染；必要时可使用支气管扩张药（氨茶碱）。

（2）慎用镇静药，以防引起呼吸抑制。

（3）静脉滴入药物时注意观察呼吸节律、频率、神志及动脉血气的变化，速度不宜过快。

6. **预防并发症**

（1）上消化道出血 应根据医嘱服用硫糖铝以保护胃黏膜。注意观察呕吐物和粪便情况。

（2）感染 无禁忌证，机械通气患者应保持床头抬高30°～45°。定期拍背排痰，鼓励清醒患者深呼吸、咳嗽咳痰，以预防肺部感染。加强口腔和皮肤护理。留置尿管的患者应防止泌尿系感染。

7. 心理护理 主动安慰患者，指导患者应用放松、分散注意力和引导性想象技术，减少因呼吸困难而产生的紧张焦虑情绪。使用机械通气患者缺乏情感交流，更应主动关心照护，了解患者需求，减轻痛苦，建立信心。

第三节 · 急性心力衰竭

急性心力衰竭指由于各种原因，心肌收缩力短期明显降低和（或）心室负荷明显增加，导致心排血量急剧下降甚至丧失排血功能，体循环或肺循环压力急剧上升，所出现的血液循环急性淤血综合征。临床上以左心衰竭较为常见，是由左心室代偿功能不全所致，以肺循环淤血为特征，主要表现为急性肺水肿或心源性休克。右心衰竭主要见于肺源性心脏病及某些先天性心脏病，以体循环淤血为特征。左心衰竭后肺动脉压力增高，使右心负荷加重，右心衰竭继之出现，即为全心衰。

一、护理评估

【病因】

心脏解剖或功能的突发异常，使心排血量急剧降低和肺静脉压突然升高，如急性广泛心肌梗死、急性重症心肌炎、瓣膜穿孔、腱索断裂、高血压危象、严重心律失常及静脉输血输液过多或过快等。

【临床表现】

突发严重呼吸困难，呼吸频率可达 30~40 次/分，端坐呼吸，频繁咳嗽，咳粉红色泡沫样痰，有窒息感而极度烦躁不安、恐惧。面色灰白或发绀，大汗，皮肤湿冷。如不能及时纠正，血压可持续下降直至休克，肺水肿早期血压可一过性升高[4]。听诊两肺满布湿啰音和哮鸣音，心率快，心尖部可闻及舒张期奔马律，肺动脉瓣第二心音亢进。

【辅助检查】

1. 生物学标志物

（1）血浆 B 型利钠肽（BNP）或 N-末端利钠肽原（NT-proBNP） 血浆 BNP/NT-proBNP 水平在鉴别急性心源性（心力衰竭）与非心源性呼吸困难中作用明显，反映血流动力学变化敏感，有助于评估心力衰竭严重程度和预后，心力衰竭程度越重，BNP 或 NT-proBNP 水平越高；NT-proBNP > 5000ng/L 提示心力衰竭患者短期死亡风险较高，> 1000ng/L 提示长期死亡风险较高。

（2）心肌肌钙蛋白 I/T（cTnI/T） 充血性心力衰竭时，长期慢性的心肌缺血缺氧导致心肌损伤，在应激状态下急性加重，因此急性心力衰竭患者 cTnI/T 多有增高；心肌细胞损伤与心功能恶化或加重往往互为因果。

2. **胸片 X 线片** 显示肺水肿时表现为蝶形肺门；早期间质水肿时，上肺静脉充盈、肺门血管影模糊、小叶间隔增厚；严重肺水肿时，为弥漫满肺的大片阴影。

3. **心电图检查** 有助于了解有无心律失常、急性心肌缺血或梗死等表现，也可提示原有基础心脏病情况，以及严重电解质紊乱如低钾或高钾血症等。

4. **超声心动图** 可准确评价心脏结构与功能变化，如室壁变薄或增厚、左心室舒张末径增大或容量增加、心室壁运动幅度减弱或不协调、左心室射血分数减低或保留，以及基础心脏病表现等。

【心理社会评估】

因心力衰竭急性发作后伴窒息感，常导致患者极度烦躁不安、恐惧，应及时评估患者情绪变化。突发状况时家属容易慌乱，而长期照护易出现身心疲惫等负面情绪，应注重评估患者及家属心理情绪改变。

二、急救护理

【急救原则】

保证患者气道通畅，及时采取氧疗措施，维持血氧饱和度在 95%~98%（伴COPD 者 $SaO_2 \geqslant 90\%$）。严格控制输液速度（≤30滴/分），减轻循环负担。

【护理措施】

1. **病情观察** 密切观察患者生命体征，观察咳嗽咳痰情况、皮肤颜色及意识变化，记录液体出入量。

2. **吸氧** 轻中度缺氧者常用鼻导管吸氧，氧流量从 1~2L/min 起始；伴呼吸性碱中毒的患者可用面罩吸氧；PaO_2 持续 <60mmHg 时，应考虑使用机械通气治疗。给氧时可加入 30%~50%酒精湿化，以减少肺泡内泡沫的张力。

3. **体位** 绝对卧床，取端坐或半卧位，双腿下垂，以减少静脉回流，减轻心脏负荷。

4. **出入量管理** 肺淤血、体循环淤血及水肿明显者应严格限制饮水量和静脉输液速度，限制钠摄入 <2g/d。无明显低血容量因素者，每天摄入液体量一般宜在 1500mL 以内，勿超过 2000mL，保持出入量负平衡约 500mL/d。严重肺水肿者水负平衡为 1000~2000mL/d，甚至 3000~5000mL/d。症状减轻后调整到出入量大体平衡。在负平衡下应警惕发生低血容量、低钾血症和低钠血症等。

5. **用药护理** 正确使用强心、利尿等药物，观察药物疗效与不良反应。

（1）皮下注射吗啡 3~5mg，可缓解患者烦躁，减轻心脏负担，观察患者有无呼吸抑制或心动过缓。

（2）呋塞米 20~40mg 静脉注射，有利尿、缓解肺水肿。

（3）使用血管活性药物应严密观察血压变化，维持收缩压在 100mmHg，对原发性高血压者血压降低幅度（绝对值）不超过 80mmHg。

（4）毛花苷 C 适用于有心房颤动伴有快速心室率并已知有心室扩大伴左心室收

缩功能不全者。首剂可给 0.4～0.8mg，2h 后可酌情再给予 0.2～0.4mg。稀释后使用，静脉推注时间大于 5min，关注心率变化，避免洋地黄中毒。急性心肌梗死患者 24h 内不宜使用。

6. **心理护理** 医护人员应与患者及家属加强沟通，多给予安抚，向其解释检查治疗的目的，使患者产生信任和安全感，积极配合治疗。

7. **心律失常的预防性护理**

（1）评估发生室性心律失常的危险因素。左心室扩大和左心室射血分数降低的患者常表现为快速性室性心律失常。

（2）积极预防或消除诱发心律失常因素。

（3）持续心电、血压监测，及时发现室性心律失常以及猝死的早期征兆，遵医嘱采取急救措施和药物治疗。

（4）监测电解质和酸碱平衡状况。

第四节 · 急性肝衰竭

急性肝衰竭（acute liver failure，ALF）多是由药物、肝毒性物质、病毒、酒精等因素诱发的一组临床综合征，患者肝功能急剧恶化，表现为意识障碍和凝血功能障碍等，多见于中青年人，发病迅速，病死率高。

一、护理评估

【病因】

ALF 的病因主要分为传染性和非传染性两类，在我国引起肝衰竭的首要因素是乙型肝炎病毒，其引起的慢加急性（亚急性）肝衰竭最为常见。确定患者 ALF 的病因对于指导临床治疗、评估肝移植的必要性和预测结局有着非常重要的作用。

【临床表现】

急性起病，2 周内出现 Ⅱ 度及以上肝性脑病（按 Ⅳ 级分类法划分，肝性脑病分为潜伏期、前驱期、昏迷前期、昏睡期、昏迷期）并有以下表现[5]：

（1）极度乏力，并伴有明显厌食、腹胀、恶心、呕吐等严重消化道症状；

（2）短期内黄疸进行性加深，血清总胆红素（TBil）≥10×正常值上限（ULN）或每日上升≥17.1μmol/L；

（3）有出血倾向，凝血酶原活动度（PTA）≤40%或国际标准化比值（INR）≥1.5，且排除其他原因。

【辅助检查】

（1）一般检查 包括血常规、动脉血气分析、动脉血乳酸等。

（2）凝血功能　凝血酶原时间、INR。
（3）血生化　肝肾功能、血糖、血电解质。
（4）病毒性肝炎血清学标志物。
（5）自身免疫性标志物。

【心理社会评估】

急性肝功能衰竭患者常因病情危重、并发症多、治疗时间长、费用高，且时有复发等因素影响，容易导致患者产生悲观绝望情绪，对治疗缺乏信心。

二、急救护理

【急救原则】

ALF病情严重，临床症状复杂，病死率高，预后较差。早期诊断、早期综合治疗是治疗成功的关键。综合治疗手段包括：①基础治疗，维持水、电解质、酸碱及热量平衡并加强监护；②清除致病因素；③减少内毒素、氨等毒物生成，纠正代谢紊乱；④改善肝脏血液循环及提高氧供；⑤促进肝细胞再生；⑥防治一切可能或已出现的并发症，如出血、感染、脑水肿等；⑦人工肝脏支持治疗；⑧肝移植等。

【护理措施】

1. 病情观察

（1）严密观察患者的生命体征　体温、脉搏、呼吸、血压、血氧饱和度情况，神志、瞳孔、黄疸变化，记录液体出入量，警惕出现消化道出血、肝性脑病、肝肾综合征、脑水肿等。

（2）注意观察患者有无性格、行为的改变及其神志情况等变化，发现脑水肿、颅内高压、肝性脑病先兆，及时通知医生，及早识别并及时去除肝性脑病发作的诱因等环节。

（3）关注实验室检查值　血常规、动脉血气分析、动脉血乳酸、凝血功能、血生化等。

2. 消除诱因、防治并发症

（1）减少肠道氨的吸收，通便、导泻。

（2）保持水、酸碱、电解质的平衡。

（3）禁忌肝毒性或可能导致肝缺血的药物。

3. 饮食护理　患者的饮食应以高质量、高热量为原则，给予高糖、低脂、低蛋白质饮食，补充足量维生素和微量元素。

4. 心理护理　急性肝功能衰竭患者常因病情危重、并发症多、治疗时间长、费用高，且时有复发等因素影响，容易导致患者产生悲观绝望情绪，医护人员对患者要多加鼓励，给予同情和关心，重视并尽可能满足患者的心理需求，耐心疏导，使患者明白并且主动配合，才能取得最佳治疗效果。

第五节 • 急性肾损伤

急性肾损伤（acute kidney injury，AKI）是由各种原因引起的短时间内肾功能急剧减退而出现的临床综合征，主要表现为含氮代谢废物潴留，水、电解质和酸碱平衡紊乱，甚至全身各系统并发症[6]。AKI 以往称为急性肾衰竭（acute renal failure，ARF）。

一、护理评估

【病因】

1. 肾前性

（1）血容量不足　主要为各种原因导致的出血、液体丢失或细胞外液重新分布。

（2）心排血量减少　如充血性心力衰竭。

（3）周围血管扩张　如使用降压药物、脓毒血症、过敏性休克等。

（4）肾血管收缩及肾自身调节受损　如使用去甲肾上腺素、血管紧张素转化酶抑制剂、非甾体抗炎药等。

2. 肾性　是由肾小管、肾间质、肾血管和肾小球疾病引起的肾实质损伤。以肾缺血或肾毒性物质引起的肾小管上皮细胞损伤（如急性肾小管坏死）最常见。

3. 肾后性　由于急性尿路梗阻所致，梗阻可发生在从肾盂到尿道的尿路任一水平。常见病因有结石、肿瘤、前列腺增生、肾乳头坏死堵塞、腹膜后肿瘤压迫等。

【临床表现】

典型临床病程可分为 3 期：起始期、维持期、恢复期。

1. 起始期　此阶段可持续数小时至几天，患者无明显症状。若及时采取有效措施则可阻止病情进展，否则随着肾小管上皮细胞发生明显损伤，肾小球滤过率（glomerular filtration rate，GFR）逐渐下降，进入维持期。

2. 维持期　又称少尿期。此期肾实质损伤已经发生。典型者持续 7~14 天，也可短至几天或长至 4~6 周。GFR 维持在低水平，患者常出现少尿或无尿。部分患者尿量可维持在 400mL/d 以上，称非少尿型急性肾损伤，其病情大多较轻，预后好。此阶段随着肾功能减退，患者可出现一系列临床表现。

3. 恢复期　为肾小管细胞再生、修复，直至肾小管完整性恢复，GFR 逐渐恢复至正常或接近正常范围的阶段。少尿型患者出现尿量进行性增加，每天尿量可达 3~5L，通常持续约 1~3 周，继而逐渐恢复正常。

【辅助检查】

1. 血液检查　可有轻度贫血，血浆尿素氮和肌酐进行性上升，高分解代谢者上升速度较快，血清钾浓度常高于 5.5mmol/L。血 pH 常低于 7.35，碳酸氢根离子浓度低于 20mmol/L。血钠、血钙浓度降低，血清磷浓度升高。

2. **尿液检查** 尿蛋白多为+～++，以小分子蛋白质为主；尿比重降低且固定，多在 1.01 以下。滤过钠排泄分数（FENa）可反映肾脏排出钠的能力，即 FENa=（尿钠/血钠）/（尿肌酐/血肌酐）×100%，ATN 者 FENa 常大于 1。肾衰指数 [尿钠/（尿肌酐/血肌酐）] 常大于 1。

3. **影像学检查** 首选尿路 B 超检查，以排除尿路梗阻和慢性肾脏病，并了解 AKI 病因。CT、MRI 或放射性核素检查有助于发现有无肾血管病变，必要时行肾血管造影明确诊断。

4. **肾活组织检查** 是重要的诊断手段。在排除了肾前性及肾后性病因后，对于没有明确致病原因的肾性 AKI，如无禁忌证，应尽早行肾活组织检查。

【心理社会评估】

急性肾损伤的患者由于病情及症状多，其心理压力大，尤其是剧烈的疼痛，会使患者的心理与精神出现非常大的波动，且大部分的患者在少尿期会接受血液透析，但是很多患者和家属缺乏对疾病相关知识的了解，会出现各种抵抗的情绪。

二、急救护理

【急救原则】

AKI 救治的原则：早期诊断，及时干预，以避免肾脏进一步损伤，维持水、电解质和酸碱平衡，防治并发症及适时进行肾脏替代治疗。

【护理措施】

1. **少尿期的治疗** 重点为调节水、电解质和酸碱平衡，控制氮质潴留，供给足够营养和治疗原发病。

（1）一般治疗 绝对卧床休息，早期严格限制蛋白质摄入，酌情限制水分、钠盐和钾盐摄入。

（2）高钾血症的处理（高钾血症是少尿期的主要死亡原因） 应严密监测血钾的浓度，当血钾超过 6.5mmol/L，心电图表现异常变化时，应作以下紧急处理：①10%葡萄糖酸钙注射液 10～20mL 稀释后缓慢静注（不少于 5min），以拮抗钾离子对心肌的毒性作用；②5%碳酸氢钠注射液 100～200mL 静滴，以纠正酸中毒并促使钾离子向细胞内转移；③50%葡萄糖注射液 50～100mL 加普通胰岛素 6～12U 缓慢静滴，以促进糖原合成，使钾离子向细胞内转移；④可用离子交换树脂 15～30g 口服，每天 3 次，但起效慢，不作为高钾血症的急救措施。⑤禁用库血，限制摄入含钾高的食物，纠正酸中毒，积极控制感染。

（3）透析疗法 是治疗高钾血症最有效的方法。适用于以上措施无效和伴有高分解代谢的患者。

（4）其他 纠正水、电解质和酸碱平衡紊乱，预防和治疗感染。

2. **多尿期治疗** 重点仍为维持水、电解质和酸碱平衡，控制氮质血症，治疗原发病和防止各种并发症。

3. **恢复期治疗** 定期随访肾功能，避免肾毒性药物的使用。

4. **维持患者的水平衡** 急性肾损伤患者少尿时，常发生水过多，因此少尿期应严格计算 24h 的出入量，按照"量入为出"的原则补充入液量。

5. **对症护理** 患者有恶心、呕吐时，遵医嘱使用镇吐药，并随时做好口腔护理。观察患者有无上消化道出血的表现，如呕血、黑便等。

6. **饮食护理** 给予充足热量、优质蛋白质，控制水、钠、钾的摄入。适量补充必需氨基酸和非必需氨基酸，高分解代谢、营养不良或接受透析的患者，蛋白质摄入量可适当放宽。

7. **心理护理** 加强与患者沟通，及时了解患者的心理状态，帮助患者及家属正确认识疾病情况，鼓励患者积极配合治疗和抢救。

第六节 · 多器官功能障碍综合征

多器官功能障碍综合征（multiple organ dysfunction syndrome，MODS）主要指机体在遭受严重创伤、感染、中毒、大面积烧伤、急救、大手术等损伤 24h 后，两个或两个以上器官同时或序贯出现的可逆性功能障碍，其恶化的结局是多器官功能衰竭。MODS 病因复杂，防治困难，死亡率极高。

一、护理评估

【病因】

各种原因均可导致 MODS 的发生，常见原因有：

（1）严重创伤、烧伤和大手术。

（2）休克。

（3）败血症及严重感染 腹腔脓肿、急性坏死性胰腺炎、化脓性梗阻性胆囊炎、绞窄性肠梗阻、肺部感染。

（4）心肺复苏后。

（5）大量输液、输血及药物使用不当。

（6）急性药物或毒物中毒。

（7）高危因素 高龄、慢性疾病、营养不良、危重病评分增高等因素易诱发 MODS。

【临床表现】

MODS 的临床表现复杂，因原发疾病、感染部位、器官代偿能力、治疗措施等的不同而各异。MODS 的病程一般约为 14~21 日，经历休克、复苏、高分解代谢状态和器官功能衰竭 4 个阶段，各阶段的临床分期及表现[7]见表 11-6-1。

表 11-6-1 MODS 临床分期及表现

临床表现	1 期	2 期	3 期	4 期
一般情况	正常或轻度烦躁	急性病态，烦躁	一般情况差	濒死感
循环系统	需补充容量	容量依赖性高动力学	休克，心排血量下降，水肿	依赖血管活性药物维持血压，水肿，SvO_2 升高
呼吸系统	轻度呼碱	呼吸急促，呼吸性碱中毒，低氧血症	ARDS，严重低氧血症	呼吸性酸中毒，气压伤，高碳酸血症
肾脏	少尿，利尿药有效	肌酐清除率降低，轻度氮质血症	氮质血症，有血液透析指征	少尿，透析时循环不稳定
胃肠道	胃肠道胀气	不能耐受食物	应激性溃疡，肠梗阻	腹泻，缺血性肠炎
肝脏	正常或轻度胆汁淤积	高胆红素血症，PT 延长	临床黄疸	转氨酶升高，重度黄疸
代谢	高血糖，胰岛素需求增加	高分解代谢	代酸，血糖升高	骨骼肌萎缩，乳酸酸中毒
中枢神经系统	意识模糊	嗜睡	昏迷	昏迷
血液系统	正常或轻度异常	血小板减少，白细胞增多或减少	凝血功能异常	不能纠正的凝血功能障碍

【辅助检查】

1. **血液检查** 血常规、儿茶酚胺、干扰素检查，了解患者全身炎症情况；凝血功能检查，监测血小板计数（PLT）$< 100×10^9/L$，凝血时间（CT）、活化部分凝血酶原时间（APTT）、凝血酶时间（PT）延长或缩短；3P 试验阳性。肝肾功能检查以了解肝肾状态；通过血气分析以了解患者酸碱情况以指导治疗。

2. **影像学检查** 胸腹部数字化 X 线摄影（DR）、CT、心脏超声。

【心理社会评估】

MODS 患者病情复杂、危重，随时都有可能危及生命。患者担心预后情况，存在紧张、恐惧、焦虑等心理变化。患者治疗时间较长，不利于医务人员抢救工作的开展，严重影响治疗效果以及患者的生活质量。

二、急救护理

【急救原则】

MODS 救治原则包括积极控制原发病，加强器官功能支持和保护，合理应用抗生素，免疫和炎症反应调节治疗等。

1. **积极控制原发病** 控制原发病是 MODS 治疗的关键，应及时有效地处理感染、创伤、休克等原发病，减少、阻断炎症介质或毒素的产生与释放，防治休克和缺血再灌注损伤。

2. **器官功能支持和保护**

（1）呼吸功能 保持呼吸道通畅，合理进行氧疗，必要时使用呼吸机辅助呼吸，合理应用激素、支气管解痉药物。

（2）循环功能　维持有效血容量、支持心脏有效的泵功能，尽早进行液体复苏。为改善微循环组织灌注，必要时使用血管活性药物。

（3）肾功能　改善肾脏灌注，利尿，必要时行肾脏替代治疗。

（4）胃肠功能　预防应激性溃疡发生，病情允许时应尽早给予胃肠内营养支持，促进胃肠功能恢复，改善胃肠道缺血再灌注损伤，恢复肠道微生态平衡等。

3. **合理使用抗生素**　是防止感染的重要手段，危重患者一般需要联合用药，但要避免滥用，在经验性初始治疗时尽快明确病原菌，尽早转为目标治疗，采用降阶梯治疗的策略，并注意防止菌群失调和真菌感染。

4. **其他**　包括免疫与炎症反应调节治疗、肝功能支持、营养与代谢支持和中医中药治疗等。

【护理措施】

1. **急救护理措施**　按各器官功能改变时的紧急抢救流程、抢救药物的剂量、用法、注意事项和各种抢救设备的操作方法，熟练配合医生进行抢救。

2. **器官功能监测与护理**　严密监测患者呼吸功能、循环功能、中枢神经系统功能、肾功能、肝功能、胃肠功能和凝血功能等。

3. **感染预防与护理**　MODS 患者免疫功能低下，机体抵抗力差，极易发生院内感染，如肺部感染、尿路感染、血管内导管相关性感染和皮肤感染等。

4. **保证营养与热量摄入**　MODS 患者处于高度应激状态，呈现以高代谢、高分解为特征的代谢紊乱，需要按照高代谢的特点补充营养，并且对导致高代谢的各个环节进行干预。尽可能通过胃肠道摄入营养，同时也要重视微量元素镁、铁、锌的补充[8]。

5. **心理护理**　加强与患者沟通，了解其心理状况和需求后给予相应的护理措施，建立良好的护患关系；护士要具备过硬的业务技术水平和高度的责任心，对待患者有耐心、爱心，能获得患者的信任，帮助患者树立战胜疾病的信心，积极配合治疗和护理。

参考文献

[1] Evans L, Rhodes A, Alhazzani W, et al. Surviving sepsis campaign: international guidelines for management of sepsis and septic shock 2021. Intensive Care Med，2021，47（11）:1181-1247. doi: 10.1007/s00134-021-06506-y. Epub 2021 Oct 2. PMID: 34599691; PMCID: PMC8486643.

[2] 张文武. 急诊内科学. 4版. 北京：人民卫生出版社，2017.

[3] 胡莉，黄海燕，程伟. 脓毒症的早期识别与护理研究进展[J]. 中华急危重症护理杂志，2021，2（4）：365-369.

[4] 葛均波，徐永健，王辰. 内科学. 9版. 北京：人民卫生出版社，2018.

[5] 陈佳佳，范林骁，李兰娟.《肝衰竭诊治指南（2018版）》指南解读[J]. 中国临床医生杂志，2020，48（11）：1279-1282.
[6] RL Mehta，JA Kellum，S Shah，et al. 急性肾损伤诊断与分类专家共识[J]. 中华肾脏病杂志，2006（11）：661-663.
[7] 尤黎明，吴瑛. 内科护理学（M）. 6版. 北京：人民卫生出版社，2017. 405-411.
[8] 宁华英，吴琦. ICU多器官功能衰竭患者的营养支持治疗研究进展[J]. 中华实用诊断与治疗杂志，2018，32（05）：508-511.

（周文华　陈　莉）

微信扫码

①微信扫描本页二维码
②添加出版社公众号
③点击获取您需要的资源或服务

第十二章 休克

休克（shock）是由各种致病因素作用引起的有效循环血容量急剧减少，导致器官和组织微循环灌注不足，致使组织缺氧、细胞代谢紊乱、器官功能受损乃至结构破坏的临床综合征。常见于机体受到强烈的致病因素（如大出血、创伤、烧伤、感染、过敏、心功能衰竭等）侵袭后所致。治疗休克的关键环节是恢复机体有效循环血量，保证组织灌注，改善微循环，重新建立氧的供需平衡，维护正常的细胞功能。休克发病急骤、发展迅速、并发症凶险，若未能及时发现及治疗，则可发展至不可逆阶段而引起死亡。本章重点阐述各型休克的护理评估要点、临床表现、急救原则和护理措施。

第一节 · 概述

休克是急危重症患者病死率较高的一种临床综合征，抢救治疗具有黄金时限性。本节将从休克的分类、病理生理机制、临床表现、临床观察指标和急救措施几个方面进行概述，以期在临床工作中早期发现并快速识别休克类型，从而给予恰当、精准的治疗及护理，达到逆转休克的目的。

一、分类

休克的分类方法很多，但尚无一致意见。按临床表现可分为冷休克和暖休克；也有简明实用地分为心源性休克、梗阻性休克、低血容量性休克及分布性休克；另外，按照心排血量与外周阻力变化的血流动力学特点可将休克分为低排高阻型休克、低排低阻型休克、高排低阻型休克；本章主要讲述按照病因分类的低血容量性休克、心源性休克、感染性休克、过敏性休克和神经源性休克。

二、病理生理机制

（一）微循环变化

1. **微循环收缩期** 又称微循环缺血期，或休克代偿期。此期微循环以收缩为主，有效循环血容量减少，反射性引起交感神经-肾上腺髓质系统兴奋，使心率加快、心肌收缩力增强、小血管收缩，周围血管阻力增加，以维持血压水平。此外，毛细血管网的血流减少，毛细血管内流体静压降低，有利于液体进入血管，从而也增加了回心血量。

2. 微循环扩张期 又称淤血缺氧期，或休克抑制期。若病情持续进展，休克未能有效控制时，毛细血管前阻力显著增加，大量真毛细血管网关闭，组织细胞处于严重的缺血、缺氧状态，导致微循环内淤血加重，回心血量减少，血压下降，此时周围血管的阻力也降低，重要器官出现严重缺血。休克加重，进入微循环扩张期。

3. 微循环衰竭期 又称 DIC 期，或休克失代偿期。微循环淤血后，缺氧激活凝血因子Ⅻ，启动内源性凝血系统引起弥散性血管内凝血（DIC），此时微循环障碍更加明显，形成微血栓。由于 DIC 早期时消耗了大量的凝血因子和血小板，而后继发出血，最终引起广泛的组织损害，整个器官甚至多个器官功能受损，一旦发生 DIC 则临床预后较差。

（二）代谢改变

1. 能量代谢障碍 由于组织灌注不足和细胞缺氧，体内的葡萄糖以无氧糖酵解为主，产生的能量较少，造成机体能量严重不足。此外，创伤和感染引起的应激状态，导致交感神经-肾上腺髓质系统和下丘脑-垂体-肾上腺皮质轴兴奋，使儿茶酚胺和肾上腺皮质激素明显升高，引起促进糖异生，抑制糖降解，导致血糖水平升高。同时抑制蛋白质合成、促进蛋白质分解，为机体提供能量和合成急性期反应蛋白的原料。当有特殊功能的酶类蛋白质被分解消耗后，引起血中尿素氮、肌酐及尿酸含量增加，则影响机体的生理过程，导致多器官功能障碍综合征。此外，脂肪分解代谢会明显增强，成为机体获取能量的重要来源。

2. 代谢性酸中毒 当氧的释放无法满足细胞对氧的需求时，将发生无氧糖酵解。缺氧时丙酮酸在胞质内转变成乳酸，糖无氧酵解增强，乳酸生成增多，丙酮酸减少，即血乳酸盐的含量及乳酸/丙酮酸比值增高，在排除其他原因造成高乳酸血症情况下，血乳酸盐的含量及乳酸/丙酮酸比值可反映患者细胞缺氧的情况。同时由于肝功能受损，处理乳酸的能力减弱，使乳酸在体内的清除减少，导致高乳酸血症及代谢性酸中毒。当 pH < 7.2，即重度酸中毒时，心血管对儿茶酚胺的反应性降低，表现为血管扩张、心跳缓慢、心排血量下降、氧合血红蛋白解离曲线右移。

（三）炎症介质释放及再灌注损伤

1. 炎症介质释放 严重创伤、感染、休克可刺激机体释放过量炎症介质形成"瀑布样"连锁放大反应。炎症介质包括白介素、肿瘤坏死因子、集落刺激因子、干扰素、血管扩张药和一氧化氮等。活性氧代谢产物可引起脂质过氧化和细胞膜破裂。

2. **再灌注损伤** 休克时代谢性酸中毒和能量不足还影响细胞各种膜的屏障功能引起再灌注损伤。细胞膜受损后除通透性增加外，还出现细胞膜上离子泵（如 Na^+-K^+ 泵、钙泵）功能障碍，表现为细胞内外离子及体液分布异常，如钠离子、钙离子进入细胞内不能排出，钾离子则在细胞外无法进入细胞内，导致血钠降低、血钾升高，细胞外液随钠离子进入细胞内，引起细胞外液减少和细胞肿胀、死亡，而大量钙离子进入细胞内后除激活溶酶体外，还导致线粒体内钙离子升高，并从多方面破坏线粒体。溶酶体膜破裂后除前面提到释放出许多引起细胞自溶和组织损伤的水解酶外，还可产生心肌抑制因子、缓激肽等毒性因子。线粒体膜发生损伤后引起膜脂降解产生血栓素、白三烯等毒性产物，呈现线粒体肿胀、线粒体嵴消失，细胞氧化磷酸化障碍而影响能量生成。

（四）重要器官的继发损害

1. **心脏** 休克中晚期，血压明显降低使冠状动脉血流减少，心肌缺血；低氧血症、酸中毒、高钾血症、心肌抑制因子均使心脏功能抑制；DIC 形成后心肌血管微血栓形成，影响心肌营养，发生局灶性坏死和心内膜下出血使心肌受损，心脏收缩力下降，最终发生心功能不全。

2. **肺** 肺微循环障碍使肺泡表面活性物质减少，出现肺泡塌陷，发生肺不张。肺内分流、无效腔样通气、通气/血流比例失调和弥散功能障碍导致动脉血氧分压进行性下降，出现急性呼吸衰竭，即急性呼吸窘迫综合征。

3. **脑** 当收缩压＜60mmHg 时，脑灌注量严重不足，微循环障碍又加重了脑缺氧程度，产生脑水肿。表现为神经系统的功能紊乱，如烦躁不安、神志淡漠、谵妄至昏迷。

4. **肾** 早期时大量儿茶酚胺使肾血管痉挛，产生功能性少尿。随缺血时间延长，使肾小管受累出现急性肾小管坏死，导致急性肾损伤。

5. **肝** 休克时肝细胞缺血缺氧，使肝脏的代谢过程延缓或停顿，凝血因子合成障碍，经肠道吸收的毒素不能在肝脏解毒，可发生内毒素血症。生化检测显示血转氨酶、胆红素升高等代谢异常，严重时出现肝性脑病和肝衰竭。

6. **胃肠** 胃肠小血管的痉挛，使黏膜细胞因缺氧而坏死，最终形成急性胃黏膜病变、急性出血性肠炎、肠麻痹、肠坏死。

7. **多器官功能障碍综合征（MODS）** MODS 是指同时或序贯发生两个或两个以上器官或系统功能不全或衰竭的临床综合征，是临床常见的危重症，其发病急骤，进展迅速，病死率高，常发生于休克晚期，是造成休克患者死亡的主要原因。

三、临床表现

按照休克的发病过程，分为休克代偿期和失代偿期（表 12-1-1）。

表 12-1-1　休克不同时期的临床表现要点

临床表现	休克代偿期	休克失代偿期	
	轻度	中度	重度
神志	神志清楚，焦虑	神志清楚，表情淡漠	意识模糊，神志昏迷
口渴	口渴	非常口渴	极度口渴或无主诉
皮肤色泽	面色苍白	面色苍白，肢端发绀	皮肤发绀，可有花斑
体表温度	四肢温暖或稍凉	四肢发凉	四肢厥冷
体表血管	正常，无塌陷	表浅静脉塌陷，毛细血管充盈迟缓	表浅静脉塌陷，毛细血管充盈极度迟缓
尿量	尿量略减	尿少	尿量明显减少或无尿
血压	收缩压略降，也可正常或稍升，脉压<30mmHg	收缩压 70~90mmHg	收缩压<70mmHg 或测不到
脉搏	有力，<100 次/分	100~120 次/分	速而细，或摸不清

1．**休克代偿期**　即休克早期。患者表现为精神紧张或烦躁、面色苍白、四肢湿冷、脉搏加快（<100 次/分）、换气过度等。血压可骤然降低（如大出血），也可略降，甚至可正常或轻度升高，脉压缩小（<30mmHg）。尿量正常或减少（25~30mL/h）。此期如果处理得当，休克可以得到及时纠正；若处理不当，则病情发展，进入休克失代偿期。

2．**休克失代偿期**　即休克期。患者出现神志淡漠、反应迟钝甚至出现神志不清或昏迷、口唇发绀、四肢发凉、脉搏细速（>120 次/分）、血压下降、脉压更小。严重时，全身皮肤黏膜明显发绀，四肢厥冷，呼吸微弱或不规则，脉搏不清，血压测不出，无尿及代谢性酸中毒等。若皮肤黏膜出现花斑，或鼻腔、牙龈、内脏出血等，提示已进展至 DIC 阶段。若患者出现进行性呼吸困难，经常规吸氧难以纠正，氧饱和度持续下降并伴有严重低氧血症，结合动脉血气分析显示氧合指数≤300mmHg 等指标，同时排除心源性肺水肿等其他病因，此时应高度怀疑已发生急性呼吸窘迫综合征。这一情况不仅加重了机体缺氧状态，还会进一步诱发多器官功能障碍综合征，使休克病情急剧恶化。

四、临床观察指标

（一）一般监测

1．**精神状态**　意识情况反映患者的脑灌注情况，脑灌注不足会出现意识改变。此时可能患者的心率、血压等正常。在休克患者治疗中，若患者神志转为清楚，对外界的刺激能正常反应，则提示患者循环血量已基本足够；相反，若患者表情淡漠、不安、谵妄或嗜睡、昏迷，则提示脑灌注不足，休克未纠正。

2．**皮肤温度、色泽**　反映患者的体表血液灌流情况。如患者四肢温暖、皮肤干燥，轻压指甲或口唇时，局部暂时缺血苍白，压力解除后色泽迅速转为正常，表明末梢循环已恢复、休克好转；反之，则说明休克情况仍存在。感染性休克者，有时会表现为四肢温暖，即所谓"暖休克"。

3. **脉率** 脉率增快出现在血压下降之前，是休克的早期诊断指标。休克患者治疗后，尽管血压仍然偏低，但若脉率已下降至接近正常且肢体温暖者，常表示休克已趋向好转。常用脉率/收缩压来计算休克指数，帮助判定休克的严重程度。指数≥1.0提示休克；>2.0提示严重休克。

4. **血压** 是反映机体循环状态的三要素之一，与其他两个要素（心排血量和外周阻力）相比，血压比较容易获得，因此血压是休克治疗中最常用的监测指标。但是，休克时血压的变化并不十分敏感，这主要由于机体的代偿机制在起作用。因此，判断病情时，还应兼顾其他的参数进行综合分析。动态地观察血压的变化，显然比单个测定值更有临床意义。通常认为，收缩压<90mmHg、脉压差<20mmHg是休克存在的表现，血压回升、脉压差增大则是休克好转的征象。

5. **尿量** 是反映肾血流灌注情况的指标。对重症休克或昏迷患者，应留置导尿管，以观察其排尿量，借以评估血容量是否补足，以及心、肾功能情况。休克时尿量减少，若<25mL/h、尿比重增高，提示肾血管收缩或血容量不足；若血压正常而尿量仍少且尿比重低，应考虑急性肾衰竭。当尿量维持在30mL/h以上时，则提示休克已好转。

（二）特殊监测

1. **中心静脉压（central venous pressure，CVP）** CVP能反映右心功能，并反映血容量、回心血量和右心排血功能之间的关系。它对指导应用扩容剂，避免输液过量或不足，也是一个很有参考价值的指标。正常参考值：$5\sim12cmH_2O$。CVP<$5cmH_2O$时，提示血容量不足；CVP>$15cmH_2O$时，表示心功能不全或肺循环阻力增高；CVP>$20cmH_2O$时，提示存在充血性心力衰竭。临床上结合血压可分析循环系统情况并指导输液。

2. **肺毛细血管楔压（pulmonary capillary wedge pressure，PCWP）** 应用Swan-Ganz漂浮导管测量，反映肺静脉、左心房和左心室压力。PCWP的正常值为6~15mmHg。若PCWP低于正常值，则提示有血容量不足（较CVP敏感）。PCWP增高则常见于肺循环阻力增高时，例如肺水肿。从临床角度，若发现有PCWP增高，即使此时CVP值尚属正常，也应限制输液，以免发生肺水肿。虽然PCWP的临床价值很大，但是肺动脉导管技术属有创操作，且有发生严重并发症的可能（发生率约为3%~5%），故仍应严格掌握适应证。

3. **心排血量（cardiac output，CO）和心脏指数（cardiac index，CI）** CO=心率×每搏心排血量，成人CO正常值为4~6L/min。单位体表面积的CO为CI，正常值为$2.5\sim3.5L/(min\cdot m^2)$。休克时，CO和CI值均有不同程度降低，但有些感染性休克者（即"暖休克"者）却可能正常或增加。

4. **动脉血乳酸盐** 无氧代谢是休克患者的特点。无氧代谢必然导致高乳酸血症的发生,监测其变化有助于估计休克程度和复苏趋势。乳酸的水平越高,提示预后越差。动脉血乳酸盐正常值为 1~1.5mmol/L,反映细胞缺氧程度,可用于休克的早期诊断(>2mmol/L),危重患者有时会达到 4mmol/L 及以上。若超过 8mmol/L,几乎无生存可能。

5. **胃肠黏膜 pH(pHi)** 胃肠道对缺血、缺氧较为敏感,测定胃肠黏膜内 pH,可反映组织缺血、缺氧的情况,有助于隐匿型代偿性休克的诊断。pHi 的正常值为 7.35~7.45。

五、急救措施

(一)现场急救

(1)安置患者取平卧位,必要时头和躯干抬高 20°~30°、下肢抬高 15°~20°,有利于增加肢体回心血量,改善重要器官血供。

(2)保持呼吸道通畅,松解领扣,解除气道压迫,清除呼吸道异物或分泌物,使头部后仰,保持气道通畅。呕吐患者头部偏向一侧,以防止呕吐物吸入呼吸道。

(3)注意患者体温,休克患者体温降低、怕冷,应注意保暖,盖好被子。但感染性休克常伴有高热,应予以降温,可在颈、腹股沟等处放置冰袋。

(4)积极处理引起休克的原发病,包括对患者损伤处加压包扎、固定、制动及控制大出血;过敏性休克患者立即脱离致敏原;出现心搏骤停者立即行心肺复苏术等。

(5)注意患者的转移和运送。医院外或家庭抢救条件有限,对休克患者搬动越轻、越少越好,尽量避免长途运送。在运送途中应有专人护理,随时观察病情变化,给患者吸氧及静脉输液。

(二)院内急救

1. **补充血容量** 补充血容量是纠正休克引起的组织低灌注和缺氧的关键。原则为及时、快速、足量,先晶后胶,必要时进行成分输血或输入新鲜全血。在连续监测动脉血压、尿量和 CVP 的基础上,应根据休克类型和临床表现不同结合患者的神志、皮肤温度、末梢循环、脉率及毛细血管充盈时间等情况,估算补液量、种类和判断补液效果。血细胞比容降低时应输注红细胞,血液浓缩宜补等渗晶体液,血液稀释宜补胶体液。

2. **处理原发疾病** 尽快恢复有效循环血量后,及时针对原发疾病(如内脏大出血、消化道穿孔、急性梗阻性化脓性胆管炎等)进行手术处理,才能有效纠正休克。有时应在积极抗休克的同时实施手术,以免延误抢救时机。对于感染性休克患者应及时抗感染治疗;急性心肌梗死所致心源性休克患者尽早行心肌再灌注;过敏性休克患者积极抗过敏治疗等。

3. **纠正酸碱平衡失调** 轻症酸中毒在积极扩容、微循环障碍改善后即可缓解,故不主张早期使用碱性药物。由于酸性环境有利于氧与血红蛋白解离,增加组织氧供,有助于休克复苏,故应遵循"宁酸勿碱"的原则。重度休克合并严重酸中毒时可给予碱性药物5%碳酸氢钠注射液100~250mL静脉输注,根据血气分析结果调整治疗用量,还需结合病史、电解质及阴离子间隙等因素综合考虑,并纠正电解质紊乱。

4. **应用血管活性药物** 血管活性药物可迅速提升血压,改善心脏、脑、肾、肠道等内脏器官的血流灌注。若经补液、纠正酸中毒等措施后仍未能有效改善休克时,可酌情采用血管收缩剂(如去甲肾上腺素、多巴胺、间羟胺等)、血管扩张药(如酚妥拉明、酚苄明、阿托品、山莨菪碱等)和强心剂(如强心苷等)。

5. **应用糖皮质激素和其他药物** 皮质类固醇适用于严重休克及感染性休克的患者。一般主张短期内应用大剂量静脉滴注地塞米松1~3mg/kg,一般使用1~2次,防止过量应用皮质类固醇后可能产生的副作用。严重休克者,可适当延长应用时间。其他药物如钙通道阻滞剂维拉帕米、吗啡类拮抗剂纳洛酮、氧自由基清除剂超氧化物歧化酶、前列环素、三磷酸腺苷氯化镁等也有助于休克的治疗。

6. **防治并发症和重要器官功能障碍**

(1)急性肾损伤 及时纠正水、电解质及酸碱平衡紊乱,保持有效肾灌注。在补充容量的前提下使用利尿药,遵医嘱予以呋塞米40~120mg静脉注射,无效可重复。必要时采用血液净化治疗。

(2)急性呼吸衰竭 保持呼吸道通畅,持续吸氧。遵医嘱进行动脉血气分析检查,根据脉搏血氧饱和度及动脉血气分析结果及时调整吸氧浓度。必要时予呼吸机辅助通气。

(3)脑水肿 可用20%甘露醇注射液250mL或甘油果糖注射液250mL快速静脉滴注,同时应用利尿药、糖皮质激素降低颅内压。昏迷患者酌情使用呼吸兴奋剂,如尼可刹米。烦躁、抽搐者使用地西泮、苯巴比妥等加强镇静。合理应用脑代谢活化剂如ATP、辅酶A、脑活素等,加强支持疗法。

(4)DIC 遵医嘱应用双嘧达莫、阿司匹林、右旋糖酐-40或丹参注射液静脉滴注抗血小板聚集及改善微循环。高凝血状态者可使用肝素 1mg/kg 加葡萄糖注射液静脉滴注,根据凝血酶原时间调整剂量。及时补充凝血因子,纤溶低下、栓塞者酌情使用溶栓剂,积极处理各类并发症。

第二节 · 低血容量性休克

低血容量性休克(hypovolemic shock)是指各种原因引起的循环容量丢失而导致的有效循环血量与心排血量减少、组织灌注不足、细胞代谢紊乱和功能受损的病理生理过程,是急诊常见的休克类型。由大血管破裂或脏器出血引起者称为失血性休克(hemorrhagic shock);各种损伤或大手术后同时具有失血及血浆丢失而发生的休克称为创伤性休克（trauma shock）。近年来低血容量性休克的治疗已取得较大进展，然而其临床病死率仍然较高。低血容量性休克的主要死因是组织低灌注以及大出血、感染和再灌注损伤等原因导致的 MODS。低血容量性休克的最终结局自始至终与组织灌注相关。因此，提高其救治成功率的关键在于尽早去除休克病因的同时，尽快恢复有效的组织灌注，以改善组织细胞的氧供，重建氧的供需平衡和恢复正常的细胞功能。

一、护理评估

【病因】

低血容量性休克是由于血容量的骤然减少所致，常见病因包括：

1. **失血** 常见于外伤，如肝脾破裂；消化道大出血，如消化性溃疡出血、食管-胃底静脉曲张破裂出血；妇产科疾病，如异位妊娠破裂；动脉瘤破裂等导致的出血，故又称为失血性休克。

2. **脱水** 中暑、严重吐泻、肠梗阻引起大量水、电解质丢失。

3. **血浆丢失** 大面积烧伤、烫伤、化学烧伤。

4. **严重创伤** 骨折、挤压伤、大手术等，又称为创伤性休克。

【临床表现】

1. **低血容量性休克的主要临床表现**

（1）有创伤、胃肠道出血或大量体液丢失的临床证据。

（2）外周静脉塌陷，脉压差变小。

（3）血压 早期正常，晚期下降。

（4）血流动力学改变 中心静脉压降低、回心血量减少、心排血量下降，外周血管阻力增加和心率加快。

（5）微循环障碍造成的各种组织、器官功能不全和病变。及时补充血容量、针对病因治疗和防止继续失血、失液是治疗此型休克的关键。

2. **按照临床表现分为三期**

（1）休克早期 患者神志清楚，精神紧张、兴奋或烦躁不安，口渴，面色苍白，四肢温度正常或发冷，心率增快，脉搏 100 次/分以下，收缩压正常或轻度增高，舒张压增高，脉压缩小，呼吸增快，尿量正常或轻度减少。失血量在 20%（800mL）以下。

（2）休克中期 患者表情淡漠，出冷汗，口唇及四肢肢端发绀，四肢厥冷，脉搏细速 100～200 次/分，收缩压下降至 70～90mmHg，脉压小，尿量减少。估计失血量 20%～40%（800～1600mL）。

（3）休克晚期 患者意识模糊甚至昏迷，面色显著苍白，四肢肢端发绀、厥冷，脉搏细弱或摸不清，收缩压在 70mmHg 以下或测不到，尿少甚至无尿。估计失血量在 40%（1600mL）以上。

3. 失血量的估计

（1）休克指数（shock index，SI） 是脉搏（次/分）与收缩压（mmHg）的比值，是反映血流动力学的临床指标之一，可用于失血量评估及休克程度分级。SI 的正常值为 0.5~0.8，SI 增大的程度与失血量呈正相关性（表 12-2-1）。

表 12-2-1　SI 与失血量、休克程度的关系

SI	失血量/%	休克程度
≥1.0	20~30	轻度休克
>1.5	31~50	中度休克
>2.0	51~70	重度休克

（2）收缩压<80mmHg，失血量约在 1500mL 以上。

（3）凡有以下一种情况者，失血量约在 1500mL 以上：①苍白、口渴；②颈外静脉塌陷；③快速输入平衡液 1000mL，血压不回升；④一侧股骨开放性骨折或骨盆骨折。

【辅助检查】

1. **血常规**　动态观察红细胞计数、血红蛋白及血细胞比容的数值变化，可了解血液有无浓缩或稀释，对低血容量性休克的诊断和判断是否存在继续失血有参考价值。有研究表明血细胞比容在 4h 内下降 10% 提示有活动性出血。

2. **动脉血气分析**　可反映机体通气、氧合及酸碱平衡状态，有助于评价呼吸和循环功能。休克患者常见代谢性酸中毒及低氧血症。创伤失血性休克者碱剩余水平是评估组织灌注不足引起酸中毒的严重程度及持续时间的间接敏感指标，治疗过程中对其变化进行监测可以指导临床治疗。

3. **动脉血乳酸**　在临床上被作为反映组织灌注不足的敏感指标。血乳酸>2mmol/L 的创伤失血性休克患者的病死率显著升高，住院时间显著延长。持续动态监测血乳酸水平对休克的早期诊断、指导治疗及预后评估有重要意义。每隔 2~4h 动态监测血乳酸水平不仅可排除一过性血乳酸增高，还可判定液体复苏疗效及组织缺氧改善情况。

4. **凝血功能指标**　对创伤失血性休克患者凝血功能进行早期和连续性监测，有条件者应用血栓弹力图可进行更有效的监测。

5. **生化指标**　监测电解质和肝肾功能，对了解病情变化和指导治疗亦十分重要。

6. **血流动力学监测**　CVP 有助于鉴别休克病因，低血容量性休克时 CVP 降低。

7. **X 线检查**　对休克的病因判断、明确损伤部位有一定意义。

8. **超声**　创伤引起的低血容量性休克，可通过床边超声检查胸腹部，评估有无胸腔积液、腹水，进而估计失血量。同时，还可以查看腹腔脏器、肠系膜动静脉等是否损伤。

9. **CT 检查** 对腹腔穿刺和超声检查均查不出病因的患者,可以做胸腹部增强 CT 查找受损的脏器或部位以及受损伤的程度。

10. **腹腔穿刺** 对疑有腹腔脏器破裂出血的患者,腹腔穿刺是最直接的辅助诊断方法,一旦抽出不凝血液,就应该积极准备手术。

【心理社会评估】

低血容量性休克患者多因外伤、手术创伤、疾病等导致大量出血,病情突然、伤情复杂、病情变化快,随时都有可能发生生命危险。疾病本身的凶险和预后的不确定性对患者会带来焦虑及担忧。由于病情需要,患者通常会紧急输血,对输血存在的发热、过敏、溶血等不良反应存在不同程度的担忧和焦虑,对大量输血产生的治疗费用存在一定经济压力。当患者因宗教信仰拒绝输血时,存在危及生命的风险。当妇产科疾病如异位妊娠破裂、子宫破裂导致低血容量性休克时,患者担心疾病预后的同时,会对其家庭生活造成困扰。

二、急救护理

【急救原则】

低血容量性休克的急救原则是快速补充血容量,同时积极处理原发病,控制出血和体液丢失。监测中心静脉压能客观地评价液体复苏治疗的效果及安全性。

【护理措施】

1. 一般护理

(1)保持呼吸道通畅 及时清理口咽部及呼吸道呕吐物、分泌物及血液,防止误吸或窒息。早期予以鼻导管或面罩吸氧,若患者有呼吸骤停、呼吸衰竭的情况应及时进行气管内插管,行机械通气。

(2)采取休克体位 头和躯干抬高20°~30°、下肢抬高15°~20°,以增加回心血量及减轻呼吸困难。

(3)及时止血、控制出血 积极处理引起休克的原发病。根据病情选择药物或手术方式及时控制出血。对创伤所致大出血的患者,对出血部位可采用敷料加压包扎,使用止血带时应每30min松开3~5min,避免肢体因长期缺血而出现坏死的情况,若患者同时有骨折的情况,应先进行简单的固定以预防加重出血。同时注意患者保暖、尽量减少搬动等。

(4)建立静脉通路 迅速建立2条以上静脉通路,以保证药物及液体及时输入。避免在患肢穿刺,必要时行中心静脉置管,同时监测CVP。

(5)病情观察 详细记录24h出入量以作为治疗的依据。每15~30min测体温、脉搏、呼吸、血压1次。观察意识、表情、面唇色泽、皮肤肢端温度、瞳孔及尿量。若患者从烦躁转为平静、淡漠迟钝转为对答自如;唇色红,肢体转暖;尿量>30mL/h,提示休克好转。

(6)转运安全 休克患者外出做检查或护送住院时,一定要准确评估病情,合理准备转运时携带设备及药品,把握转运指征,合理安排护送的医务人员,确保患者转运途中安全并做好患者交接。

(7)术前准备　对需要紧急手术治疗的患者,护士应协助医师做好术前准备。

2. 护理要点

(1)补充血容量　①容量复苏原则：以往强调尽早尽快充分扩容,尽可能将血压恢复到正常水平,以保证组织器官的血流灌注。但近年越来越多的临床研究和大量动物实验发现,在活动性出血控制以前,充分的容量复苏可能严重扰乱机体的内环境,加重酸中毒,血栓移位,加重出血。因此,近年来主张限制性容量复苏,也称为低血压性复苏,将血压维持在能维持组织灌注的较低水平,一般维持收缩压80~90mmHg,颅脑创伤患者收缩压保持在110mmHg以上。②容量复苏液体选择：合理使用晶体液和胶体液。晶体液常用的有乳酸钠林格液、复方电解质注射液,可在较短时间内补充细胞外液及组织间液,短时间内提升血压,是常用的复苏液体之一。但维持时间短、留存量少,扩容效果没有胶体液好。胶体液常用的有人工胶体液(右旋糖酐、羟乙基淀粉、氟碳代血浆和明胶制品等)和天然胶体液(全血、血浆、新鲜冰冻血浆和白蛋白等)。胶体液可使组织间液回收到血管内而不再重新分布,因此,比晶体液扩容效果更快更持久。现在主张成分输血,一般维持血红蛋白浓度在100g/L,如果血红蛋白大于100g/L不需要输血；低于70g/L可输入浓缩红细胞；在70~100g/L时,可根据患者的代偿能力、一般情况和其他器官功能来决定是否输红细胞；如果急性失血量超过30%可输入全血。③输注速度和量：根据患者的临床表现、心肺功能、失血量,特别是动脉血压及CVP等进行综合分析,合理安排及调整补液的速度和量。血压和CVP均低时,提示全身血容量明显不足,需快速大量补液；血压低而CVP高时,提示血容量相对较多或可能心功能不全,此时应减慢输液速度,适当限制补液量,以防发生急性肺水肿或心功能衰竭。中心静脉压、血压与补液的关系见表12-2-2。

表12-2-2　中心静脉压、血压与补液的关系

中心静脉压	血压	原因	处理原则
低	低	血容量严重不足	充分补液
低	正常	血容量不足	适当补液
高	低	心功能不全或血容量相对过多	给予强心药物,纠正酸中毒,舒张血管
高	正常	容量血管过度收缩	舒张血管
正常	低	心功能不全或血容量不足	补液试验[①]

① 补液试验：取等渗盐水250mL于5~10min内经静脉注入。如血压升高而中心静脉压不变,提示血容量不足；如血压不变而中心静脉压升高3~5cmH$_2$O,则提示心功能不全。

(2)止血　在补充血容量同时,如仍有出血,难以保持血容量稳定,休克也不易纠正。对创伤性休克外伤出血的患者,要立即加压包扎止血,骨盆骨折患者一定

要予以三角巾或其他固定措施外固定，四肢损伤威胁生命的大出血，可使用气压止血带。对于肝脾破裂、急性活动性上消化道出血病例，应在保持血容量的同时积极进行术前准备，及早施行手术止血。

（3）镇痛　对烧伤、创伤引起的剧烈疼痛患者需适当给予镇痛镇静剂，因剧烈疼痛刺激可通过神经反射引起周围血管扩张，血压下降，有效循环血量降低而加重休克。可给予哌替啶（杜冷丁）50～100mg或曲马朵50～100mg肌内注射。

（4）血管活性药物使用　通过积极补充血容量仍不能改善血流动力学，平均动脉压低于60mmHg时，可使用血管活性药物（多巴胺、多巴酚丁胺或去甲肾上腺素），根据血流动力学监测情况调节血管活性药物用量。从低浓度、慢速度开始，用输液泵来控制滴速。应用心电监护仪每5～10min测血压1次，血压平稳后每15～30min测1次，根据血压及时调整药物的浓度和速度，以防血压骤升或骤降。

（5）温度管理　①保温：脱离低温环境、更换湿衣物、维持体表干燥、覆盖保温材料等避免患者热量过度丢失。②复温：提高环境温度、输注液体加热以及使用调温毯等体外加热装置。③核心温度动态监测：以核心温度目标作为体温管理措施实施的主要依据。建议早期应用保温、复温措施，除非有低温脑保护的要求，应将复温目标设置为正常体温（36～37℃）。

（6）预防感染　休克时机体处于应激状态，免疫功能下降，抵抗力减弱，易继发感染。应采取下列预防措施：①严格按照无菌原则进行各项护理操作；②预防肺部感染，避免患者误吸，必要时遵医嘱给予超声雾化吸入，以稀释患者痰液便于咳出；③加强留置导尿管的护理，预防泌尿系统感染；④有创面或伤口者，及时更换敷料，保持创面或伤口清洁干燥；⑤遵医嘱合理应用抗生素；⑥提供合理的营养支持，增强机体抵抗力。

（7）纠正酸中毒　随着血容量补充和静脉回流的恢复，组织内蓄积的乳酸进入循环，易引起代谢性酸中毒。当组织长时间缺氧并有严重酸中毒存在时，为阻断休克时的恶性循环，并保障患者生命安全，可考虑输注碱性药物，以减轻酸中毒和减少酸中毒对机体的损害，常用的碱性药物为5%碳酸氢钠注射液。

（8）防治器官功能衰竭　休克后期如出现DIC和MODS，除采取一般的治疗外，还应针对不同器官的功能衰竭，采取相应的治疗措施，如出现急性心力衰竭时，除减少补液外，还需采取强心、利尿并适当降低前后负荷；如出现ARDS时，则应用呼气末正压通气治疗，以改善呼吸功能，如出现肾衰竭，则应尽早进行利尿和透析治疗等。

3. 心理护理

（1）患者突然遭受事故的打击，会产生恐惧、痛苦等情绪，急救人员需要先稳定其情绪，快速护理伤口，给予其鼓励及支持，告知各项治疗护理的必要性及疾病的转归过程，减轻其心理负担，增加患者的信任感，进而消除其不良情绪，提高配合度。同时掌握休克患者心理护理的时机很重要，因为只有患者意识清楚时（休克早期或好转后）才有可能接受心理护理。

（2）对输血存在焦虑或疑惑的患者或家属，应及时予以输血相关知识宣教。告知其输血的重要性以及可能发生不良反应的应对处理。

（3）对于妇产科疾病如异位妊娠破裂、子宫破裂等导致低血容量性休克的患者，应予共情护理，对患者的情绪表示理解，同时给予及时的安抚。并且应当指导家属陪伴及安慰患者，给予患者心理及社会支持，避免患者再发损伤。

第三节 · 心源性休克

心源性休克（cardiogenic shock）指心脏泵血功能衰竭而引起的休克，是由于心脏排血功能障碍，不能维持其最低限度的心排血量，导致血压下降，重要脏器和组织供血严重不足，引起全身性微循环功能障碍，从而出现以缺血、缺氧、代谢障碍及重要脏器损害为特征的病理生理过程。它可以是严重的心律失常及任何心脏病的末期表现，但急性心肌梗死是引起心源性休克最常见的病因，约占所有心源性休克的 80%。在急性心肌梗死中，心源性休克发生率在 5%~10%，由于再灌注治疗的进步，心源性休克的发生率有所下降；心源性休克一旦发生，若不及时治疗则病死率可达 80% 以上。因此，早期识别及早期干预尤其重要。

一、护理评估

【病因】

心源性休克由于心肌受损致心排血量降低，常见于：

1. **心肌收缩力降低** 最常发生于大面积心肌梗死、急性心肌炎及各种心脏病的终末期。

2. **心脏射血功能障碍** 大面积肺栓塞、乳头肌或腱索断裂、瓣膜穿孔、严重主动脉瓣或肺动脉瓣狭窄等。

3. **心室充盈障碍** 急性心脏压塞、快速性心律失常、严重左或右心房室瓣狭窄、主动脉夹层等。

【临床表现】

1. **心源性休克的两个主要特征**

（1）血压明显降低　心源性休克收缩压常在 90mmHg 以下。

（2）全身低灌注　由于心排血量持续性降低，组织脏器有效灌注量减少，可出现相应的表现。①脑部症状：如意识障碍，轻者烦躁或淡漠，重者意识模糊，甚至昏迷。②心肺症状：表现为心悸、呼吸困难。③肾脏症状：少尿或无尿，通常尿量在 20mL/h 以下。④消化道症状：可有肠梗阻表现。⑤周围血管灌注不足及血管收缩：可见皮肤苍白甚至花斑、湿冷、发绀等，同时还有原发病的症状，如急性心肌梗死、重症心肌炎、肺栓塞等可有胸痛。在主动脉夹层时有胸背部疼痛。重症心肌炎还可有上呼吸道感染症状，如发热、恶寒、寒战等。

2. 分期

按临床表现将心源性休克分为三期。

（1）休克早期　机体处于应激状态，儿茶酚胺大量分泌入血液，交感神经兴奋性增高，患者常表现为烦躁不安、精神紧张和恐惧，但神志清楚，面色或皮肤稍苍白或轻度发绀，大汗、心率增快，也可有恶心、呕吐，血压可正常或轻度增高或稍低，脉压变小，尿量减少。

（2）休克中期　休克早期没有及时纠正，休克症状进一步加重而进入休克中期。患者表情淡漠，反应迟钝，意识模糊，全身无力，脉搏细速或不能扪及，心率超过120次/分，收缩压<80mmHg，面色苍白发绀，皮肤湿冷、发绀或出现花斑，尿量更少，<17mL/h或无尿。

（3）休克晚期　休克进一步发展进入休克晚期，可出现弥散性血管内凝血和多器官功能衰竭的症状，前者可引起皮肤黏膜和内脏广泛出血，后者可出现急性肾、肝和脑等重要脏器功能障碍或衰竭的相应症状。

【辅助检查】

1. 心电图　是最为方便和普及的检查和诊断手段之一，急性心肌梗死患者心电图有其特征性改变，可见 T 波增高，S-T 段弓背样抬高、异常 Q 波、QS 波及相关的心律失常，对判断心肌梗死是必需的。

2. 血液检查　心肌损伤标志物、心肌酶、B 型钠尿肽及肌钙蛋白 T 测定。

3. 超声心动图检查　有助于了解心室壁的运动情况及左心室功能。根据室壁运动异常的范围和程度可以推测心肌损害的程度，同时对诊断左心室壁破裂、室间隔穿孔及急性二尖瓣反流具有重要价值。这也是与其他原因引起的心源性休克相鉴别的重要手段。

4. X 线　能早期发现心脏衰竭和心脏扩大的迹象，也能显示左心衰竭引起肺水肿时的改变。

5. 冠状动脉造影　可明确冠状动脉闭塞的部位。对急性 ST 段抬高型心肌梗死（STEMI）合并心源性休克患者，不论发病时间，也不论是否曾进行溶栓治疗，均应紧急做冠状动脉造影。

6. 血流动力学监测　中心静脉压（CVP）有助于鉴别休克病因，心源性休克时 CVP 通常是增高的；肺毛细血管楔压（PCWP）有助于了解左心室充盈压并指导补液，心源性休克患者常升高；心排血量（CO）及心脏指数（CI）有助于了解心脏功能状态。CI < 2.0L/（min·m^2）提示心功能不全，CI < 1.3L/（min·m^2）同时伴有周围循环血容量不足提示为心源性休克。

【心理社会评估】

心源性休克多发生于中老年人，多有心脏病病史。长期的疾病治疗对患者及家属均会存在经济压力和疾病倦怠。患者发生心源性休克后进一步加重了经济负担，病情的加重给患者及家属在照护上增加了一定难度甚至愧疚。对急性心肌梗死、主动脉夹层导致的心源性休克通常会出现胸部剧烈疼痛，患者通常无法耐受，出现四肢厥冷、大汗、烦躁不安等表现。而家属看到患者疼痛难忍时也会出现着急、焦虑、紧张、难过等心理变化。

二、急救护理

【急救原则】

发生心源性休克患者应取半卧位，保持气道通畅、吸氧，建立静脉通路，给予镇静、抗心律失常、血管活性药物治疗，限制补液量，对症支持治疗，必要时可考虑应用心脏机械辅助循环装置，如主动脉内球囊反搏、体外膜肺氧合等治疗。

【护理措施】

1. 一般护理

（1）休息　绝对卧床休息，最好采用平卧位，合并心力衰竭者采取半卧位。保持环境安静，减少探视，防止不良刺激，解除焦虑。

（2）吸氧　鼻导管或者面罩给氧，3～5L/min，有利于提供最大的氧供而改善微循环。必要时进行机械通气，保障患者心肌氧的供应，减轻缺血。

（3）建立静脉通路　迅速建立静脉通路，应尽量选择留置针在左侧上肢穿刺，必要时开放两条静脉通道，方便抢救和急诊介入术中用药。

（4）留置导尿　观察每小时尿量，保持导尿管通畅，如患者每小时尿量<20mL，说明肾小球过滤不足；如每小时尿量>30mL，表示肾功能良好，肾脏灌注良好，是休克缓解的可靠指标。如果患者血压回升，而尿量仍然减少，应考虑急性肾衰竭，须及时处理。

（5）病情观察　密切观察患者意识、精神状态、生命体征、面色及有无出冷汗、四肢末梢发凉等情况，监测CVP及PCWP变化并做好记录，为适时采取治疗措施，避免猝死提供客观资料。心源性休克患者，血压变化是最重要的指标，应及时（每5～15min）进行血压监测并记录，10min内床旁快速做12或18导联心电图，除颤仪应随时处于备用状态。

2. 护理要点

（1）适当补充血容量　20%心源性休克患者存在相对的低血容量，在无急性肺水肿的前提下，应使用等渗溶液扩容，密切观察心率、血压、CVP，听诊肺部，观察疗效。估计有血容量不足或CVP及PCWP降低时，用右旋糖酐-40或5%～10%葡萄糖注射液静脉滴注，输液后如CVP>18cmH$_2$O，PCWP>15～18mmHg则应停止。右心室梗死时，中心静脉压升高则未必是补充血容量的禁忌证。

（2）药物治疗　在纠正心源性休克的同时，应积极寻找病因，针对病因进行治疗。药物治疗是心源性休克的关键措施，药物包括正性肌力药物和升压药物。小剂量多种药物联合使用比大剂量药物单独使用效果更好。使用过程中应根据血流动力学监测情况调整用量，避免药物过量。①多巴胺：治疗心源性休克一线药物，应避免剂量超过 15μg/（kg·min），可联合二线药物如去甲肾上腺素。②去甲肾上腺素：治疗心源性休克的二线药物，用于多巴胺剂量 > 10μg/（kg·min）仍无效时，可作为一线药物，尤其适用于严重低血压（收缩压 < 80mmHg）。使用剂量不超过 3μg/（kg·min）。③多巴酚丁胺：治疗心源性休克的二线药物，尤其适用于外周阻力升高时。应避免剂量超过 15μg/（kg·min）。④血管升压素：用于儿茶酚胺敏感性降低的较长期休克，可提高儿茶酚胺敏感性。使用剂量不超过 0.10IU/（kg·min）。⑤利尿药：既可降低循环负荷，又可保护肾脏，有心力衰竭时，可静脉注射呋塞米 20～40mg。

（3）再灌注治疗 主要用于急性心肌梗死早期，起病 3～6h 最多在 12h 内使闭塞的冠状动脉再通，心肌得到再灌注，濒临坏死的心肌可能得以存活或使坏死范围缩小，减轻梗死后心肌重塑，改善预后，是一种积极的治疗措施。包括溶栓治疗和经皮冠状动脉介入治疗。

（4）机械循环支持治疗 心源性休克的机械辅助治疗包括主动脉内球囊反搏术、左心室辅助装置、体外膜肺氧合等。当心源性休克患者药物反应欠佳时，应考虑机械辅助治疗，而不是增加其他药物联合用药。

（5）镇静镇痛 对伴有疼痛的患者遵医嘱给予吗啡、哌替啶、硝酸甘油及 β 受体阻滞药，可扩张血管、降低心脏负荷、改善心肌缺血、降低氧耗等。在应用镇痛药的同时，可酌情应用镇静药如地西泮、苯巴比妥等，既可加强镇痛药的疗效，又能减轻患者的紧张和心理负担。

（6）纠正酸中毒及电解质紊乱 酸中毒可抑制心肌收缩力，使血管对升压药物不敏感，易诱发心律失常。

（7）肾上腺皮质激素 通过稳定溶酶体膜而缩小心肌梗死面积，改善血流动力学，改善微循环及心脏传导功能，增加心排血量。在严重休克时可短期大量应用。心肌保护药能量合剂和极化液对心肌具有营养支持和防止严重快速性心律失常的作用。

（8）紧急电复律 指征为：①心绞痛发作或急性心肌梗死伴有明显血流动力学障碍的心房颤动、室上性心动过速；②阵发性室上性心动过速、预激综合征伴快速性室上性心动过速药物治疗或选用药物有困难时；③持续性室性心动过速、心室扑动或颤动。

3. 心理护理 专人护理陪伴患者，允许患者表达内心感受，给予心理支持，鼓励患者树立战胜疾病的信心。告知患者病情的任何变化都在医护人员的严密监护下并能得到及时的治疗，最终会转危为安，以缓解患者的恐惧心理。简明扼要地解释疾病过程与治疗配合，说明不良情绪会增加心肌耗氧量而不利于病情的控制。医护人员工作应紧张有序，避免因忙乱而带给患者不信任感和不安全感。将监护仪的报警声尽量调低，以免影响患者休息，增加患者的心理负担。

第四节 · 感染性休克

感染性休克（septic shock），是指在脓毒症基础上出现持续性低血压，进行液体扩容后仍无法好转，出现机体对宿主-微生物应答失衡的表现，是严重脓毒症的一种临床类型。感染性休克常有严重感染的病史，尤其注意急性感染、近期手术、创伤、器械检查以及传染病流行病史。当有广泛非损伤性组织破坏和体内毒性产物吸收时也易发生感染性休克。

一、护理评估

【病因】

感染性休克是细菌、真菌、病毒和立克次体等病原微生物的严重感染所致，常见病因包括：

1. **革兰阴性（G^-）杆菌** 如大肠埃希菌、铜绿假单胞菌、变形杆菌、痢疾杆菌引起的脓毒症、胸膜炎、化脓性胆管炎等。

2. **革兰阳性（G^+）球菌** 如金黄色葡萄球菌、肺炎球菌等引起的脓毒症、中毒性肺炎等。

3. **病毒及其他致病微生物** 汉坦病毒、乙型脑炎病毒、立克次体、衣原体等感染也可引发休克。

【临床表现】

1. **按临床表现分为三期**

（1）休克早期 表现为患者精神萎靡或烦躁，寒战，高热，心率增快，呼吸加速，血压正常或偏高，脉压变小，通气过度，四肢暖，尿量正常或减少，血氧正常和呼吸性碱中毒，其中过度通气是识别休克早期的重要依据。

（2）休克中期 表现为患者神志呈嗜睡状，脉搏减弱，呼吸浅快，皮肤湿冷、发绀，血压进行性下降，毛细血管再充盈时间延长大于3s，少尿或无尿，出现低氧血症和代谢性酸中毒。

（3）休克晚期 表现为患者神志呈昏迷状，持续低心排血量，持续严重低血压或测不出，皮肤黏膜有瘀斑或皮下出血，严重内环境紊乱，对扩容和血管活性药物不起反应。

2. **分型**

（1）低动力型休克 又称为低排高阻型休克，见于革兰氏阴性菌引起的感染性休克或休克晚期，临床常见。其病理生理特点为外周血管收缩，阻力增高，微循环淤滞，毛细血管通透性增高，渗出增加。造成血容量和心排血量减少。因皮肤湿冷，故又称为冷休克。

（2）高动力型休克 又称为高排低阻型休克，见于革兰氏阳性菌引起的休克早期，临床较为少见。其病理生理特点为外周血管扩张，阻力降低，心排血量正常或增高,有血流分布异常和动-静脉短路开放增加,存在细胞代谢障碍及能量合成不足。因皮肤比较温暖、干燥,故又称暖休克。病情加重时,暖休克最终可转为冷休克。

两种类型的感染性休克其临床表现各不相同,见表12-4-1。

表12-4-1 感染性休克的临床表现

临床表现	低动力型(冷休克)	高动力型(暖休克)
意识	躁动、淡漠、嗜睡、昏迷	清醒
皮肤色泽	苍白、发绀或花斑	潮红或粉红
皮肤温度	湿凉或冷汗	温暖、干燥
脉搏	细数或不清楚	乏力、慢,可触及
脉压	<30mmHg	>30mmHg
毛细血管充盈时间	延长	1~2s
尿量	<25mL/h	>30mL/h
病因	多见于G^-杆菌感染	多见于G^+菌感染

【辅助检查】

1. **血常规** 白细胞增多(白细胞计数>$12×10^9$/L);白细胞减少(白细胞计数<$4×10^9$/L);白细胞计数正常,但幼稚白细胞总数超过10%。

2. **微生物培养** 在不显著延迟启动抗菌药物治疗的前提下,推荐常规进行微生物培养。研究表明,在抗菌药物治疗开始之前先采样培养与改善预后有关。如果能及时采样,则先采集血样进行培养;如果不能马上获得标本,尽快启动抗菌药物治疗。患者的标本来源包括血液、脑脊液、尿液、伤口、呼吸道分泌物及其他体液,一般不包括有创操作的标本来源。如果临床检查明确提示感染部位,则不需要对其他部位进行采样(除血样外)。对于留置静脉导管超过48h感染部位不明的患者,建议至少进行需氧瓶和厌氧瓶两组血培养。对于怀疑导管感染的患者,建议一组血标本经皮穿刺抽取,一组血标本由每个血管通路装置分别抽取。

3. **感染生化标志物**

(1)血清C反应蛋白(CRP) 是一种与肺炎链球菌非特异性菌体的多糖成分C多糖发生凝集反应并于急性感染时出现的蛋白质,当机体处于应激状态下,IL-6、IL-1、TNF-α等炎性因子可诱导肝细胞合成CRP。在正常人血清中,CRP含量极微,通常不超过5mg/L,并在人体内长期保持稳定。大多数细菌感染均可引起血清CRP水平明显升高,在感染发生后6~8h开始升高,于24~48h达高峰,比正常值高几百倍甚至上千倍,升高幅度与感染程度呈正相关。在疾病治愈后,1周内可恢复正常。病毒感染时,CRP常不增高。可将CRP作为细菌性感染与病毒性感染鉴别诊断的首选指标。此外,由于在炎症恢复期CRP水平下降速度快,也可用此特性来评价抗生素治疗效果。

（2）降钙素原（procalcitonin，PCT） PCT 是血清降钙素的前肽物质，在正常生理情况下，由甲状腺滤泡旁细胞（C 细胞）分泌产生。健康人血液中的 PCT 浓度非常低，小于 0.05ng/mL。感染发生时降钙素原升高与感染程度呈正相关，而局部感染患者 PCT 一般不升高或仅轻度升高，因此，也可将其作为判断细菌性感染的良好指标。此外，病毒性疾病时 PCT 不增高或仅轻度增高，一般不超过 1~2ng/mL，PCT 鉴别病毒性疾病的敏感性和特异性均高于传统标志物（如 C 反应蛋白、白细胞、红细胞沉降率等）。

4. 动脉血气分析 休克时可因肺换气不足，出现体内二氧化碳聚积致 $PaCO_2$ 明显升高；相反，如患者原来并无肺部疾病，因过度换气可致 $PaCO_2$ 较低；若 $PaCO_2$ 超过 45~50mmHg 时，常提示肺泡通气功能障碍；PaO_2 低于 60mmHg，吸入纯氧仍无改善者则提示动脉低氧血症（氧合指数<300mmHg）；动脉血 pH 正常为 7.35~7.45。通过监测 pH、碱剩余、缓冲碱和标准碳酸盐的动态变化有助于了解休克时酸碱平衡的情况。碱缺失可反映全身组织的酸中毒情况，反映休克的严重程度和复苏状况。

5. 血流动力学变化 低血压（成人收缩压下降超过 40mmHg 或低于年龄段正常值的 2 个标准差）。

6. 组织灌注指标 高乳酸血症（乳酸>1mmol/L）、毛细血管再灌注能力降低或瘀斑形成。

7. 器官功能障碍指标 动脉低氧血症（氧合指数<300mmHg）、血肌酐上升（血肌酐>44.2μmol/L）、凝血功能异常、血小板减少（血小板计数<100×10^9/L）、高胆红素血症（血浆总胆红素>70μmol/L）、急性少尿。

【心理社会评估】

感染性休克患者常有严重感染的病史，多由急性感染、近期手术、创伤等疾病进展导致。疾病的恶化使患者容易出现焦虑、沮丧，对感染病灶的控制、疾病的预后、长期治疗费用存在担忧。患者及家属对感染病灶、感染炎性指标较为敏感，当感染指标出现恶化时会更担心病情进一步加重，对治疗方案、治疗效果存在质疑，甚至对医护人员存在不信任感。

二、急救护理

【急救原则】

感染性休克的病理生理变化比较复杂，治疗也比较困难。首先是病因治疗，原则是在休克未纠正以前，应着重治疗休克，同时治疗感染。在休克纠正后，则应着重治疗感染。一般采用初始经验性治疗控制感染，并清除感染源，同时积极液体复苏，使患者在最初 6h 内能达到以下标准：CVP 达到 8~12mmHg；平均动脉压≥65mmHg；尿量≥0.5mL/（kg·h）；中心静脉或混合静脉氧饱和度≥70%。同时应用血管活性药物，必要时应用正性肌力药物以及输血治疗，并根据病情使用激素治疗。

【护理措施】
1. 一般护理
(1) 休息与活动　卧床休息，根据病情采取舒适体位，定时翻身。保持环境安静，减少探视，防止不良刺激，解除焦虑。
(2) 吸氧　鼻导管或者面罩给氧，根据血气分析结果选择合适的给氧方式。必要时行机械通气，减轻缺氧，改善患者微循环。注意监测血氧饱和度、末梢血液循环情况等，维持血氧饱和度≥95%。
(3) 建立静脉通路　迅速建立静脉通路，保障给药途径通畅。必要时可开放两条静脉通道，或行中心静脉置管并同时监测 CVP。
(4) 正确采集标本　在抗生素使用前进行细菌学标本的采集，并及时送检。已知局部感染病灶者，可采集局部分泌物或穿刺抽取脓液进行细菌培养。全身脓毒血症者，在寒战、高热发作时采集血标本检出率更高。
(5) 病情观察　详细记录 24h 出入量以作为治疗的依据。每 15~30min 测体温、脉搏、呼吸、血压 1 次。观察意识表情、面唇色泽、皮肤肢端温度、瞳孔及尿量。若患者从烦躁转为平静，淡漠迟钝转为对答自如；唇色转红，肢体转暖；尿量 > 30mL/h，提示休克好转。

2. 护理要点
(1) 补充血容量　此类患者休克的治疗首先以输注平衡盐液为主，配合适当的胶体液、血浆或全血，恢复足够的循环血量。一般应做中心静脉压监测维持正常 CVP 值，同时要求血红蛋白 > 100g/L，血细胞比容在 30%~35%，以保证正常的心脏充盈压、动脉血氧含量和较理想的血黏度。感染性休克患者，常有心肌和肾受损，故也应根据 CVP 值，调节输液量和输液速度，防止过多的输液导致不良后果。
(2) 控制感染　主要措施是应用抗菌药物和处理原发感染灶。推荐抗菌药物在入院后或判断脓毒症以后尽快使用，最佳使用时间应在 1h 内，延迟不超过 3h。抗菌药物的尽早使用对脓毒症或感染性休克患者的预后至关重要。在出现脓毒症或感染性休克的情况下，延迟应用抗菌药物将增加病死率。可根据临床判断最可能的致病菌种应用抗菌药物，或选用广谱抗菌药物。如腹腔内感染，多数情况下以肠道的多种致病菌感染为主，可考虑选用第三代头孢菌素，如头孢哌酮钠、头孢他啶，加用甲硝唑、替硝唑等，或加用青霉素或广谱抗生素等。已知致病菌种时，则应选用敏感且较窄谱的抗菌药物。原发感染病灶的存在是发生休克的主要原因，应尽早处理，才能纠正休克和巩固疗效。对于大多数严重感染的患者而言，治疗持续 7~10 天是足够的。对于临床改善缓慢、感染源难以控制、金黄色葡萄球菌相关的菌血症、某些真菌、病毒感染及免疫缺陷患者，可长时程（>10 天）使用抗菌药物。
(3) 纠正酸碱平衡　感染性休克的患者，常伴有严重的酸中毒，且发生较早，需及时纠正。一般在纠正、补充血容量的同时，经另一静脉通路滴注 5%碳酸氢钠注射液，并根据动脉血气分析结果调整用量。

（4）心血管活性药物的应用护理　经补充血容量、纠正酸中毒而休克未见好转时，应采用血管扩张药物治疗，例如山莨菪碱、多巴胺等或者合用间羟胺、去甲肾上腺素，或去甲肾上腺素和酚妥拉明的联合应用。感染性休克时，心功能常受到损害。改善心功能可给予强心苷、β受体激动剂多巴酚丁胺。用药过程中及时根据血压变化动态调节输注速度。

（5）皮质激素治疗护理　糖皮质激素能抑制多种炎症介质的释放和稳定溶酶体膜，缓解全身炎症反应综合征。但应用限于早期，用量宜大，可达正常用量的10～20倍，维持不宜超过48h。用药过程中应密切观察有无急性胃黏膜损害和免疫抑制等严重并发症的发生。

3. 心理护理　感染性休克患者常有严重感染的病史，疾病长期的治疗使患者及家属难免存在焦虑抑郁情绪甚至对治疗方案、治疗效果存在质疑。要求护士在抢救休克过程中，做到情绪稳定，技术熟练，以取得患者的充分信任。给予适当的陪伴及心理安慰，告知各项治疗护理的必要性及疾病的转归过程，耐心解答他们的问题，消除他们内心的恐惧与疑虑，减轻其心理负担。让患者及家属对医护人员产生信任，积极配合治疗。

第五节 · 过敏性休克

过敏性休克（anaphylactic shock）是由于一般对人体无害的特异性变应原作用于过敏患者，导致以急性周围循环灌注不足为主的全身性速发型变态反应。除引起休克的表现外，常伴有喉头水肿、气管痉挛、肺水肿等征象。如不紧急处理，常导致死亡。

一、护理评估

【病因】

引起过敏性休克的病因或诱因变化多端，以药物与生物制品常见，主要包括以下几类：

1. **药物**　如抗生素（青霉素、头孢菌素、两性霉素B）、局部麻醉药（普鲁卡因、利多卡因）、诊断性制剂（碘化X线造影剂）、职业性接触的化学制剂（乙烯氧化物）等。其中最常见者为青霉素过敏。

2. **异种（性）蛋白**　内分泌激素（胰岛素、抗利尿激素）、酶（糜蛋白酶、青霉素酶）、抗毒素血清、职业性接触的蛋白质（橡胶产品）、其他生物制剂等。

3. **食物**　蛋清、牛奶、坚果、海产品、巧克力、芒果等。

4. **毒液**　蚂蚁、蜜蜂、大胡蜂、黄蜂等昆虫蜇伤接触毒素。

5. **其他**　花粉浸液（豚草、树）、体内封闭组织的逸出（眼的玻璃体、精液）等。

【临床表现】
（1）患者发生过敏性休克后，身体各个系统均可出现不同的症状，主要临床表现如下：
① 呼吸系统症状：由喉头或支气管水肿与痉挛引起的呼吸道阻塞是本病较为常见的表现，也是最重要的死因。患者表现为喉头堵塞感、胸闷、气急、呼吸困难、窒息感、发绀等。
② 循环衰竭症状：如心悸、苍白、出汗、脉速而弱、四肢厥冷、血压下降与休克等。
③ 神经系统症状：如头晕、乏力、眼花、神志淡漠或烦躁不安、大小便失禁、抽搐、昏迷等。
④ 消化道症状：如恶心、呕吐、食管梗阻感、腹胀、肠鸣、腹绞痛或腹泻等。
⑤ 皮肤黏膜症状：是过敏性休克最早且最常出现的征兆，包括一过性的皮肤潮红、周围皮痒、口唇、舌部及四肢末梢麻木感，继之出现各种皮疹，重者可发生血管神经性水肿。还可出现打喷嚏、水样鼻涕、刺激性咳嗽、声音嘶哑等。
（2）患者接触变应原后迅速发病，按症状出现距变应原进入的时间不同，临床可分为两型：
① 急发型过敏性休克：休克出现于变应原接触后 0.5h 之内，占 80%~90%，多见于药物注射、昆虫螫伤或抗原吸入等途径。此型往往病情紧急，来势凶猛，预后较差。
② 缓发型过敏性休克：休克出现于变应原接触后 0.5h 以上，长者可达 24h 以上，约占 10%~20%。多见于服药过敏、食物或接触物过敏。此型病情相对较轻，预后亦较好。

【辅助检查】
过敏性休克的诊断与治疗一般不需影像学检查等辅助检查。除常规心电图检查外，辅助检查主要用于评估反应的严重程度，或在诊断不详时用于支持诊断或鉴别诊断。
（1）血常规检查。
（2）血液生化指标　测定血电解质（电解质异常可导致休克或由休克引起）、肝肾功能、淀粉酶、心肌酶谱、凝血功能、血乳酸等。
（3）氧合情况　动脉血气分析或混合静脉血气分析（测量氧合、通气、酸碱状态），血氧饱和度监测等。
（4）尿液分析与监测。
（5）过敏原测定　患者康复期可进行变应原测定，避免因再次接触过敏物质而出现过敏性休克。
（6）其他检查　床边 X 线检查、床边超声和超声心动图等检查。

【心理社会评估】
过敏性休克患者多因特异性变应原作用于过敏患者引起，对自身变应原的认知存在一定不足。病情突然、变化快，随时都有可能发生生命危险。患者因担心疾病预后而出现不同程度的焦虑、紧张等心理变化，迫切需要医护人员帮助。

二、急救护理

【急救原则】

一旦出现过敏性休克，立即脱离过敏物质，就地抢救，因为过敏性休克是闪电般的过程，发病急而凶险，但治疗后亦很快缓解，故应立即现场抢救。

【护理措施】

1. 一般护理

（1）立即脱离过敏原或停止输入可疑的过敏物质。如过敏性休克发生于药物注射之中，应立即停止注射，并可在药物注射部位之近心端扎止血带，视病情需要每15~20min 放松止血带一次防止组织缺血性坏死。如属其他变应原所致，应将患者撤离致敏环境或移去可疑变应原。

（2）立即取平卧位，松解领裤等扣带。如患者有呼吸困难，上半身可适当抬高，或取休克卧位；如意识丧失，应将头偏向一侧，以防舌根后坠堵塞气道；清除口、鼻、咽、气管分泌物，畅通气道，面罩或鼻导管吸氧（高流量）。严重喉头水肿需行气管切开术开放气道；严重而又未能缓解的气管痉挛，需予气管内插管和辅助呼吸。对进行性声音嘶哑、舌水肿、喘鸣、口咽肿胀的患者，推荐早期选择性插管。

2. 护理要点

（1）药物治疗　①肾上腺素：为首选药物。立即肌内注射 0.1%肾上腺素 0.3~0.5mg，如需要，可每隔 5~15min 重复 1 次。肾上腺素能使外周小血管收缩，恢复血管的张力和有效血容量；同时还能通过 β 受体效应缓解支气管痉挛，阻断肥大细胞和嗜碱性粒细胞炎性介质释放，是救治本症的首选药物。如心搏骤停，立即行心肺复苏术，并静脉注射肾上腺素 1mg，必要时每隔 3~5min 重复一次。静脉用药时需给予持续心电监测，防止高血压危象和室颤发生。②糖皮质激素：为常用药物。立即为患者在上肢建立两条静脉通道，用地塞米松 10~20mg 或氢化可的松 300~500mg 或甲泼尼龙 120~240mg 加入 5%~10%葡萄糖注射液 500mL 中静滴，或先用地塞米松 5~10mg 静脉注射后，继以静脉滴注。③补充血容量：过敏性休克中的低血压常是血管扩张和毛细血管液体渗漏所致。对此，除使用肾上腺素等缩血管药物外，还需补充血容量以维持组织灌注。宜选用平衡盐液，先输入 500~1000mL，以后酌情补液。注意根据患者血压及中心静脉压等情况合理安排输液速度及补液量，输液速度不宜过快、过多，以免诱发肺水肿。④应用升压药：经上述处理后，血压仍低者，应给予升压药。常用多巴胺或去甲肾上腺素稀释后缓慢输注，最好使用输液泵控制输液速度，根据患者血压及时调整升压药物的浓度和速度，以防血压骤升骤降。用药过程中应注意观察生命体征、中心静脉压、每小时尿量，必要时监测动脉血压，关注药物不良反应，避免药物外渗引起局部组织坏死。⑤加用抗组胺药物：

如异丙嗪或苯海拉明等肌内注射。⑥钙剂：临床抗休克治疗常用的钙剂为葡萄糖酸钙，作为辅助治疗，维持神经肌肉的正常兴奋性，促进神经末梢分泌乙酰胆碱，增加毛细血管的致密性，降低通透性，缓解症状，常用于抗过敏性休克。⑦胰高血糖素：除肾上腺素外，胰高血糖素也可用于难治性过敏性休克的治疗，但临床证据源于病例报告，因而证据质量有限。⑧致敏原拮抗剂：病因治疗是抢救过敏性休克患者的一大重点，寻找致敏原是抢救的重中之重。充分了解致敏原后，可以通过了解致敏原作用机制，选择适当拮抗剂，抵消致敏原作用，以缓解过敏反应。如在处理罗库溴铵引起的过敏症状时，使用舒更葡萄糖钠注射液，可见过敏症状消失。⑨吸入β肾上腺素能药物：如有明显支气管痉挛，可以喷雾吸入0.5%沙丁胺醇溶液以缓解喘息症状。

（2）加强预防措施　用药前详细询问患者过敏史以及家族史等，对于儿童在首次输液时，应询问其父母的相关过敏情况，减少过敏发生的概率；医护人员在给患者用药时，应仔细核查患者的信息，避免用错药物导致过敏的现象；医护人员在药物注射之前应当对患者可能出现的不适症状进行提示，告知患者出现不适应当及时向值班护士反映。

（3）密切观察病情变化　用药过程中加强巡视，快速准确判断病情变化，就地处理。休克发生时密切观察记录患者的生命体征，关注患者的血压、体温、心率、血氧饱和度等数值，准确记录24出入水量，每小时尿量，给予心电监测，必要时进行有创动脉血压监测，注意给患者保暖。同时注意观察患者皮肤黏膜过敏反应有无消退，呼吸道梗阻症状有无减轻等。

（4）防治并发症　过敏性休克可并发肺水肿、脑水肿、心搏骤停或代谢性酸中毒等，应准确识别，及时报告医生予以积极治疗。

3. 心理护理　患者在发生此类病症时，体验到濒死感，心理紧张，内心惧怕，患者家属也会有不同程度的焦虑，医护人员应该给予适当的陪伴及心理安慰，耐心解答他们的问题，消除他们内心的恐惧与疑虑，让患者可以用积极的心态接受治疗。同时重视健康宣教，向患者及家属详细讲解相关知识和用药的注意事项，使患者对过敏性休克的预防、治疗和护理有全面的了解，杜绝过敏的发生，也使患者及家属在过敏症状发生早期能及时采取正确有效的处理方法。

第六节　神经源性休克

神经源性休克（neurogenic shock）是指在创伤、剧烈疼痛等强烈刺激下，引起某些血管活性物质（如缓激肽、5-羟色胺等）释放增加，导致周围血管扩张、微循环淤血、全身有效循环血量突然减少而引起的休克。

一、护理评估

【病因】

1. **严重创伤、剧烈疼痛刺激** 如胸腹腔或心包穿刺时，周围血管扩张，大量血液淤积于扩张的微循环血管内，反射性的血管舒缩中枢被抑制，导致有效血容量突然减少而引起休克。

2. **麻醉、腔镜检查等** 在正常情况下，血管运动中枢不断发出冲动，传出的交感缩血管纤维到达全身小血管，维持血管一定的张力。当特殊操作或检查刺激引起血管运动中枢发生抑制，或传出的缩血管纤维被阻断时，小血管张力丧失致使血管扩张，外周阻力降低，大量血液聚集在血管床，回心血量减少，血压下降，出现休克。

3. **药物** 许多药物可破坏循环反射功能而引起低血压休克，如盐酸氯丙嗪（冬眠灵）、安宁、降血压药物（神经节阻滞剂、肾上腺素能神经元阻滞剂和肾上腺受体拮抗剂）以及麻醉药物（包括全麻、腰麻、硬膜外麻醉），均可阻断自主神经，使周围血管扩张，血液淤积，发生低血压休克。尤其当患者已有循环功能不足因素存在时，应用上述药物更易出现低血压。

【临床表现】

1. **神经源性休克的临床表现** 主要为神经系统及循环系统症状。

（1）神经系统症状 为最开始出现的症状，常表现为头晕、乏力、眼花、神志淡漠，部分患者出现烦躁不安、大小便失禁、抽搐、昏迷等。

（2）循环系统症状 如心悸、面色白、出汗、脉速而弱、四肢厥冷、血压下降与休克等。

（3）其他症状 如恶心、呕吐、四肢湿冷、黏膜苍白或发绀等。

2. **神经源性休克的特点**

（1）病史 有引起神经源性休克的病因，如剧烈疼痛与精神创伤、药物（麻醉药、催眠药）、麻醉（脊髓、蛛网膜下腔麻醉、硬膜外麻醉）、穿刺（脑室、脑腔、心包、腹腔）等。

（2）有休克的临床表现。

【辅助检查】

（1）除常规心电图检查外，CT或MRI检查可以明确脑部或脊髓损伤。

（2）有创血压和中心静脉压监测可以明确休克的严重程度。

【心理社会评估】

神经源性休克患者多由创伤、剧烈疼痛等强烈的刺激引起，病情突然、变化快，随时都有可能发生生命危险。患者及家属因担心疾病预后而出现不同程度的焦虑、紧张、抑郁等心理变化。

二、急救护理

【急救原则】

神经源性休克发生常极为迅速，具有很快逆转的倾向，大多数情况下不发生危及生命的、持续严重的组织灌注不足。急救原则以及时去除病因、改善缺氧、抗休克治疗为主，同时给予合理镇静镇痛。

【护理措施】

1. 一般护理

（1）去除病因　停用致休克药物（如巴比妥类、神经节阻滞抗高血压药等）；脊髓损伤者，外科固定脊髓、骨折部位，以防进一步损伤；剧痛可给予吗啡、盐酸哌替啶等镇痛。

（2）改善缺氧　给予去枕平卧位或休克卧位，以增加回心血量，增加脑部血供。如有意识不清，应将头偏向一侧，以防止舌根后坠堵塞气道，保持呼吸道畅通，应用鼻塞或面罩吸氧，保证患者各脏器功能。密切观察患者面色、黏膜颜色、呼吸及血氧饱和度变化，了解患者呼吸功能及缺氧情况，避免呼吸衰竭或ARDS发生。

2. 护理要点

（1）药物治疗　①肾上腺素：为首选药物。立即肌内注射肾上腺素。严重病例可以使用肾上腺素稀释于葡萄糖注射液中静脉给药。静脉用药时需给予持续心电监测，严密观察药物不良反应如心悸、头痛、眩晕、呕吐、心律失常、室颤的发生。②补充有效血容量：迅速建立静脉通道，补充血容量，常用的晶体液为乳酸林格液、生理盐水、平衡盐液、5%葡萄糖氯化钠注射液等，胶体液为右旋糖酐-40、中分子量羟乙基淀粉。一般先快速静脉滴注晶体液500~1000mL，以后根据血压情况调整。输注过程中需严格监测各项血流动力学指标，以及电解质和血浆渗透压的变化，根据患者情况合理安排补液速度及补液量。③应用镇痛、镇静药物：由于剧烈疼痛引起的休克需要应用镇痛药物，可用吗啡5~10mg静脉入壶或肌注，哌替啶（杜冷丁）50~100mg肌注；情绪紧张患者应给予镇静药物如地西泮10mg肌注，或苯巴比妥钠0.1~0.2g肌注。④糖皮质激素：可给予地塞米松静脉入壶或氢化可的松溶于5%葡萄糖注射液500mL中静滴，改善微循环，提高机体的应激能力。⑤应用血管活性药物：经上述处理后血压仍低者，应给予缩血管药。一般常用多巴胺或间羟胺，维持收缩压在80mmHg以上。待休克好转后，逐渐减量至停药。用药时应严格查对药物的名称、用法及用量，以保证用药准确、无误。药物从低浓度慢速度开始，最好用输液泵来控制滴速。根据患者血压及时调整药物的浓度和速度，以防血压骤升或骤降。用药过程中应注意观察生命体征，监测中心静脉压，准确记录24出入水量。关注药物不良反应，避免药物外渗引起局部组织坏死。停药时逐渐降低药物浓度、减慢速度后撤除以防突然停药引起血压较大波动。

（2）病情观察　休克发生时密切观察患者神经系统和循环系统症状，注意观察患者神志改变情况。记录患者的生命体征，关注患者的血压、体温、心率、血氧饱和度等数值，准确记录24出入水量，每小时尿量，给予心电监测。

（3）防治并发症　如脑水肿、心搏骤停或代谢性酸中毒等。

3. 心理护理　患者及患者家属担心预后会有不同程度的焦虑，医护人员应向患者及家属讲解各项治疗、护理措施的必要性及疾病的转归过程。给予适当的陪伴及心理安慰，耐心解答他们的问题，消除他们内心的恐惧与疑虑，让患者可以用积极的心态接受治疗。

参考文献

[1] 沈洪，刘中民. 急诊与灾难医学[M]. 北京：人民卫生出版社，2018.
[2] 李乐之，路潜. 外科护理学[M]. 北京：人民卫生出版社，2021.
[3] 李红霞，石多莲，邬丽满. 急诊急救护理[M]. 北京：中国医药科技出版社，2019.
[4] 陈翔宇，刘红升，向强，等. 创伤失血性休克中国急诊专家共识（2023）[J]. 中国急救医学，2023，43（11）：841-854.
[5] 曹钰，柴艳芬，邓颖，等. 中国脓毒症/感染性休克急诊治疗指南（2018）[J]. 感染、炎症、修复，2019，20（01）：3-22.
[6] 张文武. 急诊内科学[M]. 5版. 北京：人民卫生出版社，2019.
[7] 张紫薇，骆兵，葛卫红，等. EAACI与WAO严重过敏反应指南药物急救管理解读及证据分析[J]. 医药导报，2021，40（11）：1511-1516.
[8] 张晓雪，李婉莹. 过敏性休克的药物治疗[J]. 内蒙古医学杂志，2021，53（02）：175-176，179.
[9] 黄强，宋睿，郭常敏，等. 损伤控制复苏在急诊的运用[J]. 临床急诊杂志，2019，20（05）：412-415.

（彭　娟　唐丽春）

微信扫码

①微信扫描本页二维码
②添加出版社公众号
③点击获取您需要的资源或服务

第十三章 创伤急救护理

创伤是当今世界范围的普遍问题，是 45 岁以下人群的首要死因。创伤对人类的生存和健康已构成了巨大的威胁，所以对创伤的处理是否及时、正确，直接关系到患者的预后。随着我国经济的快速发展和社会进步，严重多发伤的病例增多，创伤的预防和救治受到了广泛关注与重视。

第一节 · 概述

创伤（trauma）有广义和狭义之分，广义的创伤是指由机械、物理、化学或生物等因素造成的机体损伤。狭义的创伤是指机械性致伤因素作用于机体造成的组织结构完整性破坏或功能障碍。

创伤往往为多部位、多脏器的多发性损伤，伤情复杂且危重，严重多发伤发生率高，死亡率高。因此，院前急救是否及时、正确，直接关系到患者的抢救及预后。

一、创伤的分类

（一）按致伤原因分类

1. **锐器伤** 如尖刀、剪刀、钢丝等锐器所致的组织损伤。刺伤的特点是：伤口小而深，可刺到深部体腔，伤及内脏，引起体腔穿孔并大量出血；刺入心脏可立即致死。

2. **钝挫伤** 因钝性暴力作用而引起的软组织闭合性损伤。钝挫伤的特点是：伤部肿胀、疼痛和皮下淤血，严重者可发生肌纤维撕裂和深部血肿，甚至内脏损伤。

3. **挤压伤** 人体肌肉丰富的肢体，受重物长时间挤压（一般在 1~6h 以上）造成一种以肌肉为主的软组织损伤。部分患者除局部病变外，还可发生挤压综合征，即以肌红蛋白尿和高钾血症为特征的急性肾功能衰竭及休克的病症。

4. **玻璃碎片伤** 因飞散的碎玻璃片击中人体而造成的损伤。特点：①受伤部位多，常伤及面、颈、手等部位，还可穿透较厚的衣服而致伤；②伤口小，因玻璃片细碎尖锐，所致伤口较小，但数量可能较多。

5. 火器伤 由枪、炮等用火药做动力的武器发射的投射物（枪、弹丸、炮弹等）所致的损伤，包括弹丸伤和弹片伤。

（二）按损伤部位是否与外界相通分类

1. 闭合性损伤 损伤部位不与外界相通，皮肤与黏膜组织完整，如扭伤、挫伤、挤压伤等。

2. 开放性损伤 损伤部位与外界相通，皮肤或黏膜损伤，如刺伤、切伤、火器伤等。

（三）按伤情严重程度分类

1. 轻度伤 主要是局部软组织伤，无生命危险，不需住院治疗者。

2. 中度伤 主要是广泛软组织伤、四肢长骨骨折及一般的腹腔脏器伤等，但一般无生命危险。

3. 重度伤 指危及生命或治愈后有严重残疾者，如严重休克，内脏伤而有生命危险者。

（四）按损伤部位分类

根据损伤的解剖部位可分为头颅伤、颌面部伤、颈部伤、胸部伤、腹部伤、骨盆部（或泌尿生殖系）伤、上肢伤和下肢伤。

二、创伤的病理生理

人体受到创伤后，可直接造成局部组织损伤，并引起一定的局部反应。如创伤较为严重，尤其是多发伤，则会引起全身性反应。不论是局部还是全身反应，本质上都是一种防御性反应，目的在于维持机体内环境的稳定。但在一定条件下，创伤反应也可能对人体产生不良的影响。

（一）局部炎症反应

1. 变质 创伤后局部发生各种变性和坏死，即变质。实质细胞可发生细胞肿胀、水样变、玻璃样变、脂肪变性、凝固性坏死或液化性坏死等，间质可发生胶原纤维、网织纤维、弹性纤维和基质的肿胀、断裂、溶解或纤维素样变性等改变。

2. 充血和渗出 创伤后微血管扩张和通透性增高，血浆外渗。

3. 增生 在致伤因子和组织崩解产物的刺激下，损伤局部出现细胞和间质的增生。增生的细胞主要为网状内皮细胞、成纤维细胞、血管内皮细胞和上皮细胞等。成纤维细胞和毛细血管的增生构成肉芽组织，以后转为纤维组织。肉芽组织和纤维组织的形成，常从炎症区的边缘开始，先在炎症组织与健康组织间建立一道屏障，以防止炎症扩散。

（二）全身应激反应

严重创伤可引起机体全身性的应激反应，其反应的严重程度与致伤因素、部位、年龄、性别、患者全身健康状况、救治的早晚及准确与否有关，创伤越重，反应越剧烈。

1. **神经内分泌系统的反应**　由于创伤的刺激、失血、失液、精神紧张等，可引起神经内分泌方面的变化。创伤后机体的原发性内分泌反应主要有三个系统。

（1）下丘脑-垂体系统　其中以促肾上腺皮质激素、糖皮质激素及抗利尿激素为主。

（2）交感神经-肾上腺髓质系统　以肾上腺素及去甲肾上腺素为主。

（3）肾素-血管紧张素-醛固酮系统　除此之外，还有其他内分泌方面的改变，如胰岛素及胰高血糖素。

2. **能量代谢反应**　创伤患者在经过一个短暂的"代谢休克期"后即进入高代谢期。常在伤后第三天出现高代谢反应，可持续14~21天。高代谢反应一般表现为心率加快，心排血量增加，外周循环阻力下降，血中白细胞增加，静息能耗增加，氧耗量增加，糖类、脂类和氨基酸的利用增加；糖代谢紊乱，糖原和脂肪分解加速，血糖升高；肌肉蛋白严重分解，尿氮丢失，血尿素氮升高，出现显著的负氮平衡。因此，高代谢状态若不控制，将发展成为多器官功能衰竭。

3. **免疫系统反应**　一般的创伤后，中性粒细胞增多与炎症反应一致，机体免疫功能变化不大。但严重创伤、出血、休克后，破坏的组织激活血管活性介质及活性裂解产物，导致异常炎性反应，抑制机体的免疫功能，尤其是细胞免疫功能，容易并发感染，促进多器官功能衰竭的发生发展。

三、创伤评分

院前创伤评分是指在事故现场或救护车上，急救人员对患者伤情严重程度迅速作出判断和评估的方法，主要用于现场分类。这类评分方法操作简单、实用，容易掌握，在出现大量伤者时可作为伤员分类、转送、收治参考；缺点是不够精确，不能作为研究、判断预后之用。

1. **创伤指数**（trauma index，TI）　是以解剖部位、创伤患者生理变化为主，各个创伤类型估计测算的分数相加，分数越高伤情越重。≤9分门诊治疗即可，为轻伤；10~16分为中度伤；≥17分为重伤，应收住院治疗；≥21分则病死率剧增；≥29分则80%在1周内死亡。具体评分内容见表13-1-1。

2. **院前分类指数**（prehospital index，PHI）　是在创伤现场准确区分重伤和轻伤的一种新的、简便可靠的创伤严重度分类评分法。用收缩期血压、脉搏、呼吸和意识等4项生理指标作为评分参数，每项记0~5分。总分0~3分者为轻伤，死亡率为0，手术率为2%；4~20分者为重伤，死亡率为16.4%，手术率为49.1%；

如有胸腹穿透伤，总分内另加 4 分。该指数使用方便，更有统计学依据。具体评分内容见表 13-1-2。

表 13-1-1 创伤指数（TI）

项目	记		分	
	1 分	3 分	5 分	6 分
受伤部位	四肢	躯干背部	胸或腹	头颈
损伤类型	撕裂伤	刺伤	钝伤	火器伤
血压/mmHg	外出血	70~100	50~70	<50
脉搏	正常	100~140 次/分	>140 次/分	触不到或<50 次/分
呼吸	胸痛	困难	窘迫	停止
意识	嗜睡	淡漠	浅昏迷	深昏迷

表 13-1-2 院前分类指数（PHI）

生理参数	评分参数	评分/分
收缩压/mmHg	>100	0
	86~100	1
	75~85	3
	<74	5
脉搏	55~119 次/分	0
	≥120 次/分	3
	≤50 次/分	5
呼吸	正常	0
	费力或表浅	3
	<10 次/分或需插管	5
意识	正常	0
	模糊或烦躁	3
	言语不可理解	5

3. CRAMS 记分法　包括循环、呼吸、胸腹、运动、语言 5 个参数，按照各参数表现评定为 0~2 分，共 3 级。CRAMS 评分总分值为 5 个项目相加的总和。9~10 分为轻度，7~8 分为重度，≤6 分为极重度。具体评分内容见表 13-1-3。

表 13-1-3 CRAMS 评分

项目	2 分	1 分	0 分
循环	毛细血管充盈正常和收缩压≥100mmHg	毛细血管充盈迟缓或收缩压为 85~99mmHg	毛细血管充盈消失和收缩压<85mmHg

续表

项目	2分	1分	0分
呼吸	正常	费力、浅或呼吸 > 35 次/分	无自主呼吸
胸腹	均无触痛	胸或腹部有压痛	连枷胸、板状腹、腹腔积血
运动	正常（能按吩咐动作）	对疼痛刺激有反应	对任何刺激均无反应
言语	正常（对答切题）	言语错乱，语无伦次	发音听不懂或不能发音

四、创伤现场急救的基本程序

创伤现场急救的基本程序包括以下三个方面。

1. **全面的护理体检** 首先处理直接威胁患者生命的伤情或症状，同时对患者进行细致全面的体查。推荐按照 ABCDE 的程序进行护理体检：

A—气道及颈椎保护（airway with simultaneous cervical spine protection）：检查患者的气道是否通畅，如果呼吸道不通畅，创伤患者应该使用保护颈椎的双手推举下颌法打开呼吸道，通气不能改善时，可行气管内插管、呼吸机辅助呼吸。

B—呼吸（breathing）：观察患者的呼吸，注意其频率和幅度。

C—循环（circulation）：检查患者脉搏的频率是否规则、有力，迅速判断有无心脏停搏。

D—神经系统（disability）：检查患者意识状态，如果意识不清要注意检查瞳孔大小与对光反射，如果意识清醒的患者，要比较两侧上、下肢的感觉和运动功能。

E—暴露与环境控制（exposure and environmental controls）：必要时移除患者的衣物，充分暴露后快速完成视、触诊，查看全身是否有创伤、淤青、肿块或压痛畸形等。

2. **急救护理措施的实施** 常规急救护理措施包括：取合理的体位、密切监测生命体征、保持呼吸道通畅、建立静脉通路、必要时协助医生进行包扎止血等。

3. **转运途中监护** 对患者进行现场初步处理后，应快速将患者转至医院。加强途中监护，确保患者安全搬动及转运。

五、创伤现场急救的护理内容

院外急救的主要内容包括两部分：现场心肺复苏和创伤的现场处理。

1. **现场心肺复苏** 各种严重创伤都可以导致呼吸、心搏骤停，现场人员应立即识别心搏骤停并立即行心肺复苏，这是挽救创伤患者生命的关键，如开展不及时或操作不正确，将会导致整个复苏抢救的失败。

2. **创伤的现场处理**

（1）迅速脱离危险环境。

（2）快速准确的伤情评估 注意意识及生命体征变化情况，迅速判断致命伤，尽早干预。

（3）保持呼吸道通畅　对有窒息的伤员要立即清理呼吸道，充分吸氧。必要时气管内插管或气管切开，行人工辅助呼吸。疑有颈椎损伤的患者应颈部制动，并在保护颈椎的同时开放气道。

（4）维持循环稳定　建立静脉通路，快速补充血容量，防休克。对于胸腹部活动性内出血尚未得到控制的患者，遵循"限制性液体复苏策略"。

（5）处理活动性出血　止血，必要时使用止血带。疑似骨盆骨折大出血，尽早使用骨盆固定带。

（6）骨折固定　固定方法有两种：一种是有夹板的固定；一种是无夹板时用躯干或健肢作支架进行固定。开放性骨折固定前必须以消毒敷料包扎伤口并止血，以减少伤口污染。

（7）封闭开放性气胸　胸部有开放性伤口，迅速用厚敷料严密封闭伤口，变开放性气胸为闭合性气胸。

（8）正确保存离断肢体　现场的离断肢体应用无菌敷料或干净的毛巾、衣服、布料等包裹后放入洁净的塑料袋内封口，周围放置冰块低温保存。

（9）组织转送患者　根据伤情轻重缓急有计划地进行转运，遵守就近原则。转送途中动作要轻快，搬运方法要正确。

第二节 · 颅脑损伤

颅脑损伤（craniocerebral injury）是一种常见的疾病，可因暴力直接或间接作用于头部引起，发生率约占全身损伤的17%~23%，而死亡率和致残率却居首位，其中重型颅脑损伤仍有大于20%的病死率，严重致残率大于50%，10%轻型颅脑损伤患者会遗留永久性神经功能障碍[1]。

一、护理评估

【病因】

多见于交通事故、坠落、跌倒以及工矿事故、各种锐器、钝器、火器、爆炸及自然灾害等情况下，头颅和脑组织遭受暴力而受到伤害，常与身体其他部位的损伤合并存在。颅脑损伤在原发性损伤后常常发生继发性损伤，如颅内血肿、脑水肿、急性颅内压增高等，严重者可发生脑疝并导致死亡。

【临床表现】

1. 头痛与恶心呕吐　头痛是颅脑损伤的常见症状，疼痛可局限于某一部位，多为着力部位，也可为全头部疼痛，呈间歇或持续性，伤后2周内最为明显。头痛可能与受伤时第四脑室的脑干呕吐中枢受到脑脊液的冲击、出血对脑膜的刺激或前庭功能受到刺激有关；如出现颅内压增高，头痛扩散到整个头部且剧烈，常伴有喷射性呕吐。

2. **意识改变** 意识障碍是颅脑损伤患者伤后最为常见的症状。意识障碍的持续时间及意识障碍程度反映颅脑损伤的严重程度。

脑震荡一般只有短暂的意识障碍，持续数秒至数分钟，一般不超过半小时。意识障碍是脑挫裂伤最突出的症状之一，可伤后立即发生，持续时间可由数分钟至数小时、数日、数月乃至持续性昏迷，与脑损伤的严重程度相关。目前临床上应用较为广泛的判断意识状态的方法为格拉斯哥昏迷分级评分法（Glasgow coma score，GCS），具体评分内容见表13-2-1。15分为意识清醒，8分以下为昏迷，最低3分。

表13-2-1 格拉斯哥昏迷分级评分法

睁眼反应	语言反应	运动反应
自发睁眼4分	回答正确5分	按吩咐动作6分
呼唤睁眼3分	回答错误4分	刺痛能定位5分
刺痛睁眼2分	答非所问3分	刺痛时躲避4分
无反应1分	唯有发音2分	刺痛时屈曲3分
	无反应1分	刺痛时过伸2分
		无反应1分

3. **生命体征的改变** 颅内压升高时，生命体征出现典型的改变，即脉搏慢、呼吸慢、血压高，但这种典型的表现较少见。一般的颅内压升高表现以血压升高为主，收缩压升高幅度大，脉压大。若早期出现呼吸抑制和节律紊乱，则是颅后窝血肿的表现；体温早期明显升高，常是下丘脑或脑干损伤的症状；伤后立即出现生命体征改变常是脑干损伤的征象。

4. **瞳孔和眼球运动的改变** 如一侧瞳孔突然散大且光反应消失提示脑疝发生，患者瞳孔散大之前有短暂的瞳孔缩小；如双侧瞳孔散大或缩小，或大小多变，形状不规整，提示脑干损伤；如一侧瞳孔对光反应迟钝或睫毛反射迟钝，为该侧动眼神经损伤的早期表现。广泛性脑损伤者可出现双眼同向偏斜、凝视或者双侧眼球分离，但变化缺乏特异性。

5. **神经系统定位体征** 若累及内囊基底节区，患者表现为对侧肢体运动及感觉损害，中枢性面瘫等；额颞叶损伤者容易出现认知障碍，表现为注意力不能持续集中，难以完成交谈、阅读，记忆力不同程度减退，学习兴趣及语言能力下降，分析和判断能力减弱；优势半球额颞叶广泛挫裂伤可导致语言中枢受损，出现运动性失语、感觉性失语、混合性失语等表现；若有双侧锥体束征，双下肢肌张力增加，腱反射亢进，病理反射阳性，则为脑干受压或颅后窝血肿所致。伤后早期没有表现的锥体束征，继后逐渐出现，同时伴有躁动和意识障碍加重者，常为颅内继发血肿的信号；若表现阵发性四肢强直、角弓反张，呈去大脑强直发作，提示脑干受损；若伤后出现单肢运动障碍、肌张力减低，可能为局限性脑皮质损伤。

6. **脑疝** 是指颅内压增高后，由于颅内各腔室间压力不均衡，以致推动某些部分的脑组织向靠近的解剖间隙移位，并引起危及患者生命的综合征。最常见的脑疝是小脑幕切迹疝和枕骨大孔疝。

7. **损伤严重程度分级**

（1）轻型脑损伤　单纯脑震荡，昏迷时间＜30min，轻度头痛、头晕症状，神经系统及脑脊液检查无明显异常，有或无颅骨骨折，GCS 评分为 13～15 分。

（2）中型脑损伤　轻度脑挫裂伤，昏迷时间＞12h，生命体征有轻度改变，有轻度神经系统症状，有或无颅骨骨折及蛛网膜下腔出血，GCS 评分为 9～12 分。

（3）重型脑损伤　广泛脑挫裂伤、脑干伤或颅内血肿，昏迷时间＞12h，意识障碍进行性加重或清醒后再度昏迷，生命体征有明显变化，有明显神经系统阳性体征，广泛颅骨骨折及蛛网膜下腔出血，GCS 评分为 6～8 分。

（4）特重型脑损伤　原发性创伤严重或伴有其他系统器官的严重创伤，创伤后深昏迷，去大脑强直或脑疝形成，双侧瞳孔散大，生命体征严重紊乱，呼吸困难或停止，GCS 评分为 3～5 分。

【辅助检查】

1. **头颅 X 线平片**　了解颅骨骨折的情况，颅内异物的大小、形态和数目，有无生理性或病理性钙化，颅骨缺损的大小、形状。

2. **CT 及 MRI**　有助于确定损伤的部位、性质及严重程度。CT 是目前最常用的检查手段，不仅可以检查出血及水肿的区域，还可以了解脑室受压、中线结构移位等情况。应用 CT 血管成像（CTA）可快速对创伤性颅脑损伤与大血管损伤进行诊断，对创伤不能解释的颅内出血、脑梗死进行有效的排查。CT 灌注成像（CTP）可快速探查脑血流动力学、脑灌注情况。磁共振成像（MRI）可作为 CT 的有益补充，有益于轴索损伤中灰白质交界和胼胝体中微小病灶的检出，但 MRI 检查时间较长，一般很少用于急诊颅脑损伤的诊断。

3. **腰椎穿刺**　可测量颅内压力，观察脑脊液性状，了解有无颅高压、蛛网膜下腔出血等情况。

4. **颅内压的监测**　可实时、动态、精准地反映颅内压的变化，指导治疗决策。

5. **经颅多普勒（transcranial Doppler，TCD）监测**　具有床旁操作、无创、实时监测的优势，根据颅脑创伤患者的脑血流速度、血流方向、血管阻力及调节功能，间接评估颅内压的情况。

6. **连续脑电图和诱发电位监测**　连续脑电图监测可实时动态反映患者的脑功能信息，早期提示患者的神经功能状态，具有 CT 等影像学检查不可比拟的优势。脑电波监测及结果分析对于判断颅脑损伤的程度和疾病预后均具有较为可靠的预测价值。

【心理社会评估】

脑损伤患者可出现不同程度的心理障碍，累及感觉、知觉、记忆等，患者在认识到自身的残疾后，有时会出现心理和行为的倒退，表现为对他人过多依赖，生活上自己能干的事，比如吃饭、上下床，也依赖陪护或者护士，参加康复训练不积极，不愿意出院。没有勇气带着残疾去独立面对社会，出院后也过多地依赖家庭和社会，缺乏积极独立生活的勇气。

二、急救护理

【急救原则】

对颅脑外伤伤员的抢救，应遵循"防治继发性脑损伤"的原则。提供充分的脑供氧和足够的脑灌注压，从而改善患者的预后。充分的复苏对于减少继发性脑损伤非常重要。

（1）保持呼吸道通畅，解除呼吸道梗阻。必要时建立人工气道，人工或机械辅助呼吸。

（2）建立静脉通路，预防低血容量，保证脑灌注压。

（3）头部及其他部位伤口应立即进行止血包扎。

（4）必要的全身检查，以便确定是否存在多发伤，确定优先处理的顺序。

（5）伤口再污染的防治和感染的早期预防，预防破伤风的发生。

【护理措施】

1. 现场救护

（1）迅速脱离危险环境。

（2）快速准确的伤情评估 注意意识及生命体征变化情况，尽快掌握致命伤，早期干预。

（3）保持呼吸道通畅 迅速对患者的呼吸道进行评估，保持呼吸道通畅，给氧，必要时用口咽通气管或鼻咽通气管、紧急气管内插管等，疑有颈椎损伤的患者应颈部制动，并在保护颈椎的同时开放气道。

（4）维持有效循环与脱水 快速建立静脉通路，补充血容量，补液过程中要预防加重脑水肿及监测肝肾功能的情况。

（5）安全转运过程的护理 ①确保患者保持合理的体位；②密切观察患者的病情变化。

（6）迅速转运伤员到就近有能力救治的医院，并注意保暖。

2. 院内救护

（1）一般护理 伤员入院后予以吸氧、心电监测，测定生命体征；嘱患者平卧，若伤情许可，宜将头部抬高15°～30°；建立静脉通道，予以抗休克或脱水治疗。

（2）专科护理 ①密切观察患者病情并记录：包括生命体征、意识和瞳孔变化，特别注意如有"二慢一高"现象，即呼吸、脉搏减慢，血压升高，提示颅内压增高。

患者出现病侧瞳孔先小后大，对光反射迟钝或消失，应警惕小脑幕切迹疝的发生。②保持呼吸道通畅：加强气道的管理，密切监测血气分析及血氧饱和度。③预防相关并发症：做好患者的会阴、皮肤护理，预防压力性损伤，做好气道管理，预防坠积性肺炎的发生。④用药护理：应用脱水药应注意水、电解质、酸碱平衡；避免药液外渗造成局部组织坏死；老年患者，注意观察尿量变化，防止肾衰竭的发生；控制液体的摄入量：短时间内大量饮水及过量过多的输液，会使血液流量突然增加，加剧脑水肿，增高颅内压；禁用吗啡、哌替啶镇静，防止诱发呼吸暂停，也影响病情观察；如有抽搐情况，可遵医嘱给予地西泮，使用后注意观察呼吸变化。⑤亚低温冬眠疗法：先进行药物降温，待自主神经被充分阻滞，患者御寒反应消失，进入昏睡状态后，方可加用物理降温措施。降温速度以每小时下降 1℃为宜，体温降至肛温 32~34℃，腋温 31~33℃较为理想。⑥尽快完善术前准备：对于需紧急手术的患者，做好术前准备。⑦颅脑术后无特殊禁忌患者，应根据护理常规或医生要求抬高床头 30°~45°，以利于脑部静脉回流，减少脑组织耗氧，从而减轻脑水肿，降低颅内压（Intracranial pressure，ICP）。严密观察患者术后体温的变化，将体温控制在 36~37℃。术后体温升高可使脑组织代谢增加，血流增加，加重脑水肿，使 ICP 增高。在 ICP 监测过程中注意预防颅内感染，做好引流管的护理，准确观察引流液的量及颜色。

第三节 · 胸部创伤

胸部的基本结构是骨性胸廓支撑保护胸腔内肺和心脏大血管等脏器，维持呼吸和循环功能的重要部位。因此，胸部创伤（thoracic injury）可引起一系列较紧急的呼吸与循环改变，如气胸、血胸、血气胸、大出血、心脏压塞、急性呼吸衰竭等。

一、护理评估

【病因】

1. **病因** 胸部创伤可由摔倒、高空坠地、各种利器（刀、子弹及弹片）引起，也可由于交通事故，身体周围气体爆炸，其中以交通事故伤占首位。

2. **伤情分类** 胸部创伤按损伤原因和伤情主要分为闭合性伤和开放性伤两大类。又根据胸膜屏障的完整性将开放性伤分为穿透伤和非穿透伤。

3. **常见的胸部创伤**

（1）肋骨骨折 在胸部创伤中最常见。可因直接或间接暴力所致。直接暴力可使骨折断端陷入胸腔，可引发血气胸；间接暴力多导致肋骨中段折断，骨折断端向外。第 4~7 肋骨较长而纤薄，易发生骨折。多根多处肋骨骨折是指在两根以上相邻肋骨各发生 2 处或以上骨折，使局部胸壁失去完整肋骨支撑而软化，呼吸时出现与正常胸壁呼吸运动相反的运动，此种伤称为连枷胸，此种呼吸称为"反常呼吸"。

（2）创伤性气胸　因外伤导致肺、支气管或食管破裂或胸壁穿透伤、胸膜破损，空气进入胸膜腔统称为创伤性气胸。气胸可分为开放性、闭合性、张力性气胸三种。

（3）创伤性血胸　胸腔积血称为血胸，与气胸同时存在称为血气胸。胸腔积血主要来源于心脏、胸内大血管以及其分支、胸壁、肺组织、膈肌和心包血管出血。血胸可因为血容量丢失而影响循环功能；还可压迫肺组织，减少呼吸面积。经伤口或肺破裂侵入的细菌，会在积血中迅速繁殖，引起感染性血胸，导致脓血胸。

（4）创伤性窒息　是钝性暴力作用于胸部所致的上半身广泛皮肤、黏膜、末梢毛细血管出血及出血性损害。

（5）肺挫伤　是指暴力作用于肺组织而引起肺组织明显破裂的损伤。范围大的重症肺挫伤往往演变成创伤后呼吸窘迫综合征，如不及时发现并予以纠正，则将会死于呼吸功能衰竭。

（6）心脏损伤　是胸部创伤中的危急重症，发病急、伤情重、病死率高，包括钝性心脏损伤和穿透性心脏损伤。

【临床表现】

（1）肋骨骨折　肋骨骨折产生局部疼痛，深呼吸、咳嗽、转动体位时加剧。胸痛可出现呼吸变浅、咳嗽无力、肺不张及肺部感染。胸壁可见畸形，局部存在压痛。骨折断端可刺破胸膜、肋间血管和肺组织，导致血胸、气胸、皮下气肿和咯血。连枷胸可出现呼吸循环衰竭。

（2）创伤性气胸　闭合性气胸轻者可无症状，重者可出现明显呼吸困难。开放性气胸伤者可出现明显的呼吸困难、口唇发绀、颈静脉怒张、气管向健侧移位、伤侧叩诊呈鼓音、听诊呼吸音消失，严重者可发生休克。

（3）创伤性血胸　临床表现与出血的量和速度相关，患者可出现不同程度的低血容量性休克表现和呼吸急促、肋间隙饱满、气管健侧移位、呼吸音减低等胸腔积液的临床表现。当出现畏寒、高热时，应考虑感染性血胸的可能。

（4）创伤性窒息　出现面部、颈部、上胸部皮肤针尖大小的紫蓝色瘀斑，面部及眼眶部明显，口腔、球结膜、鼻腔黏膜瘀斑，甚至出血；视网膜或视神经出血可以产生暂时性或永久性视觉障碍；鼓膜破裂可致外耳道出血、耳鸣，甚至听觉障碍。伤后多数患者有暂时性意识障碍、烦躁不安、头昏、谵妄，甚至四肢痉挛性抽搐，瞳孔可扩大或极度缩小。上述表现可能与脑内轻微点状出血和脑水肿有关。若有颅内静脉破裂，患者可发生昏迷或死亡。

（5）肺挫伤　由于肺挫伤的严重程度和范围大小不同，临床表现有很大的差异。轻者仅有胸痛、胸闷、气促、咳嗽和血痰等，听诊有散在啰音。严重者则有明显的呼吸困难、发绀、血性泡沫痰、心动过速和血压下降等。听诊有广泛啰音、呼吸音减弱至消失或管型呼吸音。在胸部 X 线片尚未能显示之前，动脉血气分析中低氧血症具有重要的参考意义。

（6）心脏损伤　钝性心脏挫伤可无明显症状，中、重度损伤患者可能出现胸痛、心悸、气促等症状。穿透性心脏损伤的临床表现取决于心包、心脏损伤和心包破口引流的情况，可出现心脏压塞，出现静脉压升高、心音遥远、动脉压降低的 Beck 三联征。

【辅助检查】

1. 胸部 X 线检查　可以明确有无肋骨骨折，骨折的性质和部位，判定有无血气胸及量的多少，肺有无实质损伤等。

2. 胸腔穿刺和心包穿刺术　抽出气体或不凝固的血液即可明确诊断，又可缓解心肺受压的症状。

3. 常规做动脉血气分析和肌钙蛋白检查，怀疑心脏损伤患者完善心电图、心肌酶、心脏超声检查，此外 B 超、CT、支气管镜等均可作为胸部创伤的主要辅助检查。

【心理社会评估】

胸部外伤后患者因为疼痛、呼吸困难等躯体不适会伴发焦虑、恐惧、失眠、抑郁和紧张不安的情绪反应。紧张与痛苦不安几乎是创伤者最常见的身心应激表现。创伤发生后应树立患者自信、坚强、从容面对现实的认知过程，使心理应激问题及时得到化解。

二、急救护理

【急救原则】

胸部创伤急救的重点是纠正呼吸和循环功能紊乱，必要时行 ECMO 治疗。

（1）保持呼吸道通畅，保护颈椎。

（2）评估呼吸频率和节律，快速识别和处理影响呼吸的胸部创伤。

（3）迅速止血及补充血容量，进行液体复苏。

（4）维持正常的胸廓运动，制止反常呼吸运动，闭合开放性伤口。

（5）有效的疼痛评估及多模式镇痛、妥善固定骨折部位，合理安放体位。

（6）保守治疗、手术治疗及后期康复。

【护理措施】

1. 现场救护

（1）迅速脱离危险环境。

（2）快速准确的伤情评估，观察意识及生命体征情况；尽快掌握致命伤，区分轻重缓急。

（3）保持呼吸道通畅，疑有颈椎损伤的患者应颈部制动，并在保护颈椎的同时开放气道。

（4）建立静脉通路，快速补充血容量，防治休克。

（5）封闭开放性气胸　迅速用厚敷料严密封闭伤口，变开放性气胸为闭合性气胸；同时采用简易排气法，防止发生张力性气胸。

（6）迅速转运伤员至就近有能力治疗的医院，并加强保温和途中监护。

2. 院内救护

（1）一般护理　伤员入院后予以吸氧、心电监测，测定生命体征；建立两条静脉通路，如果血管条件极差，可建立中心静脉置管及骨髓腔穿刺。

（2）专科护理　①积极协助做好辅助检查，遵医嘱正确留取血液和体液标本并及时送检，协助床旁 B 超或 X 线检查，有计划地安排 CT 或 MRI 检查。②尽快完善术前准备，并通知手术室。③密切观察病情并记录　特别注意观察并记录患者的胸廓形态、呼吸运动是否对称等。动态观察动脉血气分析，了解患者体内的氧合情况；有心脏挫伤者要查肌钙蛋白，密切注意心电图的变化；及时准确记录出入水量，保持出入液体量平衡，发现异常及时通知医生并遵医嘱作出相应的处理。④镇痛镇静的护理：根据病情尽早实施有效镇痛，并根据镇痛评分结果及病情调整镇痛药物剂量，以达到理想的镇痛效果。⑤加强各管道的护理：各引流管妥善固定，保证引流通畅。⑥遵医嘱用药。⑦并发症及康复护理：预防胸部创伤引起的静脉血栓栓塞症，及早实施胸肺康复治疗，加强营养，增强机体抵抗力。

（3）心理护理　及时向家属告知患者伤情，在住院初期多对患者采取保护性治疗措施，通过对患者进行心理疗法，了解患者在治疗中出现的不良情绪，指导患者进行腹式呼吸训练、松弛想象疗法，有效缓解患者心理压力，分散其对疼痛的注意力，提高舒适程度，积极、主动地配合治疗与康复。

第四节 · 腹部创伤

腹部创伤（abdominal injury）无论在平时和战时都是较为常见的严重创伤。其发生率在平时约占各种损伤的 0.4%~1.8%，在战时约占 5%~8%。腹部大血管或实质脏器发生严重损伤时可出现大出血而威胁患者生命。若诊断和处理不当，将会产生严重的后果[2,3]。

一、护理评估

【病因】

腹前壁为软组织，缺少骨性组织保护，软组织有弹性，钝性损伤的软组织通常损伤并不严重，而需重点关注的是腹内有无实质性与空腔器官损伤，其严重程度与暴力的强度、着力部位、作用方向、组织的脆性、面积、周边组织的坚硬度均有关系。脾、肝、胰、肾等为实质性器官，组织脆易破裂，易引起大出血；肝、小肠、结肠面积较大，也易受损；胰、十二指肠其后壁为坚硬的脊柱，前方的巨大暴力如方向盘的猛烈撞击也可引起损伤,并且容易引发腹膜炎;肾脏位置较深,大多数为轻度损伤或肾挫伤,在直接钝挫伤或利器伤及肾脏时,也可发生肾脏破裂大出血。

【临床表现】

腹部损伤的临床表现因致伤原因、受伤器官及损伤的严重程度以及是否伴有合并伤等而异。

1. **腹痛** 是腹部损伤后的最主要症状。伤后早期,患者感觉疼痛最剧烈的部位往往是脏器损伤的部位,但早期无剧烈腹痛者并不能排除内脏损伤的可能。如脾破裂,有时疼痛并不明显,而以失血性休克为主要表现。

2. **恶心、呕吐** 实质脏器损伤出现低血压时可有恶心、呕吐;空腔脏器损伤引起腹膜刺激症状,反射性引起恶心、呕吐。

3. **腹膜刺激征** 空腔脏器穿孔、破裂的典型表现是腹部压痛、腹肌紧张伴有反跳痛等腹膜炎症状。通常胃液、胆汁、胰液对腹膜刺激最强,肠液次之,血液最轻。

4. **腹胀** 当腹腔内有出血或积气时,可引起创伤后短期内进行性加重的腹胀。腹腔积血提示有实质性脏器或血管破裂;气腹提示有胃或肠道破裂;膀胱破裂可产生尿性腹水;腹膜炎导致肠麻痹或水电解质紊乱,低钾可出现持续性腹胀。

5. **腹腔内出血** 大血管损伤或实质性脏器破裂出血时,患者常有失血性休克的表现,如口渴、心慌、乏力、冷汗、脉搏细速、面色苍白、血压下降等,严重者可出现移动性浊音,肠鸣音减弱或消失。

【辅助检查】

1. **血常规检查** 红细胞计数、血红蛋白和血细胞比容等数值下降,白细胞计数略见增高,见于实质性脏器破裂出血。白细胞计数明显升高,可见于空腔脏器破裂引起的腹腔感染,同时也是机体对创伤的一种应激反应。

2. **尿常规检查** 若有血尿,常提示有泌尿系损伤,但其程度与伤情可能不成正比。

3. **血、尿淀粉酶检查** 数值升高常提示胰腺损伤或胃肠道穿孔,或是腹膜后十二指肠破裂,但胰腺或胃肠道损伤未必伴有淀粉酶升高。

4. **诊断性腹腔穿刺** 对于判断腹腔内有无损伤和何种脏器损伤有很大帮助。抽到不凝血提示系实质性脏器破裂,抽出的血液迅速凝固者多系穿刺针误刺血管或血肿所致。

5. **腹部 X 线检查** 胃肠道破裂穿孔者腹部立位 X 线平片可见膈下游离气体。

6. **腹部 B 超检查** 主要用于诊断肝、脾、胰、肾的损伤,能根据其大小和形状提示损伤的有无、损伤部位、损伤程度及腹腔内有无积血、积气等情况,必要时行腹部 CT 检查。

【心理社会评估】

腹部创伤可引起患者出现焦虑、恐惧、抑郁等。需了解患者的情绪状态、心理健康状况以及是否存在创伤后应激障碍等心理问题。腹部创伤可能影响患者的日常生活功能，如进食、排便、行走等。关注患者的生活自理能力以及功能恢复的进展情况。

二、急救护理

【急救原则】

（1）首先处理对生命威胁最大的损伤，先处理出血性损伤，再处理穿破性损伤；对穿破性损伤，先处理实质性脏器损伤，再处理空腔脏器损伤；先处理污染严重的损伤，再处理污染轻的损伤。

（2）快速止血，控制感染。

（3）补充血容量，抗休克治疗。

【护理措施】

1. **一般护理** 入院后予以吸氧、心电监测，监测生命体征；建立静脉通路，进行液体复苏；协助医生完成相关检查，为手术患者做好术前准备。

2. **专科护理**

（1）对疑有腹部脏器损伤的患者应积极完善术前准备。

（2）密切观察病情并记录 密切监测生命体征、腹内压变化，注意腹膜刺激征的程度和范围变化，肝浊音界有无缩小或消失，有无移动性浊音等。及时复查血常规，以判断腹腔内有无活动性出血。必要时重复腹部 B 超、诊断性腹穿等。

（3）用药护理 早期使用抗生素防治腹腔感染。

（4）加强术后护理。

3. **心理护理** 细心观察患者的心理反应，鼓励患者表达并注意倾听其心理感受，与患者讨论身体状况改变所造成的影响或不利于应对的因素，及时给予正确的信息和引导，使其能够接受和适应自己目前的状态。

第五节 · 脊柱脊髓创伤

脊柱损伤（spine trauma）指脊柱结构的连续性、完整性和稳定性被损害或破坏，包括椎骨、椎间盘、稳定脊柱的韧带和椎旁肌肉的损伤。脊柱骨折脱位常导致脊髓损伤（spinal cord injury）。脊柱骨折常包括颈椎、胸椎、胸腰段及腰椎的骨折，其中胸腰段骨折最多见[4]。

一、护理评估

【病因】

1. **颈椎骨折** 按照患者受伤时颈椎所处的位置（前屈、直立、后伸）可以分为屈曲型损伤、垂直压缩型损伤、过伸损伤和齿状突骨折。

（1）屈曲型损伤　为颈椎屈曲位时受来自头侧的暴力所致。临床上表现为压缩型骨折及骨折-脱位。

（2）垂直压缩型损伤　颈椎处于直立位时受到垂直力打击所致，无过屈或过伸力量，比如高空坠物或者高台跳水，其中爆裂性骨折为椎体粉碎性骨折，破碎的骨折片不同程度突向椎管内，四肢瘫痪率可达80%。

（3）过伸损伤　包括无骨折-脱位的过伸损伤和寰椎椎弓根骨折。无骨折-脱位的过伸损伤常因患者跌倒时额面部着地，颈部过伸所致，在过伸时造成脊髓受压；也可发生于高速驾驶时紧急刹车或者撞车，惯性迫使头部过度仰伸后又过度屈曲，使颈椎发生严重损伤造成颈髓"挥鞭损伤"，严重者可造成脊髓完全损伤。

（4）齿状突骨折　其机制还不明确，暴力可能来自水平方向，从前至后，经颅骨而至齿状突，也可能为几种复合暴力。

2. **胸腰椎骨折**　是最常见的骨折类型，多由外力导致的胸腰椎骨质连续性受到破坏而导致。常见的原因包括高空坠落、车祸、棍棒鞭打、跌倒等，严重可导致瘫痪。依据骨折稳定性可分为稳定性骨折及不稳定性骨折。依据骨折形态分为压缩骨折、爆裂性骨折、Chance骨折及骨折-脱位。

（1）稳定性骨折　指轻度和中度压缩骨折。单纯横突、棘突和椎板的骨折也是稳定性骨折。不稳定性骨折常伴有神经损伤症状。

（2）压缩骨折　指椎体前方受压缩致楔形改变，一般为稳定性骨折；爆裂性骨折指椎体粉碎性骨折，骨折块向四周移位，向后移位可压迫脊髓、神经；Chance骨折指横越椎骨的屈曲牵张性骨折，多见于高速公路紧急刹车时上身突然前屈所致；骨折-脱位是椎体向前或向后或横向移位，可伴有关节突关节脱位或骨折[3]。

【临床表现】

（1）主要表现为局部疼痛；活动困难，如站立及翻身困难；大小便障碍；瘫痪表现为四肢或双下肢感觉、运动障碍；胸腰段脊柱骨折常可看见或扪及后凸畸形。

（2）脊髓损伤可出现损伤水平以下的感觉、运动、反射及大小便功能障碍。胸1及以上的颈段脊髓损伤引起四肢瘫，引起双上肢、双下肢和躯干的部分和完全的运动、感觉及反射消失或减退、大小便功能障碍。胸2及以下的脊柱脊髓损伤引起截瘫，造成躯干和下肢部分或完全的运动、感觉、反射消失或减退、大小便功能障碍。

（3）颈部脊髓损伤后，可出现肋间神经、膈神经受累，导致呼吸肌无力、呼吸困难。此外，颈髓损伤可出现低血压，一般是由神经源性休克所引起。颈髓受损后脊髓与高位中枢神经断开联系，进而失去调控受伤平面以下部位神经功能的作用，从而导致交感神经兴奋性消失，使血管扩张、血压下降。部分患者还会出现顽固性低钠血症。

（4）腰1节段以上的横断性损害表现为下肢肌张力增高，腱反射亢进，病理征阳性；腰1-骶1脊髓损伤后，下背部和腹股沟以下感觉障碍；脊髓圆锥损伤后下肢感觉运动正常，但出现会阴部皮肤感觉减退或消失，形成充盈性尿失禁，大小便失去控制。

【辅助检查】

（1）根据病情选择性地进行血常规、尿常规、凝血功能、肝肾功能、电解质、心肌酶、血气分析、输血前检查。

（2）根据临床症状及体征，初步确定脊柱脊髓损伤的平面。拍摄脊柱 X 线片及脊柱 CT 检查，必要时进行全脊柱的磁共振检查以排除脊髓损伤。

（3）对有昏迷、意识障碍、头部创伤的患者常规进行头部 CT 检查。对外伤患者根据临床表现必要时进行腹部脏器、肢体血管超声检查及胸腹盆腔 CT 检查。

【心理社会评估】

脊髓损伤患者多为年轻人群，因疾病造成四肢瘫、截瘫等后果时，多数患者心理上难以接受，甚至对生活失去信心，会出现焦虑、抑郁等不良情绪。

二、急救护理

【急救原则】

1. **现场评估流程可按照 ABC 进行**　A（Airway）：气道通畅情况评估。B（Breath）：呼吸状况评估。C（Circulation）：循环状况评估。此外需要评估脊柱脊髓损伤情况，同时需要检查脊髓损伤平面以下是否存在合并伤。急诊评估还需要进行颅脑创伤、胸部损伤、腹部脏器损伤、肢体骨折、骨盆骨折等其余重要脏器的评估。

2. **制动**　保持受伤后的原有体位，或将脊柱保持在一条直线的中立位，用固定带将头、颈、胸、腹部可靠地固定在板上。有颈椎损伤者可用各种围领制动，转运时至少由 3 人运用平移、轴向翻转等正确方式迅速完成搬运和转运。

3. 在治疗过程中密切监测患者生命体征，建立静脉通道，维持呼吸道通畅。如果出现呼吸、心搏骤停，应立即进行心肺复苏术；如果由于脊髓损伤出现神经源性休克，可早期使用血管收缩药物，尽快纠正低血压；对于气管内插管患者，应充分湿化、吸痰，必要时使用纤维支气管镜清除肺部痰栓；高位颈髓损伤（颈 4 及以上）患者可导致膈肌和呼吸肌全部瘫痪，难以恢复，应尽早气管切开，必要时呼吸机辅助呼吸。

4. **疼痛**　没有明显禁忌证时，应该及时使用镇痛药物。

5. **脊髓损伤的非手术治疗**　包括药物治疗及高压氧治疗。药物治疗临床较多使用的是糖皮质激素及神经营养药物。高压氧治疗可于受伤后数小时进行，以达到增加脊髓血氧饱和度，改善脊髓缺氧。

6. **手术治疗**　手术治疗的目的是恢复脊柱序列，重建脊柱稳定性，保护残余存活的脊髓组织，减少或防止二次损伤；为脊髓损伤修复创造局部环境，为患者的早期活动和康复创造条件。建议在条件许可的前提下尽早进行脊髓神经减压和脊柱稳定性手术。

【护理措施】

1. 现场救护

（1）对呼吸困难和昏迷者，要及时清理口腔分泌物，保持呼吸道通畅。

（2）正确搬运　患者在早期救治搬运中容易造成脊髓二次损伤，因此，脊柱脊髓损伤正确的急救搬运尤为重要。受伤现场一旦疑似脊柱损伤，就应对脊柱进行保护。对颈椎损伤的患者而言，最常见的保护措施是颈部的固定。合并严重颅脑外伤时，不建议使用颈托，因为颈托可能导致颅内压进一步增高，建议使用真空压缩垫，上半身呈30°仰卧位。

（3）在伤后24h内转诊到该地区有条件及技术处理脊柱脊髓损伤的医院；转运时要防止二次创伤，防止压力性损伤，预防低体温（尤其是胸6以上脊髓损伤患者），监测生命体征。

2. 院内救护

（1）监测与维持生命体征。建立静脉通路，保持呼吸道通畅。评估患者是否合并其他部位损伤，避免漏诊。

（2）护理要点　①气道管理：气管内插管患者应充分湿化，及时吸痰。②脊髓损伤导致排尿困难患者注意留置尿管，保持开放，监测尿液颜色及尿量，保持出入水量平衡。③饮食：无禁忌者可给予肠内营养，不能经口进食者使用鼻饲流质。出现严重麻痹性肠梗阻时，给予禁食、胃肠减压及静脉营养。需要手术的患者，按照手术要求管理饮食。④密切观察是否存在尿路感染、肺部感染、应激性溃疡、深静脉血栓及压力性损伤等并发症。瘫痪的患者尤其需要预防深静脉血栓及压力性损伤形成。深静脉血栓患者的护理主要包括一般护理、饮食护理、抗凝治疗的护理、患肢护理及功能锻炼。应清淡饮食，营养均衡，尽量进食高纤维、高蛋白质食物。避免高热量、高脂肪、高糖食物，可以降低患者的血脂及血糖。

（3）心理护理　脊柱脊髓损伤患者因各种临床症状比如疼痛、呼吸困难及突然失去生活自理能力，容易产生焦虑、失落等不良情绪，甚至封闭自我、自暴自弃。对此，医护人员应该给予充分的心理护理。加强与患者及家属的沟通，聆听患者的心声，及时了解患者心理状况，并分析负性情绪产生的原因，对症安抚并开导。必要时由心理医师引导干预，让患者主动积极地配合治疗。预防患者发生睡眠障碍，确保睡眠质量良好，良好的睡眠不仅有利于疾病康复，也会让其保持良好的情绪，避免烦躁、焦虑。同时医护与家属合作，建立良好的社会支持和家庭支持，让其乐观地面对疾病[4]。

第六节·骨盆骨折

骨盆骨折是骨盆部位的骨质连续性和完整性受到破坏。骨盆支持脊柱，保护着盆腔内脏器。骨盆骨折时可能损伤盆腔内脏器及血管神经。骨盆骨折是一种严重的骨折，及时的诊断和治疗可以最大限度地减少危险性，帮助患者尽快康复[5]。

一、护理评估

【病因】
　　骨盆骨折往往由高能量创伤造成，并发症较多且严重，致残率、致死率较高。主要受伤机制是由于高空坠落、运动、道路交通事故等高能量冲击。年轻人骨盆骨折主要是由于交通事故和高处坠落伤引起的，老年人最常见的原因是跌倒。

【临床表现】
　　1. 疼痛　患者通常会有髋部、腰骶部、骶髂部疼痛，并伴随局部压痛。
　　2. 血肿　骨盆由松质骨组成，骨盆内、外壁存在大量血管，患者的出血量可能较大，表现为血肿，严重时可能出现失血性休克。
　　3. 活动受限　患者通常难以完成坐起、站立、翻身、抬腿等动作，甚至可能出现肢体感觉障碍的情况。
　　4. 骨盆分离试验与挤压试验阳性　检查者双手交叉撑开两髂嵴，使骨盆前环产生分离，如出现疼痛即为骨盆分离试验阳性。检查者用双手挤压患者的两髂嵴，伤处出现疼痛为骨盆挤压试验阳性。
　　5. 肢体长度不对称　测量胸骨剑突与两髂前上棘之间的距离，向上移位的一侧长度变短；也可测量脐孔与两侧内踝尖端之间的距离。
　　6. 会阴部瘀斑　是耻骨和坐骨骨折的特有体征。
　　7. 合并症　腹膜后血肿，盆腔内脏器损伤，膀胱、直肠、后尿道损伤，神经损伤，腰骶神经丛与坐骨神经损伤，脂肪栓塞与静脉栓塞。

【辅助检查】
　　1. 根据病情选择性地进行血常规、凝血功能、血气分析、输血前检查等。
　　2. 床旁盆腔超声　快速评估盆腔有无积液。
　　3. 盆腔X线　可显示骨折类型及骨折块移位情况。
　　4. 盆腔CT　可明确骨折类型并避免遗漏。
　　5. 直肠指诊　如果怀疑直肠损伤，必须行直肠指诊，检查时注意指套是否染血。
　　6. 腹部核磁共振　可判断有无脊髓神经根受压。

【心理社会评估】
　　骨盆骨折患者容易对自己生命过度担心产生的消极情绪，希望做进一步检查，但又担心出现可怕的结果。多数患者发生骨盆骨折后都难以接受，往往会出现恐惧以及沉默不语的表现，甚至担忧治愈后生活不能自理，怕给家人带来麻烦。

二、急救护理

　　骨盆骨折因病情危急，致死的高峰期多出现在事故发生瞬间和（或）伤后数分钟内，这段时间称为"白金 10min"，从创伤发生后到转送医院救治的 1h 又被称为"黄金 1h"。

【急救原则】

1. **院前急救** 对骨盆骨折患者进行快速、妥善、有效的处理。
2. **健全网络会诊体制** 完善基层医院骨盆急救圈的建设。
3. **院内急诊、全面评估、多学科团队协作联合救治** 基本的治疗原则包括积极的止血复苏、稳定骨盆以及骨盆外出血的识别和处理。缩短急诊和手术室之间的时间可极大地提高患者生存率。

（1）血流动力学评估 骨盆损伤导致的大出血为创伤患者早期死亡的主要原因之一，因此急诊骨盆损伤首先要排除血流动力学不稳定或潜在不稳定。尤其对于不稳定的骨盆环损伤，建议尽可能进抢救室密切观察，除常规检测血压、脉搏、尿量外，应动态监测血气分析，检测剩余碱及乳酸水平，以在血压下降前或临床表现出现之前早期确认休克，并积极治疗。

（2）急诊液体复苏 ①对于血流动力学不稳定的患者，首先应是控制性液体复苏，包括输液、输血及抗休克，同时要求在前述采血检查时一并做配血准备。②对于控制性液体复苏循环仍不稳定的患者，继续输液将加重组织水肿及凝血功能障碍等，导致组织进一步缺氧并增加病死率，因此应尽早积极输血治疗，输血至少要做到血浆：红细胞达到 1:1，必要时还可输注凝血因子。

（3）急诊止血治疗 ①骨盆损伤导致的大出血 85% 以上为静脉性渗血，通过恢复骨盆容积、增加骨盆压力、临时稳定骨折端等可以显著控制静脉性出血。院内建议首选骨盆外固定支架，在抢救室可经双侧髂嵴单针固定。②对于无介入科或需要较长时间等待的患者，外固定支架后若血流动力学仍不稳定者，建议迅速进手术室行真骨盆腔内填塞术。

（4）急诊骨折的临时复位及制动 对于单纯"开书样"损伤，可以采用经双侧大转子的布单或骨盆带捆绑临时固定。其余有移位的骨盆损伤，建议行胫骨结节或股骨髁上骨牵引。对于纵向移位显著的患者，可以考虑行双侧骨牵引，以增加复位效果。

【护理措施】

1. **现场救护** 首次评估按照高级创伤生命支持（advanced trauma life support，ATLS）的原则，依照 ABCDE 顺序进行，即气道、呼吸、循环、神经功能障碍及暴露与环境控制。首次评估时即可伴随清理呼吸道、气管内插管、给氧、检测血氧饱和度、建立静脉通路、保温等治疗措施。使用骨盆固定带固定骨盆，以维持气道通畅、呼吸支持和循环稳定。

2. **院内救护**

（1）非手术治疗 ①卧床休息 3~4 周，骨盆环单处骨折者用多头带做骨盆环形固定，可以减轻疼痛。②牵引：保持牵引的直线与患者生理解剖位置在同一条直线上或根据情况改变牵引的方向。③每日在牵引穿刺处滴 75% 乙醇消毒。④遵医嘱使用减轻疼痛的药物。

（2）手术治疗　①抽血检查患者的血型等，为输血做好准备。②遵医嘱使用减轻疼痛的药物。③术前宣教、尽快完善术前准备，密切观察病情并记录。④加强引流管的护理，妥善固定和防止脱出。⑤早期使用抗生素，预防感染。⑥注意术后护理。

（3）并发症的护理　注意是否有腹膜后血肿、盆腔内脏器损伤、神经损伤、脂肪栓塞与静脉栓塞等。

（4）心理护理　了解患者焦虑的原因，采取针对性的方法给予解决。要认真确认患者的恐惧表现，并分析其原因，积极向患者提供治疗的信息，给患者更多解释、开导，逐渐建立治疗信心和勇气。正确对待患者的愤怒反应，进行适当的引导和疏泄。即使是患者指向自己的愤怒，也应予以理解，冷静处理。

第七节 · 多发伤

多发伤（multiple injury）是在同一致伤因素作用下，机体有两个或两个以上解剖部位或脏器同时或相继发生损伤，且至少有一处损伤是致命的，常伴有大出血、休克和严重的生理功能紊乱。对于单一解剖部位的多处损伤，不应称为"多发伤"，而应以解剖部位命名，如"腹部多脏器伤""多发骨关节损伤"等。多发伤不是各种创伤单独的相加，而是一种对全身状态影响较大，病理生理变化较严重且危及生命的一种损伤。多发伤不仅造成损伤部位的生理学功能障碍，还可引起未损伤器官的功能异常[6]。

一、护理评估

【病因】

多发伤可由物理性、化学性、生物性以及其他因素引起。在我国严重多发伤多由于道路交通事故、爆炸事故、高处坠落事故所致。在创伤的救治中，多发伤的救治一直是重点和难点，而严重多发伤和它所常伴随发生的创伤性休克是导致创伤患者死亡的最重要原因。

【临床表现】

1. **创伤部位多，伤情复杂**　表现为明显外伤和隐蔽性外伤，容易造成漏诊。多发伤患者伤后常伴有各种休克，临床上最常见的是低血容量性休克；多发伤不是各部位创伤的简单叠加，而是伤情彼此掩盖、互相作用的综合征。

2. **应激反应重，死亡率高**　多发伤患者伤后常存 3 个死亡高峰，第一个高峰为受伤瞬间、伤后数分钟，多为严重颅脑损伤、高位脊髓损伤、窒息、心脏大血管的损伤；第二个高峰在伤后数分钟至数小时内，患者多死于失血性休克、严重颅脑损伤、张力性气胸、心脏压塞等；第三个高峰在伤后中晚期，为伤后数天或数周，多由继发感染、严重脓毒症、多器官衰竭所致。大出血、严重颅脑损伤、脓毒症/多器官功能障碍综合征是严重多发伤死亡的三大主要原因。

3. **容易漏诊和误诊** 多发伤损伤部位多，多数不能自己述说伤情，在治疗中有时只注意显而易见的创伤，而忽视了隐蔽的或深部更严重的创伤，容易发生漏诊和误诊。因此处理多发伤患者时应全面考虑，抓住重点。

4. **休克发生率高** 严重多发伤时因损伤范围大，损伤脏器和（或）大血管，常并发创伤性休克或低血容量性休克。如车祸致腹部闭合性损伤与骨盆骨折时常并发严重低血容量性休克；胸部外伤、心脏外伤时致心源性休克。

5. **早期发生严重低氧血症** 合并严重胸外伤者常见。

6. **感染发生率高** 创伤应激可导致机体免疫功能，特别是细胞免疫功能受到抑制；机体易感性增高；伤口污染严重、肠道细菌移位，以及侵入性导管的使用，感染发生率高，易产生耐药菌和真菌感染。

7. **易发生多器官功能衰竭** 由于创伤后机体脏器大多经历了一个缺血-再灌注的休克过程，以及随之而来的严重混合感染、分解代谢加速、应激反应、营养供给不足等综合因素，使得多发伤易并发多脏器功能障碍。最常见的脏器是肺、肾、肝和消化道。衰竭的脏器越多，死亡率越高。

【辅助检查】

1. **血常规** 伤后白细胞计数升高，血红蛋白含量和血细胞比容降低，但是早期血红蛋白含量和血细胞比容可以没有变化，甚至可能更高，不能作为衡量失血量多少的唯一指标，应注意复查。

2. **血生化** 需要常规检查的指标为血电解质、血糖、肝功能和肾功能。多发伤患者血白蛋白普遍降低。心脏钝性伤需监测心肌酶、肌钙蛋白等指标。挤压综合征、骨筋膜室综合征需监测血肌酸激酶和肌红蛋白以及肾功能。

3. **凝血功能** 多发伤患者的凝血功能障碍由多种原因所致，需要监测凝血功能和血栓弹力图，有助于评估入院时凝血功能情况并指导早期救治，对于判断患者病情、成功诊治急性创伤性凝血病患者具有重要的指导意义。

4. **血气分析** 伤后应用床旁血气分析快速评估呼吸功能，为低血容量性休克患者早期诊断提供依据。

5. **心电图** 作为伤后常规检查项目，了解有无心脏损伤及有无基础心脏疾病。

6. **胸腹部超声** 伤后应用超声快速评估胸腔、腹腔和心包有无积液，有无气胸，有无脏器破裂。

7. **X线** 严重创伤患者建议床旁摄片，X线摄片诊断骨折的准确率很高。

8. **CT** 常用于严重创伤患者全身检查及颅脑创伤患者的早期诊断。

9. **MRI** 对颅脑创伤和脊髓损伤的诊断价值高。但需时较长，病情不稳定的急危重症需谨慎考虑[3]。

【心理社会评估】

多发伤患者病情突然、伤情复杂、病情变化快,随时都有可能发生生命危险。患者因意外创伤而出现不同程度的焦虑、紧张、忧郁等心理变化,并为伤后面临的工作、生活自理、婚姻家庭等问题担心,缺乏自信心。

二、急救护理

【急救原则】

对多发伤伤员的抢救,应遵循"先救命、后治伤;先重后轻、先急后缓"的原则。必须优先抢救的是心搏骤停、窒息、大出血、张力性气胸和休克等。通过紧急复苏使患者生命体征稳定后,再实施精准的快速诊断与确定性治疗。

(1)采取先处理后诊断、边评估边抢救。
(2)可迅速致死而又可逆转的严重情况先处理。
(3)早期紧急手术,注意抢救顺序。
(4)术后监测,注意各脏器功能的维护,预防感染以及并发症处理。

【护理措施】

1. 现场救护

(1)脱离环境,注意环境安全。
(2)精准评估 观察意识及生命体征情况,尽快识别致命伤,区分轻重缓急。
(3)保持呼吸道通畅 清除气道内异物,疑有颈椎损伤的患者应颈部制动,并在保护颈椎的同时开放气道。
(4)建立静脉通路,快速补充血容量,防治休克;对于胸腹部活动性内出血尚未得到控制的患者,遵循"限制性液体复苏策略"。
(5)封闭开放性气胸 迅速用厚敷料严密封闭伤口,变开放性气胸为闭合性气胸。同时采用简易排气法,防止发生张力性气胸。
(6)迅速转运伤员至就近有能力治疗的医院,并加强保温和途中监护。

2. 院内救护

(1)一般护理 伤员入院后予以吸氧、心电监测,测定生命体征;建立两条静脉通路,如果血管条件极差,可进行中心静脉置管及骨髓腔穿刺。
(2)专科护理 ①积极协助做好辅助检查,遵医嘱正确留取血液和体液标本并及时送检,协助床旁 B 超或 X 线检查,有计划地安排 CT 或 MRI 检查。②尽快完善术前准备,并通知手术室。③密切观察病情并记录:严密观察生命体征、意识、瞳孔、皮肤色泽、肢体活动等情况,准确记录出入液量,尤其注意尿量的变化,保持出入液体量平衡,发现异常及时通知医生并遵医嘱做出相应的处理。④加强引流管的护理:加强各管道的护理,各引流管妥善固定,保证引流通畅。⑤遵医嘱用药,预防感染。
(3)心理护理 在住院初期多对患者采取保护性治疗措施,通过细致的观察和耐心的沟通，了解患者在治疗中不良情绪，通过腹式呼吸训练、松弛想象疗法，有效缓解患者心理压力，分散其对疼痛的注意力。

参考文献

[1] 中华医学会神经外科学分会颅脑创伤专业组，中华医学会创伤学分会神经损伤专业组. 颅脑创伤患者脑监测技术中国专家共识[J]. 中华神经外科杂志，2020，36（12）：1189-1194.

[2] 中国医师协会胸外科医师分会创伤外科学组，中国研究型医院学会胸外科学专业委员会，中国医药教育协会胸外科专业委员会，等. 肋骨胸骨肺部创伤诊治专家共识（2022版）[J]. 中国胸心血管外科临床杂志，2023，30（01）：1-9.

[3] 陈孝平，汪建平，赵继宗. 外科学[M]. 9版. 北京：人民卫生出版社，2018.

[4] 中国残疾人康复协会脊髓损伤康复专业委员会. 创伤性脊柱脊髓损伤诊断与治疗专家共识（2022版）[J]. 中国老年保健医学，2022，20（4）：6-9.

[5] 王钢. 骨盆骨折的诊治现状与进展[J]. 中华创伤骨科杂志，2020. 22（06）：473-474.

[6] 国家创伤医学中心，创伤与化学中毒全国重点实验室，中华医学会创伤学分会创伤急救与多发伤学组，等. 多发伤病历与诊断：专家共识（2023版）[J]. 创伤外科杂志，2023，25（8）：561-568.

（曾　凤　伍成霞）

微信扫码

①微信扫描本页二维码
②添加出版社公众号
③点击获取您需要的资源或服务

第十四章 突发公共卫生事件急救与护理

随着社会的快速发展和全球范围内突发公共卫生事件的频发，综合医院作为人民健康的重要守护者，承担着应对重大突发公共卫生事件的重要责任。突发公共卫生事件直接关系到公众的健康、经济的发展和社会的安定，日益成为社会普遍关注的热点问题。因而，突发公共卫生事件的应急管理作为管理学科的一个分支逐步得到广泛认可，是当前乃至今后的一项重要的全球公共卫生工作。

第一节 · 概述

2003年，我国出现传染性非典型肺炎（严重急性呼吸综合征，SARS）。2019年，传染性新型冠状病毒感染（COVID-19）在全球暴发。如何在有效时间及有限资源内，做到科学合理地处理好突发公共卫生事件，降低社会危害和财产损失，则是综合医院亟待解决的问题。

一、突发公共卫生事件的概念与分级

（一）概念

突发公共卫生事件是指突然发生、造成或者可能造成社会公众健康严重损害的重大传染病疫情、群体性不明原因疾病、重大食物和职业中毒以及其他严重影响公众健康的事件。也指突然发生、造成或者可能造成严重社会危害、需要政府立即处置的危险事件。

（二）分类

突发公共卫生事件的分类方法有多种，从发生原因上来分，通常可分为：生物病原体所致疾病、食物中毒事件、有毒有害因素污染造成的群体中毒、出现中毒死亡或危害、自然灾害（如地震、火山爆发、泥石流、台风、洪涝等的突然袭击）、意外事故引起的死亡、不明原因引起的群体发病或死亡。并非所有突然发生的事件都

被称为突发公共卫生事件。

（三）分级

《国家突发公共卫生事件应急预案》根据突发公共卫生事件性质、危害程度、涉及范围，突发公共卫生事件划分为特别重大（Ⅰ级）、重大（Ⅱ级）、较大（Ⅲ级）和一般（Ⅳ级）四级。其中，特别重大突发公共卫生事件主要包括：

（1）肺鼠疫、肺炭疽在大、中城市发生并有扩散趋势，或肺鼠疫、肺炭疽疫情波及2个以上的省份，并有进一步扩散趋势。

（2）发生传染性非典型肺炎、人感染高致病性禽流感病例，并有扩散趋势。

（3）涉及多个省份的群体性不明原因疾病，并有扩散趋势。

（4）新传染病或我国尚未发现的传染病发生或传入，并有扩散趋势；或发现我国已消灭的传染病重新流行。

（5）发生烈性病菌株、毒株、致病因子等丢失事件。

（6）周边以及与我国通航的国家和地区发生特大传染病疫情，并出现输入性病例，严重危及我国公共卫生安全的事件。

（7）国务院卫生行政部门认定的其他特别重大突发公共卫生事件。

二、突发公共卫生事件的特点

1. **突发性和意外性**　突发公共卫生事件往往是突如其来，不易预测，有的甚至不可预测。

2. **传播的广泛性和社会危害性**　突发公共卫生事件常常同时涉及多人甚至整个工作或生活的群体，在公共卫生领域发生，具有公共卫生属性。

3. **对社会危害的严重性和复杂性**　突发公共卫生事件由于其发生突然累积人数众多，产生的危害分为直接危害和间接危害。直接危害一般为事件直接导致的即时性损害，就是说直接对公众的身体造成损害。间接危害一般为事件的继发性损害或危害，例如，事件引发公众恐惧、焦虑情绪等对社会、政治、经济产生影响。

4. **治理的综合性和系统性**　由于突发公共卫生事件发生突然，其现场抢救、控制和转运救治、原因调查和善后处理涉及多系统多部门，政策性强，必须在政府领导下综合协调处理。

第二节 · 突发公共卫生事件的急救原则与工作流程

一、突发公共卫生事件的应急管理

突发公共卫生事件具有突发性、群体性、时效性等特征，迅速启动专家库和人力储备系统,科学调配人力资源是应对突发公共卫生事件的首要任务与关键措施[1]。在应急队伍中,护理人员数量庞大且在公共卫生事件的防护和救治中发挥重要作用[2],短时间内科学、高效地完成突发公共卫生事件的应急处置至关重要[3]。医院如何应对突发公共卫生事件和灾难事故,建设高效完善的应急救治体系和响应机制势在必行。对于突发公共卫生事件的应急管理应遵循以下基本理念与基本原则。

（1）保持医疗服务的连续性　医院作为整个应急反应框架中的一个重要环节,基本功能是在突发事件发生后保护公众的健康,拯救生命,使受害者尽快从伤病中恢复。因此,在突发事件发生后,保持医疗服务的连续性,满足受害者的医疗需求或特殊医疗需求是医院应急管理的核心任务[4]。

（2）大规模伤亡事件与大规模影响事件　大规模伤亡事件是指突发事件所造成的健康危害使医院的日常组织结构和医疗资源受到了严重的挑战,不能有效地满足受影响人群的医疗需求,如果不及时应对,可能会导致伤亡人数的持续增加。大规模影响事件是指突发事件所造成的影响干扰了医院工作的正常运行,使医院日常的医疗容量和医疗能力都被严重地削弱。因此,在大规模伤亡事件及大规模影响事件发生后应立即构建紧急指挥系统及紧急医疗应对系统。

（3）医院急救快速反应系统　自1994年起,欧美许多医疗机构建立快速反应系统（rapid respond system, RRS）。RRS是一个多学科合作的系统,通过监测危机事件和触发反应来调度响应的团队,从而降低住院患者心搏骤停的发生率,可以为病房内有潜在不适的危险患者提供一个安全的网络。RRS是包括四个部分的连续综合的救治系统。第一部分包括呼叫快速反应小组（rapid respond team, RRT）的标准、评价呼叫方式、启动系统及运行机制；第二部分包括人员和设备；第三部分是患者安全和质量改进；第四部分是行政管理,包括合理分配资源、提高治疗质量、监督RRT人员的任命、购买设备并协调医院员工的教育培训。

（4）危害的综合应对　医院管理者在制订应急管理规划,开展各个阶段的工作,确定管理的结构、过程和程序时,除了关注特定的突发事件之外,还应当着眼于危害的综合应对。这样才能不断完善医院的应急反应机制,提高应急反应能力。

（5）提高医疗应急的可容量,改善兼容性　医疗应急是指医疗需求超出日常极限时,医院对患者进行必要诊断和治疗的能力。可容量是指医院应对患者数量明显增加的能力,兼容性是指医院满足患者特殊需要的能力。医院应急管理不仅要致力于医疗应急可容量的提高,还要努力改善医疗应急的兼容性。否则,就不能在应急反应中有效发挥自己的功能[5]。

二、突发公共卫生事件应急管理的体系构建

应急管理的有序进行需要强调应急组织架构、应急救治系统、应急服务保障系统、应急服务信息系统等方面建设,并对各环节进行日常化的监管和测评,保障应急系统的运行顺畅。同时指出应急管理体系建设应加强顶层设计,注重事前、事中、

事后连贯性建设与管理。

（1）应急管理组织机构　应急管理组织架构应当是独立的、专门的机构，由相对固定的人员组成。应急管理组织机构——应急管理工作委员会，由院长和书记共同担任主任委员，委员会由各位院党政领导组成。下设领导小组、医疗应急工作小组、后勤保障应急小组、安保应急小组、信息安全应急小组、饮食安全应急小组、新闻信息处置应急小组7个工作小组。

（2）应急管理规章和制度　应按照医院实际情况及国家的相关要求制订。结合医院应急工作实际需要，建立健全卫生应急预案管理制度，并不断修订完善，实现预案的动态管理。日常培训及演练工作，按照各类卫生应急预案和技术方案的要求开展，并在实际实施过程中，切实提高预案的适用性、实用性和可操作性。

（3）应急事件处置队伍　其建设和能力很大程度上决定了突发应急事件处置的最终效果。建设一支装备精良、技术精湛、反应迅速、保障有力的卫生应急队伍，是保障应急处置工作顺利开展的关键。应急处置队伍的人员建设的重点是队员选拔、队伍管理和培训演练3个环节。

（4）应急后勤保障系统　是医院后勤管理中的重要组成部分，应急后勤保障系统应做到各种抢救设施设备保持正常状态，抢救设备齐全，抢救药品齐备，随时可以进行紧急救援。定期对应急设备、物资和药品进行检查，做到应急管理常态化和应急化相结合。在应急处置状态下，及时采购应急工作急缺物资设备，根据处置工作的进展和物资消耗情况及时补齐相关物资设备。

三、应急管理组织架构

（一）组织机构

1. **医院应急领导小组**　由党委书记、院长任组长，医务副院长、护理副院长或后勤副院长任副组长，成员由医务部、护理部、院办、总务部后勤办、资装办、药学部、保卫科、急救中心等相关科室负责人组成，下设办公室。

2. **领导小组办公室（或者可命名为"医疗应急办公室"）**　该办公室是领导小组的常设办事机构。

3. **急救中心应急领导小组（或者可命名为"医疗应急救治工作组"）**　由中心主任任组长，中心副主任任副组长，急救中心办公室主任、各科主任、护士长任成员。

（二）职责分工

1. **医院应急领导小组的职责**　总体负责医院各类突发事件的应急处置工作，协调与政府卫生行政部门及其他机构的关系，保证在上级卫生行政部门的统一指挥下，使卫生救护高效、有序地进行，协同医院外其他部门做好应急防治的相关工作，组织与领导医院内应急事件患者的救治工作，负责建立医院内相关人员、物资、技术等保障机制，统一调配。负责应急响应结束后救治工作中经验和教训的全面总结。

2. **领导小组办公室的职责**　负责应急领导小组的日常工作。负责组织协调医院各部门及医疗应急救治工作组的工作，保证各部门工作有序进行。负责组织收集与分析相关信息，及时向领导小组汇报相关信息。负责组织医疗应急专家队伍、紧急医学救援队伍并进行培训。负责协调相关部门进行应急物资储备、后勤保障、社会动员等相关工作。

3. **急救中心应急领导小组的职责**　医疗应急救治工作组要认真履行法定职责，建立严格的突发事件防范和应急处理责任制。在医院应急领导小组的领导下，紧密配合、反应迅速、措施果断，以"人民至上、生命至上、报告及时、快速处置、分级响应、平急结合"为原则，以"高度负责的精神"，按照集中伤病员、集中专家、集中资源、集中救治的"四集中"原则，开展医疗救治工作。

四、突发公共卫生事件急救原则与工作流程

医疗应急救援队伍在接到上级卫生部门指令后要及时赶赴现场，并根据现场情况全力开展医疗卫生救援工作。

1. **现场急救**　突发公共卫生事件一旦发生，医疗应急救援队员应在接到命令第一时间赶赴现场，在确保自身安全的情况下实施现场救治工作。现场指挥人员收集现场情况后，及时向上级有关部门汇报现场伤亡情况。现场救治工作通常包括对伤情进行快速分类、评估、急救及转运等程序。

（1）现场医疗救援人员须本着"先救命，后治伤，先救重，后救轻"的原则，快速展开救援工作。

（2）最先到达现场的救援人员首先对所有伤病患者进行检伤分类和紧急处置，并按照国际惯例分别用绿、黄、红、黑4种颜色的标志牌，对轻、重、危重伤患和死亡人员作出标志，一般扣系在伤病患者手腕或脚踝部位，以便后续救治或采取相应措施。

（3）伤患的现场救治首先以抢救生命为主，其次是防止"二次损伤"或尽量减轻伤残及合并症。急救处置方法应简单、易行、快捷、有效，尽量采用无创措施，以建立静脉通道、补液、给药等给予生命支持的基础治疗为主，必要时可施行除颤、环甲膜穿刺、气管内插管、气管切开等生命支持的高级治疗。

2. **伤病患者转送**　当现场环境处于危险或在伤病患者情况允许时，要按照"就急、就近、分流、专科、专治"的原则，尽快将伤病患者转送并做好以下工作：

（1）对已经检伤分类待送的伤病患者进行复检。危重症患者应第一优先转送；重症患者第二优先转送；轻症患者可第三优先转送；对有活动性大出血或转运途中有生命危险的急危重症者，应就地先予抢救、治疗，做必要的处理后再在监护下转运。

（2）尽量提供伤病患者的性别、年龄、伤情、事件发生时间及已采取的抢救措

施等相关资料，认真填写转运卡提交接纳的医疗机构，并报现场医疗卫生救援指挥部汇总。

（3）在转运中，医护人员必须在医疗舱内密切观察伤病患者病情变化，并确保治疗持续进行。

（4）在转运过程中要科学搬运，避免造成二次损伤。

（5）合理分流伤病患者或按现场医疗卫生救援指挥部指定的地点转送，任何医疗机构不得以任何理由拒诊、拒收伤病患者。

3. 院内救护

（1）突发公共卫生事件发生后，医院应急领导小组迅速对突发公共卫生事件进行评估，初步判断突发事件的类型，明确启动应急预案级别。

（2）应急预案启动后，各小组应当根据预案规定的职责要求，服从医院应急领导小组统一指挥，立即到达规定岗位，履行职责。

（3）急诊科及门诊各科室应当严格落实"首诊负责制"，对转运的伤员提供医疗救护，对自行前来就诊的伤员进行接诊救治，并书写详细、完整的病历记录。

（4）预检登记，正确分诊　预检护士根据患者受伤的部位、性质、循环、呼吸、意识等进行分诊，遵循先重后轻、先急后缓的原则，将伤员分诊至对应救治区域。

（5）抢救措施　详细询问病史，全面掌握病情。根据患者病情需要进行有效的救护，控制大出血，积极抗休克治疗，保持呼吸道通畅及有效的呼吸支持，对心搏、呼吸骤停者行心肺复苏术，需手术者积极做好术前准备工作并进行紧急手术等。加强监护，详细记录病情变化、抢救措施及药物、检查结果。

（6）分流转道　根据患者病情需要或抢救处理完善后，要对患者进行合理的分流转道，收治相应病区。

（7）做好传染病和中毒患者的上报工作，协助疾控人员开展标本的采集、流行病学调查工作。

（8）做好医院内现场控制、消毒隔离、个人防护、医疗垃圾和污水处理工作，防止院内交叉感染和污染。

第三节 · 交通事故医疗应急处理与救援

随着社会经济的发展，汽车数量增加，交通事故明显增多。在全世界范围内，平均每2s就有一人因交通事故致伤，每50s就有1人因交通事故致死。交通事故是最常见的、死亡率最高的意外伤害。在公路交通事故中，伤员死亡的重要原因是颅脑外伤、严重的复合伤和碾压伤。交通事故发生后，现场紧急救护是否得当，直接关系到伤患者的生命安危。掌握必要的事故现场急救知识和技巧，在紧急情况发生时,以便做好现场救护工作,迅速及时地抢救伤患者的生命。下面介绍现场评估。

(一)受伤史评估

(1)交通事故发生的原因、时间、地点。

(2)事故现场的状况由本人或旁人诉说,或第一见证人讲述现场目击情况。

(3)伤情种类和程度、伤亡人数。

(4)评估环境是否安全,做好自我保护。如处境十分危险(如事故车辆着火、有爆炸可能等)外,在专业救护人员到来前切勿立即移动伤员。

(5)评估伤情,进行初始检查,伤员的总体印象,有无威胁生命的大出血,气道是否开放,呼吸的频率、深度、力度,脉搏是否可扪及,皮肤的颜色、温度、湿度以及毛细血管回流征等。初始检查完毕后,进行快速创伤检查,包括头、颈、胸腹部、骨盆及四肢,找出可致命伤势。

(二)检伤分类

伤员分类的核心本质就是在事故现场分配有限的医疗资源。尽管分类的概念适用于所有资源分配,"伤员救护"是使用分类概念最常讨论的领域。检伤分类可以最大限度地提高生命率,尽可能地减轻伤残程度,并安全、及时地将患者转运至有条件的医院进行治疗。

分诊通常分为三个阶段进行。①一级检伤分类:是由急救技术人员在事故现场进行的初步分诊,旨在迅速评估受伤人员并迅速转移到治疗中心。②二级伤检分类:用于因事故规模大、院前资源不足,导致受伤人员在现场停滞时间延长的情况。在这种情况下,伤员到达医院后,急诊或外科医生即刻进行二次分流。③三级检伤分类:通常是为了确定优先顺序并决定是否接受救护服务,包括转到手术室或重症监护室。这一步将由外科医生或重症监护专家完成。

分诊系统由医务人员使用,用于根据伤员的临床状态、疾病预后和可用资源来确定哪些伤员群体应该接受治疗和护理服务。

(1)在现代社会中,交通事故引起的各类意外损伤不断增加,据统计,创伤患者第一死亡高峰在数秒至数分钟之内,此时死亡的数量占创伤死亡的50%,而第二死亡高峰出现在伤后2~4h,其死亡数占创伤死亡数量的30%。

(2)在交通事故现场,特别是大型交通事故时,伤员数量多、伤情复杂,且医生、设备、药品、材料等急救资源通常不能同时满足救治的需要,存在救治需求和资源之间的矛盾。因此需在短时间内熟练地对伤员进行初步评估,确定救治先后顺序、需要何种类型的救护,以缩短急救时间,对大规模伤患者进行快速、准确的分类、抢救、安全转运,是挽救生命、减少伤残的前提条件。

(3)现场伤患者分类应按照"先危后重,先急后缓"的原则,根据伤患者的生命体征、受伤部位、出血量多少来判断伤情的轻重,按危重伤、重伤、轻伤、死亡分类。简明检伤分类法（simple triage and rapid treatment，START）适用于大规模伤亡事件（mass casualty incident，MCI），现场短时间内大批伤员的初步检伤，由最先到达的急救人员对伤病员进行快速的辨别及分类。在第一时间为多名伤患进行初检，进行分区、按照伤情程度分别给予不同颜色的标识分类，伤情危重用红牌标记，伤情略轻用黄牌标记，普通轻伤且能自主行动用绿牌标记，已经死亡或伤情较重即将死亡的患者用黑色标记。

（1）红色——危重伤 在短时间内伤情可能危及生命，须立即采取急救措施，并在医护人员严密的监护下送往医院救治。主要包括窒息，昏迷，严重出血，严重头、颈、胸、腹部创伤或严重烧伤及异物深嵌身体的重要器官者。

（2）黄色——重伤 伤情重但暂不危及生命，可在现场处理后由专人观察下送往医院救治。主要包括脑外伤、腹部损伤、骨折、大面积软组织损伤、严重挤压伤，可短暂等候而不会危及生命或导致机体残疾的患者。

（3）绿色——轻伤 伤情较轻，能行走，经门诊或手术处理后可回家休养。主要包括软组织损伤（皮肤割裂伤、擦伤）、轻度伤、烫伤、扭伤、关节脱位等。

（4）黑色——死亡 指心搏、呼吸停止，各类反射均消失，瞳孔散大固定者。一般由其他的辅助部门处理。

（三）创伤评分

创伤评分是根据患者创伤后循环系统、呼吸系统与中枢神经系统等情况以记分的形式来估算创伤的严重程度，即应用量化和权重处理的患者生理指标或诊断名称等作为参数，经数学计算以显示伤情严重程度及预后的方法，可进行准确评估，正确指导临床治疗，并对预后进行评估。1952年由De Haven首次提出创伤评分，目前已有数十种之多，其中，简明损伤定级标准（abbreviated injury scale，AIS）是许多学科、团体以及人员协作的结晶，是目前判断创伤严重程度的金标准，在大批伤员的抢救时尤为有用。具体评分表详见本书第十三章第一节。

（四）现场急救

1. 处理原则 一旦发生交通事故，在到达事故现场进行急救工作时，应遵循以下原则：

（1）人道原则 当事故发生后，救护者必须怀着崇高的人道主义精神，保持镇定、清醒的头脑，使伤者尽快得到现场治疗，并及时呼救，转入后续治疗。

（2）快速原则 在车祸救护工作中，时间就是生命。"快抢、快救、快送"是决定伤患者能否减少伤残和后遗症的关键。

（3）有序原则 交通事故的特点是"伤情复杂、严重、复合伤多"。因此，在抢救中一般应本着"先抢后救""先重后轻""先急后缓""先近后远"的顺序，灵活掌握。

（4）自救原则 是车祸现场救护、抢救伤者生命的一条宝贵经验，在车祸现场不能消极等待，要积极采取"自救、互救"措施，充分利用就便器材以赢得救援时间。

2. 现场救护 院前急救的护理措施主要是给予伤患者安全舒适的体位，保持呼吸道通畅，给予有效的氧疗，建立有效的静脉通道，观察和维持生命体征的平稳等。

（1）抢救生命

① 呼吸、心搏停止者，立即进行心脏复苏。

② 保持呼吸道通畅，立即清理口、鼻腔异物，给氧。

③ 控制外出血：采用手指压迫、扎止血带或运用器械迅速控制伤口大出血。

④ 纠正呼吸紊乱：如封闭胸部开放性伤口、胸腔穿刺排气等。

⑤ 恢复循环血量：现场开放1~3条大口径静脉通道，快速补液。

⑥ 监测生命体征：现场救护中，应密切监测生命体征、意识的变化。

（2）包扎伤口

① 对有出血的伤员，首先应当止血。可用加压包扎止血法，包扎松紧程度以恰好不出血为宜。

② 对有较大动脉出血的伤员，可用止血带止血法，止血带松紧以恰好不流血为宜，尽量在1~2h内送到医院。

③ 对有烧伤的伤员，应当迅速脱离热源。烧伤创面切忌随便用药，涂油或刺破水泡；应当迅速用干净毛巾或衣服覆盖于烧伤表面，以免感染，冬季应当注意保温并急送医院。酸碱等化学制剂造成的烧伤，需要大量清水长时间冲洗。

（3）有效固定

① 对有骨折的伤员，应避免不必要的搬动，对其进行临时固定，以免加重损伤和疼痛。

② 对肢体断离的伤员，应立即对伤肢残端进行止血，并对断离的肢体进行妥善处理。

③ 对有脊柱骨损伤的伤员，应当就地静卧，切忌脊柱弯曲或扭转，以免造成终身截瘫。

（4）注意正确的搬动伤患者方法，保护脊柱和骨折肢体，迅速、安全、平稳地转运。

（5）尽快转送医院。

（五）运输和疏散伤患者

使用救护车等转运工具，实现患者的转运。转运之前，一定要做好相应的急救措施，尽量稳定病情；搬运过程中要谨慎小心，避免过多地改变患者的体位或剧烈震动患者；患者一旦转运至救护车，应根据患者的情况进行生命体征的监护，及时发现病情变化。

运输途中监护要注意以下几点：

（1）合理的体位 根据患者病情选择适宜体位，一般危重患者均可取仰卧位，对呕吐患者应将头偏向一侧，以免发生窒息。

（2）呼吸系统的监测　观察气道是否通畅，呼吸频率、节律、深度有无改变，口唇、末梢有无发紫，持续监测血氧饱和度；缺氧是否改善；使用机械通气时，密切观察两侧胸廓起伏是否对称，人机是否同步，呼吸机参数是否正常等。

（3）循环系统的监测　做好心电监测，观察心率，是否存在严重心律失常，血压是否正常，皮肤的颜色和温度，尿量等。

（4）维持有效的静脉通道　观察静脉通道是否通畅、输液的速度是否合适，注意用药安全。

（5）神经系统的监测　观察患者的意识状态，瞳孔大小、对光反射是否灵敏。

（6）严密观察伤情　注意患者面色、表情、伤口敷料污染程度。

第四节 • 生物灾害医疗应急处理与救援

2019年12月以来，我国及境外多个国家相继出现了一种生物灾害——新型冠状病毒感染疫情，这对我国乃至全世界范围带来巨大的打击，所以如何更好地预防及控制此类生物灾害的传播显得尤为重要。

一、生物灾害的概念

在生物圈内，由于各种生物活动（包括动物、植物和微生物活动）对人类、生命和生存环境引发的重大伤亡和破坏称为生物灾害，包括动物灾害、植物灾害和微生物灾害[6]。

二、生物灾害的分类

（1）按其严重程度，医学上把传染病分为甲类传染病、乙类传染病、丙类传染病三类。

（2）其他传染病　省级人民政府决定按照乙类、丙类管理的其他地方性传染病和其他暴发、流行或原因不明的传染病。

（3）不明原因肺炎和不明原因导致死亡的疾病等重点监测疾病[7]。

三、生物灾害的疫情控制

预防工作针对传染病流行过程的三个环节进行，根据各种传染病的特点采取相应的预防措施。

1. 控制传染源　对患者应尽早做到"五早"，即早发现、早诊断、早报告、早隔离、早治疗。传染病的报告制度是早期发现传染病的重要措施。甲类传染病在城市地区6h内上报，农村地区不得超过12h。乙类传染病要求发现后12h内上报。丙类传染病在监测点内按乙类传染病方法上报。

2. 切断传播途径 根据各种传染病的传播途径采取相应措施。

（1）消毒分预防性消毒和疫源地消毒。按消毒方式又分为终末消毒和随时消毒两种方式。

（2）常用的隔离方法和措施如下：

① 呼吸道隔离（蓝色标志）：同病种可住一室，必须外出者要戴口罩，穿隔离衣，戴手套。患者呼吸道分泌物要先消毒后才能弃去，每日两次紫外线空气消毒。

② 消化道隔离（棕色标志）：此类患者的生活用具专用，用后要消毒，呕吐物、排泄物随时消毒才能弃去。保持室内无苍蝇、蚊子。

③ 严密隔离（黄色标志）：此类患者应单独隔离，禁止离开病室，禁止探视、陪住。医护人员在接触患者前后均应进行严格的消毒处理。患者分泌物、排泄物及其污染物品都应严格消毒处理。患者出院或死亡后，病室要进行严格的终末消毒。

④ 接触隔离（橙色标志）：适用于预防高度传染性及具有重要流行学意义的感染。

⑤ 血液体液隔离（红色标志）：工作中注意避免损伤皮肤，做好自我防护。

⑥ 脓液、分泌物隔离（绿色标志）。

⑦ 结核菌隔离（灰色标志）。

3. 保护易感人群 提高公众自我保护意识和能力，同时提高人群免疫力。

四、集中隔离

呼吸道传染性极强的传染病（比如新型冠状病毒感染），在疫情早期，及时建立集中隔离医学观察场所，有效进行感染防控工作，这样在有效识别感染者的同时也可以有效避免集中隔离医学观察场所内的交叉感染。根据防控工作需要"应隔尽隔"人员，开展集中隔离医学观察时所设置的集中隔离医学观察场所，应指导其工作人员正确做好个人防护及防止感染传播工作，避免发生场所内感染及传播。同时医疗机构根据新型冠状病毒感染防控的基本原则、文件规范，结合集中隔离医学观察场所的特点与实际工作情况，对不同区域工作人员、工作环节开展新型冠状病毒传播的风险评估，并对集中隔离医学观察场所的感染防控组织架构、选址布局、人员防护、人员闭环管理、清洁消毒环境、核酸检测、人员健康监测、职业暴露处理及交叉感染判定原则等感染控制相关工作落实到位[8]。

五、灾害点疫情现场应急处理

医护系统应紧急组织现场医疗卫生救援和伤患者及时转送，各级医疗机构承担现场救援和医疗救护的同时，开展患者接诊、收治和转运工作，对患者实行分类管理,各级疾病预防控制机构和卫生监督机构应根据各自职责做好疾病预防控制工作。

第五节 · 食物中毒医疗应急处理与救援

在美国损伤相关疾病发病率和死亡率中,中毒是第二大原因。

一、食物中毒

1. **概念** 食物中毒是指摄入了含有生物性、化学性有毒物质的食物或把有害物质当作食物摄入后出现的非传染性的急性、亚急性疾病。
2. **分类** 食物中毒一般采用按病原分类的办法,分为细菌性食物中毒、有害动植物中毒、化学性食物中毒、真菌毒素和霉变食品中毒。

二、病情评估标准

(1)病史 询问病史及具体食物。
(2)临床表现 各种中毒症状和体征取决于各种毒物的毒理作用和机体的反应性。
(3)毒物检测 应尽快直接采取可疑剩余食物及含毒标本如呕吐物、胃内容物、血液、大小便等物品送检。
(4)预测严重程度 判断急性中毒的严重程度,通常要分析患者的一般情况及神志状态,检查毒物的品种和剂量,有无严重的并发症。

三、急救原则

(1)立即终止接触毒物。
(2)清除尚未吸收的毒物。
① 催吐用于患者意识清醒时,饮水 300~500mL 后用手指或压舌板刺激咽后壁或舌根诱发呕吐,反复进行直至胃内容物完全呕出为止。
② 中毒后 4~6h 内均应洗胃,根据毒物种类的不同选用适当的解毒物质。
③ 导泻通常采用硫酸镁或硫酸钠。
④ 促进已吸收毒物的排出。
⑤ 遵医嘱使用特异性解毒剂及对症治疗。
⑥ 监护生命体征。

四、突发群体食物中毒的急救护理流程

1. **成立护理指挥系统** 急诊护士接到抢救指令后,立即汇报护理部启动护理

指挥系统。由护理部值班员统一调配护理人员，具体人员根据急救护理流程，按照中毒的种类进行调配。

2. 设置分诊流程　急诊护士要确保分诊的快速准确，协助医生问诊查体，做到"问、闻、看、查"。"问"：询问病史，有无食用变质食物、误食毒物史。"闻"：闻患者身上的气味。"看"：观察患者的瞳孔变化；呼吸是否急促。"查"：检查患者的脉搏、血压有无改变；面色，指端有无发绀；两小腿有无皮下出血等症状。结合抽血检测及留取呕吐物和排泄物的监测，协助医生快速确定中毒的种类。按照重、中、轻患者作出相应标记，重度患者用红色标记，中度患者用蓝色标记，轻度患者无需标记，就地抢救。根据分诊级别，快速实施抢救护理措施。在医务部门的统一协调下，分诊组协助急危重患者一部分留在急诊科抢救，另一部分按病情程度有计划地分配到相关科室抢救。

具体急救护理分工如下：按照"ABCDE 制护士抢救配合分工流程"，即在抢救中 A 组护士负责清除胃内毒物，B 组护士负责静脉输液，C 组护士负责呼吸道管理和生命体征的监测，D 组护士负责药品、物品保障协调，E 组护士负责记录巡视。

（1）A 组清除胃内毒物　有经验的护士对重、中型患者立即执行电动洗胃，轻型者用催吐法清除胃内毒物。催吐导泻以尽可能使患者平卧位，头偏向一侧至洗出液清澈无味为止。尤其是昏迷患者，牙关紧闭者用口垫放入下牙之间，以防舌咬伤。洗胃催吐是清除胃内毒物，减少毒物再吸收的关键，护士应做到边洗胃边清理呕吐物，如果是化学毒物中毒，要清洗皮肤，脱去污染的衣物，避免毒素再吸收的危险。

（2）B 组护士负责静脉输液　开通静脉通道 1~2 处保证静脉用药。静脉要选用大的近心端的血管，最好用留置针，避免患者躁动而引起药物外渗或针体拔除影响患者的治疗。输液的顺序是重、中、轻的原则。

（3）C 组护士负责呼吸道管理，生命体征的监测　抢救中及时配合医生解除呼吸道梗阻确保呼吸道通畅。随时监测患者的生命体征的变化。对意识不清的患者给氧、吸痰、留置导尿。患者呼吸急促，面色口唇发绀，脑水肿患者减轻脑部缺氧状态，遵医嘱给予高浓度吸氧，严密观察缺氧改善情况。必要时实施气管内插管、人工呼吸等辅助治疗，改善缺氧状态。心电监测：监护体温、心率、呼吸、血氧饱和度，负责抽取动脉血进行血气分析，遵医嘱调整呼吸机的参数。保持呼吸道通畅，及时吸痰，在吸痰时要做到轻、稳、快。熟练的业务技能是抢救成功的关键。

（4）D 组药品、物品保障协调组　负责药品物品的补充使用。药品、物品放置有序。根据分诊中毒类别、中毒级别，将相应的药品、物品准备齐全，以快速准确到位，方便护士使用，同时及时清理用过的药品、物品，清理抢救现场，保证用药的安全。保障组兼管协调，包括医护之间、护患之间协调。稳定轻型患者的情绪，保证抢救区域的秩序，保持环境的安静有利于抢救。护士应该及时了解患者的心理变化，做好患者的思想工作，以高度的同情心和责任心给患者进行心理安抚。护士在抢救工作中保持沉着冷静、有条不紊、迅速准确，运用非语言交流手段，以从容镇定的态度、熟练技术、稳重姿态，给患者及家属增加信任和安全感。及时提供抢救信息，保证抢救工作的顺利进行。

（5）E组记录巡视组　记录员与抢救组呈一对一关系。护士在抢救操作中，应重复医嘱确认无误后再行记录，以保证记录的准确性，确保用药的安全性。记录内容：抢救中使用的药品、实施的护理技术操作、各项监测指标、护理措施等。即准确记录用药的时间、药名、用量、效果。记录实施各项操作的时间、项目、操作的参数、效果。为医生临床用药、观察治疗效果、观察疾病的转归，提供可靠的依据。记录员在记录的同时加强巡视，协助抢救护士的操作，观察操作后患者有无异常情况，如静脉输注药物有无外渗，留置导尿管是否脱落，尿袋内的尿液是否集满，呼吸机、监护仪运行是否正常等。

第六节 • 火灾事故医疗应急处理与救援

火灾是一种不受时间、空间限制、发生频率最高的灾害。中国的急救医护人员需要掌握有关毒物、火场烟雾中毒患者的临床表现、火灾的扑救、报警、自救、互救措施、火灾救治要点等。

一、火场烟雾及有关毒物

发生火情时，火场烟雾的蔓延速度是火的5～6倍，而烟气流动的方向就是火势蔓延的途径。温度极高的浓烟在2min内就可以形成烈火。由于浓烟烈火升腾，严重影响了人们的视线，使人看不清逃离的方向而陷入困境，所以当发生火灾时，一定要保持清醒的头脑，争分夺秒，快速离开。

（一）火场烟雾

火场烟雾包括有毒气体和颗粒性烟尘。

（二）分类

火灾烟雾中的有毒气体通常可分为3类。

（1）窒息性或麻醉性气体如氢化氰（HCN）、一氧化碳（CO）。

（2）感觉或肺刺激剂如一氧化氮（NO）、二氧化氮（NO_2）、氯化氢（HCl）等。

（3）其他如二氧化碳（CO_2）等。麻醉性作用是指窒息性毒剂能够抑制中枢神经系统导致知觉丧失并最终死亡，这种效应与累积剂量有关。

二、火场烟雾中毒的临床表现

（1）患者的眼睛可能有不同程度的刺痛感或流泪，大部分患者呼吸困难、频率加快、声音嘶哑、胸闷、喘息、咳嗽、痰中有烟尘,甚至出现发绀和精神错乱等症状。数日后可发生肺炎等并发症。肺部可听到干、湿啰音和捻发音,出现呼吸道阻塞征象。

(2)呼吸道刺激可引起气管炎、支气管炎。

(3)黏膜水肿和分泌物增多可造成气道阻塞、呼吸极度困难、血氧不足。

(4)肺水肿。

三、火场烟雾中毒的主要检查

(1)痰液检查 早期痰液中烟尘、细菌的检查有助于肺炎的诊断和治疗。

(2)碳氧血红蛋白 多数患者血液中碳氧血红蛋白在10%~50%,但在停止烟雾吸入之后可发生解离,尤其在给予高浓度氧吸入后明显降低,这往往会使医师低估中毒的严重程度。

(3)X线检查 48h后少数患者出现肺泡和间质水肿、局限性浸润,一般数日消失,部分有肺炎表现。

四、火灾的救治

在工业生产及家庭意外火灾事故中,烧伤是比较多见的创伤。在组织抢救中应注意以下几点:

(1)尽快使伤患者脱离现场是抢救的先决条件。采取"一戴二隔三救出"及"六早"的急救措施。

① "一戴":施救者应首先做好自身应急防护。

② "二隔":尽快隔绝毒气继续被中毒者吸入。

③ "三救出":将受伤者移离出失火区域。

"六早方案":

① 早期现场处理;

② 早期吸氧;

③ 早期使用地塞米松和山莨菪碱;

④ 早期气道湿化,对重度吸入中毒患者早期行气管切开;

⑤ 早期预防肺水肿的发生;

⑥ 早期进行综合治疗是至关重要的。

(2)迅速抢救生命,保持呼吸道通畅。

(3)判断有无吸入烧伤,对面部烧伤和密闭空间烧伤患者要快速检查,排除吸入损伤。

(4)保护创面,尽快检查患者及其伤情,烧伤患者要尽可能地暴露烧伤创面,并立即用烧伤膏外涂并以纱布包扎。

(5)认真检查体外复合伤,做好止血、包扎、固定等处理。

(6)镇静、镇痛、抗休克。

（7）对症治疗。

（8）伤患者运送，搬运伤患者时要根据具体情况选择合适的搬运方法和搬运工具。

第七节 • 突发公共卫生事件心理危机护理干预

突发公共卫生事件对全社会的影响极大，如传染性公共卫生事件如SARS、甲型H1N1流感、H7N9禽流感、新型冠状病毒感染等，具有极强的传播性、高度的未知性、波及范围广泛的特点，还有其他类型的突发公共卫生事件等，它们会对社会造成不同程度的影响。突发公共卫生事件不仅直接威胁公众的生命健康，还会给全社会带来普遍的恐慌情绪和焦虑心理。有研究表明，灾难后创伤后应激障碍的发病率高达33.3%，其中抑郁症的发病率达25%，甚至有部分人会出现精神障碍[9]。

一、突发公共卫生事件中人群的心理特征

从宏观上看，心理特征包含认知、情绪和行为三个属性。在突发公共卫生事件中，公众的社会心理主要表现为风险感知、社会情绪和社会行为三个方面[10]。

（1）风险感知　是人们对特定风险的特点和严重性做出的主观判断，进而影响公众的恐慌情绪和风险应对行为。当公众的风险感知偏低，就会表现为疏于防范；当公众的风险感知过高，就会表现为过于紧张和非理性应对行为。

（2）社会情绪　伴随着对风险的认知和判断，公众会产生一系列负性情绪，如恐慌、焦虑、紧张、担忧、烦躁、悲伤、愤怒等。这些负面情绪会导致非理性行为的增加，会对应急管理措施的执行和社会稳定造成影响。由于突发事件的高度不确定性和不可预期性，必然会引发公众出现不安、紧张、焦虑和恐慌情绪，当这些恐慌、焦虑情绪在群体间蔓延，还会导致谣言的滋生和传播，以及群体从众、群体极化等群体效应的出现，成为诱发群体性事件的社会心理基础。

（3）社会行动　公众在面对突发事件时，基于对风险的感知和判断，会产生诸多的行为反应。既有积极的应对行为，如主动采取措施、开展自我保护行动和一些互助行为；也有过度反应和消极的行为表现，如哄抢物资、逃逸行为、人际冲突增加、生活方式的改变等。这种由突发事件引发的个体和群体的社会性应激反应会导致信任危机、官民冲突、反社会行为、集群行动等，会直接威胁到应急管理的成效和社会秩序的平稳，对社会多层面的影响更为深远和广泛。

二、心理危机干预对策

灾难心理危机干预主要指为受到重大灾难影响的人员提供紧急心理援助，帮助

他们恢复各项适应功能，预防和缓解心理创伤带来的各种可能的消极后果。心理干预在国外又称心理危机干预，是指在遇到灾难事故时对当事人进行的一系列心理疏导活动[11]。

突发事件发生时，人们在短时间内遭受灾难、创伤，对躯体和心理都是很大的打击，对他们及时进行早期的心理疏导和护理，可达到减少因过度持久的焦虑、紧张而造成的心理障碍，避免因机体调节功能减退引发的应激反应，减少并发症的发生，对受伤者和旁观者的身心健康都有着积极重要的意义。医院是接触、发现、报告、防护、治疗患者的最前沿阵地。护士是应对突发公共卫生事件不可缺少的专业人才力量和主力军，承担着重要的工作责任。

（一）心理疏导和危机干预护理工作者应具备的从业素质

（1）社会心理疏导和危机干预护士应具备耐心、冷静的人格素质，应能够给患者带来镇定、清静而温暖的感受。

（2）社会心理疏导和危机干预护士应具备心理学专业的基础知识，获得心理咨询师、心理疏导师或社会工作者的资质，掌握创伤心理学、咨询心理学的理论和实践方法，例如倾听技术、打包技术、着陆技术、安全岛技术等。

（3）社会心理疏导和危机干预护士应掌握心理学工作伦理，了解心理疏导与危机干预工作的边界。2018年，《中国心理学会临床与咨询心理学工作伦理守则》（第二版）明确规定了从事临床与咨询心理学工作的伦理原则。其中包括保密原则、保密例外、不透露咨询师信息、不与患者建立除了心理疏导工作之外的关系、了解自身的有限性等。

（二）公共卫生事件中社会心理疏导与危机干预的护理工作流程

1. 公共卫生事件中社会心理疏导与危机干预的实施步骤具体包括：

（1）定义问题　建立良好的护患关系，确定患者求助的问题核心，注重倾听、共情等方法的运用。

（2）保证患者的安全　关注患者所处的环境，帮助其尽快脱离危险的环境。

（3）提供支持　给予患者无条件的关注与支持。

（4）检验可替代的方法　引导患者用变通的方式看待当前的困境。

（5）制订行动措施　共同制订改善的行动计划。

（6）获得承诺　用理解和支持的方式获得患者愿意做出改变的行动承诺。

2. 公共卫生事件中社会心理疏导与危机干预的实施途径　公共卫生事件中的心理疏导与危机干预工作常采用现场心理救援和线上心理援助相结合的方式，选派具有精神科、心理科工作经验的医生、护士到现场或线上进行心理疏导与危机干预。推行心理危机干预网络平台建设，引导群众通过手机APP和电脑登录平台使用测评资源[12]。

参考文献

[1] 刘佩玉,陈璐,李雪云,等. 突发公共卫生事件下护理应急管理的最佳证据总结[J]. 职业卫生与应急救援,2023(05):635-640,662.
[2] Zhang Y, Yang M, Wang R. Factors associated with work-familyenrichment among Chinese nurses assisting Wuhan's fight against the 2019 COVID-19 pandemic[J]. J Clin Nurs,2021:10.1111/jocn.15677.
[3] Bonbon E, Myers L. Good emergency management practices: a review of the core principles, with a focus on preparedness[J]. Revue Scientifique et Technique,2020,39(2):533-541.
[4] 赵宇,刘悦,肖雅天,等. 重大突发公共卫生事件下公立医院整体性治理[J]. 中国医院管理,2022,42(9):18-21.
[5] 金静芬,刘颖青. 急诊专科护理[M]. 北京:人民卫生出版社,2017.
[6] 刘巧芹,郭蕾,石云,等. 生物灾害概念界定及其在分类改进中的应用[J]. 科技导报,2022,40(19):61-70.
[7] 国家卫生计生委.《关于印发传染病信息报告管理规范(2015年版)的通知》解读[J]. 中国卫生法制,2016(1):14.
[8] 李春辉,蔡虻,陈萍,等. 集中隔离医学观察场所感染防控专家共识[J]. 中国感染控制杂志,2022,21(06):511-523.
[9] 毛茂琳,罗庆华,廖艳辉. 正念减压疗法在突发公共卫生事件中公众心理干预的应用[J]. 国际精神病学杂志,2020,47(03):435-438.DOI:10.13479/j.cnki.jip.2020.03.007.
[10] 张滨熠. 突发公共卫生事件中的社会心理引导[J]. 城市与减灾,2021,(01):5-8.
[11] 杜桂芹,丁全菊. 心理干预在突发事件急救护理中的应用[J]. 中国煤炭工业医学杂志,2010,13(08):1213-1214.
[12] 林悦. 公共卫生事件中的社会心理疏导与危机干预[J]. 黄河. 黄土. 黄种人,2020,(07):39-40.

(黄江平 刘 丹)

微信扫码

① 微信扫描本页二维码
② 添加出版社公众号
③ 点击获取您需要的资源或服务

第十五章 急诊重症监护技术

急诊重症监护技术是通过各种监护手段和方法对患者的病情变化适时进行生命和器官功能监测，及时评估病情、提供生命和器官功能支持和细致的护理。急诊重症监护主要是针对急诊危重病、严重慢性病急性发作、严重创伤、急性中毒以及未能确诊但存在高危因素患者根据不同疾病从生命体征、神经、肾功能及其他系统功能等方面进行监护。

第一节 心电监测

心电监测技术是使用仪器对患者持续监测心电波形、呼吸、血压、经皮血氧饱和度及血流动力学指标等。危重患者由于原发疾病或应激反应，均可导致患者神经内分泌系统改变，使水、电解质及酸碱平衡紊乱，这些变化可直接或间接影响心脏的生理活动，从而出现原发性或继发性心电图改变，甚至发生严重心律失常。心电监测能为早期发现心电改变及心律失常提供可靠信息，为危重患者的抢救发挥积极作用。

一、适应证

（1）心血管疾病如心力衰竭、严重的心律失常等。
（2）手术患者的监护。
（3）其他各种类型的休克、脑血管疾病、气胸、哮喘持续状态、严重的电解质紊乱、COPD等。

二、操作方法与流程

危重患者一般采用胸壁综合监护导联进行心电监测，多采用一次性贴附电极，安置电极时应清洁皮肤，有胸毛者要剃毛，再用乙醇擦脱脂后再贴电极片，尽可能降低皮肤电阻抗，以减少伪差和假报警。

电极的安放位置见表 15-1-1，位置可以变化，但要尽力避免因肌肉活动引起的干扰，尽量避开骨骼突起的地方。

表 15-1-1　常用导联安置方法

电极名称	安放位置
右上（RA）	胸骨右缘锁骨中线第一肋间
左上（LA）	胸骨左缘锁骨中线第一肋间
中间（C 或 V）	胸骨左缘第四肋间
左下（LL）	左锁骨中线剑突水平处
右下（RL）	右锁骨中线剑突水平处

（1）打开心电监护仪，根据工作要求输入患者的相应信息，选择是否为起搏器植入者。

（2）根据患者病情，协助患者取平卧位或半坐卧位。

（3）使用 75%酒精或者清水清洁胸前皮肤，将电极片连接于导联线上，按照标准电极位置贴于患者胸腹壁。

（4）根据患者病情及医嘱要求，选择心电监护仪屏幕显示的导联类型，调整波形大小。

（5）将血氧饱和度探头正确戴于患者手指端。有灌注压监测项目时，应在屏幕中显示灌注压，用以衡量患者末梢灌注情况。

（6）将血压袖带缚于患者上臂，使充气导管对准肱动脉搏动最强处。

（7）设置心率、血压、呼吸频率、血氧饱和度报警上下限以及血压测量频率等。

（8）调节报警音量。

（9）按恢复主屏幕显示键，返回监测界面。

（10）监测血流动力学指标时，安装相应压力模块，设定监测项目名称、标尺，校准零点后开始监测波形及数值。

（11）为患者整理导线及床单位，将呼叫器置于患者触手可及处。

（12）定期记录监测数值，如有病情变化及时通知医生。

（13）心电监测结束后取下电极片，清洁患者皮肤，协助患者取舒适卧位，关机，断开电源。

三、监测指标及临床意义

（一）正常心电图

正常心率为 60~100 次/分，心律为窦性，P 波在 Ⅱ 导联直立，在 aVF 导联中绝对倒置。正常心电图的变异范围很大，年龄、体型及体位都会对心电图产生影响。

1. P 波　反映左右心房除极过程的电位和时间变化。正常 P 波电压＜0.25mV，时间为 0.06~0.11s。P 波在 Ⅰ、Ⅱ、aVF 导联及 V_4~V_6 导联中直立，在 aVR 导联中绝对倒置。

2. P-R 间期 代表心房开始除极到心室开始除极的时间。正常时限为 0.12～0.20s。P-R 间期可随年龄和心率变化，年龄越小，心率越快，P-R 间期越短。

3. QRS 波群 反映左右心室除极过程中电位和时间的变化。正常时限为 0.06～0.10s。

4. ST 段 反映心室复极过程早期电位和时间的变化。正常情况下，ST 段接近等电位线，在任何导联，ST 段下移不应超过 0.05mV，上移不应超过 0.1mV，但在 V_1～V_3 导联 ST 段上移可达到 0.2～0.3mV。

5. T 波 反映心室复极后期的电位变化。正常时，T 波应与 QRS 波群的主波方向一致。在 R 波为主的导联中，T 波不应低于同导联 R 波的 1/10。

6. Q-T 间期 反映心室除极与复极的总时间。Q-T 间期的长短与心率的快慢有密切关系，通常情况下，心率为 70 次/分时，Q-T 间期不超过 0.4s。

7. U 波 反映心室肌的激后电位，方向与 T 波一致，电压不超过同导联 T 波的 1/2，一般在胸前导联比较清楚。

（二）心电监测的临床意义[1]

（1）持续观察心电活动。
（2）持续监测心率、心律变化，监测有无心律失常。
（3）监测药物对心脏的影响，并作为指导用药依据。
（4）观察心电波形变化，诊断心肌损害、心肌缺血及电解质紊乱。
（5）判断起搏器功能。

第二节 · 呼吸监测

危重症患者的呼吸功能监测十分重要，不仅可以及时观察病情变化，还用于评价呼吸功能状态及发现潜在危险，以尽早给予适当的支持和预防。在进行呼吸功能监测的同时，应同时考虑循环系统的状态，经全面的分析判断后方能予以正确的治疗。

一、适应证

（一）脉搏血氧饱和度（SpO_2）监测

（1）持续监测 SpO_2。
（2）早期发现患者出现的低氧血症。
（3）指导机械通气患者呼吸模式的选择和参数条件。

（二）呼气末二氧化碳监测（$ETCO_2$）

（1）机械通气患者，为重症患者的呼吸支持和呼吸管理提供明确指标，并可判断气管内插管的位置。

（2）各种原因引起的呼吸功能不全。

（3）严重休克、心力衰竭和肺栓塞患者。

（4）进行神经外科手术且有颅内高压患者。

（5）行 CPR 的患者。

二、操作方法与流程

（一）SpO_2 监测流程

（1）根据血氧仪型号、肢体末梢温度等情况选择合适的位置放置探头。

（2）妥善固定探头。

（3）保持探头所测位置的温度，确保测量数据准确。

（4）定时变换探头位置，避免皮肤损伤。

（5）注意监测 SpO_2 的动态变化，一旦发现 SpO_2 过低，立即查找原因并处理。

（二）$ETCO_2$ 监测流程

（1）确保带定标尺的导线、CO_2 模块及监护仪正确连接，避免短路。

（2）检查定标尺上标明的数值与监护仪显示的校准值是否相同。若不符合，须予校准。

（3）确保呼吸机回路、传感器及导线正确连接，监护仪屏幕则显示 $ETCO_2$ 浓度、吸入最小 CO_2、气道呼吸频率的数值及 CO_2 波形。

三、监测指标与临床意义

（一）脉搏血氧饱和度（SpO_2）

1. SpO_2 正常值

（1）正常青壮年　在静息状态呼吸空气，SpO_2 可达 0.95～0.98；SpO_2 < 0.94，提示轻度不饱和；SpO_2 < 0.89，提示中度不饱和；SpO_2 < 0.85，提示重度不饱和。

（2）60 岁以上老年人　在静息状态呼吸空气，SpO_2 仅达 0.89～0.92，并无不适反应。

2. SpO_2 监测的临床意义

（1）SpO_2 是反映氧合功能的重要指标。

（2）SpO_2 监测的优势在于无创性、操作简便，能够持续监测并减少动脉血气分析的次数。

（3）大部分监护仪器能对脉搏氧饱和度进行无创持续监测，但是 SpO_2 测定的准确性受到多种因素的影响，包括严重低氧血症、末梢循环灌注差（低血压、低体温）、皮肤颜色（皮肤黄疸、皮肤色素沉着过深）、指甲油等影响信号传导的因素以及血红蛋白异常（如严重贫血）等。

（二）呼气末二氧化碳监测（ETCO$_2$）

1. **ETCO$_2$正常值**　在心肺功能正常时，ETCO$_2$正常值为 35～40mmHg。

2. **ETCO$_2$监测的临床意义**[2]　ETCO$_2$监测和 CO$_2$波形图在急危重症患者中有着广泛的应用。由于 ETCO$_2$ 和 CO$_2$ 波形能够反映患者的气道状况、通气功能及循环和肺血流情况，异常的 ETCO$_2$ 和 CO$_2$ 波形提示通气功能和肺灌注的异常，因此其监测广泛运用于心力衰竭、哮喘、COPD、深度镇静等患者的呼吸循环功能监测。ETCO$_2$监测还是判断气管内插管位置的可靠方法，在心肺复苏中，ETCO$_2$ 也是判断复苏效果、自主循环恢复（ROSC）及患者预后的重要指标。

第三节 · 体温监测

体温是人体的重要生理指标之一，维持正常体温是机体进行新陈代谢和正常生命活动的必要条件。机体在正常情况下通过体温调节中枢保持散热和产热的平衡以达到体温的相对恒定。在临床工作中体温变化对患者病情的观察、疾病的诊断和治疗方案的制订及调整、护理措施的拟定都有重要意义。

一、适应证与禁忌证

（一）口腔测温

1. **适应证**　清醒、合作状态下的成人，并且无口鼻疾病者。近年来口腔测温已被腋下测温逐步取代。

2. **禁忌证**　禁用于婴幼儿、精神异常、昏迷、口腔疾病、口鼻手术、张口呼吸等不合作者。

（二）腋下测温

1. **适应证**　用于大多数成年患者。

2. **禁忌证**

（1）腋下有创伤、手术、炎症，腋下出汗较多者。

（2）肩关节受伤或消瘦而夹不紧体温计者。

（三）直肠测温

1. **适应证**　多用于婴幼儿。

2. **禁忌证**

（1）直肠或肛门手术、腹泻者。

（2）心肌梗死患者。

二、操作方法与流程

（一）口腔测温流程

（1）将体温计的水银柱甩至35℃以下。

（2）将口表水银端斜放于舌下热窝，嘱被测者紧闭口唇，勿用牙咬，3~5min后取出，用消毒纱布擦净，看明度数。

（二）腋下测温流程

解开胸前衣扣，擦干腋窝汗液，将体温计放于腋窝深处并紧贴皮肤，屈臂过胸，5~10min后取出，看明度数。

（三）直肠测温流程

被测者侧卧、屈膝仰卧或俯卧位，露出臀部，体温计低端涂润滑油，将体温计轻轻插入肛门3~4cm，3min后取出，用卫生纸擦净肛表，看明度数。

三、监测指标与临床意义

（一）正常体温及生理波动

1. 正常体温　由于体核温度不易测试，临床上常以口腔、直肠、腋窝等处的温度来代表体温。在三种测量方法中，直肠温度（即肛温）最接近于人体深部温度，而日常工作中，采用口腔、腋下温度测量更为常见、方便。成人正常体温平均值及正常范围见表15-3-1。

表15-3-1　成人正常体温平均值及正常范围

部位	平均温度	正常范围
口温	37.0℃	36.3~37.2℃
腋温	36.5℃	36.0~37.0℃
肛温	37.5℃	36.5~37.7℃

2. 生理波动　体温可随昼夜、年龄、性别、活动、药物等出现生理性变化，但变化范围很小，一般不超过0.5~1.0℃。

（1）昼夜变化　正常人体温在24h内呈周期性波动，清晨2~6时最低，午后2~8时最高。

（2）年龄　不同年龄由于基础代谢水平不同，体温也不同。婴幼儿体温略高于成年人，老年人又略低于成年人。新生儿尤其是早产儿体温调节功能尚未发育完善，体温极易受环境因素影响。

（3）性别　女性体温平均比男性高0.3℃。女性的基础体温随月经周期出现规律性变化，排卵后体温上升。

（4）肌肉活动　剧烈肌肉活动如劳动、运动、哭闹可使骨骼肌紧张并强烈收缩，产热增加，导致体温升高。

（5）药物　通过对体温调节中枢或产、散热过程的影响而使体温发生变化。

（二）体温测量的临床意义

1. **体温升高**　体温过高又称发热。一般而言，当腋下温度＞37.0℃或口腔温度超出37.3℃可称为发热，是患病时机体的一种病理生理反应，也是一种生理防御反应。

各种体温曲线的形态称为热型。某些发热性疾病具有独特的热型，加强观察有助于对疾病的诊断。常见热型有以下四种：

（1）稽留热　体温持续在39～40℃，达数天或数周，24h波动范围不超过1℃。常见于肺炎球菌肺炎、伤寒等。

（2）弛张热　体温在39℃以上，24h内温差达1℃以上，体温最低时仍高于正常水平。常见于败血症、风湿热、化脓性疾病等。

（3）间歇热　体温骤然升高至39℃以上，持续数小时或更长，然后下降至正常或正常以下，经过一个间歇，体温又升高，并反复发作，即高热期和无热期交替出现。常见于疟疾等。

（4）不规则热　发热无一定规律，且持续时间不定。常见于流行性感冒、癌性发热等。

不同的发热性疾病各具有相应的热型，根据热型的不同有助于发热病因的诊断和鉴别诊断。但必须注意：①由于抗生素的广泛应用，或因解热药或糖皮质激素的应用，及时控制了感染，可使某些疾病的特征性热型变得不典型或呈不规则热型。②热型也与个体反应的强弱有关，如老年人休克型肺炎时可仅有低热或无发热，而不具备肺炎的典型热型。

2. **体温下降**　中心温度低于35℃称为体温过低。老年患者、婴幼儿、危重患者和手术麻醉的患者是体温降低的高发人群。

在体温过低时，机体的应激反应及呼吸、循环、肝功能、肾功能受到抑制，表现为四肢及躯干发凉、表皮出现花斑、寒战等。体温过低在临床上不常见，只有当患者病情非常严重，机体抵抗力极度下降，代谢水平低下或过长时间暴露于低温环境下时才会出现。但另一方面，利用低温对机体影响的某些特性，降低体温又成为一种医疗手段，尤其对重要器官的保护有重大意义。比如体外循环心内直视手术时为了保护心脏和全身重要脏器，需人工将患者的体温降至中低温或深低温状态。

第四节·血流动力学

血流动力学监测是指依据物理学的定律，结合生理和病理学概念，对循环系统中血液运动的规律性进行定量、动态、连续测量和分析，得到的数据不仅为危重患者提供诊断资料，而且能及时反映患者的治疗效果。现已广泛应用于急诊科、手术室及重症监护室，成为危重患者抢救所必备的方法之一。

一、适应证与禁忌证

（一）无创动脉压监测的适应证

广泛应用于各种危急重症患者或生命体征不平稳者。

（二）有创血压监测

1. 适应证

（1）严重低血压、休克、血流动力学不稳定和有潜在危险的患者。

（2）大手术或有生命危险的手术，术中与术后需加强监护的患者。

（3）使用血管活性药物进行抢救的患者。

（4）心搏骤停复苏后的患者。

（5）低温治疗或需控制性降压的手术患者。

2. 禁忌证

（1）Allen试验阳性者禁行同侧桡动脉穿刺测压。

（2）严重凝血功能障碍，有出血倾向患者。

（3）穿刺局部皮肤感染者。

（三）中心静脉压监测

1. 适应证

（1）需进行各类复杂大手术的患者，如心血管手术、颅脑手术、开胸手术等。

（2）各种类型的休克患者。

（3）心力衰竭患者。

（4）需要大量补液、输血的患者。

2. 禁忌证

（1）穿刺部位有局部皮肤破损、感染者。

（2）严重凝血功能障碍的患者。

（3）上腔静脉压迫综合征患者。

二、操作方法与流程

（一）无创动脉压监测

（1）解释无创血压监测的目的，评估患者肢体活动情况。

（2）触摸肱动脉位置，绑血压袖带、松紧度以插入一手指为宜。

（3）启动血压测量、根据医嘱设置测量间隔时间。

（4）根据患者病情设置报警参数。

（二）有创动脉压监测

1. **动脉穿刺置管**

（1）首选桡动脉　为穿刺动脉，穿刺前需进行 Allen 试验，具体方法：操作者用双手同时按压桡动脉和尺动脉，嘱患者反复用力握拳和张开手指 5~7 次至手掌变白，松开对尺动脉的压迫，继续保持压迫桡动脉，观察手掌颜色变化。若在 10s 之内手掌颜色迅速变红或恢复正常，表明尺动脉和桡动脉间存在良好的侧支循环，即 Allen 试验阴性，可以经该侧桡动脉进行穿刺。若 10s 后手掌颜色仍为苍白，Allen 试验阳性，表明手掌侧支循环不良，不应选择该侧的桡动脉进行穿刺。对婴幼儿、危重症、高龄等特殊患者，可采用超声引导下进行动脉穿刺。

（2）消毒皮肤　以穿刺点为中心消毒皮肤，直径 >20cm；穿无菌手术衣，戴无菌手套，铺洞巾，遵守最大无菌屏障原则。

（3）动脉穿刺　穿刺前可根据患者情况行穿刺点局部麻醉。桡动脉穿刺时将穿刺针与皮肤成 15°~30°（穿刺股动脉穿刺时成 45°），沿动脉走向进针，见鲜红血液快速回流针芯后将穿刺针尾角度适当压低，向前推动穿刺针 1~2mm，使针尖完全进入动脉管腔，然后将外套管送入动脉，抽出针芯。

（4）导管固定　用无菌敷料固定导管，做好记录和标识。

2. **测压管路系统排气**　用肝素盐水（一般 500mL 生理盐水中加入肝素 2500U）对测压管路系统进行预冲洗，使系统内充满液体并排出气泡后将冲洗液的加压袋充气至 300mmHg。

3. **连接管路系统**　将测压管路分别与患者的动脉穿刺导管及监测仪的测压模块相连接。

4. **测压仪调零**　打开监测仪开关，将压力传感系统与大气相通，进行调零。平卧位时相当于第 4 肋间腋中线水平，侧卧位时相当于胸骨右缘第 4 肋间水平。

5. **测量动脉压**　将压力传感系统与动脉导管端相通，监测仪上可显示动脉压力波形与数值。

（三）中心静脉压监测

1. **置管**　协助医生完成中心静脉穿刺置管术。

2. **测压管路系统排气**　用肝素盐水（一般 500mL 生理盐水中加入肝素 2500U）对测压管路系统进行预冲洗，使系统内充满液体并排出气泡。

3. **连接管路系统**　将测压管路分别与患者的动脉穿刺导管及监测仪的测压模块相连接。

4. **测压仪调零**　打开监测仪开关，将压力传感系统与大气相通，进行调零。平卧位时相当于第 4 肋间腋中线水平，侧位时相当于胸骨右缘第 4 肋间水平。

5. **测量中心静脉压**　将压力传感系统与中心静脉导管端相通，监测仪上可显示中心静脉压力波形与数值。

三、监测指标与临床意义

（一）无创/有创血压监测

1. 血压正常值　一般以肱动脉为标准。正常成人安静状态下的血压的正常范围为：收缩压 90~139mmHg，舒张压 60~89mmHg，脉压 30~40mmHg。

通常情况下无创血压与有创血压有较好的一致性。对于血压正常的患者，无创血压的收缩压一般会低于有创血压；在低血压状态下，无创血压的收缩压一般会高于有创血压。无创血压的平均动脉压一般等于或稍高于有创血压。无创血压的舒张压一般稍高于有创血压。

2. 血压监测的临床意义

（1）指导治疗，判断疗效及预后，并可用于心排血量及体循环血管阻力等的计算。血压过高提示高血压病，或与疼痛、紧张、运动、发热有关；血压过低则提示血容量不足、心功能低下、休克等。

（2）与中心静脉压一起进行综合分析，评估病情。

（二）中心静脉压监测

1. 中心静脉压（central venous pressure，CVP）　CVP 的正常值为 5~10cmH$_2$O。小于 2~5cmH$_2$O 表示右心房充盈不良或血容量不足，大于 15~20cmH$_2$O 表示右心功能不良或血容量超负荷。

2. CVP 监测的临床意义　CVP 监测对了解循环血量和右心功能具有十分重要的意义，将中心静脉压结合血压可很好地分析容量负荷的不足或过量及心功能不全等，用于指导临床治疗。具体应用见表 15-4-1。

表 15-4-1　血压（BP）与中心静脉压（CVP）监测的临床意义及处理原则

指标	临床意义	处理原则
BP↓，CVP↓	有效循环血量不足	补充血容量
BP↑，CVP↑	外周阻力增大或循环负荷过重	使用血管扩张药或利尿药
BP 正常，CVP↑	容量负荷过重或右心衰竭	使用强心利尿药
BP↓，CVP 正常	有效循环血量不足或心排血量减少	使用强心、升压药，少量输血
BP↓，CVP 进行性↑	心脏压塞或严重心功能不全	使用强心利尿药、手术解除心脏压塞

第五节 · 血气分析

血气分析（blood gas analysis）是应用血气分析仪测定人体血液的氧分压（partial

pressure of oxygen,PO_2)、二氧化碳分压(partial pressure of carbon dioxide,PCO_2)和酸碱度(potential of hydrogen,pH),能直接反映肺换气功能、氧合功能以及机体酸碱平衡状况,适用于低氧血症和呼吸衰竭、酸碱失衡等症状的诊断与鉴别诊断,在急性呼吸衰竭诊疗、外科手术、抢救与监护过程中发挥着至关重要的作用。

一、适应证与禁忌证

(一)适应证

(1)机械通气的患者。
(2)心肺复苏后评估。
(3)急性呼吸窘迫综合征、呼吸衰竭患者。
(4)不明原因神志不清者。
(5)急性呼吸困难、气喘、心动过速者。
(6)术前评估。

(二)禁忌证

无绝对禁忌证,出凝血功能异常者谨慎动脉穿刺。

二、操作方法与流程

(1)桡动脉位于手腕部,位置表浅,易于触及,穿刺成功率高。其周围无重要伴行血管及神经,不易发生血管神经损伤及误采静脉血。桡动脉下方有韧带固定,容易压迫止血,局部血肿发生率较低,推荐桡动脉作为动脉采血的首选穿刺部位。

(2)采血前评估并记录患者的体温、氧疗方式、呼吸机参数、吸氧浓度等。如氧疗方式或吸氧浓度改变,采血前宜至少等待 20~30min,已达到稳定状态。

(3)严格无菌操作采集动脉血,若是经动脉穿刺,穿刺后可使用棉签或纱布按压穿刺口,至少 3~5min,直至出血停止,如未能止血或开始形成血肿,应重新按压直至完全止血。不可使用加压包扎替代按压止血。

(4)采血后缓慢倾倒采血器 3~5 次,混匀样品后,排出第一滴血,采血器内如果有空气立即排出。

(5)根据血气分析仪提示进行操作,直至显示血气分析结果并打印。

(6)记录血气分析结果并报告医生,如结果异常,遵医嘱及时处理。

三、监测指标与临床意义

1. 血液酸碱度(pH)是[H^+]的负对数。

(1)正常值 动脉血中的 pH 为 7.35~7.45,平均 7.40;氢离子浓度为 35~45mmol/L,平均为 40mmol/L。

(2)临床意义 正常情况下,尽管机体不断地产生或摄取酸性或碱性物质,但

pH 总是维持在狭小的正常范围内，这是由于机体缓冲系统、细胞内外离子交换、肾脏和肺脏代偿调节作用所致。病理情况下，调节代偿失调，则发生了酸碱失衡或代偿性酸、碱中毒。pH＞7.45 时，表示失代偿性碱中毒；当 pH =7.35～7.45，表示无酸碱失衡或代偿性酸、碱中毒；当 pH＜7.35 时，表示失代偿性酸中毒。由于静脉血的 $PaCO_2$，较动脉血的 $PaCO_2$ 高，因此静脉血的 pH 较动脉血低 0.03～0.05，常用 pHv 表示。

2. 动脉血二氧化碳分压（$PaCO_2$） 系物理性溶解在动脉血中的 CO_2 所产生的张力。由于 CO_2 的弥散能力很强，比氧气的大 25 倍，因此动、静脉血中 CO_2 的差值很小（40∶46，差值为 6）。

（1）正常值　35～45mmHg（4.7～6.0kPa），平均值为 40mmHg（5.33kPa）。

（2）临床意义　$PaCO_2$ 是反映呼吸性酸碱平衡的重要指标。当 $PaCO_2$＞46mmHg（6.1kPa），表示肺通气不足，有 CO_2 潴留，见于呼吸性酸中毒和代偿后的代谢性碱中毒；相反，当 $PaCO_2$＜33mmHg（4.4kPa），则表示肺通气过度，CO_2 排出过多，见于呼吸性碱中毒或代偿后的代谢性酸中毒。$PaCO_2$＞55mmHg 有抑制呼吸中枢的危险。

3. 动脉血氧分压（PaO_2） 是指物理溶解于动脉血中的氧产生的张力。

（1）正常值　中青年 PaO_2 正常值为 90～100mmHg（12.0～13.3kPa）。

（2）临床意义

① 判断是否存在低氧血症及其分级：PaO_2 为 90～100mmHg（12～13.3kPa）或年龄预计值以上为正常，低于此值为低氧血症。低氧血症多采用以下标准分级：90～60mmHg，为轻度缺氧；60～40mmHg，为中度缺氧气；40～20mmHg，为重度缺氧。PaO_2＜20mmHg（2.67kPa），大脑皮质细胞不能从血中摄取氧，生命将会停止。

② 间接反映是否存在酸碱失衡：PaO_2 明显降低时，可作为乳酸酸中毒的旁证。

③ PaO_2 和 $PaCO_2$ 是诊断呼吸衰竭的必备条件。Ⅰ型呼吸衰竭：PaO_2 降低，$PaCO_2$ 降低或正常，pH 增高或正常。Ⅱ型呼吸衰竭：PaO_2 降低，$PaCO_2$ 升高应大于 50mmHg（6.67kPa），pH 降低。

4. 动脉血氧饱和度（SaO_2） 动脉血氧饱和度与血红蛋白结合的程度，也就是氧合血红蛋白占还原型血红蛋白的百分比。

（1）正常值　96%～100%。

（2）临床意义　SaO_2 与 Hb 的多少无关，而与 PaO_2 高低、Hb 与氧的亲和力有关。即 PaO_2 越高，SaO_2 亦越高，反之亦然，但两者并非呈直线关系，而呈"S"形关系，即所谓的氧合血红蛋白解离曲线。

5. 标准碳酸氢（SB）和实际碳酸氢（AB） SB 是全血在标准条件下［即在 37℃、血红蛋白氧饱和度为 100%、$PaCO_2$ 为 40mmHg（5.3kPa）］测得血浆中碳酸氢根的含量。因为已排除了呼吸因素的影响，故为判断代谢因素影响的指标。AB 是指隔绝空气的标本，在实际 $PaCO_2$ 和血氧饱和度条件下测得的血碳酸氢根的浓度。

AB 受代谢和呼吸因素的双重影响。

（1）正常值　SB 22~27mmol/L，平均 24mmol/L；AB（25±3）mmol/L。

（2）临床意义　正常情况下 AB=SB，AB-SB=呼吸因素。AB-SB 为正值时为高碳酸血症，提示 CO_2 潴留；若 AB-SB 为负值时为低碳酸血症，提示 CO_2 呼出过多。AB 下降为代谢性酸中毒或呼吸性碱中毒代偿；AB 增高为代谢性碱中毒或呼吸性酸中毒代偿；AB 正常不一定表示患者体内情况正常，如呼吸性酸中毒+代谢性酸中毒。

6. 缓冲碱（BB）　BB 是指血液中一切具有缓冲作用的负离子的总和。主要包括血浆 HCO_3^-（占 35%）、红细胞内 HCO_3^-（占 18%）、HbO_2 与 Hb（占 35%）、血浆蛋白（占 7%）及有机与无机磷酸盐（占 5%）。

（1）正常值　45~55mmol/L。

（2）临床意义　BB 是反映代谢因素的指标，BB 减少提示存在代谢性酸中毒或呼吸性碱中毒代偿；BB 增高提示存在代谢性碱中毒或呼吸性酸中毒代偿。

7. 碱剩余（BE）　在标准状态下（条件同 SB）将每升动脉血的 pH 滴定到 7.40 时所用的酸或碱的摩尔数。若滴定所需要的是酸，说明血内为碱性，BE 为正值；若滴定所需要的是碱，说明血内是酸性，BE 为负值。

（1）正常值　±3mmol/L，平均为 0。

（2）临床意义　BE 的正值增大，表示代谢性碱中毒；BE 负值增大，表示代谢性酸中毒。

8. 动脉血氧含量（CaO_2）　CaO_2 是指每 100mL 血液中所带氧的毫升数，包括物理溶解的氧和血红蛋白相结合的氧。

（1）正常值　16~20mL/dL。

（2）临床意义　CaO_2 受 PaO_2 与 Hb 的质和量的影响，故呼吸、血液、循环对之都有影响。其与 Hb 成正比，贫血时 CaO_2 下降；红细胞增多，CaO_2 增高。肺功能受损时，CaO_2 下降；心功能受损时，CaO_2 下降。

9. 血浆阴离子间隙（AG）　AG 是血浆中未测定的阴离子（UA）和未测定阳离子（UC）之差。

（1）正常值　12±2mmol/L。

（2）临床意义　AG 增高，见于 HCO_3^- 减少，有机酸根增加引起的代谢性酸中毒，如糖尿病酮症酸中毒、尿毒症酸中毒、乳酸酸中毒等；AG 减低，见于代谢性碱中毒、低蛋白血症、多发性骨髓瘤、高镁血症、高钙血症和锂中毒等。

10. 二氧化碳总量（TCO_2）　是指存在于血浆中的一切形式的二氧化碳的总含量，包括物理溶解的二氧化碳、与蛋白质氨基相结合者、碳酸氢根、碳酸根及碳酸。碳酸氢根是血浆中二氧化碳运输的主要形式。

（1）正常值　28~35mmol/L。

（2）临床意义　TCO_2 增高，见于代偿性呼吸性酸中毒、呼吸中枢抑制、代谢性碱中毒；TCO_2 降低，见于代偿性呼吸性碱中毒、代谢性酸中毒。

第六节 · 脑功能监测

急诊危重患者终末期常存在意识障碍、谵妄、癫痫发作、颅内压增高、脑缺血、脑水肿、颅内感染等神经系统急危重症，造成中枢神经系统的严重损害，因此对中枢神经系统的监测对于指导临床治疗以及判断预后起着重要作用。

一、适应证与禁忌证

（一）有创颅内压监测

1. 适应证
（1）急性颅脑损伤患者。
（2）蛛网膜下腔出血患者。
（3）各种原因导致颅内压增高的患者。

2. 禁忌证
（1）合并颅脑感染的患者。
（2）置管困难患者。

（二）脑电图监测

1. 适应证
（1）脑缺血缺氧患者。
（2）昏迷患者。
（3）癫痫患者。
（4）脑外伤及大脑术后监测患者。
（5）须判定是否发生脑死亡的患者。

2. 禁忌证　不能合作、躁动不安的患者。

二、操作方法与流程

（一）有创颅内压监测流程

（1）患者准备　剔除置管周围头发，将患者头部置于正中位。对躁动患者应酌情予以约束或遵医嘱应用镇静剂。

（2）局部消毒　对颅骨钻孔位置进行标记，以钻孔点为中心进行消毒，范围20cm×20cm，铺无菌治疗巾与洞巾。

（3）颅骨钻孔　戴无菌手套，持颅骨钻在标记位置进行颅骨钻孔。

（4）置入测压管或测压传感器　脑室内测压时将测压导管（需生理盐水预充洗

排气）插入侧脑室；脑实质测压时光纤探头插入脑实质内 2～3cm；硬脑膜下测压时测压导管或传感探头穿过硬脑膜进入蛛网膜下隙；硬脑膜外测压时传感器经颅骨钻孔处直接水平置入 2cm。

（5）监测颅内压

① 液压传感器测压：将传感器设置于 Monroe 孔（外耳道）水平，将液压传感系统与大气相通，进行调零后再与测压导管相通，监测颅内压变化。

② 光纤传感器测压：将与光纤探头相连接的光纤传感电缆与光导纤维颅内压监测仪连接，调零后监测颅内压。

（二）脑电图监测流程

（1）确保带定标尺的导线、CO_2 模块及监护仪正确连接，避免短路。

（2）检查定标尺上标明的数值与监护仪显示的校准值是否相同。若不符合，须予校准。

（3）确保呼吸机回路、传感器及导线正确连接，监护仪屏幕则显示 $ETCO_2$ 浓度、吸入最小 CO_2、气道呼吸频率的数值及 CO_2 波形。

三、监测指标与临床意义

（一）有创颅内压监测

1. **正常值** 颅内压（intracranial pressure，ICP）是颅腔内容物对颅腔壁所产生的压力，正常值为 5～15mmHg，超过 15mmHg 即为颅内压增高。

2. **临床意义** ICP 监测是诊断颅内高压最迅速、客观与准确的方法，同时也是观察危重患者的病情变化、指导临床治疗与预后判断等的重要手段。一般将 ICP 分为四级：①5～15mmHg 为正常；②15～20mmHg 为轻度升高，③21～40mmHg 为中度升高，④＞40mmHg 为重度升高。

（二）脑电图监测

1. **正常脑电图** 脑电图（electroencephalography，EEG）显示的是脑细胞群自发而有节律的生物电活动，是皮锥体细胞群及其树突突触后电位的总和。正常人的脑电图波形根据振幅和频率不同可分为四类。① α 波：频率为 8～13Hz，振幅平均为 25～75μV，是成人安静闭眼时的主要脑电波，睁眼时减弱或消失。② β 波：频率为 18～30Hz，振幅平均为 25μV，情绪紧张、激动和服用巴比妥类药时增加。③ θ 波：频率为 4～7Hz，振幅平均为 20～50μV，见于浅睡眠时。④ δ 波：频率低于 4Hz 振幅小于 75μV，见于麻醉和深睡眠状态。

2. **临床意义**

（1）脑缺血缺氧的监测 EEG 对脑缺血缺氧十分敏感。缺血缺氧早期，出现短阵的 EEG 快波。当脑血流继续减少，EEG 波幅开始逐渐降低，频率逐渐减慢，最后呈等电位线。

（2）昏迷患者的监测　EEG是昏迷患者脑功能监测的重要指标，可协助判断病情及预后。昏迷时EEG一般常呈现δ波，若恢复到θ波或α波，表明病情有所改善；反之，若病情恶化，将逐渐转为平坦波形。

第七节 · 肾功能监测

肾脏是机体排泄代谢废物，维持水、电解质平衡及细胞内外渗透压平衡，保证机体内环境相对恒定的重要器官，同时也是最易受损的器官之一。重症患者的肾功能的状态对于整个机体的每个病损器官功能的治疗皆有重要的临床意义。因此，对重症患者进行严密的肾功能监测是一项十分关键的工作。

一、适应证

广泛适用于危重患者或生命体征不平稳者或疑似肾功能有损害者。

二、监测指标与临床意义

（一）肾小球功能监测

反映肾小球滤过功能的主要客观指标是肾小球滤过率（GFR），即单位时间内经两侧肾脏生成的滤液量，正常成人每分钟产生滤过液为120~140mL。

1. **内生肌酐清除率（Ccr）的测定**　临床上常用24h内生肌酐清除率来估计肾小球滤过率，因肌酐基本不被肾小管重吸收、分泌，仅由肾小球滤出。由于计算内生肌酐清除率需同时测定尿液中肌酐浓度，因此不适用于无尿者。正常的Ccr为80~120mL/min，40岁以上成人每增加1岁则减少1mL/min。值得注意的是为排除外源性肌酐的影响，Ccr测定应在禁食含肌酐食物3天后进行。

2. **尿素清除率测定**　血液中的尿素通过肾脏时，经肾小球滤过后进入肾小管，大部分排出体外，小部分经肾小管重吸收回血。在同一时间内测定血中尿素浓度和1h尿液中尿素的排出量，计算出每分钟由肾所清除的尿素相当于多少毫升血液中的尿素，即为尿素清除率，正常参考值为40~60mL/（min·1.73m^2）。低于正常值的60%表示肾功能开始受损。

3. **血清尿素氮测定**　成人尿素氮的参考值为3.2~7.1mmol/L。血液中非蛋白质的含氮化合物统称为非蛋白氮（NPN），其中尿素氮（BUN）约占50%。尿素氮的升高程度与病情严重程度成正比，故其对尿毒症的诊断、病情的判断及预后的估计有重要意义。值得指出的是，尿素氮上升后可反馈性地抑制肝脏合成尿素，因此肾功能轻度受损时或肾功能衰竭早期尿素氮可无变化；当其高于正常值时，往往说明有效肾单位 60%～70% 已经受损。因此，尿素氮不能作为肾脏疾病早期测定肾功能的指标。

4. 血清肌酐测定 血液中肌酐主要由肾小球滤过后排出体外，而肾小管基本不吸收肌酐，也较少分泌肌酐。血液中肌酐的参考值为 53～106μmol/L，在肌肉无损伤的条件下，如果肾小球滤过停止，则血肌酐每天可升高 88～178μmol/L。

（二）肾小管功能监测

1. 昼夜尿比重试验

（1）方法 试验日正常进食，每餐含水量限制在 500～600mL。上午 8 时排尿弃去，8～20 时，每隔 2h 留尿 1 次，共 6 次（昼尿）。然后收集 20 时至次日 8 时的全部尿（夜尿），分别测量这 7 个尿标本的量及比重。

（2）临床意义 成人尿量为 1000～2000mL/d，昼尿量/夜尿量=（3～4）∶1，12h 的夜尿量不超过 750mL，尿液最高比重应在 1.020 以上，最高与最低比重之差不应小于 0.009。夜尿＞750mL 为肾功能受损的早期表现。若每次尿比重固定在 1.010～1.012，表示肾功能严重受损。

2. 尿渗透压测定

（1）晨尿渗透压测定 试验前一天正常进食，留取晨间第一次尿液，测定其渗透压。正常成人参考值为 700～1500mmol/L，＜700mmol/L 提示肾浓缩功能不全，需进一步做禁水 12h 尿比重测定。

（2）禁水 12h 尿比重测定 18 时后禁水、禁食，直至次日 7 时。次日晨 6 时排尿弃去，7 时再排尿留于干净容器内做渗透压测定，正常成人参考值＞800mmol/L，低于此值提示肾浓缩功能不全。

3. 自由水清除率（C_{H_2O}）测定 是单位时间内从血浆中清除到尿液中的不含溶质的水量，是最理想的测定肾浓缩与稀释功能的指标。自由水清除率 = 尿量（mL/h）×（1 - 尿渗透压/血浆渗透压），参考值为 -100～-30mL/h，越接近 0 说明肾功能越差。正常情况下，自由水清除率的正值代表肾脏的稀释功能，负值则代表浓缩功能。如果少尿而自由水清除率不出现负值，则提示少尿为肾损害所致；反之，若少尿的同时自由水清除率为极高的负值，则提示少尿可能为血容量不足所致。

第八节 · 水、电解质监测

人的正常生命活动有赖于细胞内液及细胞外液的液体总量、溶质组成和酸碱度的恒定，即有赖于内环境的稳定。人体通过完善的自我调节能力，维持着水、电解质的动态平衡，以保持机体内环境的稳定。一旦这种自我调节能力因疾病、创伤等各种因素的影响而受到破坏，便可导致水、电解质失衡。

一、适应证

（1）广泛适用于急危重症患者。
（2）长期营养不良或禁食的患者。
（3）肾功能不全者。
（4）钙磷代谢性疾病，比如甲状腺功能亢进等。
（5）其他可能引起低钾、低钠的疾病，比如糖尿病酮症酸中毒、原发性醛固酮增多症、抗利尿激素分泌失调综合征以及口服利尿药。

二、监测指标及临床意义

（一）血浆渗透压

1. **正常值** 血浆渗透压正常范围为 280～310mOsm/L，低于 280mOsm/L 为低渗，高于 310mOsm/L 为高渗。

2. **临床意义** 血浆渗透压对于人体生命活动起着非常重要的作用，是维持人体内环境稳定的重要功能；晶体渗透压可以维持细胞内外的水平衡，保持细胞的正常功能，而胶体渗透压主要是维持血管内外水平衡。

（二）血清钠

1. **正常值** 血清钠正常范围为 135～145mmol/L。

2. **临床意义** Na^+ 为血浆中的主要阳离子，占血浆阳离子总量的 92% 左右，其含量占总渗透压比例的 50%，是维持血浆渗透压平衡的主要因素。体内钠有交换性钠和非交换性钠，交换性钠占 75%，非交换性钠占 25%，后者沉着在骨骼中；细胞外液中钠离子对细胞外液容量和渗透压的维持有重要作用，对肌肉的活动亦很重要。

（1）血清钠降低

① 钠的丢失，如自肠胃道丢失（呕吐、腹泻、肠瘘管等）。

② 高血糖，如糖尿病，因高糖浓度使血浆渗透压增高，细胞内的水向细胞外移行，血浆稀释，钠被稀释而降低。

③ 高温并大汗，可丢失钠，但血清钠常呈正常范围，这与同时有失水、细胞外液浓缩有关。

④ 高脂血症，由于血清中脂质多，钠浓度下降，血清水分被大量疏水分子所占据，实际上总体钠并未减少。

⑤ 急性严重感染，可出现低钠血症，其原因可能是体液和电解质调节不全；慢性感染，如肺结核也可出现低钠血症，这可能因细胞代谢障碍，Na^+ 进入细胞而发生轻度低钠血症。

⑥ 慢性肾功能不全，如尿毒症可出现低钠血症，因血中尿素浓度增加，为了维

持血浆渗透压，水从组织间隙移向血液，钠被稀释而降低；另一方面肾功能不全患者的肾脏保钠能力削弱，钠的内稳态机制变得脆弱。慢性肾功能不全患者常有血浆心钠素增加，可能与低钠发生有关，因心钠素有利钠作用。失盐性肾炎（或称肾性失盐综合征），是因肾小管病变，肾小管上皮细胞对醛固酮的反应降低，钠大量排泄，而致血清钠降低。

⑦ 内分泌疾病，如慢性肾上腺皮质功能减退，因肾上腺皮质激素分泌不足，削弱了肾脏的保钠作用，水和钠从肾脏丢失。

⑧ 肝硬化，常有低钠血症，可能与反复放腹水，或与常用利尿药有关；肝硬化患者常有血浆心钠素水平升高，可能是引起血清钠降低的另一因素。

⑨ 脑部疾病，如脑炎、脑脓肿、脑脊髓膜炎、脑外伤、脑出血等也可出现血清钠水平降低，可能涉及一系列的神经体液因素。

⑩ 心血管疾病，如充血性心功能不全、急性心肌梗死等也可发生低钠血症。

（2）血清钠增高

① 体液容量减少，如脱水。

② 肾脏疾病，如急性和慢性肾小球性肾炎，带有钠、水潴留，但由于同时有水潴留，故临床检测血清钠可以无明显变化。

③ 内分泌疾病，如原发性或继发性醛固酮增多症，出现高钠血症；库欣综合征可能有轻度血清钠升高，或长期服用肾上腺皮质激素使肾小管钠重吸收亢进，而致血清钠偏高。

④ 脑损伤，可引起高钠血症，由于渗透压调节中枢障碍，成为外伤性尿崩症，尿不能被浓缩，液体丢失，血清钠增高，血浆渗透压升高，而出现低渗尿。这种情况即使大量补水也难以使血清钠正常化。

（三）血清氯

1. **正常值** 血清钠的正常范围为 135～145mmol/L。

2. **临床意义** 氯离子是细胞外液中的主要阴离子，总体氯仅有 30% 存在于细胞内液。Cl^-不仅维持细胞外液渗透压，还对酸碱平衡有影响。Cl^-亦受肾脏调节。

（1）血清氯离子减少

① 频繁呕吐和胃肠减压，丢失大量胃液，使血清氯离子减少。

② 急性肾功能不全，常出现低氯血症，这是因尿素潴留影响血浆渗透压，血浆中 NaCl 减少，以此来调节渗透压的变化。

③ 肾上腺皮质功能亢进，如库欣综合征，可表现为低钾血症和低氯性碱中毒。

④ 慢性呼吸功能不全，如肺源性心脏病等引起的呼吸性酸中毒。因 CO_2 潴留，血浆［HCO_3^-］相应增加。Cl^-自肾脏排泄增加，血清 Cl^-减少。

⑤ 心功能不全、肝硬化腹水，不适当地限制盐和应用袢利尿药。如呋塞咪（速尿）等可使 Cl^-丢失，而引起血清 Cl^-降低。

（2）血清氯离子增加

① 急性、慢性肾小球肾炎，有 Cl^- 潴留，它常与 Na^+ 同时滞留。

② 碳酸氢盐丧失，常有相对的 Cl^- 增高，导致高氯性酸中毒，如Ⅱ型肾小管性酸中毒；或输入含 Cl^- 量高的药物时，如盐酸精氨酸的输入、大量服用氯化铵，可引起血清氯增高。

（四）血清钾

1. 正常值 血 K^+ 正常范围为 3.5～5.5mmol/L。血清 K^+ 浓度低于 3.5mmol/L，为低钾血症；血清 K^+ 浓度超过 5.5mmol/L，为高钾血症。

2. 临床意义 血清钾浓度虽然在一定程度上能反映总体钾的平衡情况，但并不完全一致，有时血清钾浓度较高，而细胞内可能低钾；反之，慢性体内低钾时，血清钾却可在正常范围内。故判断结果时应结合患者具体情况及其他资料。

（1）血清钾降低

① 钾的摄入不足：如饥饿、营养不良、吸收不良等。另外，严重感染、败血症、消耗性疾病、心力衰竭、肿瘤等疾病的晚期以及术后长期禁食等也可导致钾摄入不足。

② 钾的过度丢失：如严重的呕吐、腹泻及胃肠引流等。

③ 肾脏疾病：如急性肾功能衰竭的多尿期、肾小管酸中毒等。

④ 钾的细胞内转移：如周期性四肢麻痹、肌无力症、输入大量葡萄糖等。

⑤ 激素的影响：如原发性和继发性醛固酮增多症、库欣综合征，或应用大剂量肾上腺皮质类固醇或促肾上腺皮质激素（ACTH），促使肾脏排钾，使钾排泄增多，血清钾降低。

⑥ 酸碱平衡失调：如代谢性碱中毒时，肾脏对 HCO_3^- 重吸收减少，K^+ 随之排泄增多，肾小管性酸中毒，H^+ 排泄障碍或 HCO_3^- 重吸收障碍，K^+-Na^+ 交换增多，钾排泄增加；后者尿中排泄 HCO_3^- 增多，使肾小管分泌 K^+ 增加，K^+ 排泄增加，致使血清钾降低。

⑦ 血液透析：也可能引起低钾血症。

（2）血清钾升高

① 肾功能不全：尤其在少尿或无尿情况下，排钾功能障碍可导致血钾增高，若同时又未限制钾的摄入量更易出现高钾血症，这种情况在急性肾功能不全时尤易发生。

② 细胞内钾的移出：如重度溶血反应、组织破坏、运动过度、注射高渗盐水或甘露醇使细胞脱水。

③ 肾上腺皮质功能不全：可发生高钾血症，但很少出现增高至钾中毒的情况；醛固酮缺乏或应用抗醛固酮药物时，因排钠滞钾而致血钾增高。

④ 组织缺氧：如急性支气管哮喘发作、急性肺炎、中枢性或末梢性呼吸功能障碍、休克及循环衰竭、全身麻醉时间过长等。

⑤ 酸中毒：由于 H^+ 进入细胞内，细胞内 K^+ 向细胞外转移，引起高钾血症。

⑥ 输入大量库存血：因库存血时间越久，红细胞内钾逸出越多，这是因为离体红细胞能量消耗，Na^+-K^+泵活性逐渐减弱，红细胞膜钾离子通透性增加，大量钾逸入血浆中。

（五）血清钙

1. 正常值 血 Ca^{2+} 正常范围为 2.25～2.75mmol/L。血清钙浓度高于 2.75mmol/L 为高钙血症，低于 2.25mmol/L 为低钙血症。

2. 临床意义 血清钙水平相当稳定。血清中钙以两种形式存在：一种为弥散性钙，以离子状态存在，为生理活性部分；另一种为与蛋白质结合，不能通过毛细血管壁，称为非弥散性钙，无生理功能。血清钙的水平受甲状旁腺激素（PTH）、1,25-二羟维生素 D_3 [1,25-$(OH)_2$-D_3] 及降钙素等调节，肾脏亦是钙的调节器官，如果该调节系统出现障碍则会出现一系列的临床问题。另外，离子钙测定已逐渐被临床所重视，因为有些疾病血清总钙测定并无变化，而离子钙有明显改变。

（1）血清钙降低

① 甲状旁腺功能低下，如甲状腺术中误切了甲状旁腺、特发性甲状旁腺功能低下，或由于自身免疫和炎症等原因所引起，都可出现低钙血症。

② 慢性肾功能衰竭，可因 $1,25(OH)_2$-D_3 生成不足而致血钙降低，引起继发性 PTH 分泌亢进，可导致肾性佝偻病。

③ 急性胰腺炎，亦可发生低血钙。

（2）血清钙增高

① 原发性甲状旁腺亢进，促进骨钙吸收；肾脏和肠道对钙吸收增强，使血钙增高。

② 恶性肿瘤，某些恶性肿瘤可产生甲状旁腺激素（PTH）样物质，如肾癌、支气管腺癌等可产生 PTH，以致促进骨钙吸收释放入血液，使血清钙增高。

③ 维生素 D 中毒，可引起高钙血症。这是由于促进肾脏和肠道对钙的重吸收增加所致。

④ 肾上腺皮质功能降低，常可出现高钙血症。正常时肾上腺皮质类固醇有拮抗维生素 D 和甲状旁腺激素抑制肠道内钙的吸收。由于肾上腺皮质功能减低，这种拮抗作用减弱，就易引起高钙血症。

⑤ 骨髓增殖性疾病，特别是白血病和红细胞增多症，发生骨髓压迫性萎缩，引起骨质脱钙，钙进入血液中，出现高钙血症，也可能由白血病细胞分泌甲状旁腺样物质所致。

（六）血清镁

1. 正常值 为 0.75～1.25mmol/L。

2. 临床意义 镁是细胞内液中含量占第二位的阳离子。血清镁的浓度甚微，血清中镁 1/2 左右为离子形式存在，其余主要与蛋白质结合。镁是机体中的一种重要离子，它关系到骨质的成分、神经肌肉的兴奋性和作为代谢过程中起重要作用的一些酶的辅助因子。

（1）血清镁降低

① 摄入不足，如长期禁食、营养不良、厌食等，常可引起低镁血症。

② 丢失过多，如严重腹泻、胃肠道减压、脂肪泻等使镁丢失或吸收障碍；肾小管损害，如庆大霉素中毒、慢性间质性肾炎影响肾小管对镁重吸收，镁从尿中丢失过多而致血清镁降低；糖尿病酸中毒经治疗后镁向细胞内转移，同时因尿量增加可导致低镁血症。

③ 高钙血症，尤其是由于甲状旁腺功能亢进，亦引起低镁血症，这是因PTH分泌增多引起高血钙；原尿中钙浓度增高，而钙与镁在肾小管中被重吸收时二者有相互竞争作用，导致镁重吸收减少，尿中排出增多，引起血清镁降低。甲状旁腺功能减退，PTH分泌减少，使镁迅速沉积于骨质，同时促进肾脏排镁增加，导致血清镁下降。

④ 其他疾病，低镁血症亦可发生于急性胰腺炎、肺炎等疾病。

（2）血清镁增加

① 肾功能不全，急性或慢性肾功能不全，有少尿或无尿时候可潴留而使血清镁增加。

② 严重脱水，因少尿使镁容易滞留。

③ 某些内分泌疾病，如肾上腺皮质功能不全（艾迪生病），由于肾上腺皮质激素分泌不足，肾小管重吸收镁增加，可出现高镁血症；甲状腺功能降低亦可使肾小管对镁的重吸收增加而出现高镁血症。

④ 糖尿病性酮症酸中毒，未治疗前，可因细胞内镁向细胞外转移而导致血清镁升高。

第九节 · 营养监测

危重症患者由于高分解代谢和营养物质摄入不足，易发生营养不良。营养不良导致患者感染并发症增加，伤口愈合延迟，胃肠道功能受损，呼吸动力受损，压力性损伤发生率增加，使疾病恶化，病程延长，医疗费用增高，死亡率增加。营养支持作为一种有效的治疗手段，在减少并发症、保护脏器功能、修复创伤组织、控制感染和促进机体康复等方面具有重要作用。因此，应根据患者的病情做好营养状态的评定工作，选择合适的营养支持方式，以补充营养素，满足机体需要。

一、适应证

（1）近期体重下降超过正常体重10%者。

（2）血清白蛋白 < 30g/L 者。
（3）连续 7 天以上不能正常进食者。
（4）已确诊为营养不良者。
（5）可能发生高分解代谢的应激状态者。

二、营养评估方法

（1）营养风险筛查 2002（nutritional risk screening 2002，NRS 2002）评分　是用于营养评价的快速初筛工具，NRS 2002 评分的评估内容主要包括三个部分：营养状况、疾病评分以及年龄评分。NRS 2002 评分大于 3 分提示存在营养风险。NRS 2002 评分表详见附表 C-9。

（2）危重症营养风险（the nutrition risk in critically ill，NUTRIC）评分　是目前应用较广泛的危重症患者营养评分系统。当 NUTRIC 评分≥5 分时，说明患者存在营养风险。NUTRIC 评分纳入了疾病严重程度指标，适用于 ICU 病情危重、意识不清卧床患者的营养风险评估，对各种危重人群的临床结局有良好的预测能力。NUTRIC 评分表详见附表 C-10。

三、监测指标及临床意义

（1）人体测量指标及意义　人体测量包括体重指数（BMI）、肱三头肌皮肤褶皱厚度（TSF）、上臂中点肌肉周径（AMC）等。其中体重指数（BMI）是临床上最常用的营养状态的评估指标。BMI=体重（kg）/身高^2（m^2）；BMI 在 20~25 为正常；< 18.5 为营养不良；18.5~20 为潜在营养不良；25~30 为超重；> 30 为肥胖。

（2）实验室检测指标及意义　营养评估的实验室指标有血清白蛋白、转铁球蛋白及前铁蛋白水平、氮平衡测定等。在大多数伴有营养不良的危重症患者中，血清白蛋白、转铁球蛋白、前铁蛋白水平均会有一定程度的下降，其与营养及代谢状态改变及机体炎症反应等因素有关。其中，血清白蛋白水平下降是预后不佳的一个重要指标。

第十节 · 镇静镇痛监测

危重症患者病情危重，需要各种积极的监测与治疗，但这些监测与治疗常使患者处于强烈的应激状态，甚至导致器官损害。对危重症患者的镇痛和镇静管理能将患者维持在一个相对舒适和安全的状态，减轻器官功能负担，促进器官功能恢复，尽可能减轻患者的精神创伤。

一、适应证

（一）镇痛适应证

当患者存在疼痛时，应结合主诉和疼痛评分结果以及镇痛需求，给予合理的镇痛。

（二）镇静适应证

对处于应激急性期、器官功能不稳定的患者，宜给予较深镇静以保护器官功能，这些适应证主要包括：

（1）机械通气、人机严重不协调。

（2）重度急性呼吸窘迫综合征早期进行短疗程神经-肌肉阻滞剂、俯卧位通气、肺复张等治疗时。

（3）严重颅脑损伤有颅内高压者。

（4）癫痫持续状态。

（5）需绝对卧床的外科患者。

（6）任何其他需要应用神经-肌肉阻滞剂的情况。

二、镇静镇痛评估方法

（一）疼痛的评估方法

疼痛评估是疼痛管理的第一步，患者的主诉是疼痛评估的"金标准"。通过患者主诉进行的疼痛评估方法有脸谱法、数字评分法等。

重症患者由于意识障碍或镇静等原因，不能对疼痛进行主观表达，可用重症监护疼痛观察评分（critical care pain observation toll，CPOT）来进行疼痛评估，CPOT评分表详见附表C-12。该量表对气管内插管和非气管内插管患者均适用，共有4个测量条目，前3个条目两类患者共用；第4个条目，对气管内插管患者应观察其通气依从性，对非气管内插管患者应观察其发声。每个条目计分为0~2分，总分为0（无痛）~8分（最痛）。分值越高，患者的疼痛程度越高。

（二）镇静的评估方法

对重症患者的镇痛镇静保持平衡很重要，其既需要避免镇静不足，同时也要避免镇静过度。镇静开始后，应有规律、持续地对患者的镇静程度进行评估。镇静评估是评价镇静效果和调整镇静方案的依据。

镇静的主观评价方法主要包括：

1. Ramsay评分 总分1~6分，1分表示镇静程度最浅，6分表示镇静程度最深。Ramsay评分表详见附表C-14。

2. Richmond躁动-镇静量表（richmond agitation-sedation scale，RASS）

是目前评估 ICU 成年患者镇静深度最可靠的评估工具。RASS 的评分范围为-5 ~ +4分，最佳镇静目标为-2 ~ 0 分，即浅镇静。RASS 评分表详见附表 C-15。

3. **Riker 镇静和躁动评分（sedation-agitation scale，SAS）** 根据患者不能唤醒、非常镇静、镇静、安静合作、躁动、非常躁动和危险躁动等 7 种不同行为进行评分，总分 1 ~ 7 分。1 分表示镇静程度最深，7 分表示最严重的躁动。SAS 评分表详见附表 C-16。

三、镇静镇痛的监测指标及意义

（一）镇静镇痛的监测指标

1. **镇痛的监测指标** 应用镇痛药物后需要常规评估和监测，阿片类药物可能引发嗜睡和呼吸抑制，因此需要密切监测患者下列指标：

（1）意识状态 包括患者反应或其他形式的双向交流。

（2）呼吸功能 包括呼吸频率、血氧饱和度、呼气末二氧化碳浓度等，评估患者的通气和氧合。

（3）循环功能 包括血压、心率、心电监测。脉搏血氧仪可以有效监测使用镇痛药物患者的脉氧饱和度。

（4）呼气末二氧化碳浓度的监测 能降低低氧血症事件（即氧饱和度低于 95%）的发生率。

（5）心电监测 能及时发现镇痛药物使用过程中发生的室性早搏和心动过缓等心律失常。

2. **镇静的监测指标** 镇静药物的常见并发症包括呼吸抑制、低血压、戒断症状等。应用镇静药物时，建议最小剂量、最短时间、滴定式给药，做好呼吸循环支持保障。同时，必须密切监测：

（1）意识状态、患者反应等。

（2）呼吸频率、呼气末二氧化碳、血氧饱和度等。

（3）循环功能、血压、心率、心电图等。

（4）镇静深度，使用镇静评估工具（RASS 或 SAS）评估镇静深度。还可通过脑电双频指数（bispectral index，BIS）、病人状态指数（patient state index，PSI）、听觉诱发电位（auditory evoked potentials，AEPs）、脑功能（brain function）监测仪和反应熵（reaction entropy，RE）监测仪对患者的脑功能进行测量，监测镇静深度。

（二）镇静镇痛的临床意义

镇痛与镇静治疗并不等同，镇痛是基础，镇静必须是在已去除疼痛因素的基础之上帮助患者克服焦虑，是增加睡眠和遗忘的进一步治疗。在镇痛镇静治疗之前，应尽量明确患者产生疼痛、焦虑及激惹等症状的原因，尽可能采用各种非药物手段去除或减轻一切可能的影响因素。镇痛与镇静治疗是特指应用药物手段以消除患者疼痛，减轻患者焦虑和激惹，催眠并诱导遗忘的治疗，其目的和意义在于：

（1）消除或减轻患者的疼痛及躯体不适感，减少不良刺激及交感神经系统的过度兴奋。

（2）帮助和改善患者睡眠，诱导患者遗忘，减少或消除患者对其在重症医学科治疗期间的痛苦记忆。

（3）减轻或消除患者的焦虑、激惹甚至谵妄，防止患者的无意识行为（如挣扎）干扰治疗，保护患者的生命安全。

（4）降低患者的代谢速率，减少其氧耗、氧需，使得受到损害的氧输送尽量能够满足机体组织氧耗的需求，并减轻各器官的代谢负担。

（5）对病情非常危重的患者，诱导并维持一种低代谢的"休眠"状态，尽可能地减少各种炎性介质的产生和释放，有助于减轻细胞与器官损伤。

参考文献

[1] 桂莉，金静芬. 急危重症护理学[M]. 5版. 北京：人民卫生出版社，2022.
[2] 舒进军，谷茜，曾德玲，等. 呼气末二氧化碳监测在临床麻醉中的应用与研究进展[J]. 国际麻醉学与复苏杂志，2023，44（9）：970-974.

（韩业琼 易近冬）

微信扫码

①微信扫描本页二维码
②添加出版社公众号
③点击获取您需要的资源或服务

第十六章　常用急救操作技术及护理配合

急诊患者病种复杂，病情变化快，在短时间内确诊难度大，因此，不仅要求急诊护理人员具备各临床专科的一般知识和操作技能，更要熟练掌握各种急救技术，如心脏电复律与心脏起搏术、徒手心肺复苏术、人工气道使用技术、球囊面罩通气术、氧气疗法等，以及相关的护理配合要点，以便对患者实施及时有效的救护。本章将阐述各项技术的适应证、操作要点、注意事项等，供急诊护理人员在临床实践中准确掌握并应用。

第一节 · 心脏电复律与心脏起搏术

心脏电复律（cardiac electroversion）是用电能治疗异位性心律失常使之转复为窦性心律的一种方法。根据发放脉冲是否与心电图的 R 波同步，分为同步电复律和非同步电复律。本节主要阐述非同步电复律，不启用同步触发装置，可在任何时间放电，主要用于转复心室颤动，即为非同步电复律，亦称除颤（defibrillation）。体外无创临时心脏起搏是经体外电极刺激心脏的一种心脏急救起搏措施，用特定的脉冲电流刺激心脏，使心脏激动和收缩，维持心脏泵血功能，是心脏复苏和纠正严重心律失常的主要手段。

一、心脏电复律

【目的】
利用高能电脉冲在瞬间通过心脏，使全部或大部分心肌细胞在短时间内同时除极，抑制异位兴奋性，以恢复窦性心律。

【适应证】
适用于心室颤动（室颤）和心室扑动（室扑）、无脉性室性心动过速者。

【操作方法与流程】

（一）用物准备

除颤仪、导电凝胶（或生理盐水纱布）、呼吸球囊、吸氧吸痰用物及急救药品。

（二）患者准备

（1）去枕平卧于硬板床上，有义齿者予取下，去除身上的金属及导电物质。

（2）松开衣扣，暴露胸部，必要时去除多余体毛。

（三）环境准备

绝缘硬板床，环境宽敞明亮安全。

（四）操作步骤

1. 评估　患者意识突然丧失。
2. 实施

（1）迅速携带除颤仪及导电糊或生理盐水纱布至床旁。

（2）开机　打开除颤仪。

（3）确定心电情况　监测、分析患者心律，确认患者发生心律失常（心室颤动、心室扑动、无脉性室速）需要即刻非同步电复律（除颤）。

（4）准备电极板　将专用导电糊涂于电极板上。

（5）设定状态，选择能量并充电　设定非同步状态，并充电到预定的能量。

（6）正确放置电极板　分别将手柄电极置于患者心尖部和心底部，两电极板充分接触皮肤并稍加压。

（7）放电

① 放电前，大声喊"大家离开"，并查看自己与病床周围，确保操作者及周围人无直接或间接与病床或患者接触。

② 放电时，操作者双手拇指同时按下电极板上放电按钮进行电击。

（8）复律后护理

① 擦干患者胸壁的导电糊或生理盐水，协助患者穿衣，嘱患者卧床休息。

② 关闭开关，断开电源，清洁电极板，除颤仪充电备用。

③ 留存并标记除颤时自动描记的心电图纸并做好记录。

【操作注意事项】

（1）保证操作中的安全。放电前确认周围人员和操作者没有直接或间接与患者接触，接好地线。

（2）避免局部皮肤灼伤，电复律前应将两个电极板涂满导电糊。

（3）除颤前需要识别心电图类型，确认是否适合除颤。

（4）两个电极板应紧贴于胸壁再放电，以减少胸壁的电阻抗，增加通过心脏的电流。

（5）电复律时，应保持呼吸道通畅，必要时可给予简易呼吸气囊辅助呼吸。
（6）使用后及时清洁电极板。

二、心脏起搏术

【目的】

抢救心搏骤停和某些危重心脏患者，使其尽快恢复正常心率，维持有效血流动力学，从而达到治疗由于某些心律失常所致的心脏功能障碍的目的。

【适应证】

适用于任何原因引起的心搏停搏及各种心动过缓（如房室传导阻滞、窦房结功能障碍等引起的阿-斯综合征）的紧急抢救治疗；对药物治疗无效或不宜用药物、电复律治疗的快速型心律失常，如室上速、室速、心房扑动等，通过超速抑制转复心律。

【操作方法与流程】

（一）用物准备

除颤起搏监护仪1台，选择适宜的初始起搏电流和起搏频率。

（二）患者准备

取得患者知情同意，取仰卧位，必要时予镇静药。

（三）操作步骤

（1）脱去患者上衣，必要时擦干患者胸部。
（2）粘贴电极片，保证电极片紧贴患者皮肤，并不能覆盖其他任何电极片。
（3）将多功能电极片连接到心电电缆。
（4）调整心电幅度、选择心电导联，以便获得清晰的心电波形。
（5）确认R波的检测和捕捉，一个心形的图标会随着R波的检测而在屏幕上闪烁。
（6）将功能选择旋钮旋至起搏挡。
（7）设置起搏频率将起搏频率设置为比患者基础心率高10～20次/分，如果没有基础心率，使用100次/分。
（8）设置起搏输出电流。如果除颤仪刚刚开机，起搏输出电流设置为0mA，然后增加起搏输出电流功率，直到刺激有效，输出电流值会显示在屏幕上。
（9）理想的输出电流是能够保持捕捉状态的最小值。典型的阈值电流为40～80mA，通常选择捕捉阈值以上的10%。

【操作注意事项】

（1）体位　患者采取仰卧位，并向清醒患者及家属做简短的说明，以消除患者的紧张情绪，取得合作。

（2）正确放置电极　首先用酒精或生理盐水清洁电极安置部位皮肤，连接心电监护系统；然后将正极电极板紧贴在左肩胛骨与脊柱之间平心脏部位，负极板固定于心前区。

（3）迅速建立静脉通道　意识清醒者静脉通道最好选在下肢，以免影响血压测定及心脏起搏。意识丧失者静脉通道宜选在上肢或颈外静脉，以利于各种抢救药物的及时输入。

（4）调整起搏频率及电流量　根据病情调整起搏频率及电流量，先将电流量由小逐渐增大，直至完全夺获心室，再稍加增大电流量进行起搏。

第二节 · 徒手心肺复苏

心肺复苏（cardiopulmonary resuscitation，CPR）是针对心搏、呼吸停止所采取的抢救措施，即应用胸外按压或其他方法形成暂时的人工循环并恢复心脏自主搏动和血液循环，用人工呼吸代替自主呼吸并恢复自主呼吸，达到恢复苏醒和挽救生命的目的。

【目的】

用人工的方法使患者迅速建立有效的循环和呼吸，恢复全身的血氧供应，防止加重脑缺氧，促进脑功能恢复，挽救患者的生命。

【适应证】

适用于各种原因所造成的心搏骤停。

【操作方法与流程】

（一）用物准备

1块复苏板（有条件者备便携面罩或2块纱布）、踏脚凳1张，若在野外，将患者放在平坦的地面。

（二）操作步骤

1. **判断环境**　确认现场环境安全。

2. **判断患者意识**　轻拍患者双肩并大声呼唤患者，若无反应，立即大声呼救。

3. **启动应急反应系统**

（1）院外　有他人在现场，可指定一人拨打120，一人取自动体外除颤仪（AED），同时请求现场会CPR的人员协助。

（2）院内　应立即呼叫医护团队或紧急快速反应小组，获取除颤仪等急救设备与物品。

4. **摆放体位**　迅速置患者去枕仰卧于硬质平面上，头、颈、躯干保持在同一轴面上，将双上肢放置在身体两侧，解开衣服，暴露胸壁。

5. 判断脉搏和呼吸

（1）检查脉搏　用一手示指和中指置于颈中部（甲状软骨）中线，手指从颈中线滑向甲状软骨和胸锁乳突肌之间的凹陷（即环状软骨旁开 2cm 处），稍加力度触摸有无颈动脉搏动。要求在 10s 内完成。同时判断是否存在自主呼吸：目光扫视观察患者有无胸廓起伏。

（2）确认大动脉搏动消失，无自主呼吸　立即开始胸外按压。

6. 胸外心脏按压（external chest cardiac compression）

（1）按压部位　胸骨的下半部或两乳头连线中点。

（2）按压手法　双手掌根重叠，十指相扣，双臂绷直，掌根紧贴按压部位，利用上半身的重力和臂力，垂直向下按压，掌根不离开胸壁。

（3）按压深度和按压频率　胸骨下陷 5~6cm，频率为 100~120 次/分。

7. 开放气道（airway）

（1）检查口腔有无异物，必要时清理口腔。

（2）开放气道手法

① 采用仰头抬颏法：适用于没有头和颈部创伤的患者。一手小鱼际置于患者前额，使头向后仰；另一手的示指与中指置于下颌角处，抬起下颏（颌），帮助头部后仰，使气道开放，必要时拇指可轻牵下唇，使患者口张开。

② 托颌法（jaw thrust）：此法开放气道具有一定的技术难度，需要接受培训。适用于疑似头、颈部创伤者。操作者站在患者头部后上方，肘部可支撑在患者躺的平面上，双手分别放置在患者头部两侧，拇指放在下颏处，其余四指握紧下颌角，用力向上托起下颌，如患者紧闭双唇，可用拇指把口唇分开。

8. 人工呼吸（artificial breathing）

（1）口对口人工呼吸

① 开放气道后，立即在患者口唇上铺纱布。

② 施救者一手捏紧患者鼻孔，口唇包住患者的口唇吹气一次，持续时间约 1s，同时用余光看患者胸廓有无起伏。

③ 一次人工呼吸后，松开捏鼻的手，离开患者的口唇。

④ 按上述方式做第二次吹气。

（2）口对面罩人工呼吸

① 将面罩封住患者的口鼻，使用靠患者头顶的手，将示指和拇指压在面罩的上部分的边缘，呈 C 字形状。

② 另一只手的拇指压在下部分的边缘，其余手指放下颌骨缘并提起下颌开放气道，用力封住面罩外缘。

③ 施救者正常吸气后向患者口中吹气持续 1s，不得过深、过快和过长，防止过度通气。

④ 一次吹气完毕后，松开面罩1s，按上述方式接着做第二次吹气。

【操作注意事项】

（1）按压与通气比　成人：单人或双人均为30∶2。

（2）按压部位要正确，用力要均匀，不宜用力过轻或过猛。

（3）人工通气不能太急太多，仅需胸廓略有隆起即可。

（4）按压频率　成人为100~120次/分，尽量减少按压中断。

（5）相对禁忌证　胸壁开放性损伤、严重的胸廓畸形、广泛性肋骨骨折、血气胸、心脏压塞、心脏外伤、晚期癌症等。

第三节 · 人工气道

人工气道（artificial airway）是指运用各种辅助设备及特殊技术在生理气道与空气或其他气源之间建立的有效连接，以保持气道通畅，维持有效通气。

一、口咽通气管的使用

口咽通气管（oral-pharyngeal airway，OPA）又称口咽通气道，是一种由弹性橡胶或塑料制成的呈弯曲状的非气管导管性无创性通气管道，能防止舌后坠，迅速开放气道，建立临时人工气道。其弯曲度与舌及软腭相似。主体包括翼缘、牙垫、咽弯曲度三部分。随着口咽通气管型号的增大，其形状和长度逐渐增加，以适应不同年龄和不同体型的患者使用。

【目的】

在心搏和呼吸骤停、呼吸道梗阻、插管困难以及院前急救等情况下，迅速建立临时通气道和进行通气。

【适应证】

（1）缺乏咳嗽或咽反射的昏迷患者。

（2）有自主呼吸而舌后坠致呼吸道梗阻的昏迷患者。

（3）气道分泌物增多时需行吸引的昏迷患者。

（4）癫痫发作或抽搐时保护舌齿免受损伤的昏迷患者。

（5）同时有气管内插管时，取代牙垫作用。

【禁忌证】

口咽通气管不可用于清醒或半清醒的患者，因其可能引起恶心和呕吐，甚至喉痉挛，或使口咽通气管移位而致气道梗阻。此外，当患者有下列情况时应慎重考虑操作：

（1）牙齿松动、呕吐频繁的患者。

（2）口腔及上下颌骨创伤患者。

（3）咽部气道占位性病变患者。
（4）喉头水肿、气管内异物、哮喘、咽反射亢进等患者。
（5）门齿折断或脱落危险患者。

【操作方法与流程】

（一）用物准备

根据患者体型选择合适的口咽通气管，长度为口角至耳垂或下颌角的距离。选择的原则是宁长勿短，宁大勿小。因口咽通气管太短不能经过舌根而达不到开放气道的目的。

（二）操作步骤

1. **患者评估**　昏迷患者放平床头，协助患者取平卧位，头后仰，使上呼吸道口、咽、喉三轴线尽量重叠。清除口腔及咽部分泌物，保持呼吸道通畅。

2. **口咽通气管**　置入方法有直接置入法和反向插入法。

（1）直接插入法

① 插入咽通气管前进行完善的表面麻醉，以抑制咽喉反射。

② 选择合适的口咽通气管，所需通气道的长度（在口外）大约相当于从门齿至下颌角的长度。

③ 张开患者的口腔，放置舌拉钩或压舌板于舌根部，向上提起使舌离开咽后壁。将口咽通气管放入口腔，直至其末端突出门齿 1~2cm，此时口咽通气管的前端即将到达口咽部后壁。

④ 双手托起下颌使舌离开咽后壁，然后将双手的拇指放置在口咽通气管两侧的翼缘上，向下至少推送 2cm，直至口咽通气管的翼缘到达唇部的上方，此时口咽通气管的咽弯曲段正好位于舌根后。

⑤ 放松下颌，检查口腔，以防止舌或唇夹置于牙和舌咽通气管之间。

（2）反向插入法　即把口咽通气管的咽弯曲部插入口腔。当其前端接近口咽部后壁时，将其旋转 180°，旋转成正位后，口咽通气管的末端距门齿大约为 2cm，然后用双手托下颌使舌离开咽后壁，并用双手的拇指向下推送口咽通气管至合适的位置。

【操作注意事项】

（1）选择合适的口咽通气管型号，防止置入不当导致气道阻塞。
（2）置入时注意固定头颈，防止在置入过程中移动。
（3）置入后要观察呼吸状况，判断气道是否通畅。
（4）要注意固定口咽通气管，防止脱位。
（5）定期进行口腔护理，保持口腔清洁。
（6）使用时注意监测生命体征。
（7）拔除时要顺应呼气期拔除，防止刺激咽喉反射。

（8）拔除后要观察患者的呼吸、心率等生命体征。

（9）使用后进行充分消毒。

二、鼻咽通气管的使用

鼻咽通气管（nasopharyngeal airway，NPA）是从患者鼻腔插入到咽腔的一个类似于气管内插管的由塑料或软橡胶制成的带有翼缘的短鼻气管软管道。由于其对咽喉部的刺激性较口咽通气管小，因而清醒、半清醒和浅麻醉患者更易耐受。鼻咽通气管的鼻端有一翼缘或可移去的圆盘，以防止其意外性进入鼻腔内。

【目的及适应证】

解除从鼻至下咽段的呼吸道梗阻。

【适应证】

舌后坠所致呼吸道梗阻的患者；各种原因引起的不完全呼吸道梗阻，不能使用或耐受口咽通气管或使用口咽通气管效果不佳者；牙关紧闭、不能经口吸痰、防止反复经鼻腔吸引引起鼻腔黏膜损伤者。

【操作方法与流程】

（一）用物准备

选择合适型号的鼻咽通气管，长度估计方法为：从耳垂至鼻尖的距离或从鼻尖至外耳道口的距离。

（二）操作步骤

① 患者取仰卧位，观察其神志、鼻腔、呼吸及血氧饱和度的情况，选择通畅一侧鼻腔。确定其大小和形状、是否有鼻息肉或明显的鼻中隔偏移等。

② 清洁并润滑一侧鼻腔、鼻咽通气管外壁，将鼻咽通气管弯度向下、弧度朝上、内缘口向下对着硬腭轻轻放入鼻腔，随颚骨平面向下推送至硬腭部，直至通气管的尾部抵住鼻腔外口，插入深度约 13~15cm。用胶布或系带妥善固定于鼻侧部，防止滑脱。

③ 再次评估气道是否通畅，以解除舌后坠、鼾声消失、呼吸通畅为标准。

④ 置管成功后，妥善固定，以免脱出。

【操作注意事项】

（1）选择长短、型号合适的鼻咽通气管。

（2）要防止鼻咽通气管脱出、移位，否则可造成进一步阻塞。

（3）放置时间，直到呼吸道梗阻解除或改行其他方法，如气管内插管、气管切开时拔除。

（4）妥善固定鼻咽通气管，防止脱落；及时观察，避免气道不畅。

（5）使用鼻咽通气管时要注意评价痰液吸引和氧疗效果。

（6）必要时配合医生行气管内插管进一步治疗。

三、喉罩的使用

喉罩（laryngeal mask airway，LMA）是介于面罩和气管内插管之间的一种新型维持呼吸道通畅的装置，覆盖于喉的入口，可以进行短时间的机械通气的技术。

【目的】

喉罩可以在短时间内代替气管内插管，为患者提供有效的氧合和通气支持。

【适应证】

（1）需要气道保护而又难以行气管内插管的患者。
（2）颈椎活动度差等原因引起气道异常者，不宜用喉镜和气管内插管患者。
（3）紧急情况下人工气道的建立和维持。
（4）需紧急气道救援但插管困难的患者。
（5）短时的外科手术。

【操作方法与流程】

（一）用物准备

选择合适尺寸喉罩（成人 3～5 号，体型较大选 5 号），将喉罩充气球连接氧气来源，测试喉罩是否密封。

（二）操作步骤

1. **患者准备** 操作前禁食，取平卧或侧卧位，清除口腔、气道分泌物，保持气道通畅。

2. **操作步骤**
（1）患者头部稍后仰，用示指沿硬腭和软腭向头侧方向压住喉罩。
（2）用示指保持对喉罩头侧的压力，送入喉罩至下咽基底部直至感到有明显阻力。
（3）用另一手固定导管外端，退出示指，充气使喉罩形成密封。
（4）定期监测生命体征和 SpO_2，避免因喉罩长时间使用导致并发症。
（5）医疗人员根据患者病情决定是否更换气管内插管。

【操作注意事项】

（1）使用喉罩前要禁食，未禁食及胃排空延迟患者禁忌使用。
（2）颈部畸形或受伤、严重面部受伤患者禁忌使用。
（3）使用喉罩有反流和误吸危险，使用过程中应及时清除口腔、气道内分泌物。
（4）注意观察喉罩使用后患者呼吸改善情况。
（5）喉罩不适用于长期机械通气者。

四、环甲膜穿刺术

环甲膜穿刺术（cricothyroid membrane puncture）是在确切的气道建立之前，迅速提供临时路径进行有效气体交换的一项急救技术。

【目的】

是通过施救者用刀、穿刺针或其他任何锐器，从环甲膜处刺入，建立新的呼吸通道，快速解除气道阻塞和（或）窒息的急救方法。

【适应证】

（1）急性上呼吸道部分或完全梗阻，需要气管导管插管建立气道通气。

（2）周围性面瘫患者上呼吸道梗阻，鼻插管困难，需要环甲膜穿刺诊治。

（3）无法经口或鼻插管的患者出现急性上呼吸道梗阻。

【禁忌证】

（1）环甲膜或气道周围严重感染，可能通过穿刺传播感染。

（2）严重出血倾向，穿刺可能引起大出血。

（3）患者无明显上呼吸道梗阻，穿刺可能造成不必要的损伤。

【操作方法与流程】

（一）用物准备

环甲膜穿刺针、16号粗针头或环甲膜套管针、吸氧装置、皮肤消毒剂。

（二）操作步骤

1. 患者准备　患者取仰卧或斜坡卧位，略抬高，头部保持正中，尽可能使颈部后仰。

2. 操作流程

（1）常规消毒环甲膜区的皮肤。

（2）确定穿刺部位，用左手示指在环状软骨和甲状软骨之间正中可触及一凹陷，此即环甲膜。

（3）左手示指和拇指固定此处皮肤，右手持穿刺针或粗针头在环甲膜上方垂直刺下，有落空感时，挤压双侧胸部，自针头处有气体逸出或用空针易抽出气体，患者出现咳嗽，即穿刺成功，固定针头。

【操作注意事项】

（1）环甲膜穿刺仅仅是呼吸复苏的紧急措施，不能作为确定性处理，因此，在呼吸困难缓解、危急情况好转后，应做病因处理。

（2）密切观察穿刺部位是否有出血，如有出血应及时止血，以防血液流入气道。

（3）穿刺针留置时间不宜超过24h。

五、气管内插管术

气管内插管术（tracheal intubation）是指将一特制的导管经口或经鼻通过声门直接插入气管内的技术。

【目的】

清除呼吸道分泌物或异物，解除上呼吸道阻塞，确保气道通畅，进行有效人工呼吸，用于急救中保持呼吸道通气，也用于术中全身麻醉过程中保护呼吸道。

【适应证】

（1）患者意识障碍或昏迷，无法保持自主呼吸，需要机械通气支持。

（2）手术全身麻醉过程中，为确保呼吸道通畅和机械通气。

（3）患者出现呼吸衰竭或呼吸停止，需要进行急救性气管内插管和机械通气。

（4）严重面部或口腔损伤导致无法自主呼吸。

（5）患者神经肌肉疾病导致呼吸肌无力，无法有效自主呼吸。

【禁忌证】

（1）患者颈部损伤或畸形，插管过程可能进一步损伤颈部软组织或脊髓。

（2）患者食管癌或颈部占位性病变，可能阻碍插管器进入气道。

（3）无法定位声门或打开口腔，如颞骨固定等。

【操作方法与流程】

（一）用物准备

准备气管插管器材，包括喉镜、气管内插管器，合适型号的气管导管、吸痰器、呼吸气囊等。

（二）操作流程

1. 患者准备　取仰卧位，头部后仰，颈部上抬，使口、咽、气管基本垂直于一条轴线，此为插管操作的标准头位，必要时肩部可垫软枕暴露颈部。

2. 操作步骤

（1）操作者打开口腔，用喉镜轻推舌体，露出声门。

（2）定位声门，将插管器缓慢插入气道，顺畅通过声门进入气管，继续置管直到气管导管的套囊进入声门下3~4cm处。

（3）气囊充气　采用最小闭合容积法或最小漏气技术对气囊进行充气，直至通气时气囊周围无漏气，注入适量气体。

（4）确认导管位置　连接简易呼吸器通气，观察胸廓有无起伏，同时听诊两肺呼吸音是否对称。

（5）妥善固定，根据病情连接呼吸机通气。

【操作注意事项】

（1）根据患者情况选择合适大小的喉镜及气管内插管导管。

（2）动作应迅速，防止因缺氧时间太长导致心搏骤停。

（3）密切监测患者生命体征、血氧饱和度，确保气道畅通，及时处理并发症。

六、气管切开术

气管切开术（tracheotomy）是指切开颈段气管前壁，插入气管套管，建立新的通道进行呼吸的一种技术。

【目的】

它可以维持气道通畅，减少气道阻力，有利于减少呼吸道解剖死腔，保证有效通气量。

【适应证】

（1）气管完全或部分阻塞，如异物吸入导致气道梗阻，肿瘤或疾病造成气管狭窄等。

（2）面部及口腔严重烧伤或损伤，无法通过正常方式进行呼吸。

（3）患有严重面部畸形或口腔疾病无法进行正常呼吸的患者。

（4）患者长期卧床导致吞咽功能紊乱而反复发生吸入性肺炎需长期气管内插管的情况。

（5）预防性气管切开。

【禁忌证】

（1）患者或家属无法配合气管切开术后护理。

（2）严重出血倾向，术后难以止血。

（3）患者一般情况极差，手术创伤可能导致生命危险。

【操作方法与流程】

（一）用物准备

气管切开手术包，不同型号气管套管，其他如吸引器、吸痰管、吸氧装置以及必备的抢救药品等。

（二）操作步骤

1. **患者准备** 取仰卧位，肩部垫高，头后仰并固定于正中位，使下颌、喉结、胸骨上切迹在同一直线上，气管向前突出，使气管上提并与皮肤接近，使手术时充分暴露气管。

2. 操作者戴无菌手套，消毒并铺巾覆盖患者（口鼻部除外），以 1%～2% 利多卡因液做切口处局部浸润麻醉。

3. 暴露气管，按气管环状软骨选取切开部位，通常在环状软骨第二或第三根软骨水平。

4. **气管切口** 用钳夹起软骨及软组织，用解剖刀沿纵行切开气管前壁，切开范围约 1～2cm。

5. **置入气管套管** 立即插入气管并切开气管内插管，取出管芯，连接呼吸机进行辅助通气。

6. 切口一侧缝合固定气管内插管，以免脱出。

7. 整理用物，医疗垃圾分类处置，并做详细手术记录。

【操作注意事项】

（1）严密观察患者生命体征，协助患者翻身拍背。

（2）保持气管套管通畅，防止意外脱管窒息。

（3）随时清除套管内、气管内及口腔内分泌物。每日定时清洗内管，遵医嘱使用药物湿化。

（4）防止伤口感染。每班至少更换伤口处的敷料并消毒伤口一次。

第四节 · 球囊面罩通气术

球囊面罩（bag valve mask），又称简易呼吸器，它是进行人工通气的简易工具。与口对口呼吸比较供氧浓度高，且操作简便。

【目的】

病情危急，来不及进行气管内插管时，可利用球囊面罩直接给氧，使患者得到充分氧气供应，改善组织缺氧状态。

【适应证】

急性呼吸衰竭时，出现呼吸停止或呼吸微弱，经积极治疗后无改善，肺通气量明显不足者，慢性重症呼吸衰竭，经各种治疗无改善，或有肺性脑病者，呼吸机使用前或停用呼吸机时。

【操作方法与流程】

（一）用物准备

简易呼吸器、面罩、氧气流量表、氧气连接管等。

（二）操作流程

1. 患者准备　患者取去枕、头后仰卧体位。

2. 操作步骤　开放患者气道，取下活动性假牙，清除口腔与咽喉部任何可见的异物，松开患者衣领。操作方法分为单人操作法和双人操作法：

（1）单人操作法　操作者位于患者头侧，将患者头部向后仰，托起下颌，保持气道通畅。将面罩罩住患者口鼻，用一手拇指和示指呈 C 字形按压面罩，中指和环指放在下颌下缘，小指放在下颌角后面，呈 E 字形，保持面罩的适度密封；用另外一只手均匀地挤压球囊，每次急救呼吸均需持续 1s，见胸廓隆起，待球囊重新膨胀后再开始下一次挤压。

（2）双人操作法　由一人固定或按压面罩，方法是操作者用双手的拇指和示指放在面罩的主体，中指和环指放在下颌下缘，小指放在下颌角后面，将患者下颌向前拉，伸展头部，畅通气道，保持面罩适度密封；由另一个人挤压球囊。

【操作注意事项】

（1）使用简易呼吸器容易发生的问题是由于活瓣漏气，使患者得不到有效通气，所以要定时检查、测试、维修和保养。

（2）挤压呼吸气囊时，压力不可过大，以挤压呼吸气囊的 1/3～2/3 为宜，亦不可时大时快时慢，以免损伤肺组织。

（3）发现患者有自主呼吸时，应按患者的呼吸动作加以辅助，以免影响患者的自主呼吸。

（4）对清醒患者做好心理护理，解释应用呼吸器的目的和意义，缓解其紧张情绪，使其主动配合。

第五节 · 气道梗阻急救法

气道异物梗阻发病突然，病情危重，现场条件往往缺乏必要的抢救器械，徒手抢救法是现场抢救的主要措施。现场抢救的时间、方法及程序正确与否，是挽救患者生命的关键。Heimlich 手法是一种简便有效的抢救食物、异物卡喉所致窒息的抢救方法。通过给膈肌下以突然向上的压力，驱使肺内残留的空气气流快速进入气管，达到驱出堵在气管口的食物或异物的目的。

【目的】

通过给膈肌下以突然向上的压力，驱使肺内残留的空气气流快速进入气管，达到驱出堵在气管口的食物或异物的目的。

【适应证】

食物或异物引起的气道梗阻：①意识清楚者，进食时，突然强力咳嗽，呼吸困难，或无法说话和咳嗽，出现痛苦表情和用手掐住自己的颈部，以示痛苦和求救者；②目睹异物被吸入者。

【操作方法与流程】

（一）成人 Heimlich 急救法

（1）确认患者为异物卡喉，患者取立位或坐位。

（2）施救者应站于患者身后，用双臂环抱其腰部。

（3）手握拳，以拇指侧对腹部，放于剑突下和脐上的腹部。

（4）施救者另一手紧握该拳，快速向内、向上冲压腹部 5 次，直至异物排出。

（二）婴幼儿 Heimlich 急救法

（1）确认婴幼儿为异物卡喉，将婴幼儿面朝下俯卧位，骑跨在施救者的前臂上。

（2）施救者一手托住婴幼儿头颈部，使之低于躯干。

（3）施救者前臂支在大腿上，以支撑婴幼儿。

（4）用手掌根部在婴儿双肩胛骨之间连续拍击背部 5 次。

（5）如无效，小心地用另一手托住婴儿头颈部，变成仰卧位，放在施救者大腿上。

（6）施救者用两手指在两个乳头连线中点、胸部下部一半的位置，进行5次快速胸部按压。

（7）重复以上动作，直至异物排出。

【操作注意事项】

（1）Heimlich手法虽卓有成效，但也可产生合并症，故除非必要，一般不随便采用此法。

（2）如果患者呼吸道部分梗阻，气体交换良好，应鼓励患者用力咳嗽，并自主呼吸；如患者呼吸微弱，咳嗽乏力或呼吸道完全梗阻，则立刻使用此手法。

（3）在使用本法成功抢救患者后，应检查患者有无并发症的发生。

（4）注意施力方向，不要挤压胸廓，冲击力限于手上，防止胸部和腹内脏器损伤。

第六节 · 机械通气

机械通气（mechanical ventilation，MV）是借助呼吸机建立气道口与肺泡间的压力差，给呼吸功能不全的患者以呼吸支持，即利用机械装置来代替、控制或改变自主呼吸运动的一种通气方式。根据呼吸机与患者的连接方式不同把机械通气分为有创机械通气和无创机械通气，本章重点讲述有创机械通气。

【目的】

急、慢性呼吸衰竭患者的一种治疗措施，改善通气功能、换气功能和减少呼吸肌做功。

【适应证】

（1）肺部疾病，如慢性阻塞性肺气肿、急性呼吸窘迫综合征、支气管哮喘、间质性肺病、肺炎、肺栓塞等。

（2）脑部炎症、外伤、肿瘤、脑血管意外、药物中毒等所致中枢性呼吸衰竭。

（3）严重的胸部疾病或呼吸肌无力。

（4）心肺复苏。

（5）缺血性心脏病及充血性心力衰竭。

【操作方法与流程】

（一）用物准备

1. **呼吸机准备** 根据患者基本情况选择合适的呼吸机、呼吸机管道、过滤器和湿化装置等。设置好参数和报警，用模拟肺测试呼吸机是否正常工作。

2. **其他准备** 准备好电源、气源、管道系统、加温湿化装置、滤水杯等辅助设备，无菌用品，仪器使用登记等。

(二) 患者准备

了解患者情况，解释使用呼吸机的目的，建立好人工气道，选择合适体位。

(三) 操作步骤

（1）将用物带至床旁，向患者或家属解释。

（2）再次检查呼吸机各部件连接是否正确。

（3）接通电源、氧源，打开空气压缩机，确保气源压力在规定范围内。

（4）打开呼吸机主机开关及显示器开关，按检测程序进行检测，通过检测后，调至待机状态。

（5）向湿化器内加灭菌注射用水至刻度。

（6）遵医嘱调节呼吸机参数：通气模式、潮气量、呼吸频率、吸入氧浓度、触发灵敏度、报警范围等。

（7）再次向患者或家属解释，检查人工气道气囊是否充气。

（8）取下模拟肺，将呼吸机与人工气道连接。

（9）听诊两肺呼吸音，检查通气效果，监测有关参数。

（10）打开湿化器电源开关，调节湿化器的温度。

（11）设定有关参数的报警限值，打开报警系统。

（12）严密观察生命体征、血氧饱和度、血气分析、呼吸同步情况，必要时吸痰或遵医嘱应用镇静剂，并做好记录，包括相关参数。

（13）当患者自主呼吸恢复、缺氧症状改善后，遵医嘱停机。

（14）根据情况进行健康教育。

（15）进行呼吸机保养与消毒。

【操作注意事项】

（1）使用呼吸机期间，床旁应备性能良好的简易呼吸器、吸引器、吸痰盘，以备急用。

（2）根据病情需要选择合适的呼吸机类型，熟练掌握呼吸机性能和操作方法。

（3）使用呼吸机期间要严密观察生命体征，加强气道管理，保持气道通畅并定期进行血气分析监测。

（4）防止呼吸机相关性肺炎发生。规范使用呼吸机管道，不同患者之间必须更换呼吸机管道，长期带机患者定期更换；做好口腔护理；尽早撤机。

第七节 · 氧气疗法

氧气疗法（oxygen therapy）通过给患者吸氧，使缺氧状态得到改善，是临床常用的氧合支持治疗，根据给氧方式的不同可以分为一般氧疗和高压氧治疗。

一、一般氧疗

氧气疗法是通过给患者吸入氧气，提高血氧含量及动脉血氧饱和度，纠正机体缺氧，达到治疗疾病或改善症状的一种技术。

【目的】

通过吸氧缓解患者的缺氧症状，帮助维持患者的生命。

【适应证】

1. **低流量给氧**　吸氧浓度低于30%，适用于Ⅱ型呼吸衰竭患者。如慢性阻塞性肺气肿、慢性呼吸衰竭等。

2. **中流量给氧**　吸氧浓度为30%~60%，主要用于显著弥漫障碍的患者，特别是血红蛋白浓度很低或心排血量不足者，如心肌梗死、休克等。

3. **高流量给氧**　吸氧浓度大于60%，用于Ⅰ型呼吸衰竭患者。如急性呼吸窘迫综合征、心肺复苏的生命支持阶段。

【操作方法与流程】

（一）用物准备

1. **中心供氧吸氧用物**　吸氧装置1套（氧流表、一次性吸氧管、鼻导管、必要时胶布）、棉签、接管、安全别针、用氧记录本，根据不同用氧方法增加鼻塞、面罩、氧气枕、氧气罩等。

2. **氧气瓶吸氧用物**　减压表、扳手，其余同"中心供氧吸氧法"用物。

（二）操作步骤

（1）中心供氧吸氧法

① 携带用物至患者床旁，核对床号及姓名，做好解释工作。

② 安装流量表、湿化器，调节流量（低流量1~2L/min、中流量2~4L/min、高流量4~6L/min）。

③ 清洁鼻腔，插入鼻导管，记录时间和流量。

④ 停用时拔管，关流量表，用物分类处置。

（2）氧气瓶吸氧法

① 安装减压表、流量表、湿化器，调节氧流量。

② 清洁鼻腔，连接鼻导管，确保氧气流出通畅。

③ 轻轻插入鼻导管，固定。

④ 记录时间和流量，停用先拔管再关总阀门和流量表。

【操作注意事项】

（1）严格遵守操作规程，注意用氧安全，切实做好四防：防震、防火、防热、防油。搬运时避免倾倒撞击。

（2）使用氧气时应先调节流量而后应用；停氧时应先拔出导管，再关闭氧气开关。

（3）在用氧中，经常观察缺氧状况有无改善，氧气装置有无漏气，是否通畅。

（4）氧气筒内氧气不可用尽，压力表上指针降至 $5kg/cm^2$ 时，即不可再用，以防止灰尘进入筒内，于再次充气时引起爆炸。

二、高压氧治疗

在高压（超过常压）的环境下，呼吸纯氧或高浓度氧以治疗缺氧性疾病和相关疾患的方法，即高压氧治疗。

【目的】

在机体的呼吸、循环功能足以摄取和运输氧的关键性前提下，组织细胞利用氧进行氧化-磷酸化活动，增加吸入气中的氧压，使细胞的代谢得以改善和起相应的特异性反应，直接或间接地提高机体的健康水平，帮助患者复原已丧失的功能，使患者尽快恢复健康。

【适应证】

（1）急性一氧化碳中毒及中毒性脑病。

（2）急性气栓症。

（3）急性减压病（急救）。

（4）有害气体（硫化氢、液化石油气、汽油等）中毒。

（5）有厌氧菌感染（气性坏疽、破伤风等）。

（6）休克。

（7）视网膜动脉阻塞。

（8）心肺复苏后急性脑功能障碍（电击伤、溺水、窒息等）。

（9）脑水肿、肺水肿。

（10）挤压伤及挤压综合征。

（11）急性末梢循环障碍。

（12）重症脊髓损伤。

【操作方法与流程】

（一）用物准备

根据患者病情选择合适的高压氧舱，备好高压氧面罩及高压氧舱服，准备好气源、电源及设备工作状态。

（二）操作者准备

详细了解患者病情及治疗方案；熟悉高压氧治疗的操作规程及具备应急处理的能力。

（三）操作步骤

1. 患者准备

（1）进舱前学会调压动作的方法及其具体要领及治疗时的注意事项。

（2）排空大、小便，更换进舱服。
2. **高压氧舱治疗** 分多人高压氧舱治疗和单人高压氧舱治疗。
（1）多人高压氧舱操作规程
① 加压前检查设备工作状态、气源、电源等各项准备。
② 加压时缓慢升压，关注患者不适，调整升压速率。
③ 稳压时打开氧气，控制氧分压；严格掌握吸氧时间，监测舱内情况。
④ 减压前通知患者准备，严格执行减压方案，随时注意患者感觉。
⑤ 出舱后检查设备，清洁消毒，关闭气源阀门，切断电源。
（2）单人高压氧舱操作规程
① 加压前检查设备，准备气源，教会患者吸氧，做其他准备工作。
② 加压时严格掌握升压速率，适时换气或暂停加压，关注患者反应。
③ 稳压时掌握吸氧和间歇时间，持续关注患者。
④ 减压前通知患者准备，逐级减压，确认舱内压力释放后打开舱门。
⑤ 出舱后关闭设备电源，清理舱内，排除故障。

【操作注意事项】
（1）不能携带火种和易燃物。
（2）有发热、上呼吸道感染（感冒）、妇女特殊时期等情况应停止治疗。
（3）出现耳痛、耳鸣时，做吞咽动作调压。
（4）吸氧时放松身体，不看书等。
（5）出现氧中毒症状时停止吸氧并报告医生。

第八节 · 止血、包扎、固定、转运

对于外伤患者首先应判断患者有无紧急情况，如心搏骤停、窒息、大出血休克及开放性气胸等，应进行针对性的急救，情况平稳后再给予就地止血、包扎和固定，将患者移到隐蔽和安全的地方进行，然后迅速转运。

一、止血

流血时通过一定方式处理，快速让血液停止向外流动，称为止血。

【目的】
现场及时止血，减少出血，预防休克发生，抢救生命。

【适应证】
凡是出血的伤口都需止血。根据损伤血管不同，外伤出血大致分为：
1. **动脉出血** 其特点是伤口呈喷射状搏动性向外涌出鲜红色的血液。
2. **静脉出血** 伤口持续向外溢出暗红色的血液。

3. 毛细血管出血 伤口向外渗出鲜红色的血液；血液从体表伤口流出称为外出血，易为人们发现；而体内深部组织、内脏损伤出血，血液流入组织或体腔内的称为内出血，不易被人们发现，更为危险。各种出血中，以动脉出血最为危险，必须迅速止血。

【操作方法与流程】

（一）用物准备

根据出血性质不同，就地取材，采用不同止血措施。现场急救止血所用的材料主要有消毒敷料、绷带、充气止血带、止血钳等专用止血器材，紧急时可用甚至干净的布料、毛巾等进行加压包扎止血。

（二）操作步骤

根据出血不同状况选择不同止血方法。

（1）加压包扎止血法 是急救中最常用的止血方法之一。适用于小动脉、静脉及毛细血管出血。局部用生理盐水冲洗、消毒，再用消毒纱布或干净的手帕、毛巾、衣物等敷于伤口上，然后用三角巾或绷带加压包扎。压力以能止住血而又不影响伤肢的血液循环为合适。若伤处有骨折时，须另加夹板固定。关节脱位及伤口内有碎骨存在时不用此法。

（2）指压止血法 是一种简单有效的临时性止血方法，它是根据动脉的走向，在出血伤口的近心端，用手指压住动脉处，达到临时止血的目的。指压止血法适用于头部、颈部、四肢的动脉出血，依出血部位的不同，可分为：

① 头顶出血压迫法：在伤侧耳前，对准下颌关节上方，用拇指压迫颞动脉。

② 头颈部出血压迫法：用拇指将伤侧的颈总动脉向后压迫，但不能同时压迫两侧的颈总动脉，否则会造成脑缺血坏死。

③ 面部出血压迫法：用拇指压迫下颌角处的面动脉。

④ 头皮出血压迫法：头皮前部出血时，压迫耳前下颌关节上方的颞动脉。头皮后部出血则压迫耳后突起下方稍外侧的耳后动脉。

⑤ 腋窝和肩部出血压迫法：在锁骨上窝对准第一肋骨用指向下压迫锁骨下动脉。

⑥ 上臂出血压迫法：一手将患肢抬高，另一手用拇指压迫上臂内侧的肱动脉。

⑦ 前臂出血压迫法：用拇指压迫伤侧肱二头肌腱内侧的肱动脉末端。

⑧ 手掌出血压迫法：用两手指分别压迫腕部的尺动脉、桡动脉。

⑨ 下肢出血压迫法：用两手拇指重叠向后用力压迫腹股沟中点稍下方的股动脉。

⑩ 足部出血压迫法：用两手拇指分别压迫足背拇长肌腱外侧的足背动脉和内踝与跟腱之间的胫后动脉。

（3）止血带止血法

① 橡胶管止血带法：用橡胶管绕伤口上端肢体2~3圈后拉紧。

② 布条止血带法：用布料平整绕伤肢，用棍状物拧紧。

③ 充气止血带法：将带绕近心端，连接压力表充气达到适宜压力。

（4）加垫屈肢止血法　适用于四肢出血。在没有骨折和关节伤时可采用。用纱布垫或棉花放在腋窝、肘窝或腹股沟处，用力屈曲关节，并以绷带或三角巾固定，以控制关节远端血流而止血。注意观察伤肢远端血运情况。

（5）抬高肢体止血法　是指抬高四肢，以减慢血流速度，并与压迫止血法联合使用以达到止血目的。适用于四肢出血。首先将受伤肢体上抬高于心脏水平，再采用上述止血方法。四肢有骨折或脊髓损伤时严禁抬高。

（6）填压止血法　主要用于较深部位出血时，单纯加压包扎效果欠佳，用无菌敷料填入伤口内，外加大块敷料加压包扎，如大腿根部、腋窝等处。

（7）钳夹或结扎止血法　如转运时间过长或开放性创伤后，可先清创后将血管结扎或钳夹，可以避免长时间使用止血带带来的合并症和伤口感染，结扎应留足够的长度及标记。

（8）内出血止血　对内出血或可疑内出血的患者，应让患者绝对安静不动并垫高下肢，有条件的可先输液，应迅速将患者送到距离最近的医院进行救治。

【操作注意事项】

（1）上止血带时，皮肤与止血带之间不能直接接触，应加垫敷料、布垫或将止血带扎在衣裤外面，以免损伤皮肤。避免扎在上臂中 1/3 处，以免损伤神经。

（2）上止血带要松紧适宜，以能止住血为度。

（3）上止血带时间过长，容易引起肢体坏死。因此，止血带上好后，要记录上止血带的时间。上止血带的时间超过 2h 者，要每隔 1h 放松一次，每次 1~8min。为防止止血带放松后大量出血，放松期间应在伤口处继续加压止血。如若需要再止血，必须在另一稍高平面绑扎。

（4）运送患者时，上止血带处要有明显标志，不要用衣物等遮盖伤口，以免妨碍观察，并用标签注明上止血带的时间和放松止血带的时间。

（5）使用止血带的患者要注意肢体保暖。

（6）停用止血带时应缓慢放松，防止肢体突然增加血流，伤及毛细血管及影响全身血液的重新分布，甚至使血压下降。

二、包扎

包扎是应用各种包扎材料（包括布料、卷轴绷带、复绷带、夹板绷带、支架绷带及石膏绷带等），将其长期或短期固定于伤病肢体或身体特定部位，使达到止血或可防止外来创伤和内在损伤（如骨折后由骨折端引起血管、神经及软组织的损伤），从而达到治疗的目的一种临床外科技术。

【目的】

保护伤口，减少感染，固定敷料，夹板夹托受伤的肢体以减轻患者痛苦，防止发生血管、神经损伤等严重并发症，加压包扎还有压迫止血的作用。

【适应证】

体表各部位的伤口。

【操作方法与流程】

(一) 用物准备

包扎材料有多种，常用的有绷带、纱布、多头带、棉垫等，也可利用现场的毛巾、布类等。

(二) 操作步骤

根据包扎部位选择和材料的不同，有不同的包扎方法。

1. 三角巾包扎法 三角巾应用范围广，操作方法简便，易于掌握，包扎面积大，效果显著，尤其适用于大面积烧伤与软组织创面的包扎。人体各部位的三角巾包扎法及要点如下：

(1) 头面部包扎法

① 帽式包扎法：三角巾对折置前额，两端后交叉压紧固定。

② 单耳或双耳带式包扎法：巾带斜绕包扎单耳或双耳。

③ 下颌部三角巾包扎法：用三角巾 1/3 处托颌，两端交叉绕头打结，也可以用折叠毛巾带包扎下颌，系带交叉绕头打结。

(2) 肩部包扎法

① 单肩燕尾式包扎法：将折叠成燕尾形的三角巾放肩侧，两底边角绕上臂 1/3 处打结。

② 衣袖包扎法：剪开伤侧袖缝，小带束臂，然后将袖口反折绕至对侧固定。

(3) 胸（背）部包扎法

① 胸（背）部一般包扎法：三角巾中部覆盖创面，两底角后打结。

② 胸（背）部燕尾包扎法：折成燕尾形覆盖，底角后打结，燕尾角绕肩背打结。

③ 侧胸燕尾包扎法：燕尾形包覆伤侧，底边角肋骨部打结。

④ 腋窝包扎法：用三角巾 1/3 处包覆腋窝，一底角前打结，一底边后打结。

(4) 腹部包扎法

① 腹部兜式包扎法：将三角巾顶角朝下，底边横放于上腹部，两底角拉紧于腰部打结；顶角结一小带，经会阴拉至后面，同两底角的余头打结。

② 腹部燕尾式包扎法：先在燕尾底边的一角系带，夹角对准大腿外侧正中线，底边两角绕腹于腰背打结；然后两燕尾角包绕大腿相遇并打结。包扎时应注意：燕尾夹角成 90° 左右，向前的燕尾角要大，并压住向后的燕尾角。

(5) 四肢包扎法

① 手（足）三角巾包扎法：将三角巾底边向上横置于腕部或踝部，手掌（足底）向下，放于三角巾的中央，再将顶角折回盖在手背（足背）上；然后将两底角交叉压住顶角，再于腕部（踝部）缠绕一圈打结。打结后，应将顶角再折回打在结内。

② 膝（肘）部三角巾包扎法：根据伤情，将三角巾折成适当宽度的条带状，将带的中段斜放于膝（肘）部，取带两端分别压住上下两边，包绕肢体一圈打结。此法也适用于四肢各部位的包扎。

③ 残肢风帽式包扎法：分别将三角巾底边中央和顶角打结，使成风帽状；然后将残肢伤端套入风帽内，再拉紧两底角，于近心端互相反折打结固定。

（6）上肢悬吊法

① 大悬臂带：用于前臂伤和骨折（除锁骨骨折、颅骨骨折外），将肘关节屈曲吊于胸前，以防骨折端错位、疼痛和出血。

② 小悬臂带：用于锁骨骨折、肩关节和上臂损伤，将三角巾折成带状吊起前臂而不要托肘。

2. **绷带包扎法** 用绷带包扎伤口，目的就是固定盖在伤口上的纱布，以固定骨折或挫伤，并有压迫止血的作用，还可以保护患处、减轻疼痛并防止感染。常用的身体各部位绷带包扎法大部分是由以下6种基本包扎法结合变化而成。基本包扎法的要点如下：

（1）环形包扎法 环绕数圈固定绷带始末。

（2）蛇形包扎法 斜向不相互遮盖固定敷料。

（3）螺旋形包扎法 螺旋状缠绕遮盖 1/3 或 1/2。

（4）螺旋折转包扎法 螺旋状反折缠绕，折转整齐排列。

（5）"8"字形包扎法 交叉做"8"字形固定关节。

（6）回返包扎法 环形固定后来回折返包扎。

【操作注意事项】

（1）包扎伤口前，应先简单清创并盖上消毒敷料，然后再行包扎。

（2）包扎部位要准确，动作要轻，不要碰压伤口，以免增加伤口出血和疼痛感。

（3）包扎牢靠，松紧适宜，过紧会影响局部血液循环，过松易致敷料脱落或移动，打结时要避开伤口和不宜压迫的部位。

（4）处理伤口要仔细。当找到伤口后，先将衣服解开或脱去，以充分暴露伤口；足受伤后，应脱掉鞋袜。

（5）伤口内的异物不可随意取出，以防引起出血。对于外露骨折或内脏器官不可随便回纳。在可能情况下，伤口周围用酒精或络合碘消毒。接触伤口面的敷料必须保持无菌，防止加重感染。

（6）四肢包扎时注意保持功能体位，指趾端应露出，以便随时观察局部血液循环情况。

（7）包扎应从远端缠向近端，开始和终末必须环形固定两圈，绷带圈与圈重叠的宽度以 1/2 或者 1/3 为宜。

三、固定

固定在创伤伤员的急救中具有重要意义。及时、正确的固定，有助于减少伤部活动，减轻疼痛，预防休克，避免神经、血管、骨骼及软组织的再损伤以及便于伤员的搬运。

【目的】

临时固定骨折部位，防止骨折断端活动刺伤血管、神经等造成继发性损伤，减少疼痛，便于搬动。

【适应证】

所有的四肢骨折、脊柱骨折等。

【操作方法与流程】

（一）操作前准备

夹板、绷带、棉垫、三角巾等，现场抢救可就地取材，如树枝、竹片、厚纸板、报纸卷等，也可以用健侧肢体固定伤肢，以达到固定骨折的目的。

（二）操作步骤

1. **前臂骨折** 屈曲固定在胸前或用夹板固定。
2. **上臂骨折** 屈曲贴胸前固定或用夹板垂直固定。
3. **小腿骨折** 用夹板外固定或健肢并肢固定，脚成直角。
4. **大腿骨折** 用夹板外侧全长固定或健肢并肢，脚成直角。
5. **锁骨骨折** 挺胸，肩后拉，腋下垫物，用巾前后固定。
6. **脊柱骨折** 防止弯曲扭转，用硬木板平稳移动，必要时头颈部妥善固定。

【操作注意事项】

（1）注意伤口和全身情况，必要时进行止血、抢救。

（2）处理开放性骨折时消毒包扎，不能把突出骨端放回伤口内。

（3）大腿、小腿、脊椎骨折就地固定，不要移动和盲目复位。

（4）夹板长度和宽度要适合，长度不超过骨折上下两个关节。

（5）夹板与肢体间要垫软物，以防皮肤出现压力性损伤。

（6）固定要适度紧绷，露出指（趾）端，以方便观察循环。

（7）先固定骨折上端，后固定下端。上肢屈曲固定，下肢伸直固定。

（8）夹板在骨折下方或两侧，固定上下关节。

（9）绷带从骨折下缠起，紧度适宜。

四、搬运

搬运伤员的方法是创伤急救的重要技术之一。其目的是使伤员迅速脱离危险地带，防止再次损伤。搬运伤员的方法应根据当地、当时的器材和人力而选定。

【目的】

尽快用合适的方法和震动小的交通工具将患者送到医院去做进一步的诊治，降低致残率和致死率。

【适应证】

现场必须马上转移的患者：

（1）交通意外事故现场人多，不利于急救，必须马上把患者转移到安全的地方处理。

（2）火灾和煤气中毒现场，温度高或温度低，对患者影响较大，易使病情恶化，也必须马上转运到能进行急救处理的地方。

（3）紧急转送医院手术或抢救治疗需施行手术抢救的危重患者，如严重的胸部损伤、严重出血、严重烧伤、伴有昏迷的颅脑损伤等，以及可缓数小时手术的紧急病例，如不严重的烧伤、不伴昏迷的颅脑损伤等。

【操作方法与流程】

（一）操作前准备

救护人员具备搬运的急救知识，担架、平车、救护车等搬运工具。

（二）操作步骤

常用搬运方法有徒手搬运和担架搬运两种。

1. **徒手搬运法** 适用于病情较轻且搬运距离短的伤员。

（1）单人搬运法 搀扶、背、抱等。

（2）双人搬运法 双人椅式、平托式、拉车式等。

（3）多人搬运法 平卧托运等。

2. **担架搬运法** 适用于病情较重，路途较远又不适合徒手搬运的患者。常用搬运工具有帆布担架、绳索担架、被服担架、门板、床板，以及铲式、包裹式、充气式担架。患者上担架时，要由3~4人分别用手托住患者的头、胸、骨盆和腿，动作一致地将患者平放到担架上，并加以固定。

不同的病情选用不同的担架和搬运方法，如上肢骨折患者多能自己行走，可用搀扶法；下肢骨折患者可用普通担架搬运，而脊柱骨折时则要用硬担架或木板，并要填塞固定；颈椎和高位胸椎骨折时，除要填塞固定外，还要有专人牵引头部，避免晃动。

【操作注意事项】

（1）首先检查有无损伤，必要时进行急救处理。

（2）严重患者要在途中密切监测病情变化。

（3）上止血带的患者要及时松开再重新扎紧。

（4）脊柱损伤患者搬动要平稳，防止弯曲，使用三人或硬质担架。当颈椎损伤时要固定好头部。

（5）用担架时头略高，休克者则脚略高。行进时脚在前。

（6）用车运送时要固定床位，防止二次伤害。

第九节 · 三腔二囊管止血术

三腔二囊管是由一个多腔的橡胶管以及分别和其中的两个管道连接的两个可收缩的气囊组成。三腔二囊管止血术是利用充气的气囊，分别压迫胃底和食管下段的曲张静脉，以达到止血的目的。

【目的】

通过分别压迫胃底和食管下段的曲张静脉，达到止血的目的。

【适应证】

肝硬化门静脉高压引起食管-胃底静脉曲张破裂大出血。

【禁忌证】

严重的心脏病或高血压、胃穿孔、食管狭窄梗阻等。

【操作方法与流程】

（一）操作前准备

弯盘、开口器、压舌板、三腔二囊管、液状石蜡、棉签、胶布、听诊器、20mL注射器、止血钳、纱布、绷带、手套、0.5kg重的沙袋、牵引器。

（二）操作步骤

（1）使用前检查气囊，标记通道。测试气囊量，胃 150~200mL，食管 80~100mL。

（2）涂液状石蜡，戴手套。患者侧卧，管从鼻腔插入，吞咽助送入，抽液确定位置。

（3）向胃囊注气，牵拉有弹性阻力表明压迫胃底。用沙袋固定住管。

（4）根据需要向食管囊注气 100~150mL，压迫食管下 1/3。

（5）连接胃肠减压器，脱手套。

（6）出血停止 24h 后，先放食管气，再放胃气，24h 无出血后拔管。

【操作注意事项】

（1）注气顺序 先胃后食管，防牵引滑出。

（2）胃气囊充足，防止进入食管压迫气管。

（3）适度充气，防食管黏膜溃疡。

（4）每 12h 放气或缓解牵引，以防坏死。

（5）观察引流液颜色判断止血。

（6）压迫 72h 后仍出血，应准备手术。

（7）出血停止 24h 后再观察 24h，确定无出血方可拔管。

（8）拔管时先放食管气，再放胃气，缓慢拔出。

（9）准备剪刀，气囊破裂可引起呼吸困难。

（10）建立两条静脉通路，及时输入液体。

（11）口腔护理，防感染。

第十节 · 洗胃术

洗胃术是指将一定成分的液体灌入胃腔内，混合胃内容物后再抽出，如此反复多次。其目的是清除胃内未被吸收的毒物或清洁胃腔，临床上用于胃部手术、检查前准备。对于急性中毒如短时间内吞服有机磷、无机磷、生物碱、巴比妥类药物等，洗胃是一项重要的抢救措施。

【目的】

洗胃术是急救中经常运用的一种清除消化道毒物的方法，通过及时、彻底的洗胃，以减轻毒物对人体的侵害，挽救人的生命。

【适应证】

（1）口服毒药后6h以内洗胃有效，超过6h胃已排空，洗胃效果不佳。但如服毒量大或毒物吸收后再从胃排出，24~48h都应洗胃。

（2）幽门梗阻性病变、胃潴留、胃黏膜水肿者。

（3）某些手术或检查前的准备，如胃癌术前洗胃，以防止术中胃内容物流入腹腔引起感染；胃镜检查前洗胃，防止胃内容物影响检查结果。

【禁忌证】

（1）口服强酸、强碱等腐蚀性毒物者严禁洗胃，以防黏膜损伤甚至造成食管和胃穿孔。

（2）有食管静脉曲张、主动脉瘤、严重心脏病、高血压、上消化道出血、胃穿孔者严禁洗胃。

【操作方法与流程】

（一）用物准备

全自动洗胃机、塑料桶2个、一次性中单、治疗巾、弯盘、开口器、压舌板、胃管、液状石蜡棉球、胶布、听诊器、20mL注射器、止血钳、纱布、手套、84消毒液、小杯内盛冷开水、洗胃液（常用高锰酸钾、肥皂水、温水、生理盐水、2%的碳酸氢钠溶液、牛奶或蛋清、2%~5%硫酸镁或硫酸钠）。

（二）操作步骤

（1）将配好的洗胃液倒入水桶内，将3根橡胶管分别与洗胃机的药管、胃管、污水管连接，进水管放入洗胃液桶内，排水管置于污水桶内。

（2）接通电源，打开开关，检查洗胃机性能。

（3）用物携至床旁，核对，解释。

（4）选取合适的卧位，清醒患者取半坐卧位，昏迷患者取去枕左侧卧位。

（5）将一次性中单垫于患者头下、胸前，有活动性义齿者取下，弯盘置于口角旁。

（6）插胃管：测量长度，做标记，润滑胃管前端；用纱布持胃管合适位置自口腔缓缓插入；到达咽喉部（10~15cm）时，嘱患者吞咽，同时观察患者有无恶心、呛咳及呼吸困难；插入45~50cm时，证实管在胃内固定。

（7）胃管与洗胃机相连，接通电源，打开开关，按下工作开关，洗胃机开始工作。

（8）观察洗胃机运转情况（进出胃一个循环计数1次，在正常情况下，每次进入的液量约350mL，进出的液量基本相等），观察患者及洗出液情况（可根据洗胃次数和排出的水浑浊与清凉的程度或气味估计洗胃效果）。

（9）反复灌洗至洗出液澄清无味为止，关闭洗胃机电源键。

（10）洗毕，反折胃管拔出，嘱患者漱口，清洁面部。

（11）协助患者取舒适卧位，整理床单。

（12）操作后处理：将进水管放入1:200的84消毒液容器中，按工作键，让机器运转20次洗净后按"停机"键关机，再将各管道及过滤瓶取下浸泡在1:200的84消毒液中30min后冲洗、晾干、安装备用；清理用物，洗手；记录灌洗液名称、量、洗出液颜色、气味及患者情况，必要时送检标本。

【操作注意事项】

（1）为了保证安全，在插管前应检查患者鼻腔、口腔、咽喉处有无异常，取出活动性义齿等。

（2）插管时，患者出现剧烈的咳嗽，面部发绀或呼吸困难时，胃管可能插入气管，要及时取出，重新插入。

（3）腐蚀性很强的毒物中毒以及昏迷严重的患者，必须慎重对待，一般不宜采用洗胃法。

（4）中毒物质不明时，抽出胃内容物立即送检，送检的胃内容物为第1次抽出或洗出物。

（5）如患者呼吸停止或呼吸困难，应先行插管，保证有效呼吸支持后再洗胃，在洗胃过程中及时洗净分泌物。

（6）在洗胃过程中，严密观察患者病情变化，正确判断，及时处理。如出现腹痛、洗出液呈血性等，应立即停止洗胃并通知医生。

第十一节 • 深静脉穿刺置管术

深静脉穿刺置管术是一种以特制的穿刺管经皮肤穿刺并留置于深静脉（如股静脉、锁骨下静脉、颈内静脉）腔内，经此通路进行补液、治疗或监测的方法。

【目的】

经体表穿刺至相应的静脉，插入各种导管至大血管腔内或心腔。利用其测定各种生理学参数，同时也可为各种治疗提供直接便利途径。

【适应证】

1. **输液输血** 采用多腔静脉插管，一次建立多条静脉通路，管腔分开。

2. **肿瘤患者化疗** 对肿瘤患者采用深静脉置管输入化疗药物，减轻了化疗药物对血管的刺激。

3. **完全胃肠外营养（TPN）** 深静脉置管与周围静脉穿刺相比，可输入高浓度葡萄糖、氨基酸、脂肪乳。

4. **中心静脉压监测（CVP）** CVP是判断患者血容量及右心房功能的重要指标。

【禁忌证】

（1）广泛上腔静脉系统血栓形成。

（2）穿刺局部有感染。

（3）凝血功能障碍。

（4）不合作、躁动不安的患者。

【操作方法与流程】

（一）用物准备

注射盘、深静脉穿刺包、静脉导管套件（含穿刺套管针、扩张管、导丝、静脉导管）、肝素生理盐水、5mL注射器和针头、利多卡因或1%普鲁卡因。

（二）患者准备

根据穿刺部位的不同选择合适的体位。

1. **锁骨下路** 锁骨下静脉是腋静脉的延续，起于第一肋骨的外侧缘，成人长3～4cm前面是锁骨的内侧缘，在锁骨中点稍内，位于锁骨与第一肋骨之间，略向上向内呈弓形而稍向内下，向前跨过前斜角肌，于胸锁关节处与颈内静脉汇合为无名静脉，再与对侧无名静脉汇合成上腔静脉。

（1）操作方法

① 体位：平卧，最好取头低足高位，床脚抬高15°～25°（可充盈静脉，防空气栓塞），两肩胛骨间垫枕头，使锁骨中段抬高，锁骨下静脉与肺尖分开。面部向对侧，头部略向操作者，使血管夹角减小。

② 穿刺点：右侧为锁骨中外1/3交界处，锁骨下缘1～2cm；左侧较内，锁骨内1/3～1/4处，沿锁骨下缘进针。

（2）操作步骤

① 严格遵守无菌操作原则。

② 局部皮肤消毒，铺手术巾。

③ 局部麻醉后，30°～45°向内向上试探性穿刺，边进针边抽动针筒，进针4cm左右通常可抽到回血。

④ 若进针4～5cm无回血，则不要前推，应缓慢撤针并边退边抽血，以避免刺

破血管后壁。仍无回血，则改变方向再试。

⑤ 确定位置后换导针置管，方向相同；进入静脉后轻推使斜面在腔内，利于导管置入。

⑥ 患者吸气屏息，固定导针，送入导管或导丝。

⑦ 拔出导针，连接注射器，吸引见血，然后连接输液器。

⑧ 固定导管，覆盖创面，X线检查确认位置。

（3）插管深度　左侧不宜超过15cm，右侧不宜超过12cm，以能进入上腔静脉为宜。

2. 锁骨上路

（1）体位　同锁骨下路。

（2）穿刺点选择　在胸锁乳突肌锁骨头的外侧缘，锁骨上缘约1.0cm处进针。应选择右侧穿刺，因为在左侧穿刺容易损伤胸导管。

（3）进针方法　穿刺针与身体正中线呈45°角，与冠状面保持水平或稍向前呈15°角，针尖指向胸锁关节，缓慢向前推进，且边进针边回抽，一般进针2～3cm即可进入锁骨下静脉，直到有暗红色回血为止，然后导针由原来的方向变为水平，以使导针与静脉的走向一致。

（4）操作方法　同锁骨下路。

（5）利弊　在穿刺过程中针尖前进的方向实际上是远离锁骨下动脉和胸膜腔的方向前进，所以较锁骨下路安全，且不需经过肋间隙，送管时阻力小，用外套管针穿刺时可直接将套管送入静脉，不需要用钢丝导入，到位率较高。也可以经此路径放置Swan-Ganz导管和肺动脉导管，或放置心内膜起搏器。很少发生导管误入颈内静脉的情况。但由于进针点位于锁骨上窝，导管不易固定。

3. 颈内静脉　起源于颅底，颈内静脉全程均被胸锁乳突肌覆盖，上部位于胸锁乳突肌的前缘内侧，中部位于胸锁乳突肌锁骨头前缘的下面和颈总动脉的后外侧，下行至胸锁关节处与锁骨下静脉汇合成无名静脉，继续下行与对侧的无名静脉汇合成上腔静脉进入右心房。一般选用右侧颈内静脉穿刺置管更为方便，因右侧无胸导管，右颈内静脉至无名静脉入上腔静脉几乎为一直线，且右侧胸膜顶部较左侧低。颈内静脉穿刺途径分为前路、中路、后路。

（1）前路体位　头低位，右肩垫高，头后仰颈部伸展，面部略向左。穿刺点：胸锁乳突肌中点前缘，颈总动脉外侧0.5cm，针尖指向同侧乳头或锁骨中内1/3交界处。

（2）中路体位　仰卧位。穿刺点：锁骨与胸锁乳突肌锁骨、胸骨头形成三角区顶点，距锁骨上缘3～5cm，针尖平行进入。易成功避免误伤动脉。

（3）后路体位　头部尽量左转。穿刺点：胸锁乳突肌后外缘中下1/3交点或锁骨上缘3～5cm。针平行指向锁骨上窝。

4. 股静脉穿刺　先摸出腹股沟韧带和股动脉搏动处。在腹股沟韧带内、中1/3的交界外下方二横指（约3cm）处，股动脉搏动点内侧约1cm处，定为穿刺点。

（1）体位　平卧位。
（2）穿刺点　在股动脉内侧 2~3cm，针尖从指头侧 30°角进入。
（3）缺点　距离心脏远，压力受腹腔影响；管道长易血栓；伤口易被污染等。
（4）深度　40cm 左右。
（5）准备　弯盘、镊子、无菌用品、生理盐水、利多卡因、注射器、铺巾、CVP 穿刺包等。
（6）置管注意事项
① 严格无菌操作，防止感染。
② 掌握多种穿刺技术，不可同一部位反复穿刺，防止组织损伤。
③ 对低血容量患者退针时要回抽血液。
④ 改变穿刺方向须将针尖退至皮下。
⑤ 右侧穿刺较左侧易成功。
⑥ 吸气时中心静脉可负压，容易空气栓塞，患者应取低位穿刺，插管时控制呼吸。
⑦ 用套管针时，皮肤穿刺口要大，使套管顺利通过。
⑧ 导管不宜过硬过长，深度适中。
⑨ 穿刺成功后立即缓慢推注生理盐水，防止凝血。
⑩ 固定硅管要牢固，防脱出。

【操作注意事项】
（1）滴速的观察　如经导管不能顺利抽得回血，可能是导管自静脉内脱出。
（2）液体外漏的观察　当导管老化、折断或自静脉内脱出时，都可造成液体自导管的破损处或进皮点外漏。
（3）敷料及输液管的更换。
（4）输液完毕应用肝素液或生理盐水 10mL 注入导管内行正压封管。
（5）对静脉输液管道，每 24h 更换一次。对接头处的各项操作时，严格遵守无菌操作。
（6）深静脉置管治疗积液时，在穿刺及引流中严格执行无菌技术操作。每次引流结束后，应常规消毒导管与引流袋连接处。
（7）血液透析时深静脉置管应该专管专用。
（8）利用深静脉置管监测中心静脉压时，应每 24h 用生理盐水配置的稀肝素液冲洗导管。

第十二节 · 经鼻空肠管置入术

经鼻空肠管置入术是对因消化功能障碍而不能耐受正常膳食的患者，通过鼻饲进行肠内营养推注，提供人体所需营养素的一种技术。

【目的】

置入空肠管的目的是为患者提供肠内营养，维持患者的营养、体液及酸碱平衡，改善预后。

【适应证】

（1）无法自行进食如吞咽困难、意识障碍、昏迷且需要长期营养支持的患者。

（2）胃瘫、严重溃疡伴幽门梗阻；重症胰腺炎；消化道瘘；严重感染、手术、创伤等患者。

（3）需全静脉营养且预计时间超过1周的神经外科或重症患者。

【操作方法与流程】

（一）用物准备

选择适当的空肠管（8~12Fr 三腔或者四腔空肠管）及注入胃肠营养液，并准备插入所需器械。

（二）操作步骤

1. 患者准备

（1）全面评估患者病情、营养状态、相关辅助检查，向患者及家属解释手术目的、过程、风险及禁忌证，获得知情同意。

（2）术前禁食时间根据患者病情决定，一般为 6~8h。禁食期补充静脉补液以维持水电解质平衡。

（3）患者取左侧卧位，头部略高。

2. 操作方法

（1）连接胃镜与空肠镜，约 50~70cm 处有一定阻力感时，为十二指肠球部注入空气，打开肠管视野，插入空肠管，推进至肠膈曲，约 60~80cm 处，避免过度插入导致肠扭转。

（2）连接注入装置，使用 50mL 注射器确定管位。开放三腔或四腔空肠管，连接营养注入泵，启动注入。初速度为 25mL/h，增加至 50~75mL/h。

（3）术中监测　观察患者意识、心率、血压等变化；监测空肠管及胃肠道渗漏、出血情况。定期拍片检查空肠管位。如有持续性反流，考虑重新插管。

（4）术后管理　严密观察患者一般状况及并发症；监测和记录进出量；根据实验室检查结果调整营养液种类及速度；定期拔管，一般2周左右根据病情决定是否改为口服进食。

【操作注意事项】

（1）速度控制　通过泵入的方法，逐日匀速增加营养输注速度让患者适应，以减少不适。常用的方法是第一天 25mL/h，次日增加 25mL/h，最高达 100mL/h。

（2）温度适宜　肠内营养液温度控制在 40℃左右，以增加患者肠内营养耐受性。

（3）控制浓度　根据患者胃肠道的不同适应情况，需控制肠内营养的浓度，必要时需稀释以增加肠道耐受性。

（4）输注肠内营养时注意半卧位，减少肠内营养反流。

（5）要注意个体化，要充分了解患者的疾病、治疗方法以及代谢状况，来制订个体化的肠内营养方案。

第十三节 · 连续性肾脏替代治疗

血液净化（blood purification）是指各种连续或间断清除体内过多水分、溶质方法的总称，该技术是在肾脏替代治疗（renal replacement therapy，RRT）技术的基础上逐步发展而来。其中将单次治疗时间 < 24h 的 RRT 称为间断性肾脏替代治疗（intermittent renal replacement therapy，IRRT）；而将治疗持续时间 ≥ 24h 的 RRT 称为连续性肾脏替代治疗（continuous renal replacement therapy，CRRT），也称为连续性血液净化（continuous blood purification，CBP）。

【目的】

CRRT 是利用体外循环方法，连续、缓慢清除体内代谢产物、异常血浆成分以及蓄积在体内的药物或毒物，以纠正机体内环境紊乱的体外血液净化治疗技术。主要目的是代偿因急性肾功能不全而丧失的肾脏功能，以保证完成血液净化，维持机体内环境稳定，避免并发症发生。目前 CRRT 主要包括以下技术。

1. 缓慢连续超滤（slow continuous ultrafiltration，SCUF） SCUF 是利用对流原理清除溶质和水分的一种特殊治疗方式，用于顽固性容量过负荷，伴或者不伴有肾功能障碍的患者，与单纯超滤比较，SCUF 的超滤率较低，持续时间可视病情需要延长，对血流动力学影响较小，患者更容易耐受，适用于血流动力学不稳定而又需要超滤脱水的患者。

2. 连续性静脉-静脉血液滤过（continuous veno-venous hemofiltration，CVVH） CVVH 是利用人体动静脉压力差的原理，使血液通过一个高效能、低阻力的滤器，从而清除血浆中的水分、电解质，以对流的方式清除中、小分子溶质。

3. 连续性静脉-静脉血液透析滤过（continuous veno-venous hemodiafiltration，CVVHDF） CVVHDF 是采用弥散和对流原理，使用高通量透析膜进行持续血液透析和持续超滤，清除血液中大分子毒素、炎症因子和代谢产物。

4. 连续性静脉-静脉血液透析（continuous veno-venous hemodialysis，CVVHD） CVVHD 所产生的超滤作用并不对机体液体容量调节产生影响，清除溶质的机制为弥散原理，可增加对小分子量溶质的清除。

【适应证】

1. 肾脏疾病

（1）重症急性肾损伤 急性肾衰竭合并高钾血症、酸中毒、肺水肿；急性肾衰竭合并心力衰竭；急性肾衰竭合并脑水肿；急性肾衰竭伴高分解代谢；肾移植术后。伴血流动力学不稳定和需要持续清除过多水或毒性物质，如急性肾损伤合并严重电解质紊乱、酸碱代谢失衡、心力衰竭、肺水肿、脑水肿、急性呼吸窘迫综合征、外科术后、严重感染等。

（2）**慢性肾脏病并发症** 合并急性肺水肿、尿毒症脑病、心力衰竭、血流动力学不稳定等。

2. **非肾脏疾病** 包括多器官功能障碍综合征、脓毒血症或感染性休克、急性呼吸窘迫综合征、挤压综合征、乳酸性酸中毒、急性重症胰腺炎、心肺体外循环手术、慢性心力衰竭、肝性脑病、药物或毒物中毒、严重容量负荷、严重的电解质和酸碱代谢紊乱、肿瘤溶解综合征、热射病、自身免疫性疾病等。

【操作方法与流程】

（一）操作前准备

1. **患者准备** 评估患者拟行 CRRT 治疗的适应证和禁忌证，以保证 CRRT 的有效性及安全性，根据患者病情选择好血管通路。

2. 根据病情严重程度以及不同病因采取相应的 CRRT 治疗模式及设定参数，并建立好动静脉通道。

3. **用物准备** 血液滤过器、体外循环管路、置换液、生理盐水、透析液、4%枸橼酸钠溶液或其他抗凝溶液、10%氯化钙或 10%葡萄糖酸钙注射液，以及穿刺针、注射器、无菌治疗巾、无菌纱布、碘伏和棉签等消毒物品、止血带、无菌手套等。

4. **操作者自身准备** 操作者着装规范，洗手、戴手套、帽子、口罩。

（二）操作准备

1. **血管通路** 是指将血液从体内引出，使之进入体外循环装置，再回到体内的途径。多数危重症患者行 CRRT 治疗的时间在 2 周以内，此时临时透析导管是首选；如果预估时间>4 周，可选择长期深静脉置管。CRRT 的血管通路有静脉-静脉、动脉-静脉两种，临床上以静脉-静脉通路最常见。

2. **血泵** 实施静脉-静脉血液滤过时，需要应用血泵作为血液流动的动力。

3. **血滤器** 目前多采用空心纤维型血滤器，滤器一般需具备以下特点：较好的生物相容性、无毒；截留分子量明确，中、小分子能顺利通过，而蛋白质等大分子量的物质不能通过；高通透性、高滤过率和抗高压性的物理性能；滤器内容积较小，为 40~60mL，但面积大。

4. **置换液** 置换液的配置应遵循以下原则：无致热原；电解质浓度应保持在生理水平，可根据治疗做个体化调节；缓冲系统可用碳酸氢盐、乳酸盐等；置换液或透析液的渗透压要保持在生理范围内，一般不采用低渗或高渗配方。

5. **抗凝策略** 抗凝主要目标：尽量减轻血滤器的膜和血路对凝血系统的激活

作用，长时间维持血滤器和血路的有效性；尽量减少全身出血的发生率。

6. 容量管理 实施 CRRT 治疗时，需要通过多种途径全面评估患者的容量状态并制订精细的容量管理目标，使患者达到符合生理要求的最佳容量状态。

（三）操作步骤

（1）检查并连接电源，打开机器电源开关，按照机器要求完成全部自检程序。

（2）检查血液滤过器及体外循环管路外包装是否完好，有无破损；查看有效日期、型号。

（3）按照机器显示屏提示步骤，逐步安装血液滤过器及体外循环管路，安放置换液袋，连接置换液、生理盐水预冲液及废液袋，打开各管路夹。

（4）完成机器自动预冲及自检。

（5）机器自检通过后，检查显示是否正常，发现问题及时对其进行调整。关闭动脉夹和静脉夹。

（6）连接抗凝用4%枸橼酸钠溶液、10%氯化钙或10%葡萄糖酸钙注射液。

（7）遵医嘱设置血流量、置换液流速、透析液流速、超滤液流速，以及4%枸橼酸钠溶液、10%氯化钙或10%葡萄糖酸钙注射液输注速度等参数。

（8）协助医师血路置管并连接体外循环，依次检查体外循环管路系统各连接处和管路开口处，未使用的管路开口应使用保护帽并夹闭管夹。

（9）根据医嘱逐步调整血流量等参数至目标治疗量，查看机器各监测系统是否处于监测状态，整理用物。

（10）根据医嘱再次双人查对机器治疗参数。

（11）机器开始治疗后及治疗过程中专人床旁严密监测各项生命体征监测参数、管路凝血情况，以及机器是否处于正常状态；每小时记录1次治疗参数及治疗量，核实是否与医嘱一致。

（12）根据机器提示，及时更换置换液、透析液、倒空废液袋。必要时更换管路及透析器。

（13）发生报警时，迅速根据机器提示进行操作，解除报警。如报警无法解除且血泵停止运转，则立即停止治疗，手动回血，并迅速请维修人员到场处理。

（14）治疗结束时，做好回血后停止血泵，做好管路固定，皮肤消毒，并注明时间。

（15）根据机器提示步骤，卸下透析器、管路及各液体袋。关闭电源，擦净机器，推至仪器室内待用。

（16）及时准确做好各项记录。

【操作注意事项】

（1）做好患者和家属的沟通，让患者有初步的认知，减轻恐惧，增加合作。

（2）密切观察患者生命体征并认真记录。对清醒患者，需询问有无不适，并使用心电监护仪持续监测患者生命体征,以及血氧饱和度等情况。密切观察患者意识变化,遇有特殊情况随时监测,并记录。

(3)严格执行机器的操作程序,做到准确无误;机器自检时严禁简化或跳过自检步骤。

(4)密切观察机器显示的各种参数变化,及时处理机器显示的各种报警问题。

(5)液体管理。严格按照医嘱设定透析条件(除水量、透析时间、除水速度),并经第二人查对。准确记录出入水量,保持出入量动态平衡至关重要。

(6)严格按医嘱进行透析中用药、电解质和血气分析的监测。密切观察患者用药后的反应和输入血制品后的反应,用药时严格执行查对制度,并认真记录。

(7)注意维护好血管通路

① 保持血管通路良好,确保 CRRT 全过程的使用。治疗期间,妥善固定血管通路,防止脱管。每次治疗结束后严格消毒接口处并进行妥善封管。

② 封管后用无菌敷料覆盖,妥善固定,防止扭曲、污染、漏血等。

③ 患者血管周围无血肿、疼痛,流量满意。

④ 一旦血管周围出现血肿、患者感觉疼痛应立即更换血管通路,并对原血管穿刺部位给予按压止血,并局部放置冰袋压迫以减轻血肿、疼痛。

⑤ 预防感染:体外循环可成为细菌感染源,管道连接处、取样处和管道外露部分成为细菌侵入部位,操作时需高度谨慎,严格执行无菌操作技术,避免打开管道留取血标本。

⑥ 出血的预防和监测:体外循环中抗凝剂的应用可增加出血危险,因此需密切观察患者各种引流液、大便颜色、术后肢体血运、皮肤温度、皮肤颜色等情况,随时检查穿刺部位有无渗血、漏血,并及时处理。严密监测凝血功能,密切观察患者有无出血倾向,准确检测出凝血时间,及时调整抗凝剂的剂量。

⑦ 其他:按消毒隔离原则处理置换出的血浆,治疗结束后向患者及家属交代必要的注意事项。因疼痛、焦虑和各种机器的噪声可造成患者心理应激,应了解患者心理,加强心理护理和相关知识的健康教育。

第十四节 · 体外膜肺氧合技术

体外膜肺氧合(extracorporeal membrane oxygenation,ECMO)又称体外生命支持(extracorporeal life support,ECLS),简称膜肺,是指心脏功能或肺功能衰竭患者通过机械装置进行持续体外循环支持的一种辅助治疗手段,是抢救垂危患者生命的新技术。

【目的】

ECMO 的本质是人工心肺机,最核心的部分是氧合器(膜肺)和血泵,分别起人工肺和人工心的作用。工作模式分静脉-静脉模式和静脉-动脉模式。VV-ECMO

为心脏功能良好的患者提供呼吸支持。VA-ECMO 可用于体外呼吸支持，又可用于心脏支持。当患者肺功能严重受损时，ECMO 可以承担气体交换任务；心功能严重受损时，血泵可以代替心脏泵血功能。在一段时间内为危重患者进一步治疗或器官功能恢复争取更多的时间。以下为 ECMO 的主要作用：可较长时间支持呼吸和（或）循环功能；能有效而迅速地改善低氧血症及排出 CO_2；可进行左心/右心或全心辅助，有效支持全身；避免长期机械通气所致的氧中毒及气道损伤；为心肺功能的恢复赢得时间；为特殊患者提供体外循环支持。

【适应证】

各种原因导致的急性或慢性心功能不全无法通过药物治疗维持有效循环的心脏功能衰竭患者，为寻求进一步治疗而需要行机械循环辅助的患者，在排除绝对禁忌证后均可行 ECMO 循环支持。

1. **循环支持** 各种原因引起的呼吸、心搏骤停；急性心肌梗死、急性心肌炎等引起的急性严重心功能衰竭；心脏术后暂时性心脏功能障碍；安装人工心脏、心脏移植术前过渡。

2. **呼吸支持** 急性呼吸窘迫综合征；急性肺栓塞和气道梗阻；感染、误吸、淹溺、外伤、吸入有毒气体等导致的急性严重呼吸功能衰竭。

3. **其他** 器官移植前后心肺功能的替代支持、供体脏器支持等。

【禁忌证】

（1）心肺功能无恢复可能性。

（2）严重脓毒血症。

（3）恶性肿瘤。

（4）心肺复苏超过 30min 存在神经系统功能障碍。

（5）长时间机械通气（新生儿 10 天，成人 7 天）

（6）孕龄≤34 周新生儿。

（7）不可逆的脑损伤。

（8）终末期疾病。

（9）未被目击的心搏骤停。

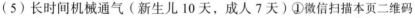

微信扫码
①微信扫描本页二维码
②添加出版社公众号
③点击获取您需要的资源或服务

【操作方法与流程】

（一）操作前准备

1. **患者准备** 评估患者拟行 ECMO 治疗的适应证和禁忌证，以保证 ECMO 的有效性及安全性。使患者处于麻醉状态以保证其安静地接受治疗；患者平卧，充分暴露穿刺部位，备皮；避开 ECMO 置管穿刺部位建立静脉通道，便于术中给药。

2. **环境准备** ECMO 可在手术室或 ICU 进行，注意环境宽敞明亮并保持清洁。

3. **用物准备** 静脉或动脉置管包、ECMO 机及耗材（主要包括离心泵头、膜肺和管道等）、气源、预充液、肝素等。

4. 操作者自身准备 操作者着装规范，洗手，戴手套、帽子和口罩，穿一次性手术衣。

（二）操作步骤

1. 置管 协助医师置管，选择合适的 ECMO 支持模式、置管部位，执行动静脉切开或穿刺置管术，确定无误（必要时行 X 线片）后，缝合固定。

2. ECMO 系统预冲准备

（1）以无菌技术连接安装氧合器、回流室、动脉微栓滤过器及管道等。

（2）配制预充液：首先予晶体液预充排气，再将均匀涂抹导电胶的离心泵头置入离心泵中，逐渐调高离心泵转速再次排气，确认管道内无气体后，进行流量及各压力点校正，然后分别给予白蛋白及全血预充并闭环运转，最后理顺整个循环管路，将各个部分固定于适当位置，避免管道扭曲打结。

（3）连接空气及氧气管道，设定氧浓度和气体流量。

（4）连接变温水箱，设置水温，开始水循环。

3. ECMO 运行 将 ECMO 系统和患者置管紧密连接，防止气泡进入。调节初始泵速、气体流量等，开放 ECMO 管道通路，开始运行 ECMO。

4. ECMO 撤离 根据患者心肺功能恢复的情况，逐步减少 ECMO 对心肺的支持程度，直至 ECMO 撤离。ECMO 撤离后将体外管道内的血液经自体血回输装置回输。动脉置管处行动脉缝合术；静脉置管可直接拔管或行血管修补术，拔管后按压至少半小时，再用沙袋压迫 4~6h，注意观察穿刺点局部有无出血，必要时给予适量输血。

【操作注意事项】

（1）应密切监测生命体征，观察患者状态，加强基础护理，提高舒适度。吸痰时注意观察生命体征变化。

（2）应严格遵守无菌技术，定期更换敷料，尽量减少接口操作。必要时进行培养并配合使用抗生素。

（3）保证 ECMO 系统密闭性，妥善固定管道，定期检查接口。用绷带适度固定管道，防止管道打折。发现系统异常及时通知医生。

（4）必要时适度镇静，减轻患者不适。撤机前逐渐减量。尽量避免使用脂溶性镇静剂。

（5）应营造平和环境，加强心理护理，维持患者精神稳定。

（6）应积极提供营养支持。

（7）出现紧急情况时，应钳夹管道，开放管路桥。管道气栓时钳夹近患者端。氧合器渗漏时更换氧合器。驱动泵失效时用手转泵头维持循环。

（曹晓霞　尹新博）

第十七章 危急值管理

危急值管理使临床医务人员能够及时掌握患者情况，积极采取相应的诊疗措施，危急值处置是否及时将直接影响到患者的安全。因此，提高急诊护理人员对危急值的认识，加强危急值管理，并规范其临床应用，对于保障急诊患者生命安全具有非常重要的意义。

第一节 · 概述

20世纪70年代初，美国学者Lundberg教授首次提出"危急值"，于1972年在《美国医学实验观察者杂志》上发表[1]，受到了医学界的重视。医疗安全是医院提高医疗护理质量的重中之重；又是医院落实质量管理，提升医院综合实力的关键；所以危急值的管理显得尤为重要，如今的危急值不仅指检验危急值，而且还涵盖了医学影像、心电图等各方面的内容。

一、定义

危急值（critical values）是指某项或某类检查（验）的异常结果，当这种异常结果出现时，表明患者可能正处于有生命危险的边缘状态，临床医生需要及时得到检查（验）信息，迅速给予患者有效的干预措施或治疗，就有可能挽救患者生命，否则就有可能出现严重后果，失去最佳抢救机会。

二、范畴

危急值可包含检验科、放射科、病理科、心电图室等部门的危急值报告。原国家卫生计生委员会在患者安全目标中明确要求，须将"血钙、血钾、血糖、血气分析、白细胞计数、血小板计数、凝血酶原时间、活化部分凝血活酶时间"列为危急值项目。各医院危急值项目与界限应由医务部门组织相关临床科室、医技科室和护理部共同商讨确定，尤其是急诊科、重症医学科、麻醉科、心内科、呼吸科、肾内科、血液科和消化科等科室的医师，以适合自己医院的实际情况；也应当建立危急值报告具体管理流程和记录规范，以保障患者安全。此外，国家重大传染病，那些需要引起我们足够重视的检验结果,如 H7N9 等也可列入危急值项目。

三、危急值管理的意义

(1)危急值信息可供临床医生对处于边缘状态的患者采取及时、有效的诊疗措施,避免患者出现严重后果。

(2)危急值报告制度的制订与实施,能有效增强医技工作人员的主动性和责任心,增强医技人员主动参与临床诊断的服务意识,促进临床、医技科室之间的有效沟通与合作。

(3)医技科室及时准确的检查(验)报告可为临床医生的诊断和治疗提供可靠依据,能更好地为患者提供安全、有效、及时的诊疗服务。

(4)危急值管理不但提高了急诊护理人员工作的主动性和应急处理能力,也是一个不断学习,提高综合业务水平的过程,更好地为患者提供安全、有效、及时的诊疗服务,保障医疗安全,减少医疗纠纷。

第二节 · 危急值管理制度及流程

危急值报告与管理是保障医疗质量安全的重要部分。自 2007 年起,国家卫生部将危急值报告列入患者安全目标中,要求各级医疗机构根据其实际情况,制订适合本单位的危急值项目和危急值报告制度,对危急值报告项目实行严格质量控制并能提供咨询服务。国家卫生健康委员会《等级医院评审标准实施细则(2022 版)》亦对危急值报告提出明确要求,危急值管理在中国已成为重要的医院评价指标,越来越多地受到各级医院的重视。危急值管理可以有效降低医疗风险,在一定程度上避免医疗纠纷及事故的发生,提升医院医疗质量管理水平。

一、危急值报告登记制度

(1)危急值报告与接收均遵循"谁报告(接收),谁记录"原则。各临床科室、医技科室应对危急值的相关信息做详细记录。

(2)医护人员发现危急值情况时,检查(验)者首先要确认检查仪器、设备和检查(验)过程是否正常,操作是否正确,在确认临床及检查(验)过程各环节无异常的情况下,才可以将检查(验)结果发出,并在 30min 内电话通知急诊医护人员危急值结果,同时报告本科室负责人或相关人员,并做好危急值详细登记。

(3)急诊医生在诊疗过程中,如疑有可能存在危急值时,应详细记录患者的联系方式;急诊医护人员在接到危急值报告电话后,如果认为该结果与患者的临床病情不相符或标本的采集有问题时,应重新留取标本送检进行复查。如结果与上次一致或误差在许可范围内,应在报告单上注明"已复查"。应及时通知患者或家属取报告并及时就诊;一时无法通知患者时,应及时向医务部报告,值班期间应向总值班报告。

（4）急诊医护人员接到危急值报告的电话时，应在《危急值报告登记记录》上做好登记；急诊医生在30min内报告上级医生或科主任，结合临床情况采取相应措施，并于接到电话后6h内在病程中记录接收到的危急值报告结果和诊治措施；接收人负责跟踪落实并督促管床医生或值班医生做好相应记录。

二、急诊常见危急值及处理

（一）检验危急值及处理

检验危急值是临床工作中最常遇到的危急值，虽然不同医院的具体标准数值因各种因素略有不同，但只要医院规定为危急值，急诊护士接到报告后，应及时通知医生给予必要（或紧急）的处置，以便减少或终止对患者的进一步损害。以下列举常见检验危急值项目和报告界限供参考（表17-2-1）[2]。

表17-2-1　常见检验危急值项目和报告界限

项目	低值	高值	备注
白细胞计数/（×10^9/L）	<2	>30	
血红蛋白/（g/L）	<50	>200	新生儿低值<90
血小板/（×10^9/L）	<31	>999	血液内科低值<10
凝血酶原时间/s	<8	>30	
活化部分凝血活酶时间/s	<20	>75	
钾/（mmol/L）	<2.8	>6.2	肾内科高值>6.4
钠/（mmol/L）	<120	>160	
钙/（mmol/L）	<1.6	>3.5	
血糖/（mmol/L）	<2.5	>22.2	内分泌科患者高值>33.3
肌酐/（μmol/L）		>650	尿毒症和慢性肾功能衰竭患者高值>1500
肌钙蛋白I/（μg/L）		>0.5	
N末端前脑钠肽/（ng/L）		>1000	
血pH	<7.2	>7.55	
动脉血PaO$_2$/（mmHg）	<45		
动脉血PaCO$_2$/（mmHg）	<20	>70	

1. 白细胞（WBC）

（1）临床意义

① <2×10^9/L：有引发严重、反复致命性感染的可能。

② >30×10^9/L：提示可能为白血病或其他血液系统恶性疾病。

（2）处理措施

① <2×10^9/L：给予患者保护性隔离，停用或禁用有骨髓抑制作用的药物，预防和控制感染，针对不同发病机制应用免疫抑制剂、促进骨髓造血药物等。

② >30×10⁹/L：给予患者保护性隔离，防治感染和出血，进行外周血和骨髓穿刺检查以及流式细胞分析和分子生物学等检查以便进一步诊断。

2. 血红蛋白（hemoglobin，Hb）

（1）临床意义

① <50g/L：常见于急性大量失血或严重贫血，随时有休克、多脏器功能障碍的可能。

② >200g/L：提示可能为真性红细胞增多症，各种原因导致的脱水、先天性心脏病、肺心病等，或为新生儿、高原居民。

（2）处理措施

① <50g/L：应予以输血治疗，但需考虑患者的临床状况，比如患充血性心功能不全的患者，则不应输血。

② >200g/L：无论是真性或继发性红细胞增多症，均可施行放血治疗。

3. 血小板（platelet，PLT）

（1）临床意义

① <31×10⁹/L：严重的自发性出血倾向，可导致颅内出血、消化道大出血等危及生命的并发症。

② >999×10⁹/L：提示为血高凝状态，可导致下肢静脉血栓，或脑梗死、心肌梗死和肺动脉栓塞等危及生命的并发症。

（2）处理措施

① <31×10⁹/L：避免劳累、创伤及情绪激动，严格控制血压，若出血时间等于或长于15min，和（或）已有出血，应立即给予增加血小板的治疗，同时查明导致血小板降低的原因，针对病因进行治疗。

② >999×10⁹/L：常出现血栓，若为非一过性的血小板增多，应予以抗血小板治疗，并针对导致血小板增高的原发病进行治疗。

4. 凝血酶原时间（PT）

（1）临床意义

① <8s：血栓性疾病发生风险高，见于先天性凝血因子Ⅴ增多、口服避孕药、高凝状态（DIC早期、急性心肌梗死等）、血栓性疾病（脑血栓形成、急性血栓性静脉炎）、多发性骨髓瘤、洋地黄中毒、乙醚麻醉后等。

② >30s：见于先天性或继发性凝血因子缺乏或使用华法林等抗凝药物，可有严重的出血倾向。

（2）处理措施

① <8s：去除病因，遵医嘱抗血小板、抗凝治疗。

② >30s：立即暂停应用华法林、肝素或其他抗血小板、抗凝药物，严密监测活动性出血征象，避免劳累及创伤，避免情绪激动，严格控制血压，遵医嘱调整用药，根据病因对症处理，必要时可输相应的凝血因子、冰冻血浆、血小板等。

5. 血清钾（K）

（1）临床意义

① < 2.8mmol/L：易于发生地高辛中毒、肌肉缺血性坏死和横纹肌溶解、麻痹性肠梗阻、定向力障碍、嗜睡甚至昏迷，随时可因心室颤动、室性心动过速等致命性快速性心律失常以及呼吸肌麻痹而死亡。

② > 6.2mmol/L：随时可出现呼吸肌麻痹、严重缓慢性心律失常或引起心室颤动和心搏骤停死亡。

（2）处理措施

① < 2.8mmol/L：复查心电图，除颤监护仪置于床旁备用，即刻暂停排钾利尿药，开通静脉通路，遵医嘱调整用药，予以补钾（口服、静脉、保留灌肠等途径），纠正低镁血症，对造成低钾血症的病因积极处理。

② > 6.2mmol/L：立即停止含钾药物及食物，复查心电图，床旁备用除颤监护仪，开通静脉通路，选择应用葡萄糖酸钙、碳酸氢钠、葡萄糖和胰岛素等药物，以及准备血液透析等治疗。

6. 血糖（Glu）

（1）临床意义

① < 2.5mmol/L：低血糖严重并持续时，可出现意识模糊、昏迷，甚至导致死亡。

② > 22.2mmol/L：易于发生糖尿病酮症酸中毒，未及时、有效救治，可导致多器官功能障碍，甚至死亡；易于发生高渗性糖尿病昏迷，未及时、有效救治，可致死亡。

（2）处理措施

① < 2.5mmol/L：立即暂停应用胰岛素，遵医嘱调整用药；吸氧，昏迷患者保持呼吸道通畅、防误吸，开通静脉通路，抽血检测；根据病情选择应用葡萄糖、胰高血糖素、糖皮质激素、甘露醇等。

② > 22.2mmol/L：昏迷患者保持呼吸道通畅，开通2条以上静脉通路，记录出入量，控制血糖，补液并维持水电解质、酸碱平衡，去除诱因，治疗并发症。

7. 肌钙蛋白 I（troponin I，TNI）

（1）临床意义　TNI是诊断急性心肌梗死及心肌坏死敏感的标志物。

（2）处理措施　立即卧床休息，避免劳累，保持环境安静及大便通畅，吸氧，监测生命体征，复查心电图，针对急性冠脉综合征或心肌炎等实施药物治疗或必要时介入、手术治疗。

8. 血 pH

（1）临床意义

① 血 pH < 7.2：为严重失代偿性代谢性或呼吸性酸中毒；人可生存的最高酸度为 pH 6.9。

② 血 pH > 7.55：为严重失代偿性代谢性或呼吸性碱中毒；人可生存的最高碱度为 pH 7.7。

（2）处理措施

① 血 pH < 7.2：保持呼吸道通畅，床旁心电图分析，记录出入量，开通静脉通路，暂停可加重代谢性或呼吸性酸中毒药物，去除引起酸中毒的病因和诱因，遵医嘱应用药物，维持水电解质、酸碱平衡，遵医嘱抽取动脉血复查血气分析，必要时遵医嘱应用呼吸机辅助通气以纠正呼吸性酸中毒，或血液透析治疗以纠正代谢性酸中毒。

② 血 pH > 7.55：床旁心电图分析，记录出入量，开通静脉通路，去除引起碱中毒的病因和诱因，遵医嘱应用药物，维持水电解质、酸碱平衡，遵医嘱抽取动脉血复查血气分析。

9. 动脉血 PaO_2

（1）临床意义 PaO_2 < 45mmHg 时，严重缺氧，随时可能出现呼吸、心搏骤停，死亡率高。

（2）处理措施 PaO_2 < 45mmHg：保持呼吸道通畅，吸氧，防止误吸，协助患者排痰并留取痰液标本行细菌学培养及（或）病理学检查，必要时应用呼吸机辅助通气，床旁备心电监测仪、吸引器、抢救车、除颤监护仪，去除低氧血症的病因及诱因，暂停可能加重缺氧的药物，遵医嘱应用抢救药物。

10. 动脉血 $PaCO_2$

（1）临床意义

① 动脉血 $PaCO_2$ < 20mmHg：低碳酸血症使心排血量减少，氧运输障碍，氧解离曲线左移，脑血流量减少，导致抽搐及颅内压下降。

② 动脉血 $PaCO_2$ > 70mmHg：呼吸抑制，颅内压增加，急性期患者可由嗜睡转入昏迷状态，常见于慢性阻塞性肺疾病、Ⅱ型呼吸衰竭患者。

（2）处理措施

① 动脉血 $PaCO_2$ < 20mmHg：去除可能致代谢性酸中毒因素；癔症患者可选择性应用镇静/抗精神病药物、心理护理、减少二氧化碳呼出等。

② 动脉血 $PaCO_2$ > 70mmHg：保持呼吸道通畅，必要时应用无创或有创呼吸机辅助通气，遵医嘱应用解痉、平喘、化痰、抗感染药物或必要时辅助应用呼吸兴奋剂等。

（二）影像危急值及处理

影像危急值通常包括超声心动图、胸腹部超声、妇产科超声、CT、MRI 等检查科室及检查项目危急值。影像危急值的临床意义和护理措施，详见相关章节。以下列举放射科危急值项目（表 17-2-2）和超声科危急值项目（表 17-2-3）[2]。

表 17-2-2 放射科危急值项目

系统	危急值
中枢神经系统	1. 严重的颅脑血肿、挫裂伤、蛛网膜下腔出血的急性期； 2. 硬膜下（或）硬膜外血肿急性期； 3. 脑疝； 4. 头颅 CT 或 MRI 扫描诊断为颅内急性大面积脑梗死（范围达到一个脑叶或全脑干范围或以上）

续表

系统	危急值
呼吸系统	1. 气管、支气管异物； 2. 肺栓塞、大范围肺动脉梗死
循环系统	1. 急性主动脉夹层动脉瘤破裂； 2. 心脏压塞、纵隔摆动
消化系统	1. 食管异物； 2. 消化道穿孔、急性肠梗阻（包括肠套叠）； 3. 急性坏死性胰腺炎； 4. 腹腔空腔脏器破裂； 5. 肠系膜动脉栓塞； 6. 外伤性膈疝

表 17-2-3　超声科危急值项目

报警系统	危急值
心脏超声	1. 大量心包积液，前壁前厚度≥3cm，合并心脏压塞； 2. 急性二尖瓣腱索断裂； 3. 心脏人工瓣膜急性机械故障或严重瓣周漏； 4. 急性心肌梗死或外伤性心脏破裂致心脏压塞； 5. 主动脉夹层分离
腹部超声	1. 急诊外伤见腹水，疑似肝脾胰肾等腹腔脏器破裂或血管破裂出血的危重患者； 2. 急性胆囊炎胆囊化脓并伴有急性穿孔的患者； 3. 肝肿瘤破裂； 4. 腹主动脉夹层动脉瘤； 5. 血管栓塞（动脉、静脉栓塞）
妇产科超声	1. 睾丸破裂、睾丸扭转； 2. 异位妊娠破裂并腹腔内出血； 3. 胎盘早剥、边缘胎盘、帆状胎盘伴前置血管； 4. 卵巢囊肿蒂扭转； 5. 晚期妊娠出现羊水过少，羊水指数＜3cm，胎儿心率＞160 次/分或＜120 次/分

（三）其他危急值及处理

其他危急值包括心电图、病理、消化内镜危急值，本节仅介绍危急值项目，其临床意义和护理措施详见相关章节。

1. 心电图危急值项目[3]

（1）疑似急性动脉综合征

① 首次发现疑似急性心肌梗死的心电图改变。

② 首次发现疑似各种急性心肌缺血的心电图改变。

③ 再发急性心肌梗死的心电图改变（注意与以往心电图及临床病史比较）。

（2）严重快速性心律失常

① 心室扑动、心室颤动。

② 室性心动过速，心室率≥150次/分，持续时间≥30s；或持续时间不足30s，伴血流动力学障碍。

③ 尖端扭转型室性心动过速，多形性室性心动过速，双向性室性心动过速。

④ 各种类型室上性心动过速，心室率≥200次/分。

⑤ 心房颤动伴心室预激，最短RR间期≤250ms。

（3）严重缓慢性心律失常

① 严重心动过缓、二度及三度房室阻滞，平均心室率≤35次/分。

② 长RR间期伴症状≥3.0s；无症状≥5.0s。

（4）其他

① 提示严重低钾血症心电图表现（QT间期显著延长，甚至出现U波，出现快速性心律失常），并结合临床实验室检查。

② 提示严重高钾血症的心电图表现（窦室传导，并结合临床实验室检查）。

③ 疑似急性肺栓塞的心电图表现（并结合临床及相关检查）。

④ QT间期延长：QTc≥550ms。

⑤ 显性T波电交替。

⑥ R-on-T型室性早搏。

2. 病理危急值项目

（1）恶性肿瘤出现切缘阳性（术中快速冰冻病理切片）。

（2）病理学检查结果是临床医生未能估计到的恶性病变。

（3）常规切片诊断与冷冻切片诊断不一致。

3. 消化内镜检查危急值项目

（1）食管或胃底重度静脉曲张伴有活动性出血。

（2）巨大、深度溃疡（引起穿孔、出血）。

（3）内镜检查时发现食管异物卡在食管中段。

微信扫码

① 微信扫描本页二维码
② 添加出版社公众号
③ 点击获取您需要的资源或服务

参考文献

[1] Lundberg GD. When to panic over abnormal values[R]. MLD Med Lab Obs, 1972, 4（1）: 47-54.
[2] 金静芬. 急诊专科护理[M]. 北京：人民卫生出版社，2019:261-266.
[3] 中国心电学会危急值专家工作组. 心电图危急值 2017 中国专家共识[J]. 临床心电学杂志，2017，26（6）：401-402.

（孙士昌　易开桂）

第十八章 急诊科护士的职业安全管理

医疗机构作为一个特殊的工作场所，医务人员的职业安全管理问题是近年来医务人员特别是护理人员关注的热点和重点话题。随着社会的进步，人们的健康意识普遍提高，护士作为普通公民、临床一线的主力军，也应关注、关爱自身健康，增强职业防护意识，掌握职业防护的知识和技能，严格执行相关制度和操作规程，采取防护措施，尽量减少职业危害。

第一节 · 概述

职业危害是近年来国内外共同关注的热点问题，尤其是急诊科护士，经常来不及采取防护措施就抢救患者，无法避免接触具有感染性的血液、体液、分泌物等，与各种有害的理化、生物因子接触，很容易发生职业暴露。解决职业危害对护士造成或可能造成损伤的途径是职业安全管理。本节结合实际工作情况，系统地介绍护理人员职业安全风险与职业安全防护的相关知识，并根据不同职业暴露风险因素所造成损伤的临床特征，提出防范措施，指导护理人员做好职业安全防护。

一、职业安全防护教育与管理

（1）注重医护人员感染控制知识和技能培训　制订培训计划，分期分批培训，并将防护知识纳入考核内容，使其充分认识到职业性损伤的危害性，增强防护意识。同时定期学习和贯彻执行中华人民共和国卫生行业标准《医院隔离技术标准》（WS/T 311—2023）和中华预防医学会发布的《医务人员医院感染预防与控制》（T/CPMA 034—2023），提高医护人员对职业安全防护的重视。

（2）增强护理人员的防护意识　根据《医院隔离技术标准》（WS/T 311—2023），采取标准预防措施，即基于患者的体液（血液、组织液）、分泌物（不包含汗液）、排泄物、黏膜和非完整皮肤均可能含有病原体的原因，针对医院患者和医务人员采取的预防感染措施。

(3) 改善工作环境　保证用房充足且通风良好，改善洗手的设施，切实督促落实各项感染管理制度。

二、职业安全防护原则

(1) 落实手卫生规范　掌握洗手的指征和正确洗手的方法。

(2) 在标准预防措施的基础上，根据疾病的传播途径（接触传播、飞沫传播、空气传播和其他途径传播如虫媒传播）采取针对的隔离预防措施。

(3) 遵循操作规范　严格遵守操作规范，减少职业暴露机会，如针刺伤高危操作回套针帽行为等；意外刺伤后要立即采取有效措施（详见本章第三节）。

(4) 积极预防接种　及时进行预防注射，如甲型肝炎疫苗、乙型肝炎疫苗、流感疫苗等。

第二节 · 急诊科护理人员职业安全影响因素

护理人员作为医院工作人员的重要组成部分之一，在其工作期间可能遭受各种各样的职业伤害，存在着诸多职业安全风险。分析这类风险，危机识别与应对并采取有效措施进行防范，对维护护理人员的身心健康，保障护理人员的职业安全，具有非常重要的作用。

一、急诊科护理人员职业安全风险的成因

(1) 患者疾病的自然转归　疾病的发生、发展和转归都有一定规律。在疾病发生早期，症状不明显，容易造成误诊。

(2) 现有科学技术的局限性　现代医学科学虽然有了很大的发展，但由于人体的特异性和复杂性，难以完全预测。

(3) 护理人员的认知局限性　医学是建立在人体形态学基础上的科学，护理人员的临床经验直接影响其诊疗水平。影响护理人员认知能力的因素很多，包括护理人员本身的主观因素、情绪因素，也包括环境因素及患者的情绪和疾病因素。

(4) 医疗器械、药品、血液等带来的风险　护理人员需要使用一些现代医疗仪器设备、医疗器械、医疗药品和其他医疗辅助物品，但这些医疗辅助设施和物品，本身对人体就有安全风险。医疗辅助检查设施可能有假阳性、假阴性的结果出现，辅助检查仍然有漏诊、误诊的可能。

(5) 管理因素　指医院在整体协调管理、人力资源管理、设备环境管理、安全保障制度的建设等方面，可能存在直接或间接给患者或护理人员造成的损害。

二、急诊科护理人员职业安全风险的防范

急诊是各种患者高度集中的场所,也是众多病菌的集散地。护理人员每天暴露于各种各样的危险因素(如各类传染性疾病、各种消毒剂、心理压力等)之中,严重影响了其身心健康。因此,提高急诊科护理人员的自我防护能力,减少不良因素的损害是不容忽视的问题。

(一)常见的职业性危害因素

1. 生物性危害因素 常见的生物性职业危害的风险因素主要有病毒、细菌、真菌、寄生虫等,护士接触后是否发病及病情的轻重程度主要取决于接触病原微生物及其毒素的种类、暴露的剂量和方式及护士本身的免疫状况等。

(1)病毒 病毒的种类很多,常见的有人类免疫缺陷病毒(human immunodeficiency virus,HIV)、乙型肝炎病毒(hepatitis B virus,HBV)、丙型肝炎病毒(hepatitis C virus,HCV)等。

(2)细菌 常见的与护士职业危害有关的细菌有金黄色葡萄球菌、结核分枝杆菌、乙型溶血性链球菌等。

(3)真菌 大多数真菌对人无害,而与护理人员职业危害关系最密切的是浅部感染真菌。真菌感染的发生与机体的天然免疫状态有关,最主要的是皮肤黏膜屏障。在某些职业人群中,人体因误吸或食入某些真菌丝或孢子时可引起各种类型的超敏反应性疾病,如荨麻疹、变应性皮炎与哮喘等。

2. 物理性危害因素

(1)锐器伤 急诊医疗工作常突发、紧迫、复杂及不可预测;使用锐器复杂、多科人员并存,管理难度大;抢救场景忙乱;很多诊断不明状态下急诊救治不明病人病原体(特别是批量的突发事件,建立静脉通路、CPR、术前准备等),在时间上"不允许自我保护";很多医院急诊科设置独立的手术室、检验科等功能室,医护人员会广泛接触血源性病原体;医护人员自身存在操作不规范行为如二次处理医疗废物(针刺伤高危行为)等因素,导致急诊科护理人员受锐器伤害的风险增高。

(2)仪器设备电灼伤 急诊科经常抢救患者,在进行电除颤或使用电动吸引器过程中,可能出现漏电、短路现象,有潜在的触电及电灼伤的可能。

(3)噪声污染 急诊科是急危重症患者集中抢救的场所,急诊患者及家属较多,部分医院急诊科没有完全实现封闭式管理,存在较大的噪声污染。噪声污染主要来源于患者的呻吟声、家属的呼救声、急诊工作人员的交流声、各种抢救设备运行的机械性噪声等。

(4)电离辐射 急诊科护理人员在护送危重患者做各种辅助检查,如核磁共振、CT、X线,以及急诊科患者接受床旁X线检查,不可避免地会接触放射线而受到电

离辐射的危害。

（5）肌肉骨骼损伤　急诊工作需要紧急、迅速、及时，护理人员常处于一种应激状态；急诊工作状态下需要长期站立位；抢救患者时搬抬转运患者动作频繁；抢救患者时需要长时间保持一种相对固定的姿势；紧急状态下的抢救需要身体姿势的快速变换等，导致急诊科护理人员存在肌肉骨骼损伤疾病如腰背痛、颈肩痛、下肢静脉曲张等的高风险。

3. **化学性危害因素**　急诊作为患者高密度场所，常使用各种化学性消毒剂如含氯消毒剂等，这些化学性消毒剂可对人体的皮肤、黏膜、呼吸道、神经系统产生不利的影响，引起接触性皮炎、哮喘、中毒或致畸、致癌等。

4. **心理社会性危害因素**

（1）心理压力　急诊科护理人员产生心理压力的原因如下。

① 工作环境：急诊是一个充满焦虑、变化和易产生沟通障碍的场所，既影响到患者也影响到护理人员。此外，护理人员还经常应对患者及家属的一些愤怒、不理解的情况。这些因素可导致护士产生巨大的心理压力。

② 倒班和加班：倒班使人体生物钟被打乱，加班使机体长期处于一种"应激"状态呈超负荷运转，很容易导致心理性疲劳。

③ 自身能力的担心：作为急诊科护理人员，经常会担心自身的知识能力不能适应急救工作的需要，不能满足患者和家属的心理、情感需求而导致纠纷的产生。这种工作性质会带来很大的心理压力，使护士产生工作疲劳感[1]。

（2）工作场所遭受暴力攻击　医院急诊科是医院工作场所暴力的高风险科室，与患者接触最多的护士存在的工作场所暴力危险性更高。在急诊护理人员的暴力行为最常发生于：①夜间或中午等人员不足时；②患者长时间候诊；③候诊或就诊过度拥挤时；④护士单独为患者治疗护理时；⑤办公环境中走廊、房间等的灯光暗淡处。

（二）防护措施

1. **生物性危害因素的防护措施**

（1）切断传播途径　切断传播途径的防护措施主要是实施标准预防。

（2）控制感染源　首先，控制感染源的主要措施是隔离，不同疾病的传播途径不同，其隔离措施也有所不同；其次是按规定程序处理污染物及医疗废物；最后是环境源的防护措施，在未发现感染性疾病的情况下，对可能被病原微生物污染的环境、物品、人体等进行消毒，对粪便及污染物进行无害化处理。

（3）保护易感人群　可以通过改善营养，提高人群的非特异性免疫力；有计划地进行预防接种；加强个人防护和药物防护；减轻护士的工作压力，改善不良精神状态等措施来达到保护易感人群的目的。

（4）组织管理层面措施　首先，需树立全面防护的职业安全管理理念，管理者制订防护管理办法,并适时改进,使其更为科学、合理,以更有利于保护临床医护人员的职业安全;其次,加强个人职业安全知识的教育和培训,不断增强职业安全防范意识;最后,强化护理人员的洗手行为,严格进行手卫生。

2. 物理性危害因素的防护措施

(1) 护理人员锐器伤的防护措施　虽然护理人员在工作中被锐器伤害是不可避免的,而美国疾病控制中心(Centers for Disease Control and Prevention, CDC)的评估表明,有 62%~88%的锐器伤害是可以事先预防的。护士职业安全的关键点:建立防护制度,进行职业安全教育,增强自我防护意识,做好预防接种,使用安全工具,规范操作行为,完善防护措施[2]。预防措施包括:①在进行侵袭性诊疗、护理操作过程中,宜使用具有防刺性能的安全注射装置;②保证工作环境光线充足;③不应用手直接接触使用后的锐器,不应双手回套针帽;④使用后的锐器应直接放入耐刺、防渗漏的专用锐器盒中。

护理人员在工作中发生锐器损伤后,应立即做好局部处理,再根据情况进行防治。护理人员锐器伤的紧急处理如下:①保持镇静,迅速、敏捷非常规脱去手套。②受伤后用肥皂水或流动清水进行冲洗,未出血的伤口禁止进行伤口局部挤压。受伤后的伤口要用消毒液进行消毒,包扎。③发生艾滋病职业暴露后,要立即通知院感科按以下程序处理:由院感科进行"艾滋病职业暴露人员个案调查";受伤人员填写"艾滋病职业暴露人员受伤情况登记表";请专家进行评估;由院感科报告疾病预防与控制中心联系服药,最好在 4h 内实施,最迟不超过 24h;受伤人员抽血进行免费检测,结果交院感科存档。随访和追踪:由院感科负责对受伤者在暴露后第 6 周、第 12 周、第 6 个月及第 12 个月抽血进行免费检测,包括 HIV 抗体、血细胞分析、肝功能等。对受伤者服药的毒性进行监控和处理,观察和记录早期症状、体征等。④暴露源为乙肝 HBsAg(+):24h 后立即注射乙型肝炎人体免疫球蛋白。抽血检查无抗体,按"0、1、6"注射疫苗。患者如有黄疸、肝功能异常,受伤者应每 1 个月复查肝功能,3 个月、6 个月、一年追踪检查乙肝三对、肝功能。⑤暴露源为 HCV-Ab (+):抽血查 HCV-Ab 阴性;1、3、6 个月追踪丙肝抗体和丙肝 RNA。⑥暴露源为梅毒抗体(+):立即到皮肤科就诊,根据情况予以长效青霉素预防治疗。3 个月至 1 年后复查梅毒抗体。

(2) 电离辐射的防护措施　认真执行辐射防护三原则:任何照射必须有正当的理由;遵守辐射防护的最优化配置;遵守个人剂量限值的规定。

(3) 噪声损伤的防护措施

① 控制和消除噪声源:首先,控制和消除噪声源是防止噪声危害的根本措施;其次,做好合理规划与设计,产生强烈噪声的机械应与宿舍及居民区有一定的距离。

② 控制噪声传播和反射的技术措施。

③ 加强个体防护:进行入职检查,定期健康检查,特别是听力检查。发现听力

损伤应及时采取有效的防护措施。根据具体作业环境及作业时间长短，配备个人防护用具，如戴耳塞、耳罩等。

（4）仪器设备电灼烧意外伤的防护措施　定期检查仪器设备使用情况，定期更换插线板、接头，防止老化；环境潮湿时，尽量做好除湿方案；仪器使用前，确认性能完好后方可使用。

（5）搬运重物所致伤害的防护　正确运用人体力学，应注意以下几点：保持重心、动作合理；姿势正确、动作协调；科学收缩和放松肌肉，重视使用机械设备协助搬运患者；全面开展培训，引导护士重视自我保健；做好搬运重物所致伤害后的应急措施培训。

3. 化学性危害因素的防护措施

（1）化学消毒剂

① 化学消毒剂配制时的防护要点：消毒剂的配制应由专人负责，应注意个人防护，穿工作服，戴防护手套、口罩，必要时穿防腐蚀隔离衣或围裙，戴防护眼镜等；配制时动作轻柔，防止消毒液溅洒；应保证容器的容积足够，耐消毒剂腐蚀，带密封盖，并有明显的标识；消毒剂浓度要配制准确，现配现用；不可随意将不同消毒剂或清洁剂混合配制使用。

② 采用不同方法消毒时的防护要点：按照浸泡消毒法、擦拭消毒法、普通喷雾和气溶胶喷雾消毒法、熏蒸消毒法等不同方法要求做好防护。

（2）农药等毒物　在为农药等毒物中毒患者洗胃时，护士应戴口罩、手套，围具有防渗透性的围裙等。必要时戴防护眼罩，防止患者的分泌物、呕吐物等污染。做好开窗通风。

（3）化学药物　医院设静脉输液配制中心和化疗药物配制室，配制人员严格遵守操作规范，正确采用安全防护措施。

4. 心理社会性危害因素的防护措施

（1）组织干预　合理配置护理人员，避免超负荷工作及超时工作；完善用人制度，建立公平合理的薪酬体系；合理安排劳动时间，提高工作效率；提高护理人员的社会地位，有助于实现护士的工作价值感，增强应对工作疲劳的动力；提供职称晋升、教育和培训机会，为她们创造机会，发挥潜能，稳定护理队伍；营造以人为本的管理氛围。护理管理者要转变观念，将管理方法从"单向灌输"转变为"双向沟通、耐心指导型"；建立和发展支持系统，加深了团队的归属感。

（2）个人调适　培养积极乐观的精神，使压力成为个人发展的机遇；建立合理的职业期望和目标，正确对待失败与挫折；提高身体和心理健康水平，善于化解各种矛盾，建立良好的人际关系，保持身心健康；护士要学会应对压力的方法和技巧，如果通过自身调节仍不能改善，应及时寻求社会支持，如家庭、朋友、同事、组织或专业人士的帮助。

（3）暴力的防护和应对　参见本章第三节。

第三节 · 急诊科护士职业安全管理制度及流程

急诊科作为医院中最繁忙、最复杂的部门之一，急诊科护士因工作量大、劳动强度高容易身心疲惫，增加急诊科护士暴露风险，对急诊科护士的健康和生命安全造成极大的威胁，因此，急诊科护士的职业安全管理应引起高度重视，采取切实有效的措施，最大程度地保护急诊科护士的身心健康。

一、针刺伤

（一）概述

针刺伤是指由针或尖锐物体造成的损伤。针刺伤是护士最常见的职业性伤害之一，研究显示，我国护士针刺伤发生率为78.96%[3]。急诊科是抢救急危重症患者的重要场所，需要急诊科护士快速的反应和操作能力。为争取最佳抢救时间，急诊科护士在救治过程中往往会忽视自我防护，使得针刺伤发生风险远高于普通科室。

急诊科护士是针刺伤发生的高危人群，80%的针刺伤发生在护士[4]。严重影响其身心健康，急诊科护士正确和规范地进行护理操作，对防止针刺伤的发生具有重要意义。

（二）针刺伤的风险因素

1. **护理人员因素**　包括护理人员针刺伤防护意识薄弱；各种因素导致的护理人员疲劳、工作匆忙，对标准预防措施遵守程度降低；焦虑、抑郁等负性心理状态也是发生针刺伤的原因；急诊科护士对针刺伤所造成的危害认识不足，自身防护意识低，对针刺伤不重视。

2. **防护用品因素**　包括安全器具使用率低；防护用具不能就近获取；锐器回收容器设计的容积与口径比例不匹配；锐器回收容器配备数量不足、规格不一、放置位置不合理等；锐器回收容器内医疗废物存放过满，未及时处理。

3. **工作环境因素**　包括操作环境照明采光不良、拥挤、嘈杂及患者不配合，极易导致针刺伤。急诊科患者流量变动较大，护士需经常进行打针、输液、输血以及接触或处理患者的体液和血液。同时急诊工作量较大、任务繁重，在患者抢救过程中，急诊护理人员相对不足，且易受患者及家属的干扰，使护士注意力不易集中而导致针刺伤的发生。

4. **操作行为因素**　包括有未执行操作规范的危险行为，如回套针帽、徒手传递手术缝合针、直接用手弯曲缝合针、处理各种针头及清洗整理锐利医疗器械动作过大、将各种锐器随意丢弃、未采取保护措施等。操作时注意力不集中、操作流程不规范等均会造成针刺伤。急诊科护士操作过程中针刺伤容易发生的环节有：处理针头、采血、针头回套针帽、拔针、分离针头等。

5. **职业防护培训因素** 包括职业防护培训不到位、培训时间没有保证、形式单一；医务人员对职业防护重视程度不够，培训后依从性低，发生针刺伤后上报率低；培训后实施考核未到位。

6. **制度保障因素** 包括预防针刺伤相关制度、规范、流程、标准、预案等未建立、修订和完善。

7. **患者因素** 多数急诊患者对疾病的病因及预后不明确，易产生焦虑、恐惧等心理，对相关治疗不能理解和配合，情绪较易激动，甚至和护士发生肢体冲突，这些不良情绪和行为会对护士在静脉穿刺过程造成障碍。同时急诊常会遇到极其不配合的患者（如伴有烦躁的颅脑外伤患者、醉酒患者），急诊科护士在对此类患者操作中易产生紧张情绪，导致静脉穿刺失误而发生针刺伤。

（三）针刺伤防控措施[5-8]

1. **加强职业安全意识** 增强护理人员对预防针刺伤的安全工作流程的熟悉程度，定期进行正确使用安全型护理用具和血源性传播疾病的流行病学等知识培训，进一步提升急诊科护士的职业安全防护意识。

2. **建立安全文化** 应把预防针刺伤和预防血源性病原体感染纳入护理风险管理与控制计划中；积极营造急诊科室安全文化氛围，组织丰富多彩的活动，增强急诊科护士的安全文化意识，将护理安全文化与人性化管理系统融合体现；组织多种形式活动，建立和强化安全文化观念与意识。有条件的可以推行针管回缩式安全型留置针，推动无针输液，降低针刺伤风险。

3. **制度管理建立** 职业安全和预防针刺伤发生的管理制度；制订各类预防针刺伤发生和发生后管理机制与实施流程；建立各类针刺伤预防的专项培训、考核、评价制度。

4. **环境改善** 如各类穿刺操作的视野环境应保持光线充足、明亮、舒适；操作台面应平展、宽敞，物品有序放置；实施各类穿刺操作之前，应确保各种用具、工具、辅助用品在操作者可及范围，避免手持锐器远距离移动。

5. **安全工具** 选择带自动激活装置的安全型针具，宜使用无针输液接头，建议使用带有保护套的针头、安全型采血针、带有尖峰保护器等安全装置的静脉输液器及有自动回缩功能的注射器等；建立静脉无针系统，如静脉留置导管宜使用无针连接。有条件的可以推行针管回缩式安全型留置针，推动无针输注，降低针刺伤风险。

6. **操作规范** 严格执行各项穿刺操作规范和流程；各类穿刺针具使用过程中，如必须回套针帽，应使用辅助工具或单手回套针帽；配备足量锐器回收容器，放置在护理人员操作可及区域；各类穿刺针用后不可弯曲、折断、分离注射器针头。严禁针头回套针帽、徒手分离和二次分拣使用后的注射器和针头；操作者应立即将使用后的各类穿刺针放入锐器回收容器，按医疗废物处理。

7. 加强与患者的沟通 急诊科护士在遇到不配合的患者时，应尽最大的可能与患者进行交流和沟通，解释操作相关目的，获得患者及家属的信任。需要时可请他人进行协助，减少针刺伤的发生。

8. 加强急诊护士的健康管理 建立急诊科护士健康档案，定期安排体检和疫苗的接种；建立针刺伤后处理流程、登记上报制度；加强高峰时期的护理人员配备，减轻工作压力，减少针刺伤的发生。

二、腰背痛

（一）概述

腰背痛（low back pain，LBP）指多因素作用下引起胸12肋骨下缘至臀褶之间的疼痛，伴或不伴下肢放射痛。急诊科是医疗工作的第一线，工作强度高、负荷重、压力大。急诊科护士在工作中要面临各种职业危害，其中腰背痛是危害急诊科护士常见的职业性疾病之一。国内急诊科护士腰背痛的患病率相较于普通人群高。

（二）风险因素

1. 用力不当 急诊科护士需经常进行心肺复苏、洗胃、翻身叩背、呼吸机吸痰等护理操作，若长期高负荷工作，易使腰肌疲劳而得不到放松，导致腰部肌力减弱。研究显示，急诊科护士发生腰背痛的影响因素中，以重复弯腰最多见。同时急诊科患者流动较大，需经常地进行转科、外出进行CT等检查，护士需要频繁地搬运患者，若用力不当易导致腰肌损伤。

2. 工作环境 急诊科环境嘈杂，使得急诊科护士长时间处于高度应激状态，体力消耗增加，精神上也高度紧张，易使得护士身心疲惫，处于高度紧张状态。高度紧张工作状态下的护士患腰背痛的危险程度高于低紧张工作状态下护士。

3. 管理因素 科室管理者对护士腰背痛的发生未引起足够的重视，腰背痛预防相关制度和知识培训较少，急诊科患者搬运相关设备配备不足且设置不合理，物品摆放不合理，使护士进行取物或操作时弯腰次数增多。

4. 个体因素 急诊科护士为短时间内完成患者的救治，易忽略人体力学在护理操作中的应用，从而导致腰背痛的发生。同时急诊科护士对腰背痛的防护意识淡薄，重视程度不够，当出现腰背痛时，坚持带病工作，缺乏对腰背痛危害性的认知。

（三）防控措施[9,10]

1. 加强急诊科护士人体力学培训 急诊科管理者应定期举行人体力学相关培训，可结合案例分析、正确用力姿势的示范等，养成良好的工作习惯。其次，急诊科护士在岗前培训时，通过健康教育来加强护士对腰背痛的认知和重视，保证急诊科护士的身心健康。

2. **充分利用辅助工具，合理摆放急诊科物品**　在患者过床时尽可能使用过床板；在移动患者时，2名护士身体贴近床边，分别抓住双层大中单两侧，抬起患者身体的中心部位，护士向上移动患者时可达到省力的效果。科室物品应摆放至易取到的地方，高处物品放置不宜超过常人双上肢上举的高度，低位物品放置不应低于常人双手下垂的位置。

3. **加强护士的团队合作能力**　急诊科护士在进行静脉穿刺、心肺复苏、翻身、搬运患者或重物等操作时，应注重团队的合作能力，减少腰部用力，从而防止腰背痛的发生。

4. **减轻急诊科护士的心理压力**　首先，营造安全、宽敞的急诊工作环境以及营造团结、积极的工作氛围，降低其心理压力。其次，急诊科可实行弹性排班，高峰时段应增加人手，缓解护士工作压力。同时管理者应积极与护士进行沟通和交流，提高急诊科护士的职业满意度，从而促进护士的身心健康。

5. **加强锻炼**　急诊科护士可学做腰部相关的保健操，行走、坐、卧时保持正确的姿势，每天进行腰背肌、腿部肌肉的放松训练，从而促进局部组织的血液循环，增强韧带、肌肉等组织的韧性及抗疲劳能力，以有效缓解腰背痛症状。

三、工作场所暴力

（一）概述

医院工作场所暴力[11]（hospital workplace violence，HWV）包括心理暴力和身体暴力。急诊科患者往往病情具有急、重、复杂等特点，且急诊还常接收精神病患者、醉酒、吸毒甚至犯罪分子，因此急诊科护士是医院工作场所暴力的高危人群。

（二）急诊科护士工作场所暴力风险因素[12]

1. **环境因素**　急诊科重症患者最集中、病种较复杂、患者病情变化；陪同人员多且流动性大；急诊科布局不合理，如大厅面积狭小、拥挤等；安保基础设施不完善，如急诊科未设置安检系统；各区域未设置门禁系统，无关人员可随意进出；科室内医疗用品摆放不合理或未及时处理，为有暴力倾向的人员提供便利条件和武器；社会人员在院内散布违法医疗广告，扰乱医院工作秩序。

2. **医务人员因素**　医务人员和管理人员暴力防护意识薄弱；急诊科患者多、任务重，医护人力资源配备不足；急诊科重抢救，不能早期识别暴力倾向的患者或家属；医务人员有时未能及时进行健康宣教和普及疾病相关知识。

3. **患方因素**　疼痛、精神疾病患者，醉酒等易出现暴力倾向者；患者和家属因对医院就诊相关流程不熟悉、就诊等待时间太长等因素，易产生焦虑、烦躁及愤怒等负面情绪；患者本身性格暴躁，患病后易加剧这种不健康性格的程度，是暴力事件发生的高危人群；对于就诊多家医院治疗后效果不佳、家庭经济条件差、丧失治疗信心等患者，要加强交流，提前预警；患者及家属对维护自身权益的意识逐渐增强，也是不容忽视的影响因素。

4. 支持系统 急诊科安保人员存在管理制度不完善、人员配置不足等问题；报警系统不完善，到达事发现场时间较长；急诊管理者对医院工作场所暴力不够重视；未及时回复和处理患者的投诉；未建立完善的紧急反应制度和流程；未定期进行巡视，早期识别暴力发生的危险因素；急诊科暴力防护制度不完善；急诊医务人员未定期进行工作暴力相关安全培训。

（三）护士工作场所暴力的防控措施[13]

工作场所暴力（workplace violence，WPV）防控措施主要包括政府及社会支持、组织管理改进、开展相关培训以及个人或组织干预4个方面。

1. 政府及社会支持 在政府及社会支持方面，通过推行一系列政策法规，使暴力行为得到及时警告和处罚，保障医护人员的合法权益。国际劳工组织部门政策部主任Van Leur在2022年新发布的职业健康和安全方案的指南中提到，应建立有效的机制，确保工作场所的健康和安全。急诊科针对患者的投诉应设立相关的负责部门，及时处理患者的诉求和意见；制订急诊科工作暴力事件处理和报告相关制度，规范处理流程，成立暴力防范小组，定期开展急诊护理人员针对工作暴力的相关培训，特别是刚入职的新护士；急诊科设立健全的安保团队，加强安全检查；急诊管理者应合理安排护理人员的岗位，保证人力资源供给，实行弹性排班。

2. 组织管理改进 我国高度重视平安医院建设，2021年发布了《关于推进医院安全秩序管理工作的指导意见》，提到"应推动医院安保组织更加健全，医院安全管理制度更加规范，风险预警机制更加高效，应急处置机制更加完善，逐步构建系统、科学、高效、智慧的高水平医院安全防范体系"。因此医护人员掌握并使用风险评估工具进行持续动态的风险评估，改进急诊环境将减少医院暴力的发生，急诊环境应有良好的照明，标识清晰且明显，设立清洁、宽敞和舒适的等候区，放置健康教育宣传手册或播放与疾病相关的短视频等，让患者及家属耐心等待；在急诊预检分诊区域张贴预检分诊相关原则和急诊流程；在急诊科医务人员治疗室、诊间、办公室等设立员工通道，设置门禁系统，限制人员的进出；积极宣传暴力零容忍文化，在暴力事件高发区域，可设置24h监控，对有暴力倾向的患者，可设立专门的"缓冲间"或休息室，防止暴力事件的发生。

3. 开展相关培训 根据美国职业健康与安全管理局（OSHA）2016年发布的关于医疗工作场所暴力预防指南指出，应对所有工作人员进行WPV的教育和培训，培训内容包括暴力风险识别、降级技术、攻击性行为的管理、急诊科护士进行暴力事件的预防、上报流程及支持系统流程及如何预防与避免攻击的理论培训和技能操作等。如识别工作场所暴力先兆行为通过运用急诊暴力先兆评估表对工作场所暴力先兆行为的识别，帮助急诊医护人员及早识别工作场所内暴力人群，利于及早采取防范措施。急诊暴力风险评估指南（STAMP）[14]主要从S—眼神、T—声调、A—焦虑、M—语态、P—步态5个方面进行评估，有暴力先兆的行为表征表现为，如有破坏性或攻击性行为史；患者病情危重、情况复杂或死亡、患者或家属焦虑、声调变大、语速增快等。护理有潜在暴力的患者时，要使用限制、孤立等降低风险等级的技术，如避免与患者单独在一起、把握控制出口、护理时隔离患者及其家属等。

4. 个人或组织干预方面　2021年国家多部委发布了关于加强医务人员职业暴露防护的相关文件，文件指出要维护医护人员身心健康、落实待遇职称政策、加强人文关怀等，为医护人员创造安全的执业环境提供了科学指引。对于遭受工作场所暴力的医护人员的干预包括认知疗法、行为疗法、支持疗法、表达书写干预等，减轻工作场所暴力带来的不良心理影响。

参考文献

[1] 赵慧华，徐筱萍. 临床护士职业防护[M]. 上海：上海科学技术出版社，2018.

[2] 宋莉娟，杜苗. 护士安全与职业防护[M]. 武汉：华中科技大学出版社，2019.

[3] 俞荷花，彭飞，王芳. 急诊护理人员针刺伤防护策略的循证护理实践[J]. 护士进修杂志，2022，37（13）：1214-1218.

[4] 李伶. 层级控制理论在急诊护士针刺伤相关风险管理及防护中的运用[J]. 当代护士（上旬刊），2021，28（09）：181-184.

[5] 崔新霞，张朋雨，崔倩. 关于急诊护士针刺伤防护新进展的研究[J]. 中西医结合心血管病电子杂志，2019，7（32）：9，29.

[6] 罗如乔，李盛桃，焦佳. PDCA循环法在降低急诊护士针刺伤中的应用[J]. 当代护士（下旬刊），2021，28（03）：110-112.

[7] 蔡淮，雷林芳，谢旻晰，等. 急诊科护士针刺伤危险因素现状分析及对策[J]. 名医，2019（10）：30.

[8] 郑一宁，李映兰，吴欣娟. 针刺伤防护的护理专家共识[J]. 中华护理杂志，2018，53（12）：1434-1438.

[9] 粟亚男，田凌云，李莞，等. 护士腰背痛现状及干预研究进展[J]. 中国护理管理，2021，21（05）：770-774.

[10] 郭淑萍，郑栋莲，王艳，等. 护士职业性腰背痛自我管理积极度现状及影响因素分析[J]. 护理学杂志，2022，37（23）：63-66.

[11] 金爽. 急诊工作场所暴力的术语和定义[J]. 中华护理杂志，2017，52（S1）：32.

[12] 吕晓霞. 急诊护理中的暴力风险因素分析及预防对策[J]. 临床医药文献电子杂志，2020，7（34）：133-134.

[13] 吕君. 某综合医院急诊科医患暴力冲突预警分级与应对策略研究[D]. 中国人民解放军海军军医大学，2021.

[14] 朱茂芳，赵海鸣. STAMP评估在急诊护理人员工作场所暴力风险预判和控制中的应用[J]. 中外女性健康研究，2019（22）：13-14，44.

（刘增粮　郑若菲）

附录 A　五大救治中心建设标准

一、胸痛中心的建设

（一）基本条件

1. 设置心血管内科、呼吸内科、心脏大血管外科或胸外科、急诊医学科、医学影像科等与胸痛救治相关的诊疗科目。
2. 配备具有相关资质的专业技术人员。
3. 设置重症监护室（ICU）。
4. 具备开展直接经皮冠状动脉介入治疗（PCT 和溶栓治疗、急性肺动脉栓塞溶栓治疗、张力性气胸紧急持续性引流及外科手术治疗）的相关条件。
5. 具备开展急性主动脉夹层的急诊介入治疗和外科手术的相关条件，或与具备条件的医院建立转诊机制。
6. 具备胸痛患者的综合抢救能力。

（二）组织管理

1. 成立由院长或分管副院长负责、相关科室和管理部门参与的胸痛中心管理委员会，下设办公室，明确工作制度并负责胸痛中心的日常管理。
2. 建立针对心源性和非心源性胸痛患者的救治小组，按照相关疾病诊疗指南、技术操作规范和临床路径，制订各类胸痛相关疾病的救治预案和工作协调机制。
3. 与所在医联体内各医疗机构、区域内院前急救中心（站）和基层医疗卫生机构签订胸痛患者协同救治协议，建立分工协作机制。
4. 建立专人负责的胸痛患者信息登记、诊疗数据记录、随访管理、健康宣教制度，并对胸痛患者诊疗数据进行统计分析，提出提升医疗质量和医疗安全的改进措施。

（三）建设要求

1. 建立以胸痛中心为基础的多学科联合诊疗模式。
2. 建立胸痛中心绿色通道，及时接诊胸痛患者。
3. 急诊科设置胸痛诊室，建立急性胸痛优先就诊机制。对于需要紧急救治的胸痛患者，实施"先救治后付费"。

4. 按照相关疾病诊疗指南、技术操作规范和临床路径，制订各类胸痛相关疾病的救治和转诊流程。

5. 建立院前院内无缝衔接流程，经院前急救中心（站）救护车转运和基层转诊的急性 ST 段抬高型心肌梗死（STEMI）患者入院后直接送达介入手术室（造影室）。

6. 建立针对本院、院前急救中心（站）、基层医疗卫生机构的培训教育体系，提高相关人员的协同救治能力。

（四）服务要求

1. 建立胸痛患者早期快速识别和分诊机制，对胸痛患者进行"早期识别、危险分层、正确分流、科学救治"。

2. 不断改善医疗服务流程，提升胸痛患者早期诊断和规范治疗能力，建立多学科诊疗模式，重点提升 STEMI、非 ST 段抬高型急性冠脉综合征、急性主动脉夹层、急性肺动脉栓塞、张力性气胸等死亡率较高的胸痛相关疾病的综合救治能力。

3. 急诊科能够开展 24h 床旁心电图和超声心动图检查及肌钙蛋白和 D-二聚体等快速检测。

4. 能够 24h 开展主动脉、肺动脉及冠状动脉的急诊 CT 血管造影检查。

5. 向签订协同救治协议的医疗机构提供远程会诊和远程教育，建立患者信息共享平台。

6. 开展面向社会大众的急救及健康宣教工作，提高公众健康意识、急救和自救能力。

二、卒中中心建设

（一）基本条件

1. 设置神经内科、神经外科、急诊医学科、介入医学科、康复医学科等与卒中诊疗相关的诊疗科目。

2. 开设符合设置标准的脑血管病诊疗病区。

3. 设置符合标准的神经科重症监护病房，开设床位 10 张以上。

4. 开设卒中专科门诊，能够开展规范的卒中筛查、高危人群干预及随诊。

5. 开设卒中康复门诊或病房，或与有关康复医疗机构建立合作关系。

6. 建立脑卒中健康宣教、专业技术培训及卒中中心工作人员继续医学教育体系。

7. 卒中中心要按照病历书写管理有关规定，并结合专科特点开展病历信息化建设；建立专人负责的卒中诊疗数据、随访数据等信息统计、分析系统，以规范卒中诊疗，加强临床质量控制，提高医疗质量和效率。

（二）组织管理

1. 成立以医院院长或分管副院长为主任，以相关职能部门、临床、医技和信息部门科室负责人为成员的卒中诊疗管理领导小组，下设办公室，明确部门职责及工作制度。

2. 成立以神经内科、神经外科、介入医学科、急诊医学科医师、护士为主体，卒中诊疗相关专业医务人员为依托的救治小组，设立脑血管病急诊窗口，保证卒中中心绿色通道畅通。

3. 按照卒中相关诊疗指南、技术操作规范，制订各类卒中病种救治预案和工作流程。

4. 建立卒中住院登记及随访登记数据库，建立专人负责的卒中病例管理、随访管理的相关制度。

5. 设置专人负责的卒中健康宣教、继续教育、科研工作小组。

（三）建设要求

1. 设置脑血管病急诊绿色通道，建立急诊值班（24h/7天）制度。脑血管病急诊值班负责人应由经过卒中专业培训的具备主治医师及以上职称的神经内科或神经外科医师担任。

2. 配置具有相关资质的专业技术人员。

3. 具有卒中单元多学科协作小组，能进行健康宣教、心理支持、功能锻炼及综合物理治疗等。

4. 建立脑卒中急症患者诊疗"绿色通道"，整合急诊科、影像科、检验科、神经内科、神经外科等，组成卒中急性期溶栓、血管内治疗及外科手术专业小组，与本地区急救中心及有关医疗机构保持密切联系，对于转诊至本中心的脑血管病急诊患者及时接收、有效处置。

5. 能开展颈动脉内膜剥脱手术、颈动脉血管成形和支架植入术、颅内血肿清除术、去骨瓣减压术、脑室引流术、动脉瘤夹闭手术、动脉瘤血管内治疗、动静脉畸形手术及血管内治疗等。

6. 具备开展脑卒中康复治疗的条件和技术能力，包括：物理治疗、作业疗法、语言疗法、认知及心理疗法等技术项目及治疗设备。具备营养障碍管理医师资格。

7. 建立多学科联合查房制度、会诊制度及双向转诊制度，能为患者提供最佳治疗方案。

8. 根据脑卒中相关疾病诊疗指南、技术操作规范及临床路径制订本中心脑卒中诊疗流程，并定期审核及修订。

（四）服务要求

1. 规范卒中诊疗，提高符合适应证的急性缺血性脑血管病静脉溶栓率，降低症状性和无症状性颈动脉狭窄患者手术并发症发生率。

2. 康复医学科早期介入，及时对患者进行基本功能评定，尽早开始康复治疗。

3. 能够24h提供医学影像学检查诊断服务，对卒中者实施CT或MRI优先检查；可开展 CT 和 MRI 的灌注成像、血管成像等检查。

4. 能够进行全脑血管造影（24h/7 天）和血管功能评估。

5. 能够采用神经外科、血管外科和介入治疗科等专科技术手段治疗或预防各种类型卒中：急性缺血性和出血性卒中、自发性蛛网膜下腔出血、颅内血管畸形、动脉瘤等。

6. 能够向各级医院双向转诊患者及提供远程会诊，实现卒中信息数据网络直报。

三、创伤中心的建设

（一）基本条件

1. 设置急诊医学科、骨科、神经外科、普外科、心胸外科、泌尿外科、五官科、介入科、麻醉科、医学影像科、输血科等与创伤救治相关的诊疗科目。

2. 有创伤综合救治团队，配备具有相关资质的专业技术人员，急诊抢救室具备一定数量、满足需求的抢救床位和复苏床位。

3. 设置创伤复苏单元，一定数量的创伤重症监护室（ICU）病床，及创伤普通病床。

4. 具备创伤基础和高级生命支持设备、床旁检测和诊断设备。

5. 能够快速完成创伤重点超声评估（focused assessment with sonography for trauma，FAST）、胸部 X 线片、骨盆 X 线检查、全身快速 CT 检查、血管造影检查，力争做到介入时间及手术时间提前，特殊患者能够在 1h 内实施急诊手术。

6. 具备开展紧急气管内插管、环甲膜切开、胸腔闭式引流、心包穿刺术、开腹探查、开胸探查、颅脑外伤急诊手术、肠切除术、胃肠穿孔修补术、胃肠造口术、吻合术、胃部及十二指肠手术、胃肠吻合术、肝脾损伤的处理、直肠切除术、回盲部切除术、多发性肋骨骨折、连枷胸内固定、胸廓成形术、膈肌修补术、胸壁外伤清创术、开胸探查术、心包开窗引流术、肺大疱切除修补术、肺楔形切除术、四肢及骨盆外架外固定术、四肢骨盆及脊柱脊髓损伤急诊手术、肢体残端修整术、大腿截肢术、小腿截肢术、足踝部截肢术、截指术等相关能力和条件。

7. 建立院前登记系统与院内登记系统，建立统一的患者确认做到创伤患者的全病程追踪。

8. 具备严重创伤患者的综合抢救能力。

（二）组织管理

1. 成立由院长或分管副院长负责，相关科室和管理部门参与的创伤中心管理委员会，下设办公室，明确工作制度并负责创伤中心的日常管理。

2. 成立严重创伤和多发伤的综合救治团队，并按照创伤相关疾病诊疗指南、技术操作规范和临床路径，制订各类创伤相关救治预案和工作协调机制。

3. 与所在地医联体机构、院前急救中心（站）和基层医疗卫生机构签订创伤患者协同救治协议，建立分工协作机制。

4. 建立专人负责的创伤患者信息登记制度、诊疗数据记录随访、健康宣教制度，并定期对创伤患者诊疗过程进行随访、统计、分析，总结提高医疗服务质量和加强患者安全的措施。

（三）建设要求

1. 建立以创伤救治为核心的多学科联合诊疗模式。

2. 建立创伤中心绿色通道，及时接诊创伤患者。对于需要紧急救治的创伤患者，实施"先救治后付费"。

3. 按照创伤相关疾病诊疗指南、技术操作规范和临床路径制订各类创伤相关疾病的救治标准和转诊标准流程。

4. 建立院前救治与院内救治之间的无缝衔接流程，经院前急救中心（站）救护车转运和基层转诊的严重创伤患者，到达医院后直接送达创伤复苏单元、重症监护室，必要时可直接送达手术室。

5. 建立针对医院、创伤救治点/中心、院前急救中心（站）区域内相关医疗卫生机构的培训教育体系，提高相关创伤救治人员的协同救治能力。

（四）服务要求

1. 建立创伤患者的快速评估、检伤分类和分级诊疗机制，对创伤患者尤其是严重创伤患者进行"早识别、早诊断、早治疗"。

2. 不断改善医疗服务流程，提升创伤规范化诊治能力。建立多学科联合诊疗模式，重点提高严重创伤和多发伤的综合救治能力，提高群发伤和突发公共卫生事件的应对能力。

3. 创伤中心能够常规开展急诊创伤的生命支持（心肺复苏、抗休克和紧急气道管理等），并能高效联动院前急救和院内创伤综合救治团队。

4. 能够对全部的创伤患者进行确定性治疗。

5. 向签订协同救治协议的医疗机构提供远程会诊和远程教育，建立患者信息共享平台。

6. 开展面向社会大众的急救和健康宣传教育，提高公众健康意识、自救和互救能力。

四、危重孕产妇救治中心

（一）基本要求

产科床位数原则上 240 张，年分娩量 24000 人次，高危孕产妇比例 > 70%，应当设置 ICU，并保障孕产妇救治床位。

（二）能力要求

1. 救治中心相关医护人员应当接受过严格的专业理论和技术培训，须掌握相关法律法规，具有相应资质，能够胜任对危重孕产妇进行各项监测与治疗的要求。

2. 救治中心相关医师应当经过相关学科轮转培训，完成专科业务培训并考核合格。

3. 救治中心相关医师应当具备高危妊娠和重症医学相关理论知识。掌握重要脏器和系统的相关生理、病理及病理生理学知识、救治中心相关的临床药理学知识和伦理学概念。

4. 救治中心妇产科医师应当掌握以下高危妊娠的基本理论知识：妊娠及分娩并发症（妊娠高血压疾病、胎儿窘迫、产科出血休克、DIC、羊水栓塞、严重感染、静脉血栓形成及肺栓塞症等）；妊娠合并症（心脏病、肝脏病、肾脏病、血液系统疾病、内分泌系统疾病、多器官功能衰竭、外科合并症等）；妊娠合并性传播疾病/艾滋病；阴道助产技术；新生儿急救的基础理论；危重孕产妇救治需要的其他知识。

5. 救治中心重症医学医师应当掌握以下重症患者重要器官系统功能监测和支持的基本理论知识：复苏；休克；呼吸功能衰竭；心功能不全、严重心律失常；急性肾功能不全；中枢神经系统功能障碍；严重肝功能障碍；胃肠功能障碍与消化道大出血；急性凝血功能障碍；严重内分泌与代谢紊乱；水电解质与酸碱平衡紊乱；肠内与肠外营养支持；镇静与镇痛；严重感染；多器官功能障碍综合征；免疫功能紊乱。

6. 救治中心相关医师应当掌握以下孕产妇危重症诊疗和救治的基本技能：分娩期并发症包括子宫破裂、羊水栓塞、重度子痫前期、子痫及其并发症、胎盘早剥、前置胎盘及其并发症等处理措施；产后出血及失血性休克防治措施；静脉血栓及肺栓塞等各种救治技能；新生儿窒息复苏技术及早产儿处理；危重孕产妇救治需要的其他技能。

7. 救治中心相关医师除一般临床监护和治疗技术外，应当具备独立完成以下监测与支持技术的能力：心肺复苏术；人工气道建立与管理；机械通气技术；纤维支气管镜技术；深静脉及动脉置管技术；血流动力学监测技术；胸穿、心包穿刺术及胸腔闭式引流术；电复律与心脏除颤术；床旁临时心脏起搏技术；持续血液净化技术；疾病危重程度评估方法。

8. 救治中心相关医师每年至少参加 1 次省级或省级以上重症医学相关继续医学教育培训项目的学习，不断加强知识更新。

9. 救治中心相关护士应当经过严格的专业培训，熟练掌握重症护理基本理论和技能。

（三）人员和设备要求

抢救床位数 6 张，医师床位比 >0.8，护士床位比 ≥2.5，医师高级职称构成比

＞40%，业务负责人技术职称副高级以上＞2人，从事相关专业10年以上。

（四）管理要求

1. 成立由院长或分管副院长负责，相关科室和管理部门参与的危重孕产妇救治中心管理委员会，下设办公室，明确工作制度并负责中心的日常管理。

2. 针对产后出血、新生儿窒息等孕产妇和新生儿主要死因制订应急预案，逐一建立完善抢救程序与规范。

3. 建立快速反应团队，每季度开展至少1次专项技能培训和快速反应团队急救演练，提高快速反应和处置能力。紧急剖宫产自决定手术至胎儿娩出时间（DDI）应当努力控制在30min以内并逐步缩短。保障产科医师和助产士、新生儿科医师每年至少参加1次针对性的医学继续教育。

4. 确保贯彻落实医疗质量安全核心制度，并结合实际情况建立健全与危重孕产妇监护诊疗工作特征相符合的基本工作制度和医疗护理常规。

5. 建立健全各项危重孕产妇救治相关规章制度，制订各类人员的工作职责，规范诊疗常规。建立完善高危妊娠管理、孕产妇危重症评审、孕产妇死亡评审等制度。

6. 建立健全人员、设施、设备、药品、耗材等各种管理制度，及时保障危重孕产妇救治所需的药品、耗材，并保持救治所需设备功能均处于正常状态，确保各项工作安全、有序运行。

7. 成立质量控制小组，制订完善全过程质量控制相关制度和规范。定期分析医疗与护理质量，提出改进意见并落实。常规开展孕产妇病情、诊疗效果评估工作，保证本中心医疗与护理技术质量和服务质量的持续改进。

8. 加强医院感染管理，制订符合孕产妇特点的医院感染管理规章制度和工作流程，有效落实各项医院感染预防与控制措施，降低医院感染发生风险。

五、危重儿童和新生儿救治中心

（一）基本要求

危重新生儿救治中心应当具备下列能力：呼吸、心率、血压、凝血、生化、血气分析、胆红素等重要指标监测，床旁X线和B超检查，常频机械通气治疗。

（二）能力要求

1. 新生儿心肺复苏；
2. 新生儿健康评估及出生后护理；
3. 生命体征平稳的轻度外观畸形或有高危因素的足月新生儿的护理和医学观察；
4. 出生体重2100g的低出生体重新生儿或胎龄＞28周的早产儿的医疗护理；
5. 生命体征异常但预计不会发展到脏器功能衰竭新生儿的医疗和护理；

6. 不短于 72h 的持续气道正压通气（CPAP）或不短于 24h 的常频机械通气；
7. 需要转运的新生儿离院前稳定病情；
8. 严重脓毒症和各种脏器功能衰竭的内科医疗护理；
9. 细菌、真菌、TORCH 等病原学诊断；
10. 持续提供常频机械通气；
11. 早产儿视网膜病变筛查；
12. 实施脐动、静脉置管以及外周静脉置管和换血治疗等诊疗护理技术。

（三）管理要求

1. 成立由院长或分管副院长负责，相关科室和管理部门参与的危重儿童和新生儿救治中心管理委员会。下设办公室，明确工作制度并负责中心的日常管理。
2. 成立质量控制小组，负责全过程质量控制，定期分析医疗与护理质量，提出改进意见并落实，保证本中心医疗与护理技术质量和服务质量的持续改进。
3. 贯彻落实临床工作核心制度，建立健全与危重新生儿监护诊疗工作相符合的基本工作制度和医疗护理常规。各种行政、业务活动以及药物、耗材、设备使用均应有完整记录，确保各项工作安全、有序运行。
4. 常规开展患儿病情、诊疗效果分析和死亡病例讨论，参与新生儿死亡评审，应当建立健全数据库，按要求及时向各级卫生行政部门报送信息。
5. 加强医院感染管理，有效落实各项医院感染预防与控制措施，降低医院感染发生风险，及时妥善处置医院感染事件。
6. 依据《医疗机构新生儿安全管理制度》，制订工作细则，杜绝新生儿安全事故发生。
7. 全面贯彻落实《促进成功母乳喂养十项措施》和《国际母乳代用品销售守则》，积极创建爱婴医院。
8. 积极推行发育支持护理策略，实施环境保护、集束化操作、镇静镇痛、体位护理、床边抚触等措施，创造条件开展袋鼠式护理等亲子交流模式，营造最佳生长发育氛围。

（赵小平）

附录 B　湖南省医疗机构抢救车药品配备清单

序号	药品	剂型	规格	数量	备注
1	盐酸肾上腺素	注射剂	1mL：1mg	10支	
2	异丙肾上腺素	注射剂	2mL：1mg	2支	
3	去甲肾上腺素	注射剂	1mL：2mg	2支	
4	多巴胺	注射剂	2mL：20mg	10支	
5	利多卡因	注射剂	5mL：0.1g	5支	
6	去乙酰毛花苷	注射剂	2mL：0.4mg	2支	二级以下医院选配
7	阿托品注射液	注射剂	1mL：0.5mg	10支	
8	地塞米松	注射剂	1mL：5mg	10支	
9	呋塞米	注射剂	2mL：20mg	10支	
10	10%葡萄糖酸钙注射液	注射剂	10mL：1g	5支	
11	艾司洛尔	注射剂	10mL：0.1g	5支	二级以下医院选配
12	氨甲环酸	注射剂	10mL：1g；5mL：0.5g；2mL：0.2g	5支	
13	胺碘酮	注射剂	3mL：150mg	6支	二级以下医院选配
14	地西泮	注射剂	2mL：10mg	10支	
15	纳洛酮	注射剂	1mL：0.4mg；2mL：2mg；	2支	

（赵小平）

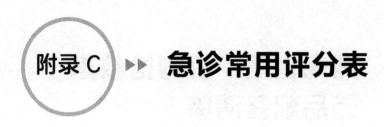

一、改良早期预警评分

改良早期预警评分（modified early warning score，MEWS），简称MEWS评分（附表C-1），是英国皇家医师学会推出的临床监测评估量表，可以动态评估急诊危重患者的病情严重程度和预后情况。量表由心率、收缩压、呼吸、体温、意识等5项生理指标组成，总评分0~14分，评分越高提示患者病情越严重。

附表C-1　MEWS评分

项目	3分	2分	1分	0分	1分	2分	3分
心率/（次/分）	—	≤40	41~50	51~100	101~110	111~129	≥130
收缩压/mmHg	≤70	71~80	81~100	101~200	—	>200	—
呼吸/（次/分）	—	<9	—	9~14	15~20	21~29	≥30
体温/℃	—	<35.0	35.0~36.0	36.0~38.0	38.0~38.5	>38.5	—
意识				清楚	对声音有反应	对疼痛有反应	无反应

二、创伤评分

创伤评分是通过定量记分方法对患者创伤伤情的严重程度和结局进行科学的评估，可概括地分为两类：一是用于现场急救和后送的院前评分，另一是对院内救治工作和创伤研究的院内评分。

（一）院前评分

1. 创伤指数评分（trauma index，TI）　根据创伤部位、类型、心血管状态、呼吸和神志5个方面衡量，以1、3、5、6分计数（附表C-2）。总分越高，伤情越重。总分≤9分为轻度或中度损伤；10~16分为重度损伤；≥17分为极重度损伤。

附表C-2　创伤指数评分（TI）

项目	1分	3分	5分	6分
部位	皮肤	腰背部肢体	胸部、骨盆	头、颈、腹部

续表

项目	1分	3分	5分	6分
伤型	裂伤	挫伤	刺伤、撕脱伤	弹片伤、爆炸伤、骨折脱位、瘫痪、腹腔积血
血压	体表出血	70~100mmHg	50~70mmHg	<50mmHg
脉搏	正常	100~140次/分	>140次/分	无脉或<55次/分
呼吸	胸痛	呼吸困难、费力、浅快或>36次/分	发绀、血气胸或反常呼吸	窒息或呼吸停止
神志	嗜睡或烦躁	木僵或淡漠、答不切题	浅昏迷、逆行健忘	深昏迷、再昏迷

2. 创伤记分法(trauma score,TS) 按照5个部分计分(附表C-3):A.呼吸,以15s内的次数乘以4;B.呼吸幅度,浅为胸部呼吸运动或换气明显减弱,困难为辅助肌肉或肋间肌均有收缩;C.收缩期血压;D.毛细血管回流,正常为压迫前额或唇黏膜后2s内再度充盈,超过2s为迟缓;E.昏迷分级,按照GCS(格拉斯哥昏迷评分)计分。以上5项积分相加为创伤评分:TS=A+B+C+D+E。分值为14~16分者,生理变化小,生存率高;分值为1~3分者,生理变化很大,死亡率高;分值为4~13分者,生理变化显著,抢救效果亦显著。

附表C-3 创伤记分法(TS)

级别	分值/分	级别		分值/分
A.呼吸/(次/分)		E.格拉斯哥昏迷指数		
10~24	4	1.睁眼反应	自动睁眼	4
25~35	3		呼唤睁眼	3
>35	2		刺痛睁眼	2
<10	1		不睁眼	1
0	0	2.语言反应	回答切题	5
B. 呼吸状态正常	1		回答不切题	4
浅或困难	0		答非所问	3
C. 收缩压/kPa			只能发音	2
>12.0	4		不能言语	1
9.33~12.0	3	3.运动反应	按吩咐动作	6
6.67~9.20	2		刺痛能定位	5
<6.67	1		刺痛能躲避	4
0	0		刺痛肢体屈曲	3
D. 毛细血管充盈			刺痛肢体伸展	2
<2s	2		不能运动	1
>2s	1	GCS总分	14~15	5

续表

级别	分值/分	级别	分值/分
无	0	11~13	4
		8~10	3
		5~7	2
		3~4	1

3. CRAMS 评分法（circulation respiration abdomen motor and speech score） 最早由 Gormican 于 1982 年提出，包括循环、呼吸、胸腹部、运动、语言 5 项指标，CRAMS 中每项评分正常记为 2 分，轻度异常记为 1 分，严重异常记为 0 分，总分为 10 分（附表 C-4）。9~10 分为轻伤，7~8 分为重伤，≤6 分为极重伤。

附表 C-4　CRAMS 评分法

参数	级别	分值/分
循环（circulation）	毛细血管充盈正常和收缩压 > 13.3kPa（100mmHg） 毛细血管充盈延迟和收缩压 11.3~13.2kPa（85~100mmHg） 毛细血管充盈消失和收缩压 < 11.3kPa（85mmHg）	2 1 0
呼吸（respiration）	正常 异常（费力、浅或 > 35 次/分） 无	2 1 0
胸腹部（abdomen）	腹或胸无压痛 腹或胸有压痛 腹肌抵抗、连枷胸或胸腹部有穿透伤	2 1 0
运动（motor）	正常或服从命令 仅对疼痛有反应 固定体位或无反应	2 1 0
语言（speech）	正常，自动讲话 胡言乱语或不恰当言语 无或不可理解	2 1 0

（二）院内评分

1971 年，美国机动车医学委员会发表了"简明损伤定级标准"（abbreviated injury scale，AIS），为院内判定伤员病情提供了评分方案。此标准将全身划分为 5 个部分：头部（包括面部）、胸部（包括胸椎）、腹部（包括腰椎）、四肢（包括骨盆）及体表，共计 100 多个诊断名称，并根据每个部位损伤诊断的严重程度分为轻、中、重（不危及生命）、危重（不能肯定存活）、极重（目前不可救治）6 个级别，分别计 1、2、3、4、5、6 分。此标准适用于判定伤员病情，但不能用于多发伤。1974 年，Baker 提出创伤严重程度评分（injury severity scores，ISS）。评分以解剖损伤部位为基础，是评定多部位伤、多发伤和复合伤者伤情严重程度的评分方案。ISS 分值是从 6 个部位中找出 3 个部位中最重伤 AIS 分值的平方和。常以 ISS < 16 分者为轻伤，≥16 分者为重伤，≥25 分者为严重伤。

三、急性生理及慢性健康状况评分系统

急性生理及慢性健康状况评分系统（acute physiology and chronic health evaluation scoring system，APACHE）是目前国际上应用最广泛且较权威的疾病预后评分方法，共包括 APACHE Ⅰ、Ⅱ、Ⅲ、Ⅳ四种评分。其中 APACHE Ⅱ 评分（附表 C-5）在危重症临床和研究中最为实用，应用最为广泛。APACHE Ⅱ 评分是 Knaus 等于 1985 年提出，主要包括 12 个生理参数异常分、年龄增加分、慢性病健康状态异常分 3 个要素。

附表 C-5 急性生理及慢性健康状况评分系统

（acute physiology and chronic health evaluation scoring system Ⅱ，APACHE Ⅱ）

A.年龄	≤44□0；45～54□2；55～64□3；65～74□≥5					A 记分	
B.有严重器官功能不全或免疫损害	非手术或择期手术后 □2；不能手术或急诊手术后□5；无上述情况 □0					B 记分	
C.GCS 评分	6	5	4	3	2		1
1.睁眼动作			□自动睁眼	□呼唤睁眼	□刺痛时睁眼		□不能睁眼
2.言语反应		□回答切题	□回答不切题	□答非所问	□只能发音		□不能言语
3.运动反应	□按吩咐动作	□刺痛时能定位	□刺痛时能躲避	□刺痛时肢体屈曲	□刺痛时肢体伸展		□不能活动
GCS 评分=1+2+3				C 记分=15—GCS			

D.生理指标	分值/分									D 记分
	+4	+3	+2	+1	0	+1	+2	+3	+4	
1.体温（腋下）/℃	≥41	39～40.9	—	38.5～38.9	36～38.4	34～35.9	32～35.9	30～31.9	≤29.9	
2.平均动脉压/mmHg	≥160	130～159	110～129	—	70～109	—	50～69	—	≤49	
3.心律/（次/分）	≥180	140～179	110～139	—	70～109	—	55～69	40～54	≤39	
4.呼吸频率/（次/分）	≥50	35～49	—	25～34	12～24	10～11	6～9	—	≤5	
5.氧合指数 A-aDO$_2$（FiO$_2$≥50%）	≥500	350～499	200～349	—	< 200					
5.氧合指数 PaO$_2$（FiO$_2$< 0.5）	—	—	—	—	> 70	61～70	—	55～60	< 54	

续表

6.血清	动脉血 pH	≥7.7	7.6~7.69	—	7.5~7.59	7.33~7.49	—	7.25~7.32	7.15~7.24	<7.15
	HCO_3^-/（mmol/L，无血气分析时用）	≥52	41~51.9	—	32~40.9	23~31.9	—	18~21.9	15~17.9	<15
7.血清 Na^+/（mmol/L）		≥180	160~179	155~159	150~154	130~149	—	120~129	111~119	≤110
8.血清 K^+/（mmol/L）		≥7	6~6.9	—	5.5~5.9	3.5~5.4	3~3.4	2.5~2.9	—	<2.5
9.血清肌酐/（mg/dL）		≥3.5	2~3.4	1.5~1.9	—	0.6~1.4	—	<0.6	—	—
10.血细胞比容/%		≥60	—	50~59.9	46~49.9	30~45.9	—	20~29.9	—	<20
11.WBC/$×10^9$/L		≥40	—	20~39.9	15~19.9	3~14.9	—	1~2.9	—	<1

D 记分

APACHE Ⅱ 总积分=A+B+C+D

注：1. 数据采集应为患者如 ICU 或抢救开始后 24h 内最差值。

2. B 项中"不能手术"应理解为由于患者病情危重而不能接受手术治疗者。

3. 严重器官功能不全指：①心，心功能Ⅳ级；②肺，慢性缺氧、阻塞性或限制性通气障碍、运动耐力差；③肾，慢性透析者；④肝，肝硬化、门脉高压，有上消化道出血、肝性脑病、肝功能衰竭史。

4. 免疫损害，如放疗、化疗、长期或大量激素治疗，如白血病、淋巴瘤、艾滋病等。

5. D 项中的血压值应为平均动脉压=（收缩压+2×舒张压）/3，若有直接动脉压监测则记直接动脉压。

6. 呼吸频率应记录患者的自主呼吸频率。

7. 如果患者是急性肾功能衰竭，则血清肌酐一项分值应在原基础上加倍（×2）。

8. 血清肌酐的单位是 μmol/L 时，与 mg/dL 的对应值如下：

mg/dL　　3.5　　2~3.4　　1.5~1.9　　0.6~1.4　　0.6

μmol/L　　305　　172~304　　128~171　　53~127　　53

四、肌力分级

肌力是指肌肉的收缩力量，可以通过肌体收缩特定肌肉群的能力来判断肌力。肌力一般分为六级（附表 C-6）。

附表 C-6　肌力分级

肌力等级	表现
0级	完全瘫痪、肌力完全丧失
1级	可见肌肉轻微收缩但无肢体活动
2级	肢体可移动位置但不能抬起
3级	肢体能抬离但不能对抗阻力
4级	能作对抗阻力的运动，但肌力减弱
5级	肌力正常

五、格拉斯哥-匹兹堡脑功能表现分级

格拉斯哥-匹兹堡脑功能表现分级（cerebral performance category，CPC）是目前国际通用的脑功能评估工具，可系统评估颅脑创伤严重程度与预后。见附表 C-7。

附表 C-7　格拉斯哥-匹兹堡脑功能表现分级（CPC）

分级	脑功能表现	预后
CPC 1	脑功能完好：患者清醒警觉，有正常生活和工作能力；可能有轻度心理及神经功能缺陷、轻度语言障碍、不影响功能的轻度偏瘫或轻微脑神经功能异常	神经功能预后良好
CPC 2	中度脑功能残疾：患者清醒，可在特定环境中部分时间工作或独立完成日常活动，可能存在偏瘫、癫痫发作、共济失调、构音困难、语言障碍、永久性记忆或心理改变	
CPC 3	严重脑功能残疾：患者清醒，但需依赖他人日常帮助，保留有限的认知力，脑功能异常的表现各不相同：或可以行动、严重记忆紊乱或痴呆，或瘫痪而仅用眼睛交流，如闭锁综合征	神经功能预后不良
CPC 4	昏迷及植物人状态：患者无知觉，对环境无意识，无认知力，不存在与周边环境的语言或心理的相互作用	
CPC 5	死亡：患者被确认脑死亡或传统标准认定的死亡	

六、Braden 危险因素评估表

Braden 危险因素评估表是目前国内外较为常用的压力性损伤预测评估方法（附表 C-8），对压力性损伤高危人群有较好的预测效果。它的评估内容包括六个方面：感觉、潮湿、活动力、移动力、营养以及摩擦力和剪切力。总分值为 6~23 分，分值越少，提示压力性损伤发生的风险越高。

附表 C-8　Braden 危险因素评估表

项目	分值			
	1分	2分	3分	4分
感觉：对压力相关的不适的感受能力	完全受限	非常受限	轻度受限	未受损
潮湿：皮肤暴露于潮湿环境的程度	持续潮湿	潮湿	有时潮湿	很少潮湿
活动力：身体活动程度	限制卧床	坐位	偶尔行走	经常行走
移动力：改变和控制体位的能力	完全无法移动	严重受限	轻度受限	未受限
营养：日常食物摄取状态	非常差	可能缺乏	充足	丰富
摩擦力和剪切力	有问题	有潜在问题	无明显问题	

注：1. 19 分作为预测有压力性损伤风险的诊断界值；
2. ≥19 分为无风险，15~18 分为低度风险，13~14 分为中度风险，10~12 分为高度风险，≤9 分为极度风险。

七、营养风险筛查

营养风险是指患者已存在的或潜在的与营养因素相关并导致不良临床结局的风

险。传统的营养状态评估指标在临床上虽能提供一些有用的预测信息,但对危重症患者缺乏特异性。目前对于危重患者营养评估推荐使用营养风险筛查 2002 评分表(附表 C-9)和危重症营养风险评分表(附表 C-10)。

附表 C-9　营养风险筛查 2002 评分表(NRS 2002)

分值	营养不良状况	分值	疾病严重程度(营养需求增加程度)
0 分	营养状况正常	0 分	营养需求正常
1 分(轻度)	3 个月内体重丢失 > 5%或前一周饮食正常需求的 50%~75%	1 分	慢性疾病急性加重、慢性疾病发生骨折、肿瘤、糖尿病、肝硬化、血液透析患者、COPD
2 分(中度)	2 个月内体重丢失 > 5%或 BMI 18.5~20.5+一般状况差或前一周饮食正常需求的 25%~60%	2 分	比较大的腹部手术、卒中、严重肺炎、恶性血液肿瘤
3 分(重度)	1 个月内体重丢失 > 5%或 BMI < 18.5+一般状况差或前一周饮食正常需求的 0%~25%	3 分	脑损伤、骨髓移植、ICU 患者(APACHE Ⅱ > 10)
	分:	+	分:　=总分:
	年龄:年龄大于等于 70 岁加 1 分		=总

附表 C-10　危重症营养风险评分表(NUTRIC)

参数	是	否
年龄/岁	< 50 50~74 ≥75	0 1 2
APACHE Ⅱ 评分/分	< 15 15~19 20~27 ≥28	0 1 2 3
SOFA 评分/分	< 6 6~9 ≥10	0 1 2
引发器官功能不全/个	0~1 ≥2	0 1
入 ICU 前的住院天数/d	0~1 ≥1	0 1
白细胞介素-6(IF-6)/(pg/mL)	< 400 ≥400	0 1

八、胃肠道功能评分（附表 C-11）

附表 C-11　胃肠道功能评分

评分	表现
0 分	腹部无胀气；无肠鸣音减弱
1 分	腹部胀气；肠鸣音减弱
2 分	高度腹部胀气；肠鸣音消失
3 分	麻痹性肠梗阻，应激性溃疡出血，非结石性急性胆囊炎

九、镇静镇痛评估

（一）疼痛评估

目前，疼痛评估最可靠的方式是患者的主诉。最常用的评分方法为数字评分法（numerical rating scale，RS）（附图 C-1）。数字评分法用数字 0~10 代替文字表示疼痛程度，0 代表不痛，10 代表疼痛难忍，由患者选择一个数字描述其疼痛程度。对于不能主观表示疼痛程度但运动功能正常且行为可以观察的患者，常用的评分为危重症疼痛观察评分（critical-care pain observation tool，CPOT）（附表 C-12）和行为疼痛量表（behavioral pain scale，BPS）（附表 C-13）。

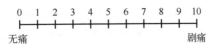

附图 C-1　疼痛程度数字评分法（NRS）

0 分为无痛；1~3 分为轻度疼痛；4~6 分为中度疼痛；7~10 分为重度疼痛

附表 C-12　危重症疼痛观察评分（CPOT）

指标	描述	状态	分值/分
面部表情	无肌肉紧张 皱眉、眉头降低、眼眶发紧和上睑提肌收缩 以上所有的面部变化加上眼睑紧闭	放松，中性 紧张 怪相	0 1 2
身体运动	无运动（并不意味着没有疼痛） 缓慢、谨慎的运动，触碰或抚摸疼痛部位，通过运动寻求关注 拔管，试图坐起来，运动肢体/敲打，不遵医嘱，攻击医护人员，试图爬下病床	无运动 保护性身体运动 坐立不安	0 1 2
肌肉紧张 通过被动的弯曲和伸展来评估	对被动运动无阻力 对被动运动动作有阻力 对被动运动阻力极大，无法完成被动运动	放松 紧张，肌肉僵硬 极度紧张或僵硬	0 1 2

续表

指标	描述	状态	分值/分
对呼吸机的顺应性（气管内插管患者）	无警报发生，通气顺畅 警报自动停止 不同步：阻塞通气，报警频繁	耐受呼吸机和运动 咳嗽但可以耐受 人机对抗	0 1 2
发声（非插管）	说话音调正常或无发声 叹息，呻吟 哭，哭泣	音调正常或无声 叹息，呻吟 哭，哭泣	0 1 2

附表 C-13　行为疼痛量表（BPS）

项目	1分	2分	3分	4分
面部表情	放松	部分紧张	完全紧张	扭曲
上肢运动	无活动	部分弯曲	手指、上肢完全弯曲	完全回缩
通气依从性（插管）	完全能耐受	呛咳，大部分时间能耐受	对抗呼吸机	不能控制通气
发声（非插管）	无疼痛相关发声	呻吟≤3次/分且每次持续时间≤3s	呻吟>3次/分且每次持续时间>3s	咆哮或使用"哦""哎哟"等语言抱怨，或屏住呼吸

（二）镇静评估

ICU 患者理想的镇静水平，在保证患者安静入睡的同时又容易被唤醒。Ramsay 评分（附表 C-14）、里士满躁动-镇静评分表（the Richmond agitation-sedation scale，RASS）（附表 C-15）以及 Riker 镇静-躁动评分（sedation-agitation scale，SAS）（附表 C-16）是目前临床常用的镇静评分系统。

附表 C-14　Ramsay 评分

评分/分	表现
1分	清醒，烦躁不安
2分	清醒，安静合作
3分	嗜睡，对指令反应敏捷
4分	睡眠状态，呼之马上反应
5分	睡眠状态，呼之反应迟钝
6分	沉睡状态，呼之无反应

附表 C-15　里士满躁动-镇静评分表（RASS）

评分/分	命名	表现
+4	攻击性	明显攻击性或暴力行为，对医护人员有直接危险

续表

评分/分	命名	表现
+3	非常躁动	拔、拽各种插管，或对医护人员有过激行为
+2	躁动	频繁的无目的动作或人机对抗
+1	不安	焦虑或紧张但无动作攻击或表现精力过剩
0	警觉但安静	—
−1	嗜睡	不完全警觉，但对呼唤有超过10s持续清醒，能凝视
−2	轻度镇静	对呼唤有短暂（少于10s）清醒，伴眨眼
−3	中度镇静	对呼唤有一些活动（但无眨眼）
−4	深度镇静	对呼喊无反应但刺激躯体后有一定活动
−5	不易觉醒	对呼唤和躯体刺激无反应

附表 C-16　Riker 镇静-躁动评分（SAS）

评分/分	命名	表现
7	危险躁动	拉拽气管内插管，试图拔除各种导管，翻越床栏，攻击医护人员，在床上辗转挣扎
6	非常躁动	需要保护性束缚并反复语言提示劝阻，咬气管内插管
5	躁动	焦虑或身体躁动，经言语提示劝阻可安静
4	安静合作	安静，容易唤醒，服从指令
3	镇静	嗜睡，语言刺激或轻轻摇动可唤醒并能服从简单指令，但又迅即入睡
2	非常镇静	对躯体刺激有反应，不能交流及服从指令，有自主运动
1	不能唤醒	对恶性刺激无或仅有轻微反应，不能交流及服从指令

注：恶性刺激指吸痰或用力按压眼眶、胸骨或甲床5s。

（三）谵妄评分

谵妄是由于各种躯体或精神应激所导致的一过性急性脑损伤，表现为同时合并出现的意识障碍和认知障碍。谵妄的诊断包括意识状态和认知状态。目前常用的认知功能评价工具有 ICU 谵妄筛查量表（ICDSC）（附表 C-17）和 ICU 谵妄诊断的意识状态评估法（CAM-ICU）（附表 C-18）。

附表 C-17　ICU 谵妄筛查量表（ICDSC）

重症监护谵妄筛查检查表内容及评判标准
1.意识变化水平（如果为 A 或 B，该期间暂时中止评价）
A. 无反应，评分：0分
B. 对于加强的和重复的刺激有反应，评分：0分
C. 对于轻度或中度的刺激有反应，评分：1分
D. 正常清醒，评分：0分

续表

重症监护谵妄筛查检查表内容及评判标准

E. 对正常刺产生夸大的反应，评分：1分
2. 注意力不集中（评分：0或者1分）
3. 定向力障碍（评分：0或者1分）
4. 幻觉-幻想性精神病状态（评分：0或者1分）
5. 精神运动型激越或者阻滞（评分：0或者1分）
6. 不恰当的言语或者情绪（评分：0或者1分）
7. 睡眠-觉醒周期失调（评分：0或者1分）
8. 症状波动（评分：0或者1分）

总分（0~8分）

注：总分≥4分提示存在谵妄。

附表 C-18　ICU 谵妄诊断的意识状态评估法（CAM-ICU）

临床特征	评价指标
1. 精神状态突然改变或起伏不定	患者是否出现精神状态的突然改变？ 过去24h是否有反常行为，如：时有时无或者时而加重时而减轻 过去24h镇静评分（SAS或MAAS）或昏迷评分（GCS）是否有波动，
2. 注意力散漫	患者是否有注意力集中困难 患者是否有保持或转移注意力的能力下降 患者注意力筛查（ASE）得分多少（如：ASE的视觉测试是对10个画面的回忆准确度；听觉测试患者在一连串随机字母读音中出现"A"时的点头或握手示意）
3. 思维无序	若患者已经脱机拔管，需要判断其是否存在思维无序或不连贯。常表现为对话散漫离题、思维逻辑不清或主题变化无常。 若患者在戴呼吸机的状态下，检查其能否正确回答以下问题： （1）石头会浮上水面吗？ （2）海里有鱼吗？ （3）一磅比两磅重吗？ （4）你能用锤子吹烂一颗钉子吗？ 在整个评估过程中，患者能否跟得上回答问题和执行指令？ （1）你是否有一些不太清楚的想法？ （2）举这几个手指头？（检查者在患者面前举两个手指头） （3）现在换只手做同样的动作（检查者不用再重复动作）
4. 意识程度变化（指清醒以外的任何意识状态，如警醒、嗜睡、木僵或昏迷）	清醒：正常、自主的感知周围环境，反应适度 警醒：过于兴奋 嗜睡：瞌睡但易于唤醒，对某些事物没有意识，不能自主、适当地交谈，给予轻微刺激就能完全觉醒并应答适当 昏睡：难以唤醒，对外界部分或完全无感知，对交谈无自主、适当的应答。当予强烈刺激时，有不完全清醒和不适当的应答，强刺激一旦停止，又重新进入无反应状态 昏迷：不可唤醒，对外界完全无意识，给予强烈刺激也无法进行交流

注：若患者有特征1和特征2，或者特征3，或者特征4，就可诊断为谵妄。

（赵小平）